U0280556

国家出版基金项目
NATIONAL PUBLICATION FOUNDATION

WORLD
HISTORY
OF POISON

世界毒物全史

「十三五」国家重点图书出版规划项目

81—90卷

毒物文化史

*History
of Poison
Culture*

主编 史志诚

西北大学出版社

图书在版编目（ＣＩＰ）数据

毒物文化史/史志诚主编.—西安：西北大学
出版社，2016.8
（世界毒物全史：第九册）
ISBN 978-7-5604-3865-8

Ⅰ.①毒… Ⅱ.①史… Ⅲ.①毒物—文化史—世界
Ⅳ.①R99-091

中国版本图书馆CIP数据核字 (2016) 第095757号

世界毒物全史
毒物文化史

主　　编：史志诚
出版发行：西北大学出版社
地　　址：西安市太白北路229号
邮　　编：710069
电　　话：029-88303059
经　　销：全国新华书店
印　　装：陕西博文印务有限责任公司
开　　本：787毫米×1092毫米　1/16
印　　张：26
字　　数：538千
版　　次：2016年8月第1版
印　　次：2016年8月第1次印刷
书　　号：ISBN 978-7-5604-3865-8
定　　价：163.00元

献

DEDICATED

给

为人类健康做出贡献的伟大的毒物
学家和从事相关职业的人们!

To the great toxicologists and people in related occupations
who have contributed to human health

世界毒物
全史

序
PREFACE

　　人类通过自觉的活动所创造的一切物质财富和精神财富称为文化。文化史作为历史学和文化学相互交叉的一门独特的史学分支，其研究内容在许多方面与人类学、宗教学、民族学、民俗学、社会史、思想史、科技史、语言学、心理学相交叉，形成了独特的研究视角。那么，把人类认识毒物、研究毒物和利用毒物的历史作为一种文化成就和文化进步加以研究，就是毒物文化史的研究目标。

　　毒物文化的产生和发展同社会经济的发展和世界文化的发展有着极为密切的联系。与人类相关的许多有毒动物、有毒植物、有毒矿物和那些人工合成的致命毒物都有各自的文化内涵与文化渗透。因此，可以说毒物发展的历史也就是毒物文化的历史。中国历史上著名的毒药鹤顶红、孔雀胆、砒霜和鸩酒，西方历史上著名的毒药箭毒、颠茄和毒芹汁，这些毒药从来就是一些令人生畏的东西，它们可以在不经意间夺去人的性命。古往今来，毒药和用毒的故事一直伴随着人世间的各种恩怨情仇，有多少仁人志士因为一杯毒酒而长眠。在浩瀚的文学作品中也常常提到神奇的毒物。有人断言：有毒药的世界是一个真实的世界，没有了毒药，人类的历史、文化和艺术将要重写，没有了下毒和中毒的故事，天下的故事将会减少一半。

《世界毒物全史》第九册《毒物文化史》共 10 卷。由于篇幅的限制，我们只能就与毒物直接相关的文化艺术佳作、吸烟文化、酒文化、蛇崇拜与蛇文化、蜜蜂文化，一些具有警示意义的防御毒物与中毒的科普名篇，邮票上的毒物学，相关的博物馆、纪念馆、节日、纪念日以及难以命名的另类毒物文化现象加以简要的评述，在现代与传统之间、东方文化与西方文化之间找出一些理念相似、相互渗透、交叉互补的事例，以引起世人对毒物文化的关注和研究。

史志诚

2015 年 6 月

目录

CONTENTS

第83卷 酒文化

第84卷 蛇崇拜与蛇文化

第85卷　蜜蜂文化

第86卷　科普名篇精选

第 **81** 卷

毒物与文学艺术

本卷主编
史志诚

卷首语

　　自古以来，人类用智慧的大脑和勤劳的双手创造自己灿烂的文明，谱写生命的乐章。人们渴望生活在健康、平稳、美好、和谐的社会之中。然而，毒药的历史和人类的历史一样久远，人类的文明史也包含人类与毒物和毒性灾害进行抗争的历史。历史学家和文学家在关注人类与自然灾害做斗争的同时，也关注那些与毒性灾害进行不屈抗争的感人细节与场景。因此，产生了与毒物世界有关的小说、散文、诗歌、报告文学、传记文学、纪实文学、奇幻文学、报道文学、戏剧、民间传说、寓言、笔记小说、童话，记录社会发展形象化的美术绘画作品、雕塑作品，以及那些具有强烈的审美价值的工艺美术产品，等等。

　　本卷在文学作品中主要介绍科普作品、报告文学、长篇散文和灾难文学中人类与毒物博弈的情节。同时介绍了《福尔摩斯探案全集》与阿加莎·克里斯蒂作品中以毒杀为题材的探案小说，使读者体会作者是如何利用侦查中毒案件过程描写主要人物的情感变化和案情的曲折多变，使作品中的故事情节更加跌宕起伏。

　　在电影作品与纪录片中，重点记述鸦片战争和突发毒性事件应急处置的电影，水俣病、切尔诺贝利核电站事故等世界重大毒性事件的纪录片，以及其他动画片、电视剧。有关毒品犯罪的电影也做了特别的介绍。摄影艺术家把毒性事件中稍纵即逝的平凡事物转化为不朽的视觉图像，不仅给人们留下深刻印象，而且给人们一种文化享受。与此同时，当人们在现代安定幸福地生活的时候，不妨读一点毒性灾难文学，居安思危，未雨绸缪，防患于未然。

　　在毒物的文化构图部分，介绍民间美术造型与有毒动物、毒物文字和毒物形象有关的艺术创意作品。特别介绍了书法作品《百毒图》，书法家和毒理学专家认为《百毒图》是中国传统文化"百字图"中的一幅最新佳作，其寓意广泛，联想无穷，警示人们远离毒物，关注健康。

1

文学作品

1.1 科普作品：《人类与垃圾的历史》

《人类与垃圾的历史》，卡特琳·德·西尔吉[①]著，中译本由刘跃进、魏红荣译，百花文艺出版社于2005年出版。

《人类与垃圾的历史》讲述了生活垃圾的奇遇和不幸，它们的存在给人类带来灾难，也唤起了人们把废弃物改变成为可利用的再生资源的想象力和创造力。本书描述了垃圾正在扼杀、吞食着城市，同时也在改变着城市的风景，给葡萄园带去生机，用于住宅取暖，延续千万贫困人口的生存，提供千百种小职业，养肥群猪，供孩子们玩耍，排解囚犯的孤独，给疯子和艺术家们以灵感，使朋友们纵情欢乐。

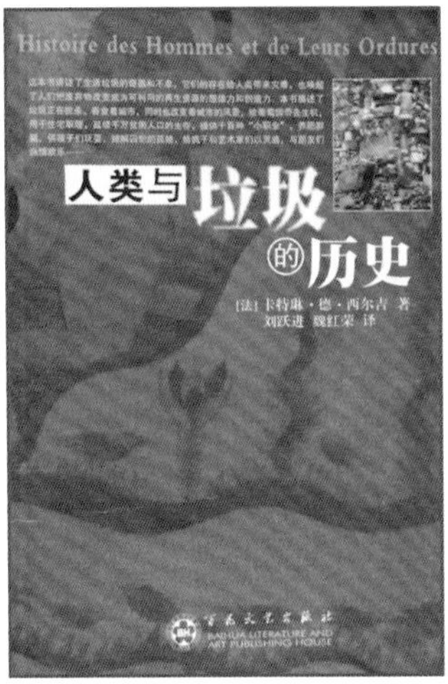

书中第一章介绍城市垃圾战：法国国王统治下的肮脏城市，朝代更迭，垃圾仍存，苦役犯和老年人承担清扫街道的工作；巴黎行政长官要求使用垃圾箱，密封收集；扔掉东西要付出代价——垃圾费。第二章记述垃圾场塑造的风景：陈年垃圾为城市创造独特风景，野垃圾场与天然垃圾场、正规垃圾场，终端垃圾的封闭与储存。第三章讲述拾荒者的时代：拾荒行业，垃圾的再加工，拾荒者进行的抗争。第四章到第九章讲述垃圾的利用：垃圾肥田，古代的厩肥，垃圾黄金时代的结束，污泥变成混合肥料，现代混合肥料时代的来临，变作能源的垃圾，人人参与垃圾分类，各种材料的循环利用等。

《人类与垃圾的历史》一书中，作者全面回顾了人类与垃圾互动的历史：从启蒙运动时期巴黎的肮脏混乱到产生与垃圾伴生的拾荒行业、垃圾肥料行业，从垃圾用于产生能源到垃圾分类处理、垃圾的循环利用，从不同文化传统下处理垃圾的不同模式到垃圾成为艺术家的灵感来源。在处理这个主题时，作者认为，"文明的进步"是伴随着"垃圾的递增"一起发展的，人类的想象力和创造力终将会找到更多解决的方法。

图1 《人类与垃圾的历史》封面

---

① 卡特琳·德·西尔吉，法国农业学家、法国环境与能源控制署工程师。

1.2 报告文学：《中国吸毒调查》

《中国吸毒调查》，陈贝帝[1]著，2006年世界禁毒日前夕，即2006年1月由新华出版社出版。

《中国吸毒调查》是一份令人惊心的黑色档案，是作者花费数年时间，走访全国众多禁毒单位，采访数百位吸毒者后写成的。书中以大量真实详尽的案例和触目惊心的数字介绍中国现今贩毒、吸毒和戒毒的状况。作者收集的数百个关于吸毒和戒毒的真实案例，其绝大多数主人公年龄在13至35岁之间。在2004年中国登记注册的114.04万吸毒人员中，35岁以下的青少年占到了75%，其中16岁以下的少年有近2万人。

青少年为什么吸毒？作者对此得出的结论是：其原因主要有好奇心理驱使、家庭环境影响、精神空虚所致以及个人交友不慎等，其中好奇心是罪魁祸首。

全世界每年消费的毒品价格在4000亿美元以上，占全球贸易总额的8%；交易总额高达8000亿美元，仅次于军火，占世界贸易的第二位。据统计，在世界上全部的刑事犯罪中，与毒品有关的犯罪就占2/3之多。

作者在书中详尽地介绍了种种戒毒奇闻。他的调查数字显示，戒毒者的复吸率在95%以上。目前中国的戒毒方法主要有一种：自然戒断法[2]。如何使禁毒工作取得成效？这仍然是迫在眉睫的一件大事。

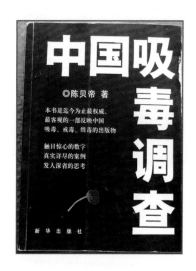

图2 《中国吸毒调查》封面

---

[1] 陈贝帝，江西省袁州区社联主席、作家。曾先后做过农民、教师、政策研究员、政府官员、杂志总编、学术机构主席、集团公司副总裁及投资顾问公司总经理。还著有《拒毒，让太阳更红》《毒女人》等近20部长篇纪实文学作品集，对人文禁毒、人生方向、心灵归宿、精神家园等现实问题进行了探究。

[2] 自然戒断法，又称干戒法，就是硬性停掉毒品，任其戒断症状自然发展。戒断症状出现时，汗毛竖起，浑身鸡皮疙瘩，状如火鸡皮，故该戒断法也被称为"冷火鸡疗法"。

1.3 报道文学：《大麻的疯狂》

《大麻的疯狂：美国黑市中的性、毒品以及廉价劳工》，艾里克·施洛瑟①著，王青山译，社会科学文献出版社于2006 年 9 月出版。

《大麻的疯狂》第一次报道了美国的非法劳工、大麻和色情行业的历史和现状。在此之前，美国几乎没有主流的文章和报道涉及上述内容。在 21 世纪初，如果有人支持非法毒品的论调，那么就等于在美国社会制造了许多的敌人。而作者却大无畏地直捣这一软肋，直面毒品、非法移民以及色情等问题。该书不是娱乐或是简单的道德说教，而是一部新闻纪实，是一部能使读者耳目一新的报道文学。

大麻是备受争议的植物，书中许多章节引人深思，如："地下经济""大麻的疯狂""大麻：备受争议的植物""地域不同，判罚不同""监狱的深处""农民现状的调查""淫秽帝国""地下经济的影响""管好自己的篮子"等，特

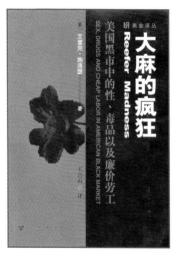

图 3 《大麻的疯狂》封面

别是"被当成犯罪、犯非刑事罪、再犯罪"一节里记述了美国300 年来有关大麻法律制定的前前后后，备受人们关注。

1.4 长篇散文：《瘾君子自白》

《瘾君子自白》（*Confessions of an English Opium-Eater*）是托马斯·德·昆西②于 1821 年撰写的一篇自传体长篇散文。散文内容是他如何对鸦片酊(鸦片和酒精)成瘾以及鸦片酊成瘾如何影响他的生活。

该散文首次匿名发表在 1821 年的《伦敦杂志》上。1822 年，该散文以自白书的形式发表。1856 年修订出版，使他一夜之间成名。在中国，先后由湖南人民出版社 (1988)、江苏人民出版社 (2006) 和上海

---

① 艾里克·施洛瑟，美国《大西洋月刊》的一名记者，他的作品曾多次获奖，其中包括由于在《大西洋月刊》上发表的关于大麻的文章而获得的国家刊物奖。本书是他的一部优秀作品，一出版即登上了畅销书排行榜，好评如潮。

② 托马斯·德·昆西 (Thomas De Quincey, 1785—1859)，英国著名散文家和文学批评家，被誉为"少有的英语文体大师"。1785 年 8 月 15 日出生于曼彻斯特的一个商人家庭。7 岁时父亲去世，由十分严厉的母亲抚养成人。1796 年进入了巴斯文法学校。1801 年进入曼彻斯特文法学校。1803 年进入牛津大学，着重学习英国文学和德国语言、文学，对英国新兴的浪漫主义文学非常向往。1859 年 12 月 8 日去世。

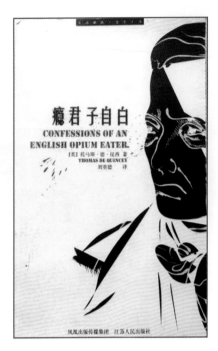

图 4 《瘾君子自白》封面（江苏人民出版社，2006年中译本）

文艺出版社（2007）出版了中译本①。

《瘾君子自白》是英国浪漫主义代表作家的传世之作，是华美雍容、奇谲瑰丽的散文经典，也是西方众多著名学府英语文学课的经典必读书之一。作者生前曾数次修订，有多个版本行世，其中篇幅最长且最为完整的为 1856 年的修订版。作者将服用鸦片成瘾前后的经历和感受，以自白的形式示之于众，具有忏悔录般的真挚坦诚及思想的穿透力。其所描写的事实惊心动魄，与虚无缥缈的迷幻世界相交织，

令读者产生一种深入噩梦的感觉，并能深深体会作者心灵与肉体在毒瘾的控制下所承受的炼狱般的痛苦与折磨。特别是作者童年生活凄惨，因病而染上毒品，后以坚强的毅力戒除毒瘾的过程令人钦佩。作者在这部作品中细致地剖析了吸毒者的心理状态和独特感受，成为揭示鸦片对人的精神影响的第一人。这部真实而玄妙的幻想曲，展现出英国浪漫主义文学的大家风范，给历代读者留下难以磨灭的印象。

散文的第一部分"致读者"中，作者冷静地阐述了自己对吸毒的理性和真实的看法，并写到了书写此文的目的：要使读者在"付出了如此重大代价换取的一种经验教训的记录中获得好处"，"把本人的教训奉献给读者"。之后的"开场白"应该是全书最有意思的一部分了，作者用生动流畅而富有张力的文字为读者描述了自己早年坎坷的生活经历，其中不乏其对亲情、友情的思考，有点"自恋"地谈到自己少年时期的才华横溢以及在语言上的天赋。

值得一提的是，托马斯·德·昆西在《瘾君子自白》中用很原始的第一感官，完整而细腻地记录了鸦片给自己带来的快乐和地狱般的折磨，读之令人心惊。而此前人们对毒品的了解只限于禁毒日的宣传和电影片段。书中的描述让人们觉得颇为震撼，更真实，也更能引人深思。

---

① 《瘾君子自白》有多种中译本。刘重德译为《瘾君子自白》或译为《一个吸鸦片者的自白》（湖南人民出版社，1988），黄丹译为《瘾君子自白》或译为《一个英国鸦片服用者的自白》（上海文艺出版社，2007）。

1.5 毒性灾难文学：《海变》

灾难文学作品不仅记录灾难，展现灾难的真实，挖掘灾难背后人祸的因素，弘扬人们抗争灾难的历程和伟大精神，而且通过灾难探索人类存在的普遍意义，探索人性的真实。

美国作家詹姆斯·鲍里克[1]著的《海变》（*Sea Change*）是毒性灾难文学之一，由傅勇林译，译林出版社于 2001 年 12 月出版。

《海变》故事梗概

《海变》故事的起因是太平洋西北部海岸的人们某一时期在水中或岸上莫名其妙地死去。故事的主人公——海洋微生物学家加纳前往调查，初步推测海水中可能含有有毒微生物。目睹过多起惨剧的大夫艾莉挺身而出，协助加纳找到了杀人真凶——真核双鞭甲藻——一种繁殖迅速的致命微生物。它是冷战时期美国军方研制细菌战武器时的遗留物，20 年后流入海洋，为害一方。其时，形势非常危急，真核双鞭甲藻已集结成大片菌落，漂在水面上，散发着毒雾，所到之处，生灵涂炭。即将到来的超强风暴极有可能将其吹向海岸，直抵西雅图，而毒雾甚至会侵入美国内陆。一场毁灭性的灾难近在眼前，加纳被历史性地推到一场惊天动地的细菌歼灭战的中心，去承担那个几乎不可能完成的任务。

故事中回顾了 20 年前，美国国防部

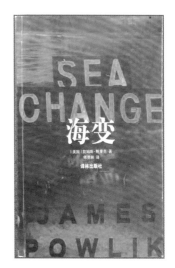

图 5 《海变》（中译本封面）

为研制一种生物武器，特请大学教授、生物学家查尔斯·哈蒙主持这项生物工程。工程完毕，其成果便是小说里肆虐成性的杀手——真核双鞭甲藻。其研制目的也很简单，就是为了对付美国所谓的"敌对国"：一是借此彻底耗竭该"敌对国"的全部海洋资源；二是想利用由此而产生的悬浮微粒使该"敌对国"的国民患上慢性神经性疾病，让其不战而退，取得战略优势。20 年后，真核双鞭甲藻不慎泄漏，在海上蔓延，渔民、鲸鱼、水手以及其他海洋资源纷纷遇难。一位海洋生物学家、哈蒙的儿子容克斯在真核双鞭甲藻肆虐的海域做野外考察时也惨遭毒手，于是便引发了一场触目惊心的搏斗。故事主人公加纳及其前妻卡罗尔积极投身于这场战斗，最后在多方援助下，终于将真核双鞭甲藻焚

---

[1] 詹姆斯·鲍里克，美国作家，也是活跃于科研领域的海洋生物学家。

烧于海上，取得了暂时的胜利。

《海变》社会评述

《海变》是灾难文学作品中的一个代表作。当今时代，毒性灾难文学作品是一个全新的文学领域，它启示人们正确看待毒性灾难，科学应对毒性危机，尊重生命，与环境和谐相处，与万物同存共荣，让人们学会在毒性灾难面前保持冷静和镇定，提高心灵的自助与自救能力。历史表明，每一个人都是各种灾难的潜在在场者。当我们正在惬意生活的时候，也许毒性灾难就会不期而至。因此，当人们在现代安定幸福生活的时候，不妨读一点毒性灾难文学。

《海变》把缜密细致的专业知识和丰富的想象力结合起来，讲述了一场由人类的基因工程制造出来的一种致命微生物引起的海面惊变。小说情节精彩并内蕴深意，在惊险刺激的场面描写中传达出作者对于环境的忧患意识，并成功地塑造了主人公加纳临危不乱、指挥若定的英雄形象，集中体现了科学工作者的勇气和责任感。

该书的译者傅勇林曾写过一篇书评①，认为《海变》这部小说具有双重意义：一是呼唤环境伦理，二是警惕战争威胁。

① 傅勇林. 海面不散的毒气——评《海变》. 译林，2001（4）：19.

2

以毒杀为题材的探案小说

2.1 《福尔摩斯探案全集》中以毒杀为题材的探案小说

英国侦探小说家阿瑟·柯南·道尔①著的《福尔摩斯探案全集》（ *The Adventure of Sherlock Holmes* ）②共有 4 部长篇及 56 个短篇。《福尔摩斯探案全集》的一部分侦探小说里多次描述了毒物、下毒和以毒理学侦探技术破案的情景，引人入胜。作者在《血字的研究》的故事里，以动物试验的方法来检验毒物；在《斑点带子案》的故事里，讲述驯养的沼地蝰蛇杀人；在《吸血鬼》的故事里，讲述用马钱子杀人。

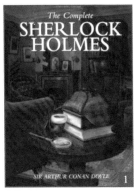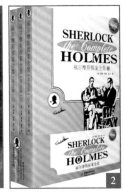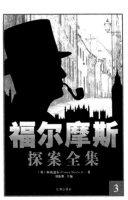

图 6　《福尔摩斯探案全集》的不同版本（1—2. 英文版本；3. 中译本）

《血字的研究》故事梗概

《血字的研究》于 1887 年 11 月出版，丁钟华、袁棣华翻译的中文版由中国群众出版社分别于 1958 年和 1979 年出版。

《血字的研究》讲述以动物试验的方法来检验毒物，共两部。

第一部以华生作为第一人称叙述。讲述了 1878 年华生在伦敦大学获得医学博士学位后，又修完军医专修课程，被派往印度在诺桑伯兰第五明火枪团担任军医助理。在迈旺德战斗中，华生被一粒捷则尔枪弹击中肩部，他的勤务兵摩瑞救了他的命。后来华生由于伤病被送回英国进行休养。

华生的经济状况渐渐使他不能承担他在河滨路上的私人旅馆的昂贵的花费。他打算改变一下生活方式，找一所便宜的住处。就在他开始寻找住处的时候，在克莱梯利安酒吧门前意外地碰到了小斯坦弗。

---

① 阿瑟·柯南·道尔（Arthur Conan Doyle，1859—1930），英国杰出的侦探小说家、剧作家，因成功地塑造了侦探人物——夏洛克·福尔摩斯，成为侦探小说历史上最重要的小说家之一，被誉为"世界侦探小说之父"。

② 《福尔摩斯探案全集》有许多版本。中文版较早期翻译的版本有：1904 年的《大复仇》《恩仇血》，1905 年的《血书》，1906 年的《福尔摩斯侦探案第一案》，1908 年的《歇洛克奇案开场》。之后，群众出版社 1979 年出版《福尔摩斯探案集》，1981 年出版《福尔摩斯探案全集》；2009 年，九州出版社出版《福尔摩斯探案全集》；2010 年，哈尔滨出版社出版刘艳玲译的《福尔摩斯探案集》；2010 年，北京燕山出版社出版《福尔摩斯探案全集》图文珍藏版；2012 年，中国书店出版社出版朱莉莉译的《福尔摩斯探案全集（上中下）》。

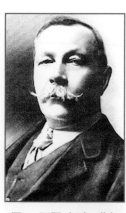

图 7　阿瑟·柯南·道尔

小斯坦弗是他在巴茨时的一个助手。他告诉华生，有一个叫夏洛克·福尔摩斯①的人也正在找住处。小斯坦弗介绍福尔摩斯与华生——这对伟大、不朽的朋友相互认识了对方。

华生初次见到福尔摩斯，他正在做一个关于潜隐血液检验的试验。福尔摩斯告诉华生，他看中了一套在贝克街上的房子，只是租费较贵，他希望与人合租。于是，贝克街 211B 号寓所出现在了所有人的眼前。

福尔摩斯告诉华生他是一个顾问侦探，官方侦探葛莱森请求他帮助侦破劳瑞斯顿花园街发生的一起凶杀案。在那里的一所空房子里，人们发现伊瑙克·J.锥伯被毒杀，在他的尸体旁边发现一个

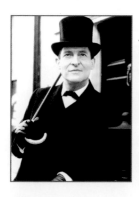
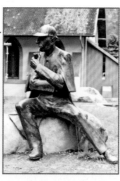

图 8　阿瑟·柯南·道尔塑造的侦探人物夏洛克·福尔摩斯的形象

结婚戒指，附近的墙上写着血字"RACHE"。

杰弗逊·侯波返回那所房子去寻找戒指，却发现警察栾斯已在那里。于是侯波装成醉鬼，并因此而逃脱。侯波雇用一个"老妇人"去华生那里领取戒指。之后，福尔摩斯对"老妇人"进行跟踪追击，但"老妇人"却在他的眼皮底下从马车中逃脱。

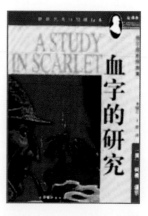

图 9　《血字的研究》封面（中文版）

葛莱森以"锥伯被杀案"嫌疑犯的罪名逮捕了阿瑟·夏朋婕。因为锥伯曾对阿瑟的妹妹爱莉丝有过不礼貌、不检点的行为，而阿瑟发誓要对他进行报复。

"锥伯被杀案"发生后，锥伯的秘书斯坦节逊一直没有返回过他和锥伯曾租住的阿瑟的母亲夏朋婕太太的公寓。两天后，人们发现他被杀于另一家旅馆。在现场的窗台上有一个装有两粒药丸的小盒子。凶杀案发生在旅馆三楼，凶手是通过一架搭在窗口的梯子进出现场的。

福尔摩斯将一粒药丸的一半喂给了一只快要死去的老狗，结果什么情况也没有发生。但当他将另一粒药丸的一半喂狗之后，那只狗当即死亡。

一个出租马车的车夫被叫来收拾箱子，当他弯下身子准备工作的时候，福尔

①　夏洛克·福尔摩斯（Sherlock Holmes），是柯南道尔创作的侦探故事的主人公，他是一位观察细致入微的私家侦探，也是一位既理性又博学的英国绅士。他精通侦探业务所需的各种知识，包括化学、毒物学、心理学、解剖学、数学、外语等。在侦破案件时，他常运用逻辑推理，一旦发现疑点，就全身心投入，废寝忘食，直到案情真相大白。他高超的破案技巧常令人心悦诚服，更让读者拍案叫绝。

摩斯突然极快地用手铐将其铐住，并向官方侦探雷斯垂德和葛莱森宣布，他已经抓获了凶手——杰弗逊·侯波！

第二部是对凶手杀人动机的追溯。讲述1847年5月4日，费瑞厄和他的女儿露茜——犹他州迷路的一个马车队之中仅剩的两位幸存者，在濒临死亡的时候，被正向盐湖城进发的摩门教徒救获。后来为了生存，他们被强迫加入了摩门教。

随着时光流逝，12年后，费瑞厄通过辛勤的劳作终于成为盐湖城最富有的人之一，但他却一直保持单身生活。露茜也长大成人，亭亭玉立，婀娜多姿，被称为"犹他之花"。

侯波路过盐湖城，正遇上露茜身陷惊牛群，随时有生命危险。侯波不顾自己的安危将她从牛群中解救了出来。侯波告诉露茜，自己的父亲是费瑞厄在圣路易城的老朋友。后来，侯波与露茜坠入爱河。

侯波要离开盐湖城去内华达开采一座银矿，临别时，露茜答应他两个月后就与他结婚。

摩门教的领袖卜瑞格姆·扬来拜访费瑞厄，告诉他露茜必须嫁给摩门教两位长老的儿子锥伯和斯坦节逊其中的一个。费瑞厄打算逃离犹他州，并通过一个马车队给尚在内华达的侯波带去消息，告诉他所发生的一切。

侯波设法将露茜和费瑞厄带到一处安全的地方。但是，在侯波去狩猎的时候，他们被追赶上来的摩门教徒抓获。费瑞厄被当场杀死，这一天是1860年8月4日。露茜被押回盐湖城并被迫与锥伯结婚。不到一月，露茜就憔悴、抑郁而死。

侯波曾试图通过伏击杀死锥伯和斯坦节逊，但他们的防卫很严密，侯波一直无法下手。于是，他返回内华达等待机会。

但由于种种变故，直到五年后，他才得以重返盐湖城。他通过进行化装侦查发现摩门教派曾发生了分裂，锥伯和斯坦节逊早已经拿着所有的钱财离开了犹他州。侯波跟踪他们横穿美国，然后到了欧洲，最后一直追到了英国。他随身带着两粒外观相同的药丸，一粒剧毒，另一粒无毒。为了生存和跟踪方便，他开始在伦敦做出租马车车夫的工作。终于，他有机会将喝得烂醉的锥伯带上自己的马车，并将他带到了劳瑞斯顿花园街的一幢空房子。在那里，他让锥伯从两粒药丸中挑选活命的机会，锥伯挑到的是有剧毒的那粒。这一天已经是1881年3月4日了。随后，侯波抓住了斯坦节逊，但斯坦节逊拒绝进行挑药丸的游戏。在反抗的过程中，斯坦节逊被侯波用刀刺死。

侯波患有主动脉瘤，这个疾病使他有严重的鼻出血。侯波的主动脉瘤在被捕后的第二天破裂，这样他便在接受法庭审判之前死于牢房中。

《斑点带子案》故事梗概

《斑点带子案》讲述了一对双胞胎姐妹与继父之间的纠葛。生母去世后，继父为了霸占原本应该属于这对姐妹的一笔遗产，用自己驯养的一条沼地蝰蛇杀死了姐

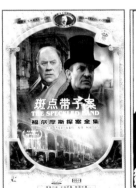
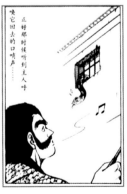

图10 《斑点带子案》的封面和插图

姐，并且企图用同样的方法杀死妹妹。沼地蝮蛇是当地最毒的一种蛇，全身布满斑点，姐姐在临终前一瞬间见到了那条蛇，但由于神志不清，误以为"那是一条带斑点的带子"，并且在濒临死亡的时候告诉了自己的妹妹，使妹妹一度费解。

妹妹海伦·斯托纳目睹了姐姐茱莉亚的死状，姐姐的叫声是她一辈子也忘不了的。姐姐叫喊的是："唉，海伦！天啊！是那条带子！那条带斑点的带子！"她似乎言犹未尽，还很想说些别的什么，她把手举在空中，指向医生的房间，但是抽搐再次发作，她说不出话来了……她已奄奄一息，濒临死亡，直至咽气之前，再也没有重新苏醒。这就是姐姐的悲惨结局。

随后，妹妹也开始经历一些离奇的事情，变得精神恍惚，于是她向福尔摩斯求助。根据姐姐的遗言，她坚持说是"斑点带子"杀死了姐姐。福尔摩斯和华生医生解开了这个谜题，同时也无意间让恶毒而贪心的继父自食其果。

《吸血鬼》故事梗概

《吸血鬼》讲述了一个叫杰克的男孩儿与其家人的纠葛。杰克是一个身有残疾的男孩儿，他幼年时因患脊髓炎而瘫痪，从而留下瘸腿的后遗症。男孩儿的母亲去世后，父亲娶了一位继母。后来，男孩儿又有了一个同父异母的弟弟。男孩儿因对过世的母亲的爱以及自身的残疾，对弟弟产生了深深的嫉恨。于是，在用家里养的一条狗做实验，使得狗最终瘫痪以后，他就用那支蘸了毒的箭刺向了还是婴儿的弟弟的脖子。继母发现了这件事，为了吸出毒物，她用嘴吮吸婴儿脖子上的伤口，还曾一度被丈夫误认为是吸血鬼。

在《吸血鬼》的故事中，被涂在那支箭上的毒物是马钱子，其中的马钱子碱有剧毒。这种毒物在南美似乎非常盛行。当地人常把它涂抹在武器（主要是弓箭）的尖部，在攻击敌人的同时使敌人中毒，从而起到杀伤作用。如果不立即把毒素从伤口吸出的话，这种毒物是绝对会致命的。即使进入体内的毒素浓度不高，也会导致瘫痪，就像故事中的那条狗一样。

《魔鬼之足》故事梗概

《魔鬼之足》（*The Adventure of the Devil's Foot*）是福尔摩斯侦破的众多毒物案件中比较经典的一个。莫梯墨·特雷根尼斯与他的两个兄弟和妹妹布伦达早年因为分家产生了不和，阴险的他因此动了杀心，偷了深爱着布伦达的非洲探险家列昂·斯特戴尔博士拥有的一种叫作"魔鬼脚跟"[1]的毒药。他在打牌时把药粉洒在蜡烛台上，然后借机离开，药粉燃烧后挥发的气味使得兄妹三人产生了可怕的幻觉，吓死了妹妹布伦达，吓疯了他的两个兄弟。

这种药物使人中毒产生幻觉后的脸部表情由于恐惧而显得极度扭曲。故事中有

---

① 魔鬼脚跟，是一种像鼻烟一样的黄褐色药粉，是由一种植物的根部制成的。药典里和毒品文献上都还没有记载。这种根长得像一只脚，一半像人脚，一半像羊脚，一位研究药材的传教士给它取了"魔鬼脚跟"这么一个有趣的名字。西部非洲一些地区的巫医把它当作试罪判决法的毒物，严加保管。该毒物的粉末通过火焰燃烧来释放其毒性，可以强烈刺激那些支配恐惧情感的大脑中枢，使人产生非常可怕的幻觉，导致人被惊吓致死或精神失常。这种神奇药物的来历书中也有交代，"只有一个标本放在布达佩斯的实验室里，在欧洲再没有别的标本了"。

比较详细的描写："他的两个兄弟和妹妹仍像他离开他们时一样地同坐在桌边，纸牌仍然放在他们面前，蜡烛烧到了烛架底端。妹妹僵死在椅子上，两个兄弟分坐在她的两边又是笑，又是叫，又是唱，疯疯癫癫。三个人——一个死了的女人和两个发了狂的男人——他们的脸上都呈现出一种惊恐的表情，惊厥恐怖的样子简直叫人不敢正视。""死人就在桌旁，仰靠在椅上，稀疏的胡子竖立着，眼镜已推到前额上，又黑又瘦的脸朝着窗口。恐怖已经使他的脸歪扭得不成形了，和他死去的妹妹一样。他四肢痉挛，手指紧扭着，好似死于一阵极度恐惧之中。""马车驶过时，我从关着的车窗里瞧见一张歪扭得可怕的龇牙咧嘴的脸在窥望着我们，那瞪视的眼睛和紧咬着的牙齿从我们面前一闪而过，就像是一个可怕的幻影。"

后来福尔摩斯为了证明自己的推理，还与华生一起在自己身上进行了试验。华生有一段试验过程中的感受："……不多久就发生事情了。我刚坐下就闻到一股浓浓的麝香气味，微妙而令人作呕。头一阵气味袭来，我的脑筋和想象力就不由自主了。我眼前一片浓黑的烟雾，但我心里还明白，在这种虽然是看不见的、却将向我受惊的理性猛扑过来的黑烟里，潜伏着宇宙间一切极其恐怖的、一切怪异而不可思议的邪恶东西。模糊的幽灵在浓黑的烟云中游荡，每一个幽灵都是一种威胁，预示着有什么东西就要出现。一个不知道是谁的人影来到门前，几乎要把我的心灵炸裂。一种阴冷的恐怖控制了我。我感到头发竖立起来了，眼睛鼓了出来，口张开着，舌头已经发硬，脑子里一阵翻腾，一定有什么东西折断了。我想喊叫，仿佛听见自己的声音是一阵嘶哑的呼喊，离我很遥远，不属于我自己。就在这时，我想到了跑开，于是冲出那令人绝望的烟云。我一眼看见福尔摩斯的脸由于恐怖而苍白、僵硬、呆板——我看到的是死人的模样。正是这一景象在顷刻之间使我神志清醒，给了我力量。我甩开椅子，跑过去抱住福尔摩斯。我们两人一起歪歪倒倒地奔出了房门。过了一会儿，我们躺倒在外面的草地上，只感觉到明亮的阳光射透那股曾经围困住我们的地狱般的恐怖烟云。烟云慢慢从我们的心灵中消散，就像雾气从山水间消失一样，直到平静和理智又回到我们身上。我们坐在草地上，擦了擦我们又冷又湿的前额。两人满怀忧虑地互相看望着，端详我们经历的这场险遇所留下的最后痕迹。"

2.2　阿加莎·克里斯蒂的以毒杀为题材的探案小说

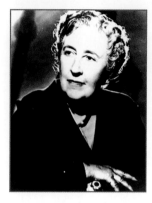

图 11　阿加莎·克里斯蒂

英国小说家和剧作家阿加莎·克里斯蒂[①]一生共创作了 80 多部长篇小说，100 多部短篇小说，17 部剧作。她塑造了高傲的比利时侦探赫尔克里·波洛（后来成为继福尔摩斯之后侦探小说中最受读者欢迎的侦探形象），还有英国乡村女侦探马普尔小姐的形象。她的著作数量之丰仅次于莎士比亚，被译成百余种文字，销售量逾 10 亿册。她的《东方快车谋杀案》《尼罗河上的惨案》《阳光下的罪恶》等优秀作品被改编成电影，译成多国语言，在世界各地广为上映，颇受欢迎。她撰写了《啤酒谋杀案》《死亡草》等许多以毒杀为题材的探案小说。因此，她被誉为举世公认的"侦探小说女王"，世界文坛的"侦探小说大师"。

《啤酒谋杀案》故事梗概

《啤酒谋杀案》（*Murder in Retrospect*）又译作《五只小猪》，（*Five Little Pigs*），于1941 年刊载于美国报刊。1960 年，由阿加莎·克里斯蒂本人改编为剧本，同年在英国出版并上映。中国有张艾茜译，华文出版社出版的 1993 年的单行本和 1995 年的合订本增补本；李平、秦越岭译，贵州人民出版社于 1998 年出版的版本；李平、秦越岭译，人民文学出版社于 2006 年出版的版本；中国外文出版社于 1998 年发行的英文版《五只小猪》。2000 年，《啤酒谋杀案》由英国伦敦周末电视公司改编为电影，片长 103 分钟。

故事讲述的是：一位叫卡拉的年轻姑娘的父亲艾米亚斯·柯雷尔在一次聚会上被毒死，卡拉的母亲卡罗琳·柯雷尔以谋杀亲夫的罪名被判入狱。一年之后，卡罗

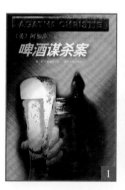
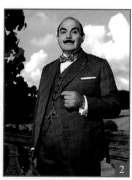

图 12　《啤酒谋杀案》小说中译本封面（1. 李平、秦越岭译，贵州人民出版社，1998；2.《啤酒谋杀案》剧中波洛的形象）

[①] 阿加莎·克里斯蒂（Agatha Christie，1890—1976），1890 年 9 月 15 日生于英国德文郡托基的阿什菲尔德宅邸。阿加莎·克里斯蒂一生有过两次婚姻，第一任丈夫是阿奇博尔德·克里斯蒂（离异），第二任丈夫是马克斯·马洛温。1971 年，阿加莎·克里斯蒂获得英国女王册封的女爵士封号。她在晚年写了《阿加莎·克里斯蒂自传》，为读者了解这位"侦探女王"的生平提供了第一手资料，并成为侦探小说史上的重要文献。1976 年 1 月 12 日，她逝世于英国牛津郡的沃灵福德家中，安葬在牛津郡的圣玛丽教堂墓园，她以 86 岁的高龄永别了热爱她的人们。

琳·柯雷尔死在狱中。临死前，她留给女儿卡拉一封信，信中说她没有杀人，她是无辜的。

徘徊在正义、欺骗、情感边缘的卡拉相信母亲绝不可能谋杀了父亲。于是，她恳请大侦探波洛调查这桩疑案的真相。

由于时过境迁，一切罪证业已湮灭无踪。波洛翻阅了卷宗后，又走访了经历那场官司的律师，了解了大致情况，并找到了当初聚会上的其他五人：夫妇俩的密友菲利普和梅雷迪思、艾米亚斯的模特兼情妇埃尔莎·格里尔、卡罗琳·柯雷尔的妹妹安吉拉及其家庭教师塞西莉亚，请他们回忆案发当日的情形。波洛通过他们心底最深的记忆，去看、去听、去感受那曾经的气氛并从心理角度出发，回到16年前那一段不平常的岁月。最终从他们各自的点滴回忆中揭开了这桩"啤酒谋杀案"的谜底。

其真相是，年轻漂亮的姑娘埃尔莎·格里尔在一次画室宴会上遇到了已婚的画家艾米亚斯·柯雷尔，并疯狂地爱上了他。有掠夺倾向的埃尔莎年轻而单纯，当她发现自己只是柯雷尔用来寻求灵感的工具时，便将卡罗琳从梅雷迪思的实验室偷出的毒芹碱[①]掺进了艾米亚斯·柯雷尔喝的啤酒中，并把事件伪装成是卡罗琳做的。之后，埃尔莎带着恶意的微笑看着心爱的人喝下掺有毒芹碱的啤酒痛苦地死去。

这个故事为我们营造了一个表露人物内心的氛围，每一位当事人的叙述都是一篇人性的记录。在啤酒气味的背后，爱与恨成为永恒的主题……

《闪光的氰化物》故事梗概

侦探小说《闪光的氰化物》(Sparkling Cyanide)，由柯林斯发行公司于1945年出版。[②]

故事讲述了六个人围坐在一张放着七把椅子的桌子前，那个空位子前面摆着一枝迷迭香——象征怀念的迷迭香。现场弥漫着一种奇怪的情绪：没有一个人会忘记整整一年前的那个晚上，那个罗斯玛丽·巴顿——她那美丽的脸庞痛苦、可怕地抽搐着，让人难以辨认，就在这张桌子上，她死了。但是罗斯玛丽始终令人难忘——她能激起她认识的大多数人的强烈情感，这种情感甚至强烈到能够杀人。

几乎就在罗斯玛丽死去一周年之际，乔治突然莫名其妙地提出要在罗斯玛丽死去的那家饭店举行一次类似的聚会，邀请当时参加的人们前来，这迫使着这一小群人不得不回想起那次可怕的死亡。回想起罗斯玛丽，对艾瑞丝来说，她是个生活在同一屋檐下却无比陌生的姐姐；对乔治的秘书露丝来说，她是个让人嫉妒的对象，在认识维多并与之长谈后，她对罗斯玛丽的嫉妒

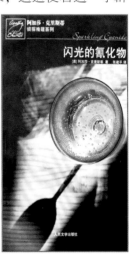

图13　《闪光的氰化物》小说中文版封面

---

① 毒芹碱（Coniine），是代表毒芹主要毒性作用的生物碱，为无色碱性油状液体。毒芹碱及其盐均是剧毒品，但在少量使用时具有抗痉挛的生理作用。

② 《闪光的氰化物》又译为《死的怀念》（Remembered Death），由贵州人民出版社于1998年出版。

更转为憎恨；对安东尼来说，她是个外表美丽、内里空空的愚蠢女人，他现在只迷恋她的妹妹；对斯蒂芬来说，她是个自己曾经疯狂地爱过，后来却急于摆脱的情妇；对桑德拉来说，她是个破坏自己家庭的第三者，令人痛恨；只有乔治始终爱着罗斯玛丽，而且他收到的匿名信使他深信不疑：罗斯玛丽不是自杀，是被人谋杀的……

于是乔治精心设计出罗斯玛丽死时一模一样的场景以套出凶手时，自己却被谋杀，死因跟罗斯玛丽一样——氰化物[1]中毒。雷斯上校和肯普总警督深入调查，最后却由嫌疑人之一的安东尼揭露真相。

《黄色蝴蝶花》故事梗概

《黄色蝴蝶花》于1937年首次刊于英国《斯特兰德》杂志，是阿加莎·克里斯蒂著的波洛[2]探案之一。故事讲述了一个男子偶然成为一对姐妹的监护人，为了霸占她们的财产，他在姐姐结婚并且要取走属于她的那一部分财产的时候用氰化物毒杀了她，并且把没有用完的毒药放入她的手提袋，使她因此被认定是自杀。若干年后，姐姐的未婚夫一直对于妻子的死因存在疑虑，因而求助于波洛。最后波洛设计成功破案，让凶手自投罗网。

---

① 氰化物，是人们都比较熟悉的毒物，经常出现在各种侦探、恐怖悬疑小说中。

② 赫尔克里·波洛（Hercule Poirot），是阿加莎·克里斯蒂笔下的比利时籍侦探，其外表和性格十分独特。主要出场作品有《东方快车谋杀案》《尼罗河上的惨案》等。

3

电影作品

3.1 《鸦片战争》

《鸦片战争》（*The Opium War*）是一部讲述第一次鸦片战争的中国电影，由谢晋[①]执导，许鞍华、朱苏进、倪震、宗福先编剧，鲍国安（饰林则徐）、林连昆（饰琦善）、郎雄（饰何敬容）主演，侯咏摄影，于1997年上映。

影片《鸦片战争》讲述了中国清帝国道光年间第一次鸦片战争的始末，艺术化地再现了林则徐禁烟、虎门销烟、英方宣战、战争过程、签署条约、割地赔款等故事的全过程。

清道光年间，英国的鸦片贸易给大清帝国造成了严重威胁，英国源源不断的鸦片输入令道光皇帝感到江山岌岌可危。道光皇帝虽然害怕列强，但他还是被迫下诏，委派湖广总督林则徐为钦差大臣，前往广东禁烟。由于腐败官吏与英国商人沆瀣一气、相互勾结，使鸦片贸易变得错综复杂，林则徐的禁烟行动从一开始就面临重重困难。英驻华商务总监义律一方面假装听命于林则徐，要求英商配合禁烟交出鸦片，以缓和林则徐与英商的矛盾；另一方面却在策划更大的阴谋。道光十九年（1839）六月三日，林则徐在虎门海滩指挥销烟，百姓拍手称快。英国回国商人拿此事大做文章，装备精良的英军从珠江口直下塘沽，对华宣战。软弱无能的道光不仅不派兵应战，反把一切都怪罪到林则徐头上，将他撤职，又派直隶总督琦善为钦差大臣前去与英方讲和，酿成签署了不平等条约的历史悲剧。

《鸦片战争》从史实出发，真实地反映了170多年前中英之间发生的一场与毒品有关的战争的始末，讴歌了中华民族不屈服外国列强欺压、奋勇抗争的英雄气概。该片气势恢弘，并且突破了国产片面

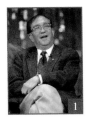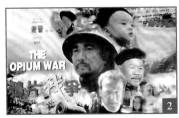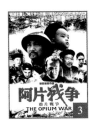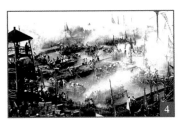

图14 谢晋与电影《鸦片战争》（1.导演：谢晋；2—3.海报；4.虎门销烟场景）

---

① 谢晋（1923—2008），中国著名电影导演。1923年11月21日生于中国绍兴上虞。1941年入江安国立戏剧专科学校学习。1943年中途辍学到重庆中青剧社当场记，兼演小角色。1948年毕业于南京国立戏剧专科学校导演系。后任大同、长江电影公司助理导演，上海大学影视学院首任院长，中国文联副主席。2008年10月17日逝世。代表作品有《天云山传奇》《牧马人》《芙蓉镇》等。

谱化教、条化的弱点，将一个个历史人物鲜活地再现于荧幕，给观众留下深刻印象。该片投资达 1 亿多人民币，创下当时国内电影方面投资的纪录。

《鸦片战争》获得第三届罗马国际电影节影评人评委会最佳影片奖，第十七届中国电影金鸡奖最佳故事片奖、最佳摄影奖、最佳录音奖、最佳道具奖和最佳男配角奖。

3.2 "禁酒令"的故事：《美国往事》

《美国往事》（Once Upon a Time in America），中国港台译名：《义薄云天》《四海兄弟》编剧：Piero De Bernardi 等。导演：赛尔乔·莱昂[1]。摄影：Tonino Delli Colli。主演：罗伯特·德尼罗（Robert De Niro）饰"面条"，詹姆斯·伍兹（James Woods）饰"麦大"。制片地区：意大利、美国。语言：英语、法语、意大利语。类型：犯罪。片长：229 分钟。上映时间：1984 年 2 月。

影片《美国往事》的时代背景跨越美国经济大恐慌、"禁酒令"及第一次世界大战等美国史上的重要大事。影片以艾隆索与其伙伴的犯罪生涯为主轴，是一部描写友谊与对立、忠诚和背叛等人性冲突的黑帮史诗电影。

1921 年，美国正实行禁酒。在纽约犹太街布朗克斯区，有三个靠小偷小摸过日子的穷孩子，其中绰号"面条"的少年好打抱不平，深受同伴尊敬。"面条"爱恋着同伴胖子的妹妹德博拉，可德博拉一心想当个舞蹈家，不愿搭理他。不久，一个叫麦克斯（绰号"麦大"）的穷孩子加入了他们一伙儿。他们租了一条小船，为酒商私运酒，赚来的钱存放在车站的一个贮物箱内，相约今生同享此福。流氓巴格拉知道他们的秘密后，企图侵吞他们的钱财，"面条"一怒之下用刀捅死了他，为此被判了 12 年有期徒刑。

1933 年，"面条"刑满释放。这时，原来的伙伴都已长大成人，变成了健壮的青年人。在"麦大"的带领下，他们开始了一系列抢劫、盗窃、敲诈活动。随着犯罪活动的不断深入，"麦大"似乎被胜利冲昏了头脑，竟然把美国联邦储备银行也列入了行动目标。"面条"不忍眼看好友走向毁灭，偷偷打电话报警，想

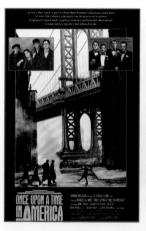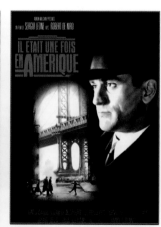

图 15 影片《美国往事》的海报

① 赛尔乔·莱昂（Sergio Leone，1921—1989），1921 年生于意大利罗马。他以创造"意大利西部片"而成名。

逼迫"麦大"收手。警察与"面条"的朋友展开激烈枪战，"麦大"等人全部被杀。"面条"带着深深的悔恨和痛苦离开纽约，回到年少时生长的地方。

35 年过去了，几近垂暮的"面条"重新回到伤心地纽约，他遇见了少时的朋友和旧情人，发现当年"麦大"他们死亡背后竟然包含着出乎意料的阴谋。

原来当年的一切都是麦克斯的精心策划。他借"面条"和警察之手除去伙伴，自己则金蝉脱壳，吞没了团伙的巨款，改头换面之后跻身政界，成为上层社会的名流，并把"面条"心爱的姑娘德博拉据为己有。面对多项指控无法脱身的麦克斯恳求"面条"杀死自己，幻想以此赎回自己的罪孽，逃脱法律的审判，但被"面条"拒绝。麦克斯在走投无路之下跳进垃圾粉碎机自杀。

1984 年 2 月《美国往事》上映，他所讲述的并不是一个逻辑完整的传统故事，而是对美国历史、文化与精神的一次表达。值得人们思考的是，喜宴或朋友聚会时，如果没有美酒相伴会寂寞吗？在公共场合喝酒而招来罚款甚至牢狱之灾，这合乎情理吗？这不是危言耸听，这正是 1920—1934 年间的美国实施"禁酒令"的故事。

《美国往事》融汇了相当多的时代特征——20 世纪 20 年代，满眼的深褐色：犹太人的店铺、住民、马、篷车、蛋糕、衣服，腐败的警察，"禁酒令"，混杂着温和和暴力的社会，废弃的海港、仓库、褪色的招牌，地下酒吧和鸦片馆，巨大的装潢艺术的餐厅……所有这些都预示着美国实施的"禁酒令"将要失败！

《美国往事》获 1984 年美国影艺学院最佳配乐、最佳服饰设计两项奥斯卡金像奖提名，1985 年美国金球奖最佳导演提名。金像奖影帝罗伯特·德尼罗（Robert De Niro）饰演"面条"，是四位主要人物中的主角。

3.3 悲剧片：《白色夹竹桃》

《白色夹竹桃》（*White Oleander*）是 2002 年出产于美国的悲剧片、伦理（生活）片，描绘了一位年轻的姑娘历经艰难和迷失，直至成熟、喜悦和真正自立的经历。

《白色夹竹桃》改编自詹妮特·芬奇（Janet Fitch）的同名小说，这本小说经著名主持人奥普拉·温弗瑞的读书俱乐部推荐以后，成为了热门畅销书；这个电影也是米歇尔·菲佛继《失踪时刻》（*The Deep End of the Ocean*）之后，第二次出演这个俱乐部推荐图书改编的电影。

《白色夹竹桃》的中文片名也译为《毒自美丽》《苍茫岁月》，由芬奇编剧，彼得·考斯明斯金（Peter Kosminsky）导演，2001 年在美国和德国拍摄完成。

《白色夹竹桃》讲述了 15 岁的阿斯特丽德与母亲英格丽德的故事。她们的生活不同凡俗，也充满快乐。直到有一天，有一个男人来到她们的生活中，英格丽德狂热地爱上了他。在被抛弃以后，英格丽德用自己最喜欢的夹竹桃花毒死了他。英格丽德被捕后被判终身监禁，阿斯特丽德目睹了这一过程。这个事件改变了母女俩的命运。突然之间，阿斯特丽德孤苦无依，一切只能依靠她自己。

在洛杉矶的若干个收养家庭之间辗转的日子里，阿斯特丽德明白，如果要在她所面对的这个冷酷的世界里活下去，就必须努力掌握生活的技艺，于是她不顾一切地用身边流变不居的环境锻造自己的品性。而母亲的影响通过一封封信件，从铁窗后面传递到阿斯特丽德身上，这几乎是她生活中唯一恒久的东西。

这是阿斯特丽德生命中难以忘怀的三年，在奥德赛的一段旅程中，她经历了一个又一个的收养家庭——每一个都有不同的规矩、不同的危险，而她从中得到了不同的教训。要摆脱过去，获得自由，她必须了解独立和勇气的价值，学会愤怒与宽恕，爱与生存。这是一段自我救赎和自我发现的旅程，痛苦换来的是成熟、欢乐和真正的独立。

3.4 吸毒悲剧片：《刹那》

《刹那》是一部以吸毒事件为题材的影片，影片以日本歌手酒井法子①吸毒事件为题材，由笠原正夫导演组织拍摄，2011 年 4 月 3 日在东京西新宿的"CLUB DOCTOR"举行首映礼。

影片剧本来自 2010 年 8 月 21 日因患肺癌不幸去世的著名娱记梨元胜撰写的《酒井法子·隐藏的素颜》一书。由酒井法子吸毒事件改编的这部电影旨在批判病态的人生观。正如笠原正夫指出的："虽然这是一部围绕酒井吸毒事件而拍摄的电影，但拍摄的初衷是希望通过本片，向广大观众传达吸食毒品的行为其实是一种病态。"

该片讲述了女演员街田子音扮演的新闻女记者通过对酒井法子吸毒事件的追踪报道，以及将该事件与文学大师太宰治的消极人生观相结合，从中发现共同点，阐释出"吸食毒品导致的孤独与绝望"的电影主题。

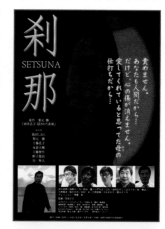

图 16　电影《刹那》海报

---

① 酒井法子 (1971—　)，日本女歌手，20 世纪 80 年代后期重要的偶像歌手。出道时以短发造型、甜美笑容、青春活力等形象著称，在歌唱、戏剧、广告等各方面皆有表现。在亚洲地区各国家均有高知名度。1993 年接演野岛伸司编剧的《同一屋檐下》，1995 年以《星之金币》主题曲《碧绿色的小兔子》参加第 46 回 NHK 红白歌合战。1998 年 12 月 28 日突然宣布与高相祐一奉子成婚的消息。产子后于 2000 年 1 月复出。2009 年 8 月，因藏毒及吸毒的嫌疑被警方逮捕。2009 年 11 月 9 日，东京地方法院开庭审理宣布判处酒井法子一年半有期徒刑，缓期三年执行。

3.5 缉毒片：《毒战》

《毒战》（Drug War，又译为：《破冰》）是由韦家辉、游乃海编剧，中国香港著名导演杜琪峰执导的一部内地公安警匪题材的缉毒电影。本片由海润影视、华夏电影发行有限责任公司、电影频道节目中心联合出品，孙红雷、古天乐领衔主演。2012年年初在天津、广州等地拍摄，片长108分钟，2013年4月2日在全国上映。

《毒战》讲述了由津海市发生的一宗离奇车祸所引发的故事。一男子驾驶的车突然失控，在撞毁便利店后他也昏倒在街头。禁毒总队队长张雷（孙红雷饰）执行任务时巧遇此男伤者，经调查，此人竟是被通缉16年的毒枭蔡添明（古天乐饰）!

津海禁毒大队长张雷刚完成卧底任务，胜利抓获一批体内藏毒的毒贩，却在医院碰见失控撞车受伤的蔡添明。张雷凭其敏锐的职业嗅觉，判别蔡添明涉嫌制毒，遂查出已被炸得狼藉的制毒窝点。与此同时，粤江两名缉毒警察郭伟军、陈世雄跟踪运送毒品原料的货车，一路来到津海。张雷接应二人，得知此毒品原料来自大毒枭黎振标，而收货人正是蔡添明！面对犯罪事实，蔡添明供认不讳，更愿辅佐警方诱捕黎振标，戴罪立功。以张雷为首的津海、粤江两地警员遂乔装买家与黎振标贩毒团伙展开了一场风险博弈，同时，还要时刻提防蔡添明逃窜！最终，张雷发现了黎振标的惊天秘密，而这个秘密更与蔡添明有着千丝万缕的关系。张雷惊觉这个为求活命不惜出卖任何人的蔡添明可能并不是他的棋子；或许倒过来，是他在蔡添明的棋盘上。未打响一枪，毒战早已拉开帷幕。

影片中的故事情节是以鄂州市杨叶制毒案件为原型，部分情节被导演、编剧进行了艺术夸张。影片中，为了抓捕鄂州地区的两名残疾毒贩大聋、小聋，数十名缉毒警察在制毒工厂与大聋、小聋发生了激烈枪战。鄂州市公安局缉毒队长刘队和另一名警察小祥英勇牺牲，许多缉毒警员身负重伤，现场惨不忍睹，但两名制毒毒贩仍从地道逃脱。

一些媒体评价认为，《毒战》非常真实震撼，是在中国特殊背景下讲述的关于毒品的故事。

《毒战》在中国电影史上是一部前所未有的毒品题材，明快的节奏、迭起的悬念、激烈的枪战以及荒谬的人性让影片的内容丰富而发人深省。《毒战》中涉及的敏感吸毒题材是中国电影制片行业发展和成熟的象征。出色的剧本和摄影更让《毒战》堪称是一部让人不愿离开座位的佳作。

电影《毒战》剧组亮相2013年罗马电影节，并获得2013年第七届亚洲电影最佳电影提名奖、最佳编剧提名奖和最佳剪接提名奖。

3.6　其他毒品犯罪片

根据不完全统计，2012 年全球约有 117 个与贩毒相关的视频。美国拍摄的毒贩电影约有 13 部，社会影响比较大的有《勇闯毒穴》《毒品网络》《美国毒枭》和《毒枭的黎明前传》等。

《勇闯毒穴》

《勇闯毒穴》（*Rush*），由里利·费尼·扎奥克（Lili Fini Zanuck）导演，威廉·萨德勒（William Sadler）主演，于 1991 年上映。

影片讲述了一个便衣缉毒警察雷纳（Raynor）在执行一次任务时选中了漂亮却没有经验的克利斯特（Kristen）做助手。他们的目标是 Gaines，一个在当地很有势力而又极其狡猾的毒贩。为有效掌握证据，他们决定渗透到这个贩毒集团。更为取信于毒枭，两人不惜残害自己，大量吸食毒品。不幸的是，在他们调查的过程中，他们反而变成了瘾君子，并坠入爱河！

《毒品网络》

《毒品网络》（*Traffic*），又名《天地大反扑》《天人交战》《毒品交易》，是一部反映美国社会日益严重的吸毒问题的影片，由史蒂文·索德伯格执导，本尼西奥·德尔·托罗、迈克尔·道格拉斯、凯瑟琳·泽塔·琼斯主演，于 2000 年上映。

影片通过几个互相有着关联的神秘人物以及他们充满阴谋的一系列活动，生动地展示了美国社会中毒品交易和与之相关的触目惊心、充满危险的罪恶世界。在崇尚享乐的现代社会，毒品已成为美国政府甚为头痛的难题。为了应对日益严重的毒品犯罪和买卖，美国总统发起反毒品战争计划，正直的俄亥俄州最高法院大法官罗伯特·刘易斯由此调任成为国家药品政策管理局的官员，他不仅要面对各个利益团体的攻伐和拉拢，还要应对来自家庭内部的毒品侵蚀；墨西哥南部，恪尽职守的警官哈维德·罗德里格兹在军方某将军的授意下，即将对盘桓在这里的贩毒组织展开行动，而他也陷入了毒品泥潭中难以抽身；联邦干探蒙特尔和雷从事毒品卧底工作多年，虽然老牌毒枭卡尔落网，但他们又将和卡尔的妻子海伦娜，这个继承了丈

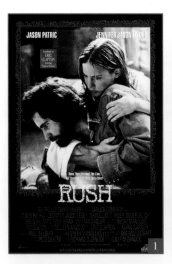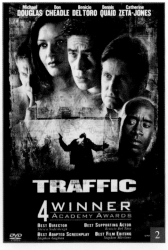

图 17　毒品犯罪影片海报（1.《勇闯毒穴》，1991；2.《毒品网络》，2000）

夫产业的新毒品贩子展开抗争。

《美国毒枭》

《美国毒枭》（Blow），又译为《一世狂野》《毒王》《大毒枭》，是根据布鲁斯·波特尔（Bruce Porter）的同名著作改编的一部电影①。由泰德·戴米（Ted Demme）导演，约翰尼·德普、佩内洛普·克鲁兹主演，片长124分钟。2001年起，《美国毒枭》先后在美国、意大利、法国、日本、荷兰、澳大利亚、德国、俄罗斯、捷克、阿根廷、哥伦比亚、英国、以色列、新加坡等20多个国家和地区上映。

《美国毒枭》讲述了建筑工人的儿子乔治·荣格不甘于子承父业继续做蓝领，而来到了洛杉矶海滨小城。他以在海滩贩毒起家，通过空姐女友把毒品卖到东部的大学生区，过上了逍遥的日子。可荣格的野心远非如此。一次，曾与他同住一间牢房的难友将他介绍给了哥伦比亚拥有数十亿美元的贩毒头子帕布洛·艾斯科巴。从此荣格成了艾斯科巴将毒品输送到美国的重要枢纽，当时全美消费的可卡因中85%都是经荣格之手从哥伦比亚运来的。在不到十年的时间里，他获得了大量的财富之后，竟让他不得不专门盖一座房子来存放钞票。但是，在金钱与物质上获得极大满足的同时，荣格也必须忍受精神上的折磨。在女儿克里斯蒂娜的眼里，父亲永远是个肮脏的毒贩子，这使荣格痛苦万分，无论多少金钱也无法弥补。最后，作为一个毒枭，他也终究逃不出沦为囚徒的命运。

《美国毒枭》摄制组为了真实地再现乔治·荣格的半生经历，先后在美国的马萨诸塞、佛罗里达、加利福尼亚、纽约、伊利诺斯和哥伦比亚、墨西哥等十多个地方拍摄外景。演员们在片中吸食的可卡因都由奶粉替代。《美国毒枭》获得了影视界的一致好评，被认为是真实的美国毒枭成长史。

---

① 原书中的主人公并不是虚构出来的小说人物，而是历史上的真人。现实中的乔治·荣格仍然在美国纽约北边的一所监狱里蹲大牢，他的刑期将一直延续到2015年，而且其间不得假释。

纪录片

4.1 纪录片：《水俣病患者及其世界》

故事情节

《水俣病患者及其世界》是一部记录日本汞中毒事件的影片，讲述20世纪50至60年代日本高速增长的经济所带来的环境问题，其中最具破坏性的事件之一便是日本九州岛一家公司所引起的汞中毒事件。

摄制组跟随并记录了29户受害者家庭的生活以及扩大的支援活动。影片探究了一个常人眼中的患者的世界——不仅仅是受害者，他们既是患者也是正常人，是工人也是渔民。海是渔民的生之父母，但有一天，海却给渔民们带来了灾难。"水俣病"让住在水俣镇的居民变成口齿不清、面部发呆、手脚发抖、精神失常的患者，这些患者久治不愈，全身弯曲，悲惨死去。这个镇有4万居民，几年中先后有1万人不同程度地患上了"水俣病"，其后附近其他地方也发现"水俣病"。经过数年调查研究，日本熊本国立大学医学院的研究报告于1956年8月证实，"水俣病"是由于居民长期食用了水俣湾中含有汞的海产品所致。

导演土本典昭①将摄像机对准那些患者，记录了患者真实生活中最典型的例子。最令人难忘的一个生活场景是一家人围在一起吃饭，几个孩子在开心地吃着，镜头切到了母亲，母亲手里抱着一个患"水俣病"的女儿。导演运用平行蒙太奇——渔民正在捕鱼和患者介绍自己得"水俣病"的症状，交代了渔民食用了许多年的鱼竟然成为他们痛苦的因由。

影片的高潮是患"水俣病"的渔民前往大阪和造成污染的公司做斗争。在股东成立大会上，愤怒的"水俣病"患者家属与公司的总裁争执在一起，会场大乱。这时，导演将镜头切到了一只海鸟，切得恰到好处。

影片结尾段落——渔民仍然在出海捕鱼，海洋依然是他们的生之父母，但是"水俣病"患者的苦难还没有结束。

影片评述

《水俣病患者及其世界》控诉了经济

---

① 土本典昭（1928—2008），日本纪录片大师，1928年生于日本岐阜县，早稻田大学毕业。他曾在日中友好协会事务局工作，之后从事影视工作。他的处女作是《蒸汽火车驾驶助理》（1962）。1965年开始关心"水俣病"受害者，拍摄了受害家庭访视、工厂调查、抗争活动和受害者赔偿等一系列关于"水俣病"的纪录影片。他的作品因体现了对社会正义的主张和对弱势者的始终关怀而对社会产生了深刻的影响，并闻名于世。他先后拍摄了《水俣的孩子还活着》（1965）、《水俣病患者及其世界》（1971）、《水俣报告系列》和《水俣起义——寻找生命意义的人们》（1973）、《医学意义上的水俣病》（1974）以及《不知火海》（1975）等17部纪录影片。

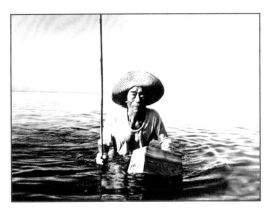

图 18 《水俣病患者及其世界》（日本 Siglo 电影公司提供）

高速增长时期日本社会存在的"公害"所造成的犯罪，告发了夺取人命、破坏生活、破坏自然环境的近代产业的所作所为，记录了以海为生的自然人、渔民和寄生于近代产业社会的资本家、企业家之间的斗争。

水俣系列的影像里不仅有哭诉、反抗，更有自然的美丽和人们的坚强。土本典昭在关于《水俣日记》的导演阐述中说道："那个时候，患者们一直盼望着的水俣病问题的政治解决开始出现了转机。在以市长吉井正澄为首的市政府的干预下，加害方开始正式道歉和进行赔偿。自'水俣病'被发现40年后，患者们终于获得了'市民权'。每一个人都在思考要如何在水俣这块土地上生活下去。比如，在填埋地举行的第一次火节上，以前一直为死去的鱼类的灵魂惋惜、不忍靠近填海地带的患者衫本荣子登上了祭坛，向鱼儿谢罪，并献上了感恩的祈祷。这情景在那些把填埋场看成是死者和受污染的鱼儿们的'坟场'的人们心里引起了极大的震撼。市民们感到了'地壳在震动'。这个大海、鱼和人类的聚会既还原了水俣的本来面目，更是灵魂复苏的声音。"

《水俣病患者及其世界》是一部里程碑式的作品。当时媒体关于"水俣病"的报道只局限于地方，东京、大阪等大城市的人们对"水俣病"还知之甚少。居住于东京的土本典昭受到"水俣病"患者联盟的邀请，去水俣地区拍摄一部纪录片。摄制组的摄影师大津幸四郎说："这些患者到死都受到歧视，我们的摄影机进去了，能够做些什么？我们想表达的并不是患者多么悲惨。这些因为病痛而无法表达自己情感的人，他们是渔民，是工人，是跟我们一样的劳动者，他们作为人的存在和世界观，才是我们更想表达的东西。"

在三部"水俣病"纪录片之后，诉讼获得了阶段性的胜利。1975年，土本典昭将摄影机对准部分受害者们赢得诉讼、获得赔偿后的生活，拍摄了极富抒情魅力的《不知火海》。当时，不知火海水域在人们眼中已是生命绝迹的荒凉之地，疾病不可逆转的影响将伴随患者余生，这一切都令人产生悲观情绪。土本同样是这样的悲观者。但当他久久凝视大海，他被海洋所蕴含的巨大自愈能量打动了。《不知火海》的第一个镜头，一位老渔民在海边发现了一群银光闪闪的小鱼："小梭鱼回来了。用不了两年，会越来越多。"摄影机仍在寻找尚未被发现的受害者，揭示蔓延中的水质污染真相。但同时，土本典昭镜头里不知火海的美丽，又让人们看到复苏和重生的希望。

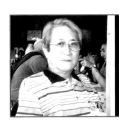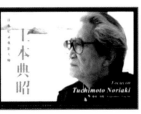

图 19 土本典昭

也是在 1975 年，土本典昭带着水俣电影横穿加拿大，自费进行连续 100 天的旅行放映。当时加拿大的原住民中出现了类似"水俣病"的症状，通过土本典昭及其追随者的努力，政府关闭了致病的化工厂。

2004 年，土本典昭和夫人一起完成了水俣系列的最后一部作品《水俣日记》。这部电影是夫妇俩在 20 世纪 90 年代中期为举办"水俣病东京展"收集患者遗像在水俣逗留一年拍摄的影像日记。

4.2 专题纪录片：《抢救切尔诺贝利》

1986 年 4 月 26 日的凌晨 1 点 23 分，前苏联切尔诺贝利核电站的 4 号机组发生爆炸。这就是著名的切尔诺贝利核事故——人类历史上迄今最大的核灾难。

2005 年，美国的探索频道拍摄了一部记录前苏联抢救切尔诺贝利核泄漏事故的专题纪录片《抢救切尔诺贝利》（*The Battle of Chernobyl*），首次对外披露了当年的这场灾难。

故事情节

1986 年 4 月 26 日凌晨 1 点 23 分，前苏联的乌克兰共和国切尔诺贝利核能发电厂发生严重泄漏及爆炸事故。随着剧烈的爆炸声，彩色的火焰冲上千米高空，事故导致 31 人当场死亡，上万人由于放射性物质远期影响而致命或重病，至今仍有被放射线影响而导致畸形的胎儿出生。这就是人类和平利用核能以来最大的一次惨剧。

当日抢险的消防士兵更是用生命和健康为代价避免了核电站的二次爆炸。但令人震惊的是，前苏联政府选择了将事故消息打压保密，而全然不顾此时的辐射尘已经随着大气外泄飘散到前苏联的西部地区、东欧地区、北欧的斯堪的纳维亚半岛。特别是"五一劳动节"期间，孩子们仍然参加庆祝活动，造成辐射污染更加严重。

乌克兰、白俄罗斯、俄罗斯受污染最为严重。由于风向的关系，据估计，约有 60% 的放射性物质落在白俄罗斯的土地上。但根据 2006 年切尔诺贝利的另一报告指出，半数的辐射尘都落在前述的三个前苏联国家以外。此事故引起大众对于前苏联核电厂安全性的关注，事故也间接导致了前苏联的瓦解。前苏联瓦解后独立的国家，包括俄罗斯、白俄罗斯及乌克兰等，每年仍然投入经费与人力用以事故的善后以及居民的健康保健方面。因事故而直接或间接死亡的人数难以估计，且事故后的长期影响到目前为止仍是个未知数。2005 年的一份国际原子能机构的报告认为，当时有 56 人丧生，47 名核电站工人及 9 名儿童患上甲状腺癌，大约 4000 人最终会因这次意外所带来的疾病而死亡。绿色和平组织及其他人都对研究结果提出异议。

纪录片借用当时摄影师拍摄的照片以及档案影片重现了当年在切尔诺贝利事故现场紧张进行的大作战，每个抢救阶段一一再现。

影片评述

观看此片的人们，首先，要向那些在切尔诺贝利事件中受苦的民众们表示深深的祝福，也要向那些英雄们表示深深的敬佩！其次，此片也引发了观众无限的思考：第一，切尔诺贝利核电站的爆炸事故被当局隐瞒是一种极端不负责任的行为。

作为一个国家，应以民众的利益为重。若真是如此，它并不会羞于公开此事，但结果反而让无数无知的民众继续在痛苦中挣扎。从这一点看，切尔诺贝利事故加速了前苏联的解体，发人深省。第二，在没有防护的情况下进行抢险工作。当时有 10 万军队与 40 万平民，包括工人、工程师、护士、医师与科学家，从前苏联各地来到

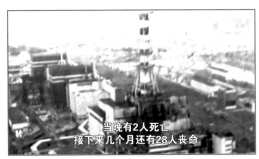

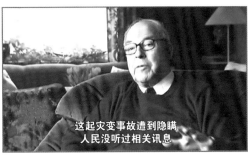

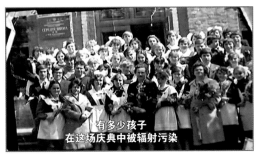

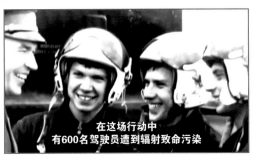

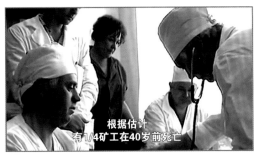

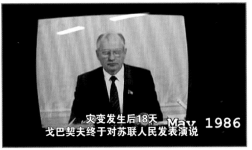

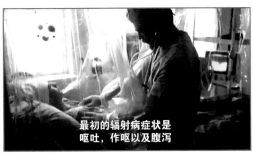

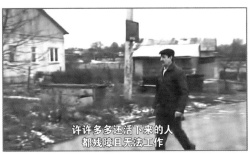

图 20　纪录片《抢救切尔诺贝利》部分截图

切尔诺贝利，展开了一场重大战役。切尔诺贝利大军比拿破仑军队还盛大，而军人却都遭到了污染。事后，每个人只收到了相当于100美元的奖励金，政府就不再管他们了。这些人中的大部分，现在都已经患病死去了。第三，切尔诺贝利事故也给人们上了极需思考的一课。核能这种兼具高能量和高风险的能源，人类到底应不应该开发？应该如何去利用？这是当今世界各国需要思考的一大问题！

4.3 世界环境日电影：《家园》

剧情介绍

《家园》（*Home*）是一部由法国 YSL[①]所属的法国巴黎春天百货集团投资、金牌制作人吕克·贝松制片、世界著名航空摄影大师扬·阿尔蒂斯·贝特朗指导、耗资1.2亿美元制作的大型非营利环保纪录片。影片特别为2009年世界环境日投资拍摄，并于2009年6月5日世界环境日首播，因此也被称为"世界环境日电影"。之后，在全世界超过100个国家和地区通过电影、电视、DVD和互联网同步公映发行。

整部影片完全在空中拍摄，拍摄时间跨度18个月，共计217天穿越54个国家120个拍摄点，使用装在直升机上、具有陀螺稳定器的 Cineflex V14 TM－AXYS 高清摄影机拍摄了733盘录像带，样片总长488小时。著名航空摄影家扬·阿尔蒂斯·贝特朗带领观众环绕地球，见识各式各样的美丽地形，沿着蜿蜒的水流和公路，将地球的存在及其演变的过程通过画面完美地呈现出来。通过影片，观众能看见地球的全貌，并了解到这个星球上的居民是如何肆意对待自己的家园的。

《家园》所有画面都是航拍的，采用对地球大自然记录的手法，让人从前所未有的角度注视地球：从两极到喜马拉雅，从亚马孙热带雨林到格陵兰茫茫冰原，从

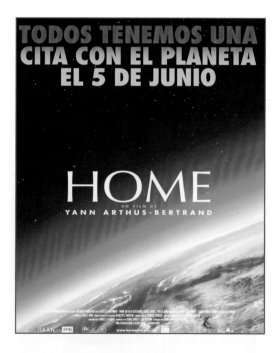

图21 《家园》

① YSL（Yves Saint Laurent），是法国伊夫圣罗兰品牌的名称。创始人伊夫圣罗兰（Yves Saint Laurent）先生1936年生于法国属地阿尔及利亚，幼年时便酷爱戏剧，曾设计过舞台布景，同时对素描及绘画有极高的天分，因此在创作的道路上大放异彩。他17岁时便被世界知名的时尚杂志 Vogue 发掘，被誉为神童。21岁时继任 Dior 工作室的首席设计师，设计出风靡一时的时装。

城市森林到戈壁沙漠；犹如魔法球的黄石公园大棱镜温泉、恍如外星的大峡谷、绿松石花纹般的大堡礁……一系列波澜壮阔的自然景观让人不得不感叹造物主的完美设计。航拍下，万里长城、上海摩天大楼、深圳、印度乌代浦尔的"湖中宫殿"，这些熟悉的景象给我们在全新的视角下带来了震撼的感受。影片通过地球不断的演变来告之世人：人类的存在时间仅有 20 万年，却已经打破这个存在了 4000 万年的地球的生态平衡。全球变暖，资源枯竭，物种灭绝，人类的过度开采已经危及自己的家园。但当人类意识到赖以生存的地球只有一个，为时已晚。人类只有十年时间去扭转这一趋势，应注意被我们过度开采的财富地球和改变人类所需消费的模式。

在《家园》里我们了解到：为了满足日益增长的食物需要，全球一半的谷物用于饲养提供肉类的牲口，生产 1 千克牛肉就需要消耗 13000 升的水；为了生产纸浆而砍伐原始森林、大量种植桉树，生物的多样性被人为破坏，快速生长的桉树抽干了地下的水分，快速消耗地球的资源。20%的世界人口消耗了 80%的地球资源。全球军费开支多于援助发展中国家经费的 12 倍。每天有 5000 人死于受污染的食水，10 亿人没有干净的饮用水。10 亿人在饱受饥饿，全球销售的谷物超过 50%用于喂食牲口与生化燃料上。全球 40%耕地质量下降。每年有 13 万平方千米的林地被毁灭。1/4 的哺乳动物、1/8 的鸟类、1/3 的两栖动物濒临绝种，生物品种的死亡率快于自然速度 1000 倍。75%的渔产品已耗尽或面临耗尽。过去 15 年的平均温度是有纪录以来的最高，冰冠的厚度 40 年来减少了 40%，到 2050 年，可能导致多达 2 亿的气候难民。人类正在毁灭自己唯一的家园！

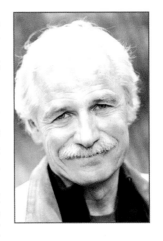

图 22 《家园》的导演：扬·阿尔蒂斯·贝特朗

人类早已是地球的统治者，但不能再充当肆意妄为、目光短浅的独裁者了，而应该作为地球的管理者，用智慧的远见，与其他所有物种去共同分享、去挽救、去持续保育我们赖以生存的家园。让我们欣慰的是，许多国家、许多人已经在行动：以取之不尽的太阳能、风能替代不可再生的石油、煤炭；重植林木，建立起更多的自然保护区；有节制、可持续再生地伐木和捕鱼；减少使用、替代、再用、循环、回收，做一个负责任的消费者。

为了拍摄《家园》这部纪录片，导演扬·阿尔蒂斯·贝特朗①花了 15 年的时间筹备，走访 50 个国家拍摄，从澳大利亚海底的大堡礁到非洲肯尼亚高原的乞力马扎罗山，从亚马孙热带雨林到戈壁沙漠，从美国得克萨斯州连绵不断的棉花田到中国

---

① 扬·阿尔蒂斯·贝特朗（Yann Arthus-Bertrand，又译为扬恩·亚瑟·贝特朗），是法国著名摄影师、生态学家、环境保护者，专门从事空中摄影 30 多年，极具声望。他的空中摄影作品集《空中看地球》（*Earth from Above*）被翻译成 24 种语言，销售量超过 300 万册；同名的免费摄影展在全球 110 个城市展出，观众达 1.2 亿人次。《家园》是他 30 年空中摄影和环保工作的一次动态精华荟萃。

上海的工业城镇，如诗如画的美景唤醒世人，我们要乐观地珍视我们仍然保有的50%雨林，而非只着眼于那失去的一半。他以客观的角度阐述地球的诞生、演变以及地球现今所面临的种种问题，以一幕幕自然漂亮的画面引导观众认识美丽的地球，并借此宣扬环保的重要性以及迫切性，以此唤醒地球上 60 亿人保护我们生存的环境。

影片评述

《家园》是一部呼吁环保的绿色影片，它警示世人，要求人类在意识到对地球资源的过度开采的同时，应当改变消费方式；要求人类运用自己的聪明才智去开发自然界赋予的新能源，如风能、光能等。

《家园》最后所传达的信息是："现在已不再是悲观的时候，让我们立即联手，重要的不是我们失去了什么，而是我们剩下的还有什么。"是继续破坏直至毁灭，还是行动起来拯救我们唯一的家园，答案就在你的一念之间！

2010 年，《家园》荣获了凯撒奖[1]。

---

① 凯撒奖（César Awards），是法国电影的最高荣誉，有"法国奥斯卡"之称。第一届于 1976 年 4 月 3 日由法国电影艺术与技术学会和法国电视二台合作举办。奖项由组织评选投票产生，每年一届。

5

突发毒性事件应急处置影片

5.1 《勇闯夺命岛》

《勇闯夺命岛》是一部关于化学武器威胁人类的影片，也是1996年岁末美国好莱坞最叫座的影片之一。

影片展现的故事是：几名美国海军陆战队军官设法窃取了携带剧毒化学战剂的导弹，并以此要挟政府兑现给予巨额奖金的诺言。影片虽"纯属虚构"，但险象环生，令人惊心动魄。

化学武器是一种大规模毁灭性杀伤武器，它能产生大量杀伤人畜和植物的有毒化合物。当今世界，化学战的幽灵不时在战区游荡，给有关国家投下了一层浓浓的阴影。缘于此，《勇闯夺命岛》给人以启示：化学武器是令人恐怖的，并非虚幻的威胁。

利用毒气进行化学战的历史悠久。公元前600年，古希腊人在战争中使用了可产生二氧化硫毒烟的可燃混合物。近代，化学武器投入战场是在第一次世界大战中。第二次世界大战时，日本在侵华战争中曾广泛使用化学武器，持续用毒次数在2000次以上，造成近10万人伤亡。1988年，两伊争夺哈拉卜贾的战役中，伊拉克利用顺风条件发动化学空袭，大量装有芥子气的炸弹爆炸后，毒剂烟雾向伊朗军队的阵地飘去，毫无防备的伊朗士兵纷纷倒地。历史与现实一直在告诫世人：化学武器仍在威胁人类！

化学战是最为残酷的战争之一。它不仅造成惊人的人员伤亡，而且严重破坏了人类的生存环境。早在1925年国际社会就缔结了《日内瓦议定书》，规定禁止在战争中使用毒性和窒息性气体。然而，在其后的第二次世界大战及战后的一些地区冲突中，化学武器被多次用于战场，《日内瓦议定书》并未得到遵守。随着时间的推移，具有更大破坏作用的化学武器被研制出来。同时，国际社会要求禁止使用化学武器的呼声也不断高涨。1992年12月，《禁止化学武器公约》在联合国大会获得一致通过。1993年1月，《禁止化学武器公约》在巴黎开放，供各国签署。《禁止化学武器公约》规定，缔约国禁止发展、生产、贮存、转让和使用化学武器，并且要求在《禁止化学武器公约》生效后10至15年销毁所拥有的全部化学武器。现在《禁止化学武器公约》已获得65个国家的签署，并于1997年4月生效。

然而，遗憾的是，一些大国仍然拥有最庞大的化学武器库。尽管《禁止化学武器公约》制定了严格的核查条款，但《禁止化学武器公约》能否真正防止某些国家或恐怖集团秘密发展化学武器？《公约》是否会像《日内瓦议定书》那样在战争中成为一纸空文？要使人类远离战祸，要将化学武器最终送回"潘多拉盒子"，爱好和平的人们还要付出不懈的努力。

5.2 《危情时速》

《危情时速》是一部应急处置装载工业废料和剧毒物质火车失控的影片，由美国 20 世纪福斯电影公司出品，华夏电影发行有限责任公司发行，2010 年在中国上映。

影片中的弗兰克是一个即将退休的老火车司机，接替他工作的是新人威尔。本来弗兰克只是跟威尔简单交接，再带他乘火车头巡视一下线路就可以回家了，不料却遭遇惊天事故：一列载有有毒、易爆的化学物品的火车不知为何在无人驾驶的情况下沿着铁路线飞奔，与此同时，一群小学生正在这条线路上乘坐火车旅行。即便小学生们乘坐的火车能幸运地避开失控的列车，列车的行进方向还有一个人口密集的地区。如果列车在那里翻车的话，车上的化学物品必然会泄漏、爆炸，将波及周围 45 千米内超过 10 万人口的生命安全。弗兰克和威尔是挽救这场危机的唯一希望，他们要驾驶火车头追上这列火车，在一切灾难还没发生之前，将火车停下来。

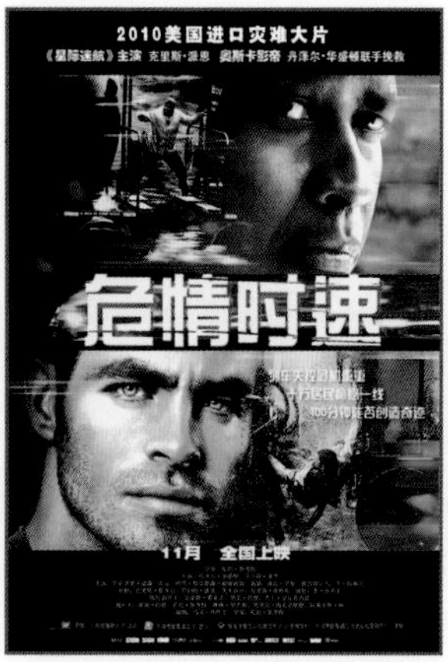

《危情时速》的故事来源于一桩发生在美国俄亥俄州的真实事件。2001 年 5 月 15 日，美国俄亥俄州东北部的一条铁路线上，

图 23 《危情时速》（中文版海报）

铁路工作人员发现一列车头后面挂着长达 47 个车厢的火车并没有按照预定的路线行驶，而是一路朝前冲。这列失控的火车不仅体积庞大，车厢众多，最让人害怕的是，其中两节车厢装载的是工业废料和剧毒物质。如果这些剧毒物质在当地倾泻，扩散到空气中或者水里，都会给当地居民带来致命危险，而且会造成长时间的生态污染。为了避免灾难的发生，火车公司一方面调整其他列车的线路，避让这列"脱缰"的庞然大物；另一方面，派出经验丰富的火车司机驾驶一辆单独的火车头跟在它后面，用铁索把火车头跟失控的火车连在一起，让火车头刹车拖慢前面列车的速度，然后让一个驾驶员爬上前面那列火车，这才将它停下来。火车公司对于这列火车狂奔的解释是，驾驶员心脏病发作，失去了对火车的控制力。而警方发言人却声称，拦下火车时，车上根本就没有驾驶员。

在整体剧情的拍摄技巧方面，电影《危情时速》对于此事件的改编并不太大，只是对一些细节进行了戏剧性的夸张。例如，本来列车在一条比较偏僻的线路上跑，在电影中变成了向着人口密集的生活区直冲过来；两车厢的工业废料和有毒物质在电影中被乘以四，变成了满满八节车厢的、有毒且易爆的化学物质，爆炸威力的覆盖面积将达到方圆 45 千米；靠单一的火车头吊队尾拖后腿的办法，对于电影来说也太保守了，所以弗兰克要驾驶火车头从后面钩住失控列车，然后朝反方向加速；登上失控列车的方式也更为惊险——

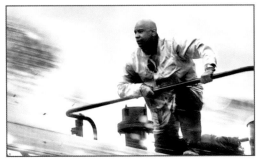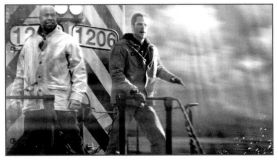

图 24 《危情时速》剧照

被从直升机上吊下去；如果像现实中那样有惊无险地停住火车，对于电影来说也是不可以接受的，所以导演安排其中几节车厢发生爆炸，将破坏和损失控制在了既不算惨重又让观众觉得刺激的程度。

5.3 《夏日追踪》

日本动画电影《夏日追踪》（*Tracing the Gray Summer*），又名《塞贝索侦探队》[①]，是根据真实事件——意大利塞韦索灾难改编而成[②]。小出一已、末永光代编剧，山崎哲导演，佐久间信子、折笠爱、本田贵子、白鸟由里主演，于 2001 年 8 月 18 日在日本上映。

1976 年 7 月 10 日，意大利塞韦索市的伊克米纳工厂发生了化学物质泄漏事件。在此次事件中泄漏了剧毒物质二氧杂苣，但市政当局向市民隐瞒了实情，致使事态愈发严重。市长的儿子恩里科和他的几个同学朱利亚、鲁奇奥、安里科在日本记者安藤史郎的帮助下发现了此事的真相，并迫使当局澄清此事，及时采取措施。

意大利北部的塞韦索是一座非常美丽的城市，人们在这里安居乐业，生活得十分舒心。在这里生活的卢克一家人正沉浸在喜悦之中，因为这家的女儿安娜已经怀孕两个月。但就在这个喜庆的时刻，不幸却发生了。不远处的化工厂弥漫出了很多不明气体，在塞韦索的上空形成了一片黑黑的云团。大家先后有眼睛痛、头痛的状况，但都没有特别留意。但是接下来的几天，情况严重起来，当地的居民开始出现热疹、头痛、腹泻和呕吐等症状。卢克一家人更是陷入了极大的恐惧，生怕这不明的气体会对安娜腹中的胎儿产生不良影响。

朱利亚、鲁奇奥、安里科几个孩子觉得事有蹊跷，决定深入工厂一探究竟。出

---

① 真实事件发生在意大利的塞韦索（Seveso），日本影片中改编为塞贝索。

② 1976 年 7 月 10 日，意大利发生了一起极其严重的环境污染事故。在意大利米兰市的塞韦索，伊克梅萨（Icmesa 日本影片中改编为伊克米纳）化工厂泄漏出剧毒二噁英（日本影片中改编为二氧杂苣）气体。这起因压力阀失灵而引起的事故，造成约 2 吨化学药品扩散到周围地区，致使当地居民产生热疹、头痛、腹泻和呕吐等症状。许多动物因污染而死亡。塞韦索居民直至泄漏两个多星期后才被安排撤离这一地区。人们抗议官方未及时对这场灾难做出应对。

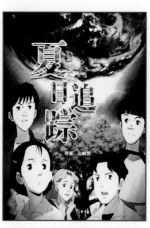

图25 《夏日追踪》海报

了事故以后，工厂警戒森严，几个孩子趁警卫不备，偷偷溜进了工厂。工厂内的工人议论纷纷，原来化工厂泄漏的气体很有可能含有剧毒成分，会对人体造成极大的伤害。在这里，几个孩子碰到了孤身来调查事件的记者安藤先生。对于几个孩子的勇敢精神，安藤先生十分佩服，决定和他们一起解开这个谜团。虽然化工厂气体泄漏事件已经过去多日，但化工厂依然没有做出合理的解释。

气体泄漏事件被越传越严重，人们笼罩在恐惧之中，许多动物因污染而死亡，人们发觉了事态的严重性。为了搞清楚这种气体是否含有剧毒，几个孩子在记者安藤的帮助下找到了一家专业的实验室进行化验。结果却十分令人震惊，该气体中含有剧毒的二氧杂芑气体。这种气体对人体有着极大的伤害，不仅可以导致癌症，还会影响到孕妇腹中的胎儿，生出的孩子很有可能是先天带有残疾的。面对这个结论，安娜十分痛苦，是否留住婴儿让她难以抉择。

安里科的爸爸市长先生虽然早就知道了结果，但是为了避免人们恐慌，他迟迟没有宣布数据。孩子们和记者安藤先生找到化工厂讨说法，最终让大家认清了眼前的现实。人们开始举行大规模的抗议，塞韦索居民直至泄漏两个多星期后才被安排撤离这一地区。人们恋恋不舍地离开了他们的家园，一年以后才得以重返塞韦索。

剧中有一句令人深思的台词："是先有了人类，再有了化学与政治！"

影片告诉人们，高科技产品给人类带来了好处但也有坏处，向我们揭示了保护好我们赖以生存的环境是多么重要。影片还引发了人们对一个问题的思考：究竟应当如何对待大都市附近危险工厂的厂址选择和安全问题？

6

"毒"字的文化构图与创意作品

6.1 "毒"字的文化构图

中国古今汉字中"毒"字的文化构图

中国古代"毒"字的字义有特指毒草的，有泛指药名的，有指药物毒性和副作用的，有指毒物与中毒的，也有从对自然毒物的描述来说明或比喻人的某些行为和意识的，常带有贬义。今天，我们研究古籍中的"毒"字时，一定要注意辨析"毒"或"毒药"的不同概念。由于古人认识的局限和实践体验的差异，常造成对药物毒性记载的不一致。同一药物，彼谓有毒、此谓无毒的情况是屡见不鲜的。其原因与药名的混乱、药材基原复杂以及人们对药物有毒无毒认识的不断深化有关。必须引起重视的是，历来皆认为无毒的药物也有可能引起中毒，甚至致命。对于文献记载无毒的药物也不可掉以轻心，但对有毒药物却也不必因而废弃。实践证明，毒药既有弊也有利，只要运用得当，讲究炮制配伍，严格控制用量，亦能化害为利，甚至在治疗某些疑难杂症方面独显其功。

史志诚教授在《毒物简史》一书的封底特意介绍了中国汉语辞书中不同部首"毒"字的书法创意[1]，有中（草）字部、毋字部、毌字部和母字部，"毒"字的文化创意也不尽相同（图26）。

中国汉语辞书中不同部首"毒"字的文化构图之所以不同，与不同时期的人们对毒物的来源、毒物的性质的不断了解和深化有关。

中（草）字部的"毒"字，是一种会意。从中（象草木初生），毒声。本义：毒草滋生。毒卉即毒草。毒，厚也，害人之草，往往而生（《说文解字》）。毒矢，用毒草制作的毒箭。毒弩，古代发射涂有毒草液汁的毒矢的弩弓。此外，毒也有多和加重的意思，如毒赋（形容繁重的赋税）、毒炽（毒气盛炽）、毒燎（烈火）、毒暑（酷热的夏天）、冬则毒寒（《水经注·河水》）。

毋字部的"毒"字，毋意不如、无宁。如指药物的偏性："大毒治病，十去

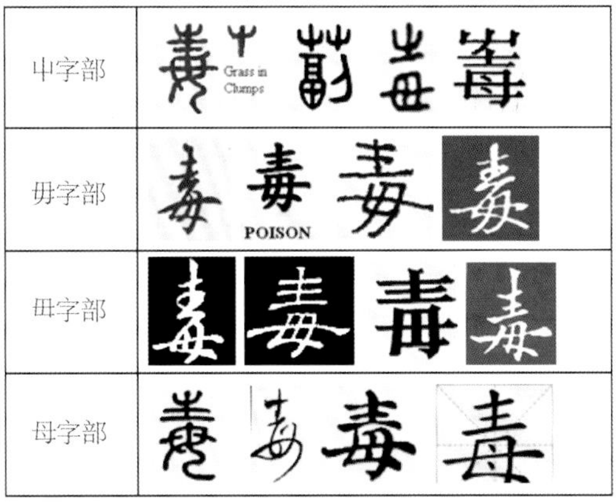

中字部	萧 Grass in Clumps 萧 萏 莓
毋字部	毒 毒 POISON 毒 毒
毌字部	毒 毒 毒 毒
母字部	萧 莓 毒 毒

图26 中国汉语辞书中不同部首"毒"字的书法创意

---

[1] 史志诚.毒物简史.北京：科学出版社，2012.

其六，常毒治病，十去其七。"（《素问·五常政大论》）"聚毒药，以共医事。"（《周礼·医师》）

毌字部的"毒"字，毌意一贯、连贯、贯穿之意。如毒瘾（吸毒的癖好）、毒恶（毒蛇、蝎子等有毒的生物）、毒蝮（蝮蛇）、毒螫（毒汁、毒素）、毒虫（使人害病的虫）、毒蝤（有毒的梭子蟹）、毒情（怨仇，犹冤仇）。此外，还有形容对人的思想有害的东西，如流毒、遗毒、毒孽（深重的罪孽）。

母字部的"毒"字，寓意心肠狠毒。如毒手（毒辣的手段）、毒恶（狠毒凶恶）、毒口（恶毒的语言）、毒辣、毒刑，以及毒杀（用毒物伤害）、毒化（利用毒品残害人们）、下毒、投毒等。

值得指出的是，中国古代不仅创造了"毒"字，还创造了与"毒"字字意相同的词和词汇。如：芨（音 jǐ）、茭（音 jiāo，《尔雅》，前 206—8）、瘌（音 là，指药毒与药物中毒，《说文》，25—220），早于英文的 Poison（毒，1530）、Toxicosis（中毒，1857）。

此外，中国汉语对日语、韩语亦有影响。在日语 1840 个汉字当中，即采用了毌字部的"毒"字。韩语则采用了母字部的"毒"字。中国台湾的华语字典里和报纸上多数采用毌字部的"毒"字，但中国台湾的台北的报纸上也有采用母字部的"毒"字的（图 27）。

拼音文字中"毒"字的文化构图

在拼音文字中，"毒"字的文化创意方面也有与汉语"毒"字相似的解释。如：希腊文字"Toxon"意为"箭矢"，后来被引入英语，英语中的"Toxic"意为"剧毒"。

在英语《韦氏大学词典》[①]里详细记载了有关"毒"字的字意和首次使用时间（第 37 页表 81-6-1）。英语与西方语言中关于"毒"字和毒理学词汇的文化创意也有所不同（第 37 页表 81-6-2）。

东西方文化的融合

公元前 3000 年，中国古代就已经应用乌喙（乌头）捣汁（古名"射冈"）涂在箭和矛上进行射猎。汉代马王堆医书记载的"毒乌喙"就是治疗箭毒（乌喙毒）中毒的医方。中国云南的古代纳西人创造的纳西象形文字中的毒箭也是由"毒"和"箭"两个字组成的。可见毒箭的使用对文字的形成产生了一定的影响。这与公元前 1000 年左右出现的希腊文"Toxon"（弓）和"Toxikos"（涂在箭上的毒药）含义相通。之后的拉丁文、西班牙语、英语中表示"有毒的"，词首"Toxic"都来源于希腊文。希腊词"Toxikon Pharmakon"

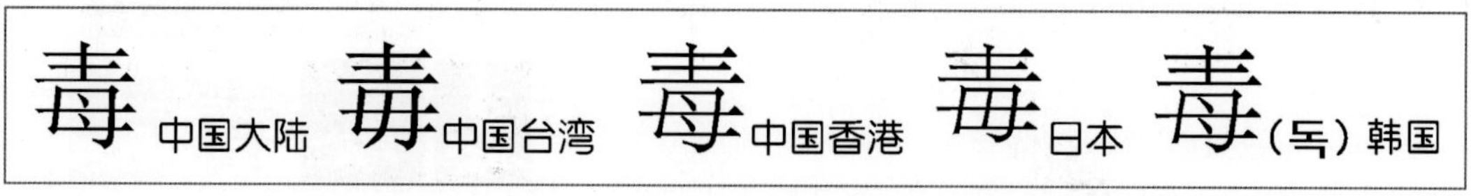

图 27 汉语"毒"字在中国各地和日语、韩语中的不同书写法

---

① 美国梅里艾姆-韦伯斯特公司出版的《韦氏大学词典》（*Merriam-Webster's Collegiate Dictionary*）被称为世界上最好的三部字典之一。该字典 1983 年出版了最新的第九版，新增了成千个新词和新义，并采取了若干新的方式做了新的修改。

表 81-6-1　英语"poison"及其相关词汇首次使用时间[①]

词字	词意	首次使用时间
Poison	*n.* 毒,毒物,毒药; *vt.* 毒杀,毒害; *vi.* 放毒,下毒	1530
Poisonous	*a.* 有毒的,有害的	1573
Toxic	*a.* 有毒的,有毒性的	1857
Toxicant	*a.* 有毒性的; *n.* 毒物,毒药	1882
Toxin	*n.* 毒素,毒质	1886
Toxigenic	*a.* 产毒的,产毒性的	1923

表 81-6-2　汉语与西方语言中毒理学词汇比较

汉语	毒	中毒	毒素	有毒(素)的
英语	Poison	Poisoning	Toxin	Toxic
西班牙语	El veneno	Envenenar	Toxin	Tòxico
法语	Poison	Empoisonner	Toxin	—
德语	Gift	Vergiften	Giftstoff	Giftig
意大利语	Il Veleno	Avvelenare	La Tossina	Tossico
葡萄牙语	O Veneno	O Envenenamento	Toxin	—
俄语	Яд	отравлений.	Ядтоксин	отравляющие вещества

意思是"箭毒药"（Arrow Poison）。又如英语中的"Toxic"（毒）字，也是从希腊语的"Toxon"（弓箭之意）和"Toxikon"（涂在箭上的毒药，意思为箭毒）而来。Toxicology（毒理学），首见于1799 年。

赫尔克里斯和九头怪蛇的故事是西方文学中关于生化武器最早的描写。人们通常说神话是历史真相的本质反映，因此，我们可以大胆推断，蘸有易燃或者有毒物质的武器很早以前就已经在希腊历史上出现，并且在战争中被广泛使用。从语言学上来看，英语中"有毒的"这个词就是来自德语中"弓箭"一词，这很难说仅仅是一个巧合。

由此可见，"毒"字的形成与射罔狩猎有关；"毒"字虽然被赋予许多含义，但东西方文化中"毒"字的含义又是相似和相通的。

[①] 根据《韦氏大学词典》，美国梅里艾姆-韦伯斯特公司，1983 年版。

6.2 "毒"字的书法艺术

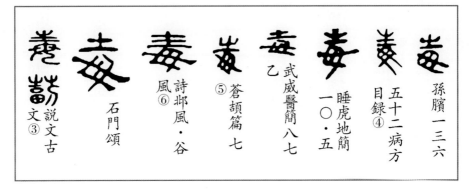

图 28 中国古代"毒"字的不同书法来源

书法艺术

1998 年 12 月 12 日，日本汉字能力协会在日本全国范围内进行了一次民意测验，测验结果为：反映年景的汉字竟是一个"毒"字。于是，日本汉字能力协会的森青范长老挥笔写下一个大大的"毒"字。这是因为1998 年对日本人民来说，确实是多灾多难的一年。年初，亚洲金融风暴打击了日本经济的发展，日元贬值，一些大企业倒闭。夏天，日本一名家庭主妇为骗取保险金，在一次游园庆祝活动中把砒霜放入咖喱饭中，导致 60 多人中毒，4 人死亡。7 月，和歌山县发生氰化物投毒案，导致 4 人死亡。8 月，新潟县一公司的高层职员在喝了怀疑被下毒的绿茶后，不适

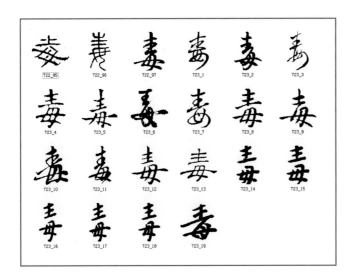

图 29 毒：书法字图片（采自矢量图库 WMF）

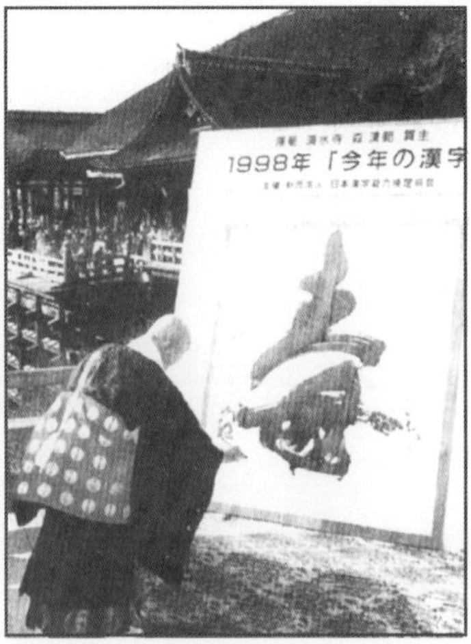

图 30 日本森青范长书写的"毒"字（据《朝日新闻》，1998）

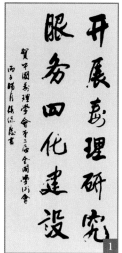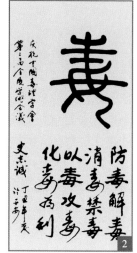

图31　为中国毒理学会第二届全国学术会议的题词
(1.中国陕西省书法家张保庆题词；2.史志诚教授
的题词，1997)

入院。因此，全国民意测验的结果，自然是"毒"字了。

在拼音文字中，Poison（毒）也有许多的书写方式与艺术创作。

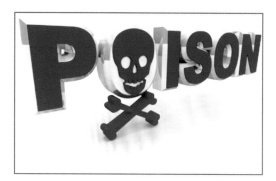

图 32　Poison（毒）字的艺术创作

6.3　《百毒图》

《百毒图》是2004年史志诚教授集历代考古文物、碑帖、辞书之精华创意设计，由书法家宋志清先生创造性地撰写完成的一幅书法作品，旨在颂扬科学家救治中毒、解毒、除毒、化毒为利的高尚技艺，警示人们保护生态环境，提高防毒、禁毒和远离毒物的意识。

《百毒图》的创意设计与创造性的书法艺术，内容丰富、寓意深刻、令人遐想万千。冉新权[1]认为，《百毒图》是有中国特色的科技文化产品，有着多样性的应用范围与文化、科技、教育、环保价值。

首先，《百毒图》的创意设计，体现了科技成果到文化理念的转变与跃迁，展示了以人为本、关爱生命与自然的真谛，揭示生命健康的历程，饱含着对"百毒"的动态的抗争与理性的警觉。依照传统文化，期盼福寿是千百年来人类生存与发展中一个永恒的主题。象形文字"福"的左边为"衣补"旁，即有衣穿、有地种、有饭吃就是福，平平淡淡即是"福"的真谛。从汉字的发展演变和书法艺术中我们可以看到，象形"寿"字有百余种写法，俗称《百寿图》，充分表达了人们对生命的热爱、尊重，并由此形成中华民族尊老爱幼的传统风尚。"福寿"一旦联用，如

---

[1] 冉新权（1944—　），理学硕士、教授。曾任西北大学化学系系主任，陕西省环保局副局长、巡视员，陕西省人大常委会环境资源保护工作委员会委员，陕西省环境科学学会常务副理事长。著有《现代无机化学选论》和《关中地区水污染与生态保护研究》。

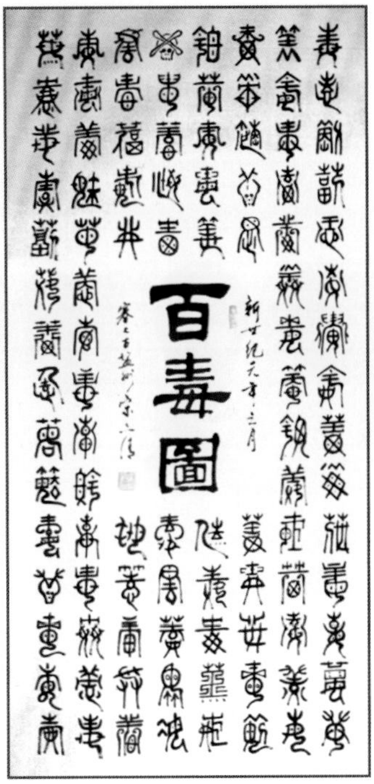

图 33 《百毒图》 (创意设计：史志诚；撰写：宋志清)

"福寿齐天"，便把美好祝愿发挥到极致，祈福、祈寿，期望与天地一样长存，无始无终，充满着浪漫美好的神奇色彩。依照传统文化，《百寿图》更多地包含着对生命的期盼，而创意设计的《百毒图》则更多地包含着对生命的警示和开发预防百毒的技术成果。

其次，古代中国"毒"字的结构除有待考外，分古文、金文、陶文、籀文 (大篆)、隶书、草书、楷书、行书、其他九类 35 个字。宋志清先生依此完成的《百毒图》，其中没有一个相同的字，像兵马俑没有一个相貌相同的那样，不能不令人佩服宋志清先生创造的精神、创造的热情、创造的技艺与功底。《百毒图》体现了艺术家对古代优秀文化成果的继承与发展，展示了科技成果激发汉字艺术创作的新成果及书法艺术广阔的发展空间。[①]

① 冉新权. 但愿人长久——感悟《百毒图》//毒理学史研究文集：第 7 集，2007.

第

82

卷

吸烟文化

本卷主编

史志诚

卷首语

当代吸烟文化有两个显著特征，一是在理念上从单一的禁烟向控烟的转变；二是控烟的内涵扩展为戒烟、禁烟和控烟三个方面。其中，"戒烟"应属吸烟者（个人）的约束行为，以免危害个人；"禁烟"应属公共场合的禁止行为，以限制个人吸烟，避免他人被动吸烟；"控烟"则是全面的对策，包括控制烟草生产、控制吸烟者、控制环境的无烟化。这三个方面既涉及宏观的法律法规，又涉及微观的场所规定，乃至家庭、个人。随着控烟理念的形成和不断完善，吸烟文化也发生了新的变化与进步。

纵观吸烟的历史，第一个把烟草当作药物的人是法国驻葡萄牙大使让·尼古特，他于 1560 年把烟草作为治疗许多疾病的药物寄回法国。几百年后，化学家们终于揭示出烟草中误传能治病的"药物"却是有害物质——尼古丁。第一篇指出烟草有害的文章是 1924 年美国《读者文摘》刊载的一篇文章，题目是《烟草损害人体健康吗?》。第一位撰文提出吸烟致癌的医生是英国医生弗·伊·蒂尔登，他于 1927 年在医学杂志《柳叶刀》上撰文指出，他看到或听到的每一个肺癌患者都有吸烟的经历。第一位提出被动吸烟有危害的人是美国卫生官员西·埃弗里特·库普，他于 1986 年提出，生活在烟雾中的不吸烟的人面临着严重的健康危险。

然而，尽管人类对吸烟危害的认识的觉醒已经有 500 多年的历史，在这期间从帝王到民间兴起了多次反烟浪潮，但却无济于事。直到 21 世纪初，世界卫生组织通过了第一个限制烟草的全球性条约《烟草控制框架公约》，成为世界控烟史上的一个里程碑。从此，吸烟文化的进步表现在方方面面。

本卷从烟草的发现与传播、香烟的发明与广告效应、吸烟的习俗与文化差异、烟具的由来与发展、烟标文化、烟斗的历史与文化、烟草博物馆等几个侧面反映当今世界正在发展变化的吸烟文化的进展，以此唤起更多的学者以及烟草的生产者、消费者和管理者为了人类的健康探寻更多、更科学的控烟之路。

1

烟草的发现与传播

1.1 烟草的发现

烟草的发源地为美洲，至今已有 2000 多年的历史。古代印第安人为了寻找食物和水源，经常徒步或赶着牛车长途迁徙。在艰苦生活的岁月里，他们用烟草的味道来寻找刺激，在吞云吐雾中似乎解除了疲劳，同时他们也利用烟草治疗创伤和疾病。古代印第安人在宗教典礼上燃烧烟草、吸烟，也将烟草作为贵重礼品。墨西哥玛雅古国的印第安人在祭祀活动中也使用烟草，祈望得到丰收和美满的生活。

欧洲人最早发现烟草是 1492 年 10 月 12 日。当时，克里斯托弗·哥伦布在海上漂泊了 71 天，10 月 12 日这一天，欣喜若狂的哥伦布登上了圣萨尔瓦多岛，并且在航海日志上清楚地记载下了当地人"送来水果、木枪和一些能发出独特芬芳气味的黄色干叶"。礼物收下了，水果也吃了，那个黄色干叶子却被抛在船板上，无人问津。哥伦布的船队继续航行。10 月 28 日，他们到达古巴，哥伦布选派了两名水手上岸打听情况。罗德里格·德杰伊和卢斯·德托雷斯上岸后惊奇地发现，一些土著人正用棕榈叶或玉米叶裹着那些黄色的干叶，然后折成枪的样子，点燃一端，可"吸"另一端，再从口中、鼻里喷出浓浓的烟雾来。好奇的罗德里格不无犹豫地试着吸了一口，成为欧洲的第一个烟民。

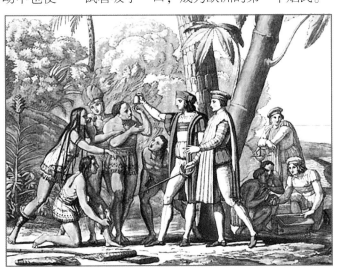

图 34　哥伦布登上圣萨尔瓦多岛

1.2 烟草从美洲带回欧洲

1492 年，哥伦布把烟草从美洲带回欧洲。开始的时候，王侯贵族们竞相种植烟草，只为观赏。随着时间的推移，烟草受到了世人的普遍欢迎。

1666 年，英国伦敦发生了大瘟疫，烟草被当作预防和治疗瘟疫的药品。这期间，满城男女老少都在寻觅烟草，大小学生个个吞云吐雾，人们争先恐后地吸食这种救命之"药"以抵御瘟疫。面对当时英国社会的吸烟之风，伊丽莎白王朝的好事者很快发明了一整套"吸烟式礼节"来对应这阵吸烟风潮。这些礼节与美洲人的古老宗教中的吸烟仪式不同，是带有当时欧洲人"嬉皮士"的味道，吸烟的人被戏称为"冒烟的勇士"。这些"勇士"背着烟斗和其他享乐的随身用具进剧院，进吸烟俱乐部。他们随身带着烟草盒、刀子、钳子、烟斗等吸烟用具，他们不单单是吞云吐雾，而是吐出一定形状的烟云烟圈，以

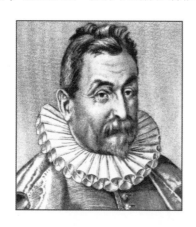

图 35 法国驻葡萄牙大使让·尼古特

炫耀夸张的举止来装点吸烟的新技巧。与此同时，英国的纨绔子弟纳仕开另一种风气之先，即吸鼻烟，一大群人跟在身后，仿而效之。

1558 年，烟草种子由水手首先带到葡萄牙，并在里斯本广为种植。1559 年，烟草种子又传入西班牙。1560 年，法国驻葡萄牙大使让·尼古特将烟草从葡萄牙带到法国巴黎，并向法国太后凯瑟琳介绍了烟草的药用功能，称它为"治百病的良药"，深受凯瑟琳赏识，凯瑟琳便开始闻起了鼻烟，对烟草产生了好感。从此，法国的公卿大臣们都跟着凯瑟琳闻鼻烟，这种高雅、时髦的嗜好曾一度在法国上层社会盛行。烟草也因凯瑟琳的喜爱而身价百倍，被称为"太后草""帝王之草"。那时的人们认为烟草可治疗溃疡和呼吸道疾患，因此将它称为"吸药"，并以尼古特的名字称它为"尼古丁安那"。

1565 年，乔·哈肯斯将烟草种子带入英国种植。到 1928 年，海德堡大学的德国化学家波塞特和莱曼分离出烟草生物碱，为纪念让·尼古特，人们也把烟草生物碱命名为"尼古丁"[①]。后来烟草的拉丁名"Nicotiana"也由此而来。法国还发行了纪念邮票，颂扬让·尼古特的功绩。

---

① 让·尼古特（Jean Nicot，1530—1600），是一位法国外交官和学者。他任法国驻葡萄牙大使期间于 1560 年把烟草作为治疗许多疾病的药物寄回法国。鼻烟治好了法国皇后凯瑟琳的头痛，她成为欧洲皇室俱乐部中的鼻烟代言人，使 18 世纪欧洲的鼻烟文化达到巅峰。几百年后，化学家们终于揭示出烟草中的所谓"能治病的药物"其实是有害物质，并将它命名为尼古丁。尼古特成为第一个把烟草当作药物的大使。

1.3 烟草传入亚洲

当吸烟在欧洲流行起来之时，欧洲的英国、葡萄牙、西班牙的海员和商人将烟草和吸烟习俗传入了亚洲。之后，菲律宾、印度等国家成为亚洲种植烟草的重要地区。

当烟草传入日本之时，日本人开始喜欢上了这种植物。武士们组成了吸烟俱乐部。他们随身带着高雅的装饰华丽的银质烟斗，把它捆在背部，或者塞进和服，或者放在他们的武士刀或宝剑旁边。

在波斯，吸烟的人习惯在吸烟室里慢慢享受和消遣。人们坐在吸烟室里面，从装在水晶瓶上的细长的马拉巴吸管里吸着精致的烟。烟斗的一端插入水晶瓶，一根稍短的吸管与烟斗连接，伸到瓶的底部。水晶瓶里盛满了水，吸烟的人们尽情地享受着。他们把芳香美丽的花瓣放入瓶中，每吸一口烟，水起了泡泡，花瓣就随之舞蹈，这大大增加了吸烟的视觉美感，也提高了吸烟的乐趣。

马来西亚人至今仍然相信烟草原产于中国，是龙和蛇交媾而生的灵物。在越南，当年的中国商人把烟草出口到西贡时会把烟草事先染成红色，并告诉越南人这是使人成功的"神草"，会对他们的健康有益。

1543 年，当一艘葡萄牙的商船在大风雨中意外漂流到了日本的种子岛（鹿儿岛南方的小岛）后，打开了日本和欧洲各国通商的大门，除了铁炮外，烟草、砂糖、葡萄酒等奢侈品也同时被带到日本。从此，日本上流人士开始品尝烟草的气味。之后，吸烟逐步融入日本文化，成为上流人士之间的消遣活动之一。到了江户时代，吸烟文化逐渐平民化（非武士阶层），形成了独自的吸烟文化。

17 世纪末到 19 世纪初，英国吸食鼻烟之后，也将鼻烟传入中国和其他亚洲国家。相对于鼻烟，斗烟的实用范围更大，它可以为社会上各个阶层的人们享用，因此斗烟沿袭至今。

2

吸烟的习俗与文化差异

2.1 美洲人的吸烟方式

印第安人的吸烟方式

古印第安人有多种吸烟方式。委内瑞拉的印第安人将干烟细末与石灰粉混合后放在嘴里咀嚼；哥伦比亚的印第安人把烟草煮制成糖浆状的浓褐色液体涂在鼻孔上；也有的印第安人将干烟叶放在燃烧的炭上，用空心管吸入烟叶的烟气；还有的印第安人直接将烟叶卷成烟卷或用玉米叶卷成烟卷放在空心植物管中（如芦苇），对着燃火后的木棒吸食。

美洲印第安八黑足部落有一个特殊的吸烟礼俗行为——祭烟管节。每到这一天，首领在燃烧的甘油上熏干自己的双手后，解下挂在身上的烟管，朝着太阳高高举起；然后又放在地上，使它面朝东方，转而朝西；之后首领站起身来，手握烟管，缓缓地迈着从容的舞步从帐篷里走出去，其他人便一个接一个地、井然有序地跟着首领走出去，口里唱着歌，赞颂着魔力无边的烟管。

美洲印第安人还把烟草作为最珍贵的礼物相互馈赠。当迎接远道而来的客人时，印第安人为了表示友好，会将烟草和其他礼物赠给他们。

印第安人狩猎时，也

要用吸烟斗来表达善意。当他们杀死一只熊后，就把烟斗插进熊的嘴里，并对着烟斗吹气，表示与熊共享抽烟的乐趣，同时请求熊的精灵恕罪，不要复仇。

玛雅人的吸烟方式

吸烟是玛雅人宗教仪式上的一个重要部分。最初，他们用棕榈叶或玉米叶裹住烟草进行抽吸。玛雅人在预卜战争、狩猎、和谈和祭祀等各种仪式中统统都要用到烟草，以求在烟雾缭绕中达到天人合一的境界。

墨西哥贾帕思州倍伦克神殿的浮雕展现了玛雅人举行祭祀典礼时以管吹烟和吸烟的情景，表示他们祈望得到丰收和美满生活。这一公元前5世纪的历史遗存提供了人类最早使用烟草的证据，更表明了烟草从最初开始就与文化活动相联系。

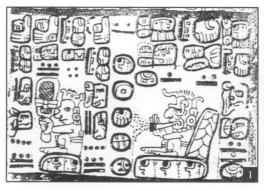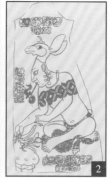

图36　玛雅人的吸烟方式（1. 玛雅祭祀吸烟，局部；2. 正在吸烟的玛雅贵族）

吸闻鼻烟的习惯

墨西哥和巴西的印第安人都有吸闻鼻烟的习惯。巴西有专业的鼻烟作坊，在优质烟叶内掺进玫瑰花，可制造出当时世界上最优质的鼻烟。奥托马克斯部落的印第安人常采集烟草和含羞草的枝梗，将之切割成碎末并弄湿，使之发酵；然后混合木薯粉制成鼻烟，放在盘里，用右手持叉盛起，放在鼻前吸闻。

2.2 欧洲人的吸烟文化

烟草传到欧洲，先是作为药品，继而作为消遣用品。欧洲人对烟草制品的消费方式主要是吸闻鼻烟，即通过一根细管，一端放在烟末上，另一端放在鼻孔前，进行吸闻。

在俄罗斯，客人来访，若是吸烟斗，主人要将烟斗装上烟丝后再递给客人。如果到俄罗斯族人家里做客，吸烟须征得主人的同意。递烟时，忌单独递给一支，而要把烟盒递给对方；点烟时，不能用一根火柴点三支烟；吸烟借火时，不能拿对方已经点燃的烟来点燃自己的；不能随便吸烟、磕烟灰、扔烟头。

在法国，来客人时多半是沏杯咖啡；即使对客人敬烟，也多将香烟置于茶几或桌子之上，不主动敬烟，悉听尊便；在自己准备吸烟的时候，要环顾身边是否有女士在场，要在有妇女的场所吸烟，须礼节性地说声"请允许"之类的话。

2.3 亚洲人的吸烟文化

古印度人的烟俗

古印度草医学规定以下症状的患者或行为者不能抽烟，如：悲痛、乏力、恐惧、愤怒、灼伤、中毒、神志不清、头昏眼花、口干舌燥、呕吐、头部受伤、白内障、糖尿病和有腹水的人，服用泻药、患失眠症的人，以及食用蜂蜜、纯奶酪、凝乳、鱼和酒精后的人。

也门哈希德部落的烟俗

在也门哈希德部落，每逢贵客临门，酋长都要组织人们打着手鼓、吹着喇叭、载歌载舞，热情欢迎。每当欢迎仪式达到高潮时，主人就将客人引到宽敞的大厅。脱鞋入厅后，宾主席地而坐。大厅的中央摆放着高高的水烟壶，烟壶管长达十多米，吸起来咕咕作响，也门人称之为"马达阿"。大家轮流抽吸，大厅里充满了浓烈的烟味。

朝鲜民族的烟俗

朝鲜族素以讲究礼仪而著称，吸烟也不例外。在朝鲜族中，晚辈不能当着老人的面吸烟；若是老人遇见晚辈正在吸烟，会主动回避，免得晚辈尴尬；青年不许向老人借火吸烟，更不能接火，接火是对老人最大的不恭。

日本人的烟俗

日本开展大规模的禁烟、嫌烟运动以来，想吸烟者需在吸烟前先询问旁边的人自己可否吸烟，在征得对方同意后，才可以点燃香烟，这在日本已经形成一种习惯。所谓"禁烟"，就是宣传吸烟的危害，不让人们吸烟；所谓"嫌烟"，就是不干涉别人吸烟，但要求别人不要在自己面前、身边吸烟。

中国人的烟俗

在中国社会中，"以烟待客""以烟送礼"的现象比较普遍。逢年过节，晚辈给长辈买烟被看作是孝道的表现；男女结婚的现场，新郎新娘给客人点烟、敬酒是婚庆的常规；遇见生人或朋友，递上一根香烟是社交的开始，而接受敬烟也是一种礼貌和友好。中国人吸烟的方式主要是：

第一，吸闻鼻烟。中国人吸闻鼻烟始于明朝万历年间，是由意大利天主教会传教士利马窦传入中国的。也有德国、法国、英国、荷兰、西班牙等国把鼻烟当作商品传入中国。当时吸用鼻烟的大多为宫廷官员、贵族和富商。

第二，吸食旱烟。吸食旱烟是民间最为普遍的吸烟方式，即将烟叶卷成柱状或制成烟丝、烟末，按进烟斗或烟袋锅中抽吸。由此出现了烟嘴儿、烟斗和旱烟袋。

第三，吸水烟。吸水烟是中国传统的吸烟方式之一。水烟可以通过水烟袋的水烟筒吸食。用水烟袋和水烟筒吸烟时，都是通过嘴用力吸袋和筒里的清水，使里面产生负压，从而烟气通过水吸入口中，吸烟时会发出"咕……咕"的声音，据说这样能减少有害成分。烟袋、烟筒内如果盛放的是白糖水，吸出的烟就有甜隽之味；如果盛放的是甘草薄荷水，则可以清热解渴。

第四，吸莫合烟。莫合烟又名"缩龙烟"，相传由俄国传入中国新疆，已有百余年的历史。莫合烟的吸食方式比较独特，不用烟斗，而是将旧报纸裁成小片，卷成喇叭状，装入莫合烟即可点燃吸食。

与婚姻有关的烟俗

在印度赫尼族，若是男子爱上某位姑娘，就会带上一袋烟草来到姑娘家。同她聊过一阵后，便将烟草交给她，自己动手干家务。而姑娘则静坐在一旁，观察男子的表现，并根据其表现在一支自制的烟卷上缠丝线来决定是否答应他。

缅甸钦族青年男女谈情说爱时，姑娘对来访的小伙子都是用烟卷上的记号来含蓄地表达心意。

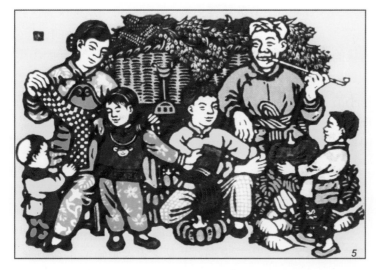

图 37　抽旱烟的人（原作：和谐生活，中国延安，套色木刻，1942）

3

香烟的发明与广告效应

3.1 香烟的发明与机械化生产

最早的香烟（也称为纸烟）是1799年由土耳其人发明的。当时守卫亚克城的土耳其军队受到拿破仑炮兵的攻击，士兵们公用的水烟筒被炮弹击毁。于是士兵们就将点枪炮的火药纸拿来，用手卷制烟叶抽了起来，这便是最早的香烟。

1843年，法国烟草经营商开始独家生产西班牙式烟卷，并以法文正式命名为Cigarette，英文"香烟"一词即由此而来。1860年切碎机发明后，卷烟工业将其引进并开始了机械化生产。

1880年，21岁的美国人邦萨克（J. A. Bonsack）发明了卷烟机。机器把烟投放到连续的纸条上，自动卷好、粘好，并由滚动切刀切成段。1881年，第一台用于机械化生产的卷烟机问世。当时每天可生产出12万支卷烟，为此在美国获得了纸烟机的专利。

1883年，纸烟机输入英国，有力地推动了卷烟生产和烟草工业的飞速发展。不久，香烟工业在几个欧洲国家发展起来。从此，香烟进入了机械化生产的时代。①

1890年前后，美国人将香烟运到中国上海进行销售，第二年便开始利用机器就地生产。由于香烟具有便于吸食、便于运销与便于谋利等三大特点，于是西方国家的烟商纷纷效仿发展卷烟行业，并向世界各地大量推销。

3.2 香烟广告及其效应

香烟的推广离不开香烟广告，而香烟广告又推动了香烟品牌的不断翻新，从此烟草工业的发展出现了人们从未预料到的市场竞争局面，香烟广告的效应不容低估。

早在1879年美国烟厂就开始发行烟画。之后的1913年，北卡罗来纳州的云斯顿市中心广场巨大的广告上出现了一幅雷诺兹烟草公司张贴的充满东方情调的图案：一望无际的沙海、埃及金字塔、青翠的棕榈树林，最引人注目的是一头昂首天外、傲视世间的大骆驼。广告牌上有一行大字："著名的巴纳姆和贝利马戏团即将来云斯顿演出，神秘的骆驼要来了。"与此同时，烟草公司又不失时机地组织马戏团进行演出，骆驼的精彩表演征服了所有的观众。雷诺兹公司还向在场的观众免费

---

① 朱锡莹. 爱我中华 创建无烟世界. 北京：中国医药科技出版社，1997.

赠送了他们的新产品——"骆驼牌"香烟。许多没有得到香烟的人也聚在雷诺兹公司门前，高喊"我们要骆驼"。从此，"骆驼牌"香烟的名声不胫而走，并很快成为世人皆知的香烟。"骆驼牌"成为美国销量第一的香烟。香烟业给美国人提供了230万个就业机会，这批人又给医疗、消防、洗衣、制药、药店等行业带来了更多的就业机会。一些年轻人兴奋不已，甚至呐喊："感谢你，神奇的烟草。"

1916年，美国烟草公司生产的"好运来"（Lucky）香烟上市，并聘请了一位从不吸烟的著名歌剧演员为"好运来"香烟做广告，广告词为："此烟对嗓子无害。"于是"好运来"的"甜美"的香烟广告对刚刚解放的妇女具有极大的吸引力，造就了许多女性烟民。广告的神奇功效推动着烟草贸易。在这一时期，仅在伦敦就有7000多个烟草商人。烟草带来的丰厚利润让欧洲的统治者们心动不已，纷纷加入到如火如荼的世界烟草贸易的队伍中来。

接着，1918年，土耳其的"穆拉德"（Murad）发布香烟广告；1919年，埃及的"埃及如神"（Egyptian Deities）发布香烟广告；1925年，中国上海的"美丽"牌香烟广告也进入市场，参与竞争。

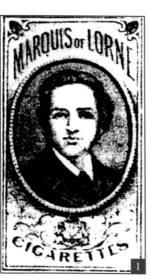
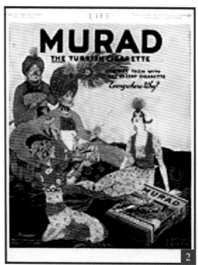
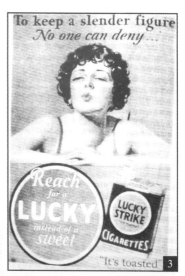
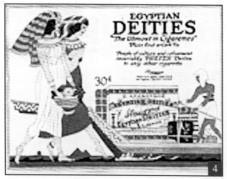
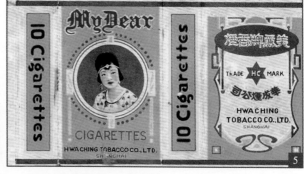

图38 早期香烟画片与香烟广告（1. 1879年美国烟厂发行的烟画；2. 1918年土耳其穆拉德（Murad）香烟广告；3. 1916年"好运来"香烟广告；4. 1919年埃及"埃及如神"（Egyptian Deities）香烟广告；5. 1925年中国上海"美丽"牌香烟广告）

1924 年，"万宝路"①在美国诞生。那时，美国的男男女女都喜欢抽烟，但女性抽烟后都抱怨香烟嘴常弄污她们的唇膏。于是，菲利普·莫里斯决定生产一种不损害女士唇膏的香烟"万宝路"，意思是男人总忘不了女人的爱。但到 20 世纪 50 年代，"万宝路"依然默默无闻。于是在 1954 年，"万宝路"改变方针，把广告画面的主要形象改成了硬铮铮的男子汉。菲利普·莫里斯从马车夫、潜水员、农夫等形象中筛选出了西部牛仔，彪悍的马匹、粗壮多毛的手臂代表了"万宝路"。形象改变仅一年，"万宝路"的销量就增长了三倍；到 20 世纪 60 年代，其销量就已上升到全美同行的第二位；20 世纪 70 年代，再上升为第一品牌。由此可见，香烟广告的威力不容小视！

20 世纪中叶，香烟在西方社会形成一种文化象征，吸烟达到风靡全球的浪潮。英国 3/4 的男人吸烟；妇女吸烟者多达 900 万人，占英国成年妇女的半数。英国的千家万户烟雾弥漫，烟害遍及英国城市和乡村。

时至今日，全世界已有数亿吸烟人口。香烟也有许多种类、许多品牌，然而较受欢迎的产品还是卷烟（香烟）、雪茄，还有烟斗的烟。香烟离不开广告，是广告把香烟和现代生活中的一切元素包括健康、运动、活力和成功等联系在一起的。

中国冯懿有②主编的《老香烟牌子》（上海画报出版社，1998）一书详细叙述了香烟牌子与香烟广告的发展历程。书中汇集了 1700 多幅名贵的烟画；介绍了世界香烟牌子的发展概况；分述了中国古典文学类的香烟牌子，戏曲类香烟

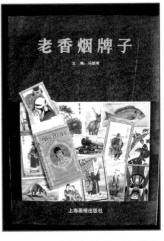

图 39 冯懿有主编的《老香烟牌子》（封面）

牌子，仕女服饰类香烟牌子，动物、花卉类香烟牌子，以及兵器、交通工具类香烟牌子；反映了清末至 20 世纪 40 年代的烟画历史，具有知识性、艺术性、资料性、欣赏性和收藏价值。

香烟牌子的问世已有 100 余年。世界上最早的香烟牌子是 1894 年英国韦尔斯出品的"世界陆军"，又名"步马军"，共 100 片。中国最早出现的国产香烟牌子，是1904 年上海三星纸烟有限公司为抵制外国香烟在上海开办了中国第一家烟草公司，其印制的单色 32 片一套的"清末美女牌九"没有一个外文。不久，北方出现了北洋烟草公司，南方开办了广东南洋烟草公司。接着，大大小小的烟草公司像雨后春笋一样出现。香烟牌子随着烟草公司的发展和烟民们的青睐而大量涌现。

---

① "万宝路"，Man Always Remember Love Because of Romance Only，缩写为 Marlboro。
② 冯懿有（1934—　），浙江慈溪人，1961 年毕业于上海教育学院俄语系。现任职于上海市昆山学校，虹口区收藏学会理事、上海收藏欣赏联谊会会员、上海民间文艺家协会会员、上海市青年文学艺术联合会荣誉会员、北京东方收藏家协会会员。

烟具的由来与发展

4.1 烟具的种类与演变

吸烟的配件和器具被称为烟具，其种类繁多，有旱烟袋、水烟袋、鼻烟壶、火具、盛具、烟缸、烟嘴、烟斗等。烟具的演变反映了烟草与吸烟的演进，成为一种特有的文化现象流传至今。

吸旱烟[①]、潮烟[②]、水烟[③]皆有特制的烟袋。烟袋是有嘴、有锅、有杆（水烟袋除外）的吸烟用具。吸旱烟叶子烟的烟袋是由稍粗的乌木杆、铜锅和烟嘴构成的。烟嘴有真玉的、真翡翠的，以真白真绿、真翡真翠为讲究。其他的还有料器烟嘴、铜烟嘴等。水烟袋则完全为铜制，烟嘴又高又弯，直通下部前端的水壶。水壶上插烟锅，水壶后端是盛烟的盒，旁插火纸捻。水壶内只需放半壶水，不可多也不可少。吸时，锅内装满烟丝，吸烟者边吹着火纸捻边吸。烟燃尽后提出烟锅，将烟灰由尾部吹出，再装再吸。还有一种"抽节水烟袋"，烟嘴可视吸者的远近而抽长缩短。

盛烟的"烟袋荷包"是用蓝黑色绸子做成的抽口长荷包，其表面上钉有两条飘带，上压蝙蝠形或轱辘形钱币，也有只用一个圆钱的。用丈绳抽口，绳端缀一个荷包坠，荷包坠用玉钱或一小古铜镜，或钱币。

鼻烟最开始是用盒子和装药的小瓷瓶作为盛放的器物。由于鼻烟容易受潮、走气、变味，失去鼻烟的功效，同时容易散落，不便保存，不方便随身携带，于是出现了鼻烟壶文化。完整的鼻烟壶包括壶身、壶盖、壶勺三部分，而且还有烟碟、烟漏、烟钎等鼻烟壶搭档，更不可缺少的是烟荷包。

烟荷包是用来盛放鼻烟壶的装饰用品，一般用锦缎和绣品制作，较名贵的是缂丝[④]工艺。其题材多仿制古代的人物、山水、花鸟等绘刻丝交织图画作品。

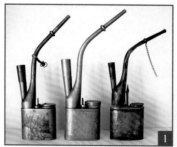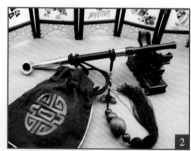

图40 中国式的烟具（1. 水烟袋；2. 吸旱烟的烟锅与烟袋）

---

① 旱烟，是将多种晒烟经回潮、压片、切丝而制成的。也有将单种晒烟研碎而制成的。

② 潮烟，指中国广东省潮安县一带出产的烟草。原产于南美洲，世界各地有栽培。其烟叶为烟草工业的原料。

③ 水烟，指将烟叶切碎，放在水烟袋上点燃，烟经过水的过滤再吸入。

④ 缂（kè）丝，又称"刻丝"，是中国汉族丝织业中最传统的一种挑经显纬、极具欣赏装饰性的丝织品。

4.2 烟斗文化的传播

烟斗的由来

烟斗是吸烟丝的用具，烟草出现时，人们最初的吸烟方式就是用烟斗①吸，可以说，有了烟草，烟斗就诞生了。

考古学家在美国大陆发掘出古代人在公元前 3000 年至公元前 2000 年用的石头烟斗，在 4000 年前的古埃及木乃伊的旁边发现有树叶和烟斗的残余物。阿兹台克人（Aztec）和玛雅人的考古痕迹表明，使用烟斗已经是他们生活中的一种文化。1980 年，中国广西壮族自治区博物馆文物工作队在合浦县上窑窑址内发掘出三件瓷质烟斗，距今已有 555 年的历史。这些都充分表明人类吸烟的历史源远流长。

1534 年，法国探险家雅克·卡蒂亚（Jacques Cartier）②发现了今天的加拿大。在加拿大登陆以后，他在笔记中描述了他见到的当地人抽烟的烟斗："他们在一个空木头的一端放了干草，然后点燃它；他们吸入燃烧出来的烟，而且经过鼻子再吐出来。那个木头像一个烟囱。"

1535 年出版的航海学家裴南德斯·奥维多氏的《印第安通史》是最早谈到吸烟的著作之一。书中谈到印第安的酋长使用一种"Y"字形状的管子，上边两个孔插入鼻孔，另外一端装上燃烧的烟叶和杂草等。他们用这种方法吸烟，直到失去知觉。印第安酋长使用的这种"Y"字形的管子就是现在我们使用的烟斗的雏形。

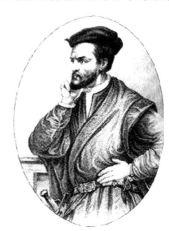

图 41 雅克·卡蒂亚

欧洲人最早的烟斗是用泥土做的简单造型。1564 年，水手们开始使用白垩土制成的烟斗来吸食烟草。1585 年，第一个用泥土大批量制造烟斗的人在英国斯塔弗德郡和什罗普郡出现。1600 年，铁烟斗被用于挪威。考古学家曾分别在意大利、俄罗斯及爱尔兰等地发掘出铁和陶土做的烟斗。在意大利的庞贝古城中就有一幅壁画"The Knucklebone Player"，其中清楚地描绘了一个人正享受着抽烟斗的乐趣。

---

① 烟斗（Pipe，Tobacco Pipe），是一种吸烟用具，通常为一根管子，一端为斗，另一端是嘴子。

② 雅克·卡蒂亚（Jacques Cartier，1491—1557），法国探险家。1535 年航行至现在加拿大魁北克省的魁北克市，他登陆时问当地的印第安人这是什么地方，他们回答说是 Canada，意为村庄或居住地，加拿大的名字由此而来。接着，他又航行到了现在加拿大的蒙特利尔。此外，他还希望能找到从欧洲到东方的新航线。他曾对圣劳伦斯河流域进行了考察，为新法兰西的建立奠定了基础。

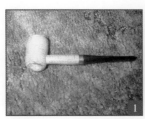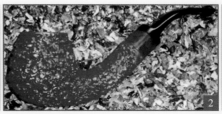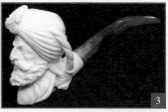

图 42　烟斗的主要材料（1. 玉米烟斗；2. 石楠木烟斗；3. 海泡石烟斗）

烟斗文化的传播

1618—1648 年，用烟斗吸烟的习惯在美洲大陆各处传布。1650 年前后，伦敦已经有了 120 个熟练的烟斗制造者，在布里斯托尔有 17 个。英国人使烟斗流行，且英国是第一个开放买卖泥土烟斗的国家。在荷兰的豪达（Gouda）等地也开始进行烟斗买卖，而且一直维持到 19 世纪初。

第一个木制烟斗于 1650 年出现在德国的乌尔姆（Ulm）——一个因为烟斗制造而出名的城市。乌尔姆的烟斗制作材料主要是胡桃木和其他树种，如橡树、山毛榉、榆树和黄杨木，外面包裹铁皮，避免过热。

此后的几个世纪，许多材料被用于制作烟斗。中东的水烟斗用橡胶树的枝叶、黑铜、象牙、黑檀树、玉米芯和密苏里海泡石制作。中国人也已经利用多种材料做成烟斗，包括水烟斗。

烟斗形制的地域差异

烟斗的形制因地域不同差异很大。欧洲人吸烟爱用烟斗，烟斗的造型奇特，有长有短，有大有小，有粗有细，有直有曲。烟斗的质地也非常考究，有金、银、铜、铁、玉、石、骨、木等。欧洲最为流行的是弯曲的烟斗。

中国人吸食的烟的品种有鼻烟、水烟、旱烟之分，所以烟具也各不相同。旱烟具的形制由烟锅、烟杆和烟嘴三部分组成。为了吸烟方便，往往在烟杆上系一个盛烟的小布袋，所以老百姓都称之为"烟袋"，实际上也就是烟斗的另一种式样。

世界十大品牌烟斗

现代世界十大品牌烟斗是：第一，Zig-Zag，始创于 1894 年（法国 Zig-Zag GB 公司）。第二，Gizeh，德国著名品牌（德国 Gizeh Raucherbedarf 公司）。第三，Colibri（英国科利布瑞公司）。第四，Dunhill（登喜路），始创于 1893 年（英国 Dunhill 公司）。第五，Vauen，创于 1848 年（德国 Vereinigte Pfeifenfabriken 公司）。第六，Stanwell，始于 1942 年（丹麦 Stanwell 公司）。第七，Mastro de Paja，始创于 1972 年意大利（意大利 Mastro de Paja 公司）。第八，Peter Matzhold，始创于奥地利（奥地利 Peter Matzhold）。第九，Savinelli，创始于 1876 年（意大利 Savinelli Pipes Inc 公司）。第十，Chacom，创始于 1825 年（法国 Chapuis-Comoy 公司）。（第 55 页图 43）

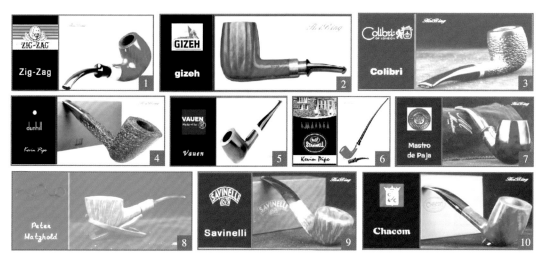

图 43 世界十大品牌烟斗（1. Zig-Zag；2. Gizeh；3. Colibri；4. Dunhill；5. Vauen；6. Stanwell；7. Mastro de Paja；8. Peter Matzhold；9. Savinelli；10. Chacom）

4.3 火镰①、火柴与打火机

火对人类早期文明的产生起着决定性的作用，人类对火的认识也是从最开始的惧怕、恐慌到积极地利用，最后又通过制造火种来达到造福人类的目的。吸烟离不开火镰、火柴与打火机的发明与应用。

火镰：中国早期的打火工具

火镰是古代的一个取火器物，其得名缘于外形酷似弯弯的镰刀，且与火石撞击能产生火星。火镰是吸烟的男人随身附属的物件。

火镰利用了摩擦起火的原理。使用时，让火镰与火石反复摩擦，使之发热；然后用力向下

猛击火石，产生的火花点燃垫在火石下面的艾绒；把艾绒放在装好旱烟的烟锅脑子上，使劲吸上几口，艾香和烟香的气息便随着丝丝青烟弥漫在空气之中。因此，火镰成为古代重要的吸烟用具之一。

火镰在民众中流行，具有特别的实用性、装饰性和操作性。它最初出现的年月无从考证，而它的消失是因为火柴和打火机的问世。

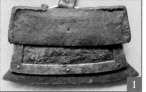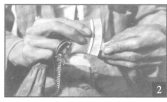

图 44 火镰（1. 火镰；2. 燧石火镰取火）

① 火镰基本上由三部分组成，即火石（在高速撞击时能产生火花的石头）、火绒（一种菊科多年生灌木状草本植物艾蒿的嫩叶）和钢条（一小块硬度不太强的普通钢条，打造成弯弯的镰刀形状成为火镰的主件）。比较讲究的器物主人，通常在钢条上刻有吉祥纹饰，再缀上一根好看的绳子，穿上一颗珠子或玉器或玛瑙，这样既增大了火镰的体积也美观了火镰的主体，它反映了主人的品位和档次。

火柴：取火工具的发明

火柴（Match），也称"安全火柴"①，是根据物体摩擦生热的原理，利用强氧化剂和还原剂的化学活性制造出的一种能摩擦发火的取火工具。

据记载，最早的火柴是由中国人在公元577年南北朝时期发明的。当时战事四起，北齐腹背受敌，物资短缺，尤其是缺少火种，烧饭都成问题。于是北齐后妃和一班宫女神奇地发明了火柴，不过当时的火柴只是一种引火的材料。后来马可·波罗将这种引火材料传入欧洲，欧洲人就在这个基础上发明了一度被中国人称为"洋火"的现代火柴。

发明现代火柴的人是英国的沃克，他在1826年利用树胶和水制成了膏状的硫化锑和氯化钾，将之涂在火柴梗上并夹在砂纸上拉动便会产生火。但由于白磷有毒且遇热容易自燃，造火柴的工人一不小心就会中毒身亡。于是1852年，瑞典人距塔斯脱伦姆将火柴进行了改进，以磷和硫化合物为发火物，并在涂上红磷的匣子上摩擦才能生火。安全火柴从此诞生了。

之后，又经过多次改进，人类先后制成黄磷火柴、硫化磷火柴，以及更加安全的火柴，并广泛应用。

火柴的发明推动了现代火柴工业的发展。1833年，世界上第一家火柴厂建立于瑞典卡尔马省的贝里亚城。1865年，火柴开始输入中国。卫省轩②于1879年在广东省佛山县创办了中国第一家巧明火柴厂。1921年，刘鸿生③在苏州创办鸿生火柴厂，并改进了火柴配方，改善了生产管理，生

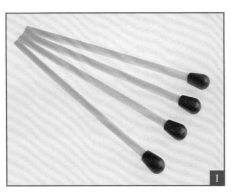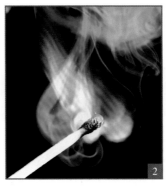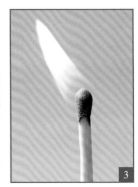

图45 火柴（1.火柴；2.剧烈燃烧的瞬间；3.点燃的火柴）

---

① 火柴盒的侧面涂有红磷（发火剂）、三硫化二锑（Sb_2S_3，易燃物）和玻璃粉，火柴头上的物质一般是三氯化钾、二氧化锰（氧化剂）和硫（易燃物）等。当两者摩擦时，因摩擦产生的热使与三氯化钾等接触的红磷发火并引起火柴头上的易燃物燃烧，从而使火柴杆着火。由于红磷没有毒性，并且它和氧化剂分别黏附在火柴盒侧面和火柴杆上，不用时二者不接触，所以称安全火柴。

② 卫省轩，是旅日华侨商人，广东端州区睦岗镇卫村人。甲午战争之后，日本火柴大量涌入中国。卫省轩在孙中山先生提倡"实业救国、振兴国货、挽回权利"的号召下，怀着为祖国服务之心，回到家乡广东，于1879年在佛山文昌沙独资创办巧明火柴厂，生产"舞龙"牌火柴。经历120年沧桑的巧明火柴厂多次迁址，1966年改名为广州火柴厂，目前是中国最大的广告火柴生产企业，生产广告火柴达300款。

③ 刘鸿生（1888—1956），浙江定海（今舟山）城关人，出生于上海，中国近代著名爱国实业家，曾被誉为中国的"煤炭大王""火柴大王""毛纺大王""水泥大王""企业大王"。第一届全国人民代表大会代表，中国人民政治协商会议第二届全国委员会委员，曾任中国民主建国会中央常委、中华全国工商业联合会常委、上海市人民政府委员。

产出质优价廉的"美丽"牌火柴。1930年，刘鸿生又创建了上海大中华火柴公司。

打火机：现代小型取火装置

打火机（Lighter）主要用于吸烟取火，也用于炊事及其他取火。打火机的抗风、抗湿性能优于火柴，即使在较恶劣的天气条件下也能使用。

打火机的发明反映了人类对自然的认识和工业文明的发展历程。自18世纪以来，从绳点火的打火机到煤油或蜡的打火机、刚玉砂轮和火绳及汽油打火机，打火机的燃料在经历了从火绒、火绳、硫黄、磷（红磷、白磷）、石蜡、煤油、酒精/香水、氢气、甲烷、煤气到汽油、丁烷等多次改进后，终于在汽油还未被用在汽车上时就被选作打火机的燃料了。

当燃料问题解决后，打火机工业得以迅猛发展。19世纪末20世纪初，许多地方开始建造打火机厂，有的用金属作机壳，有的用电木（酚醛树脂）作机壳，真是百花齐放。当时，开烟斗店的艾尔弗雷德·登喜路（Alfred Dunhill）也开始制造打火机。此外，在美洲，装有汽油、火石的一次性打火机也开始大量生产应用。尽管如此，在打火机制造史上，最具有传奇色彩，并且生命力最长久的要属美国的Zippo打火机。

世界十大打火机品牌是：

第一，始创于20世纪中叶的纪梵希（Givenchy）打火机，是一个最能表现个人人格及气质的品牌，优雅而高尚宜人。

第二，卡地亚（Cartier），是1867年卡地亚（Louis Francois Cartier）为巴黎环球展览而设计的第一个打火机。

第三，都彭（Dupont），是1948年都彭专为时尚吸烟人士设计及生产的一款新产品——以易燃液体作燃料的打火机。这款造型优美的长方形打火机，设计特别，尺寸大小恰好符合手掌及手指的动作，从而使都彭成为制造打火机的一代宗师。

第四，比克（BIC），在法国创立品牌以来，比克打火机、剃须刀，比克的书写工具，以及高能的比克产品逐渐成为世界上成千上万消费者生活中的一部分，比克也成为当今全球最知名的品牌之一。

第五，爱酷（IMCO），是1920年开始生产的欧洲最古老的自动打火机，流线型机身采用高品质的不锈钢，油箱是铝制的。至今已经生产了5亿多只，遍布世界80多个国家。

第六，Zippo打火机的创始人是美国的乔治·布雷斯代（他的绰号为"Mr. Zippo"）。在现代的生活中，代表英雄气概的Zippo打火机是男人不可缺少的玩物之一。利用高贵的金属制作，完美的外观与超强的实用性体现了它的价值。

第七，登喜路（Dunhill），是1923年为一个失去一只手臂的军官设计的可以放进衣袋，同时可以单手使用的打火机。这一发明为打火机市场带来了新的革命。最初，这种打火机取名为"Everytime"，后改为今天的"Unique"。1933年，登喜路又推出Tallboy打火机系列，首次把打火装置放进机盖，这正是揭盖式气体打火机的前身。1956年，登喜路Rollagas打火机问世，它是世界上首只丁烷气高级打火机，至今仍被公认为打火机的经典之作。

第八，帕克（Parker）产品，是1888年美国威斯康星州一位叫乔治·帕克的电报学老师为解决当时一般笔常出现的一些毛病而发明的专利。之后帕克创立了公司，进行了积极的市场营销运作，使得这一品牌逐渐走向了全世界。因此，包括帕克打火机在内的名扬世界的书写用品成为男士追捧的配件产品。

第九，Colibri，是一家首饰产业，其引领了罗德岛制造的多种产品，包括男女首饰、宗教首饰、行政礼物、Linden&Seth

Thomas 时钟，还有世界著名的 Colibri 品牌打火机。

第十，Flamidor，是 1900 年年初法国巴黎最大的品牌，1912 年该公司出品了打火机，以显现自身的"威力"。

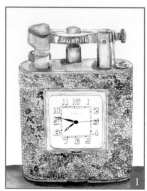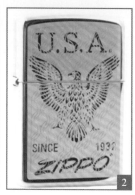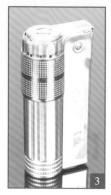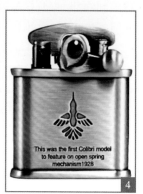

图 46 世界著名的打火机 （1. 登喜路〔Dunhill〕Unique 打火机，1927；2. Zippo 打火机，美国鹰 2012 年新款；3. 爱酷〔IMCO〕6700 打火机；4. Colibri 打火机）

4.4 鼻烟壶的艺术

鼻烟壶的传入与创新

鼻烟在明末清初传入中国后，最开始是用盒子和装药的小瓷瓶作为盛放的器物，俗称"烟瓶"。之后，随着玻璃制的鼻烟壶传入中国并很快盛行起来，其渐渐东方化。聪明的工艺工匠用各式各样的材料来制作精巧的鼻烟壶，诸如翡翠、宝石、象牙、玉石、瓷器、漆器、骨料、金属等材料，被誉为"集各国多种工艺之大成的袖珍艺术品"。越是珍贵材料制成的烟壶，越能反映出主人的身份。

18 世纪以来，中国制作的鼻烟壶已成为一种流行的手工艺品，并通过欧洲商人、罗马教皇的使节、各国的使节和传教士、官员们逐渐流传到世界各地。当年沙皇俄国钦差大臣到中国朝拜康熙皇帝，献上了彼得大帝送给清皇宫的一大批珍贵礼物，而康熙皇帝回赠的礼品则是每人一件由皇室工场制作的鼻烟壶。到了清代嘉庆时期，中国的鼻烟壶曾作为国与国交流的最珍贵礼品。于是鼻烟壶文化开始由仿制到成熟，又由创新到发展，成为中国工艺品中的一枝奇葩。

鼻烟壶文化

完整的鼻烟壶文化不仅包括壶身、壶盖、壶勺三部分，而且还有烟碟、烟漏、烟钎等鼻烟壶搭档，更不可缺少的是烟荷包。不仅如此，中国还出版了许多关于鼻烟壶的书籍、录像和影视剧，如：清代著名学者赵之谦著的《勇卢闲诘》，清代王士祯著的《香祖笔记》，朱培初、夏更起著的《鼻烟壶史话》，王习三主编的《中国内画图典》，中国香港梁知行主编的《中国内画鼻烟壶新貌》，张荣主编的《掌中珍玩鼻烟壶》，中国香港著名导演李翰祥根据著名作家邓友梅所著《烟壶》改编的电影《八旗子弟》，福建电影制片厂根据著名作家邓友梅所著《烟壶》改编的20集电视连续剧《烟壶》。此外，河北电视台著名编导源淼制作的电视专题片《烟壶魂》获 CCTV 电视短剧一等奖。

鼻烟壶的特点在于它集中国的烧瓷、玛瑙、料器、玉石、水晶雕琢、金漆镶嵌、雕漆、景泰蓝、象牙、竹木雕刻、金属工艺、书法、绘画等各种工艺技术于一身，成为中国工艺美术的一个浓缩的结晶。

值得指出的是，现代内画鼻烟壶作为鼻烟壶的一个品种，引人注目。几百年来，内画鼻烟壶成为书法、绘画、选材和雕琢相结合的几个方面相得益彰、互相衬托的综合艺术品。在清代内画鼻烟壶的发展过程中，涌现出不同内画风格的京、鲁、冀三大内画流派。京派内画鼻烟壶的创作风格以山人笔意、书画与花鸟人物为主题，内涵深远，意境无穷，笔力严谨，画风苍劲有力。鲁派内画鼻烟壶常选用的题材有水浒一百零八将、百骏、百兽等，其作品粗犷豪迈，风格泼辣，具有鲜明的地方特色。冀派内画鼻烟壶的选题以人物肖像见长，特别是婴戏图和百子图最能反映出冀派内画鼻烟壶的艺术特点。

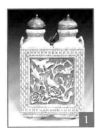 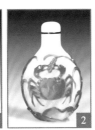 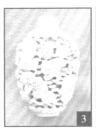 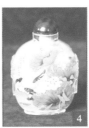 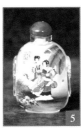 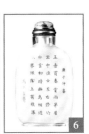

图 47 鼻烟壶选（1. 清代象牙雕花鸟纹鼻烟壶；2. 清代霏雪地套红二甲传胪鼻烟壶；3. 镂刻鼻烟壶；4—5. 鼻烟壶内画艺术，张广庆[1]；6. 清代玻璃内画暮春图，马少宣）

4.5 烟灰缸的艺术

烟灰缸是盛烟灰、烟蒂的工具，产生于 19 世纪末。纸烟问世后，烟灰、烟蒂随地弹扔有碍卫生，烟灰缸也就随之产生。最初，有人称烟灰缸为烟碟，以陶、瓷质为多见；后来，又出现以玻璃、木制、硅胶、塑料、金属、玉石、水晶和大理石材料制作的烟灰缸。烟灰缸的形状、大小均不固定，但都有明显的标记，那就

---

① 张广庆（1948—　），中国内画艺术鲁派的代表人物之一，第三届中国工艺美术大师，现任中国工艺美术学会鼻烟壶研究会会长。

是烟灰缸上均有几道烟支粗细的槽，是专为放置烟卷而设计的。烟灰缸除了具备实用功能外，还是一种艺术品，具有一定的艺术欣赏价值。

19世纪，德国瑞森哈夫（Ritzenhoff）品牌的玻璃烟灰缸产品成为礼品的首选。这是因为这些玻璃产品是由一个设计团队"Sieger Design"①制作的，其在设计上创造了各式各样讨人喜爱的图案，具有相当高的艺术价值。

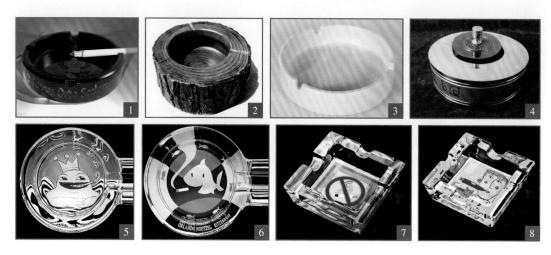

图48 烟灰缸的艺术（1.普通烟灰缸；2.木制烟灰缸；3.陶瓷烟灰缸；4.钛烟灰缸；5—8.德国瑞森哈夫品牌的玻璃烟灰缸）

---

① 瑞森哈夫（Ritzenhoff）的设计团队"Sieger Design"在德国进行传统玻璃的制作工艺已孕育几个世纪，工人们深谙口吹玻璃的工艺技法，并且能够对所有玻璃制品进行上色、塑形、装饰、镀金、打磨和抛光，无论这些过程有多么复杂。

5

烟标文化

5.1 烟标①：浓缩吸烟的发展史

人类吸食烟草已有 3000 多年的历史，烟标与吸烟的历史同步发展，它不仅反映了香烟的发展史，而且为了解经济社会的发展提供了最为有效、最为有力的物质媒介。烟标浓缩着吸烟的发展史，利用烟标进行宣传和开展纪念活动，使烟标有了特别的政治色彩和鲜明的历史印记。

世界上最早的烟标是欧洲芬兰 1860 年出品的"小加农"牌香烟的商标。

中国最早的卷烟商标是 1902 年天津北洋烟草股份有限公司生产的"龙球"牌香烟的商标。中国机制卷烟的历史始于 1905 年，华侨简照南、简玉阶在香港创立南洋兄弟烟草公司，从此中国有了最早的"双喜""飞马"烟标。半个多世纪以来，其图案不断变化，但其牌号被上海卷烟厂一直沿用至今，是中国烟标史上迄今用得最长的烟标牌号。

1885 年，美国刚刚成立的"杜克父子烟草公司"开始向中国输入其生产的"小美女"牌卷烟，稍后美国的"品海""老车""火鸡"，英国的"三炮台""海盗"，日本的"孔雀""云龙""凤凰"，菲律宾吕宋的"铜鼓"，土耳其的"金鼓"等牌号的卷烟进入中国。这是在中国出售最早的一批卷烟，

当年这些牌号的烟标也在中国流传。

1892 年，美国在华企业茂生洋行在上海浦东开办了中国土地上的第一家机制卷烟厂，生产有 4 支装和 10 支装的"茂生"牌卷烟。这是在中国本土上首批生产的具有烟标的卷烟。

1902 年，天津创立北洋烟草公司，这是可查到的中国第一家以机器制造卷烟的民族烟厂。其后有德隆烟厂、三星烟公司、大象烟厂、南洋兄弟烟草公司。

由于卷烟生产量大、销售量大，所以烟标上的内容可产生很大的社会效益。"五四"运动时期，南洋出品了"爱国"牌卷烟，图案是以五色旗构成的心形，上书"爱国"两字，背面印有："中国人，中国金钱，中国实业，中国权利，爱国诸君请吸香醇精美之爱国香烟。"虽然难免

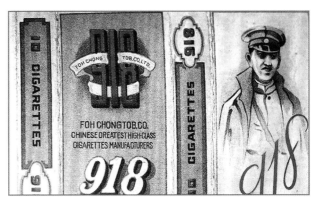

图 49 "918"烟标（上海福昌烟草股份有限公司出品）

---

① 烟标（Cigarette Packs），是卷烟的商标，即包装在香烟上的商标。

商业味道，但也起到了配合爱国运动的作用。当日本侵华时，许多民族烟厂制造出了以抗日爱国为题材的烟标。"918"牌烟标上印有抗日将领张学良像；"马占山"牌烟标上印有马占山将军和抗日士兵作战图景；"三省"烟标绘有东三省地图，并以曾子的"吾日三省吾身"巧妙地提醒人们不要忘记沦陷的东三省。在抗美援朝时期、经济恢复时期、"文革"时期等，凡有国家大事，在烟标上均有及时反映，所以，烟标也可以说是一部近代史缩影。

5.2 独具特色的烟标欣赏

独具特色的各国烟标

世界名烟的烟标蕴含丰富的文化气息，收藏烟标者在欣赏烟标文化的同时，也对它给予了多种评价。

"万宝路"（Marlboro）是产于美国的豪放不羁型烟标，由英国菲利浦莫理斯烟草公司制造，是世界上最畅销的香烟品牌。口感偏重，较辣，尤其是吸第一口时最为明显。广告中的牛仔给人留下难忘的印象。

"555"是产于英国的绅士派头型烟标，是由英美烟草集团生产的一个香烟品牌。产于绅士之乡，口感稳重有余，活泼不足，在全球广泛流传。

"七星"（Seven Stars）是产于日本的小家碧玉型烟标。七星的"柔和七星"是日本烟草公司（Japan Tobacco, JT）的主打品牌，在日本被奉为"国烟"，就像店里的日本料理，口感精致，层次分明。

"大卫·杜马"是产于德国的神秘莫测型烟标。烟身细细长长，烟分黑白两色，男士抽黑色，女士抽白色。

"骆驼"（Camel）烟标上的那昂首向天、傲视天外的骆驼形象曾使无数的"骆驼"迷为之倾倒，它在竞争激烈的烟草行业中盛名不衰，傲视群雄。这都是因为"骆驼"香烟拥有品质上乘的烟草、驰名世界的商标和名列前茅的销售量。

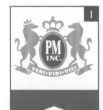

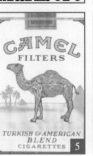
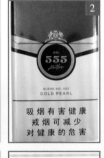
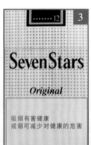
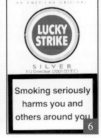
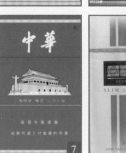
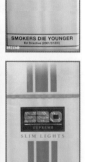

图50 世界著名烟标（1. 万宝路；2. 555；3. 七星；4. 大卫·杜马；5. 骆驼；6. 好彩；7. 中华；8. 520）

"好彩"（Lucky Strike）是产于美国的烟标，是英美烟草公司于1993年从一家退出烟草行业的美国公司手中收购的品牌。"好彩"采用优质烟叶，以传统美式方法制成，鲜明的美国形象及悦目的红圈商标使之成为英美公司的一级美国牌号。

"中华"是产于中国上海的成熟稳重型烟标。此外，中国重庆的"天子"富贵华丽型、昆明的"玉溪"风流倜傥型、贵州的"黄果树"清新可人型和台湾的"520"浪漫温馨型烟标，都是中国的著名香烟品牌。

中国特色的烟标成长历程

中国烟标分为老标、早期标、中烟标、"文革"标、三无标、普标、直嘴标、纪念烟标以及生肖文化烟标。

老标

老标所反映的历史是19世纪末洋烟进入中国开始到1949年为止。这一时期，民族卷烟工业崛起，中外烟草商激烈竞争。老标的类型包括舶来品标、洋商烟标、国产烟标、满洲烟标和解放区烟标。

第一，舶来品标，是最早由西方输入中国的烟标，特点是标面上基本无汉字。

第二，洋商烟标，是外国资本在中国建厂生产的烟标，标面逐渐出现汉字或英文的地名、厂名。1916年，外资烟草企业英美烟草公司创制"大前门"烟标。

第三，国产烟标，是民族资本建厂生产的烟标，其特点是图案设计极具东方色

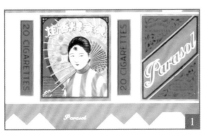
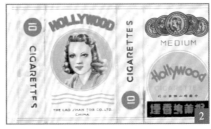
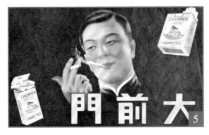
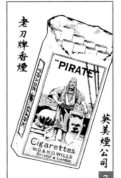
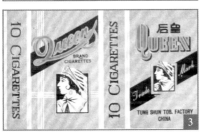
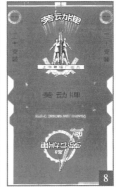
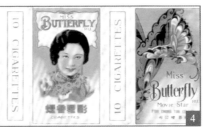
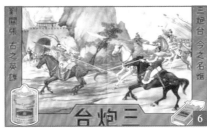

图51 中国的老烟标（1. 美伞牌；2. 好莱坞，中国崂山烟草公司；3. 皇后牌；4. 影星牌，福昌烟草公司；5. 大前门烟标；6. 三炮台烟标，英美烟草公司的烟标广告；7. 老刀牌烟标及其广告，英美烟草公司；8. 老刀牌烟标改版设计的劳动牌烟标）

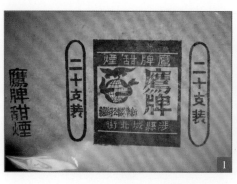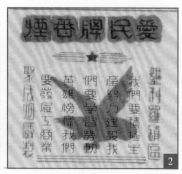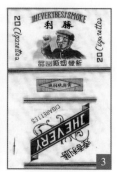

图52 中国解放区烟标 （1.鹰牌；2.爱民牌；3.胜利牌）

彩。如1902年英美烟草公司来华办厂生产销售"老刀牌"香烟[①]。

第四，解放区烟标，虽然设计印刷简单，但有民生与民主特色。

早期标

早期标是指1949年中华人民共和国成立到1964年之前这段时期的烟标。这一时期的烟标具有鲜明的时代特色，其类型有公司合营标、地方国营标、特殊厂名标、繁体字标。如：郑州卷烟厂的"解放"牌香烟；上海烟厂在1950年抗美援朝时期生产的"勇士"牌烟标；1958年"大跃进"时期，南京生产的"跃进"牌香烟；1958年，宝鸡——成都的铁路全线通车，出现"宝成"烟标；1963年开发大庆油田，黑龙江绥化、沈阳两烟厂的"大庆"烟随之产生；1964年10月16日，中国第一颗原子弹爆炸成功，出现"胜利"烟标。

中烟标

中烟标是1964年到1969年生产的烟标。这一时期烟标的特点是厂名冠以"中国烟草工业公司"字样。中国烟草工业公司是国家实行烟草专卖的总公司，始于1964年，但1968年逐步消失，其拳头产品有"三门峡""黄金叶""先锋"等品牌。

"文革"标

"文革"标是"文化大革命"时期出品的、带有"文革"气息的烟标，分语录标、题词标和口号标。1970年4月24日，中国第一颗人造地球卫星发射成功，保定、太原、漯河、富锦四家烟厂随即出品"卫星"牌烟标。

三无标

三无标是"文革"以后至20世纪80年代初生产的烟标。三无标的特点是，烟标上无R标识、无焦油含量、无过滤嘴。

直嘴标

直嘴标是指包装有过滤嘴的烟标。

纪念烟标

纪念烟标是为某一特定事物专门设计的烟标。

1954年，天津卷烟厂的"恒大""金鹿"牌烟标就是以"中华人民共和国成立5周年"为契机设计的纪念烟标。国庆35周年、40周年之际，有上海的"牡丹""敦煌"，北京的"香山""牡丹""长

① 中国"大跃进"时期，国营上海烟草公司将"老刀牌"改名为"劳动牌"。改版设计烟标底色为红色，主标图案为手举镰刀的农民（女）和手握铁锤的工人（男），背景为麦穗和齿轮。副标图案背景为麦穗和齿轮各半的圆形组合构图，前面为一台汽车起重机高高吊起一台发电机。

乐"，太原的"双塔"，沈阳的"宝塔山"，宝鸡的"金丝猴"，南京的"国庆"，零陵的"喜庆"，昆明的"云烟""大重九""恭喜""恭贺新禧"等纪念烟标。

20 世纪 80 年代，中国体育走向世界，中国女排连获世界冠军之际，许多烟厂先后有"三连冠""四连冠""五连冠"烟问世。20 世纪 90 年代初，中国举办了第

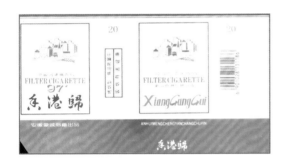

图 53 "香港归"烟标 (安徽蒙城雪茄烟厂出品)

十一届亚运会，贵阳烟厂的"亚运会"烟及时推出，与"雄风"烟遥相呼应。

1997 年"香港归"牌纪念烟标问世，正版上印有金色的"97 香港归"字样，副版则为银色的"欢迎香港回归祖国"的喜庆祝辞。"香港归"牌烟标真实地记录了中国人民呼唤香港回归的百年心声。

进入 21 世纪，烟厂也及时推出了具有纪念意义的跨世纪的烟标，如"新世纪""新纪元""21 世纪"等，向新世纪献礼！

生肖文化烟标

中国最早的生肖烟标，是华成烟公司出品的"金鼠"[1]。还有以龙为图案的"爱国龙"烟标。1905 年开始的"抵制外货"运动为民族烟草业的振兴提供了巨大契机[2]。上海卷烟厂的"飞马"，北京卷烟厂的"马踏飞燕"，青岛卷烟厂的"双马"，

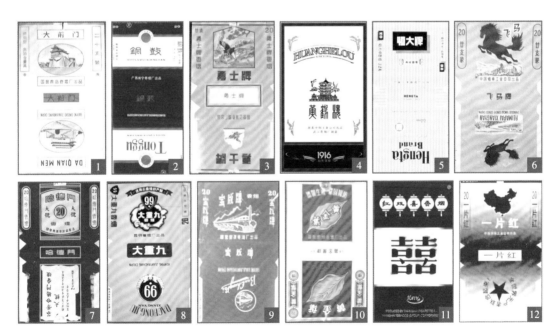

图 54 中国代表性烟标 (1. 大前门；2. 铜鼓；3. 爵士牌；4. 黄鹤楼；5. 恒大牌；6. 飞马牌；7. 哈德门；8. 大重九；9. 宝成牌；10. 黄金叶；11. 红双喜；12. 一片红)

[1] 在十二生肖中，鼠名列榜首。中国民间传说，鼠表现了一种机智，是聪慧的化身。
[2] 戎国荣. 爱国龙烟标. 新民晚报，2012-02-12.

乌兰浩特卷烟厂的"牧马"，这些烟标上的马，或纵横驰骋，或神采飞扬，或寓意深刻，形态各异，栩栩如生。1941年，即农历的辛巳年，久华烟公司就推出了"白蛇"牌香烟。其他有"五牛""金牛""犀牛"，"长白虎""金虎"，"月兔""白兔""双兔""白羊""山羊"，"大公鸡""锦鸡""金丝猴""猴王"等。1995年，山东济南卷烟厂推出的一套十二枚"生肖"牌烟标，把十二生肖全部搬上烟标。这套烟标分别用两种底色印刷，银色六枚，红色六枚，动物图案采用民间传统剪纸，富有美感和艺术气氛。

独具特色的日本烟标

日本烟标分为普通烟标、纪念烟标、观光烟标、地方局烟标和出口烟标五大类，其中观光烟标和纪念烟标最受喜爱。

观光烟标和纪念烟标是日本设计师应用现代摄影技术将300年前江户时代的古朴的浮世画表现在方寸之内的烟盒上，把大自然的风光秀色以及民间的趣味传统和工艺一一搬上了烟盒，使人们在吸烟的同时欣赏大自然的风光美景、风俗民情，从中得到充实、启迪和美的享受。如果有心将这些烟标收集起来，可组成一本风光、山水、民俗等情趣相映的画册。

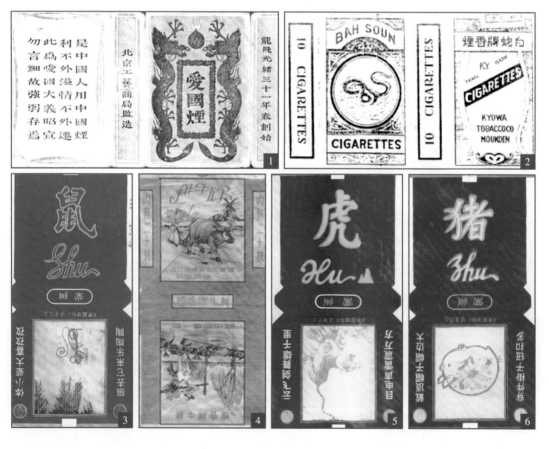

图55 中国生肖烟标（1. "爱国龙"烟标，1905；2. "白蛇"牌烟标，久华烟公司，1941；3—6. 鼠、牛、虎、猪生肖烟标）

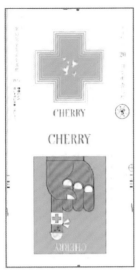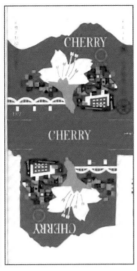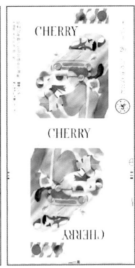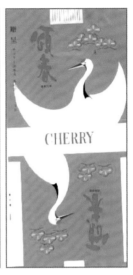

图 56 日本"樱花"牌香烟纪念烟标（以纪念标为主，1935）

5.3 烟标上的警句

从 1976 年起，世界各国开始在烟标上标注警句——吸烟有害健康，以此提倡控烟、保障健康。各国烟标上标注警句的内容各有特点。

第一，美国。政府首席医官警告：吸烟引起肺癌、心脏病、肺气肿，并可使妊娠发生意外。警告，卫生部门的意见断定吸烟对您的健康有害。香烟烟雾中含有一氧化碳。孕妇吸烟会造成致命的损伤：早产、新生儿体重过低。

第二，加拿大。警告，吸烟量越大，对健康的危害性也越大，注意不要深吸。

第三，英国。政府警告，吸烟会损害您的健康。

第四，德国。吸烟有害健康。吸烟损害您的肺叶。吸烟导致肺癌和心脏病。

第五，俄罗斯。吸烟对健康是有害的。

第六，奥地利。卫生保健部长的警

告：吸烟将使您的健康濒临危险。

第七，比利时。烟对您是有害的。

第八，芬兰。如果您不吸烟，呼吸将变得顺畅。

第九，中国。从 1986 年起加注的警句统一为：吸烟有害健康。

第十，中国香港。香港政府忠告市民：吸烟危害健康。

第十一，中国台湾。行政院卫生署警告：吸烟有害健康。

第十二，日本。为了健康，请不要过度吸烟。

第十三，阿曼。政府告诫：吸烟是引起癌症、肺病、心脏病和动脉炎的主要原因。

第十四，澳大利亚。吸烟是慢性自杀。

第十五，直布罗陀地区。吸烟不仅仅消耗您的金钱。您吸得越多，健康受到的损害越大。

5.4 烟标收藏协会

烟标和邮票、火花并称为世界三大平面收藏品。目前，世界上几乎每个国家都有收集烟标的爱好者。巴西、智利、古巴、英国、美国、法国、德国、意大利、荷兰、俄罗斯、日本、匈牙利、捷克、波兰、印度、朝鲜等国有收集烟标的集大成者。有的国家还成立了专门的烟标收藏协会。

20世纪30年代，前苏联烟标收藏初创者曾为不景气的烟草公司提供各国精美卷烟装潢作为参考资料，使烟草公司创出了名牌，扭转了倒闭局面。

荷兰牙买的国际烟标协会每年定期召开国际性会议，进行有奖评选、巡回展出、接纳会员等活动，对要求入会的收藏烟标者规定必须藏有5万种烟标才能成为该会的正式会员。

1985年元旦，中国南京市烟标收藏协会成立，成为中国第一个烟标收藏协会。之后，华北五省市烟标火花收藏联谊会、河北烟标收藏协会、北京市烟标收藏协会、保定市烟标协会、廊坊市烟标协会、天津市烟标收藏协会、山西省烟标协会相继成立。山东省烟标收藏协会于2005年10月28日成立，张家口市烟标收藏协会于2011年3月3日成立。烟标收藏协会的成立为中国的烟标文化收藏事业做出了贡献。

6

烟草的危害与人类的觉醒

6.1 烟草危害的发现

烟草危害的发现

早在 1795 年，德国的赛玛林格首先发表了吸烟有害健康的论文，他认为吸烟斗的人容易生唇癌。因此，他是第一个报道吸烟致癌的人。

1924 年，美国《读者文摘》刊载了一篇文章，文章的题目是《烟草损害人体健康吗?》，成为第一篇指出烟草有害的文章。

1927 年，英国医生弗·伊·蒂尔登在医学杂志《柳叶刀》上撰文：他看到或听到的每一个肺癌患者都有吸烟的经历。他成为第一位撰文提出吸烟致癌的医生。

1964 年，美国军医署长路德·特里(Luther Terry)告诫人们：吸烟会导致肺癌。

1986 年，美国卫生官员西·埃弗里特·库普提出：生活在烟雾中的不吸烟的人同样面临着严重的健康危险。他成为第一位提出被动吸烟有危害的人。

科学研究的证据

经研究测定，一支点燃的香烟烟雾中对人体危害较大的有害物质有 49 种，其中有 15~20 种是致癌物质，尤以 3,4-苯并芘具有明确的致癌性。此外，一氧化碳、氢氰酸、丙烯酸、亚硝胺、砷、钋、铅、铋以及微粒状的焦油和尼古丁均为有害物质。按一个人一天吸烟 20 支，其中 1/4 吸入体内计算，吸烟者每天吸入的烟焦油量为 120~200 毫克。烟焦油中的有害物质的协同作用是人类发生癌症的一大因素。

烟草依赖的形成

科学研究表明，烟草依赖又称尼古丁依赖[1]，其特点为无法克制的尼古丁觅求冲动，以及强迫性地、连续地使用尼古丁，以体验其带来的欣快感和愉悦感，并避免可能产生的戒断症状[2]。世界卫生组织于 1998 年将烟草依赖作为一种疾病列入国际疾病分类（ICD-10）(F17.2，属精神神经疾病)，并把吸烟定义为一种慢性复发性疾病，把烟民视为慢性病患者。确认烟草是目前人类健康的最大威胁。其病因就是尼古丁依赖。

尼古丁的最大危害就在于成瘾性。吸烟者一旦成瘾，每 30~40 分钟就需要吸一支烟，以维持大脑中尼古丁的稳定水平；当达不到这一水平时，吸烟者就会感到烦躁、不适、恶心、头痛，并渴望补充尼古丁。

---

[1] 医学上判断某种物质是否有依赖性，主要依据有两条：第一，看人们对这种物质是否有强制性地使用和觅求的特点；第二，在停止使用某种物质后，是否不断产生重新使用该物质的强烈欲望及与之相应的行为方式。

[2] 尼古丁成瘾的吸烟者一旦戒烟后即出现戒断症状，其早期表现是烦躁不安、易怒、焦虑、情绪低落、注意力不集中、失眠、心率降低、食欲增加等。

6.2 人类对烟草危害的觉醒

当科学揭示了烟草和吸烟的危害之后，人们开始对烟草从热爱转向疑虑，又从疑虑转向抵制。于是，禁烟浪潮逐渐地拉开帷幕。

1955 年，美国联邦商业委员会规定，禁止在香烟广告中使用有关健康的词汇。

1966 年，美国香烟包装上开始印有新标识：当心！吸烟有害健康。

1967 年，在纽约举行了首次世界吸烟与健康会议。

1971 年 1 月，美国法律规定，禁止在广播、电视中做香烟广告。

1973 年，美国航空公司国内航班给乘客提供吸烟舱，使不吸烟的乘客免受其害。

1980 年，世界卫生组织提出"要吸烟还是要健康，任君选择"的口号，并把这一年定为"反吸烟年"。

1985 年，瑞典的法院做出了这样的决定，认为同事吸烟可能引起共同办公人员患肺癌从而导致死亡，并把这种现象称为"职业伤害"，受害者的家庭可以索要一定的经济补偿。

1987 年，联合国世界卫生组织总会做出一项决议，把 1988 年 4 月 7 日即联合国世界卫生组织成立 40 周年纪念日作为第一个"世界无烟日"。从 1998 年起，"世界无烟日"定在每年国际儿童节的前一天，即 5 月 31 日，以便提醒人们注意烟草对儿童的危害。

在美国，20 世纪 90 年代，烟草公司开始面临危害公众健康的诉讼。1997 年，美国的烟草巨头们已经与 40 个州达成了协议，将在未来 25 年里赔款数千亿美元。

然而，世间万物自有存在的道理，戒烟和禁烟都在考验人性。明知吸烟有害健康，人们仍然钟爱香烟，这正是人性软弱的一面。

据世界卫生组织的报告，在 20 世纪，全球范围内共有 1 亿人死于与吸烟有关的疾病。如果各国政府不采取有效措施制止吸烟行为的流行，那么 21 世纪这个数字将变为 10 亿。

6.3 当代控烟文化的进步

进入 21 世纪，吸烟文化的一个重要标志是在理念上从单一的禁烟到控烟的转变，而且控烟的内涵扩展为戒烟、禁烟和控烟三个方面。其中，"戒烟"应属吸烟者(个人) 的约束行为，以免危害个人；"禁烟"应属公共场合的禁止行为，以限制个人吸烟，避免他人被动吸烟；"控烟"则是全面的对策，包括控制烟草生产，控制吸烟者，控制环境的无烟化。既涉及宏观的法律法规，又涉及微观的场所规定，乃至家庭、个人。由于控烟理念的形成，吸烟文化随之发生了新的变化与进步。

戒烟

世界卫生组织戒烟十大建议

第一，自己确定一个停止吸烟的日期，并严格遵守；

第二，停止吸烟后，生理上会出现某些积极的反映，不必担心，这些症状会在1到2周内消失；

第三，扔掉所有烟缸、未开封的香烟、火柴和打火机；

第四，多喝水，上班时，在伸手可及处备上一杯水；

第五，把不买烟省下的钱去买自己特别想要的东西；

第六，加强体育锻炼；

第七，改变习惯，避免经过自己平时买烟的商店；

第八，不要把愁事、喜事作为"就吸一口"的借口；

第九，若担心自己发胖，请随时注意饮食或增加业余活动，因为并非戒烟后人人都会发胖；

第十，不必为将来担忧，一天不吸烟对自己、对同事就是一件好事。

推行新型戒烟法

为了健康，各国推出了名目繁多的新型戒烟法，诸如：戒烟门诊、戒烟机器人、戒烟电话、戒烟香水、戒烟胶母糖、呼氧验烟器、戒烟烟灰缸、戒烟打火机、戒烟墙纸、电子烟戒烟法、戒烟针灸疗法、戒烟"神器"等等。

禁烟

禁止烟草广告和赞助

美国菲利普·莫里斯烟草公司停止在拥有大批青少年读者的40家杂志上刊登广告。巴西众议院通过一项禁止广播、电视、报纸、杂志等所有新闻媒体播放刊登香烟广告的法律草案，该法案还禁止烟草赞助文化和体育活动。澳大利亚参议院通过烟草广告禁令，规定烟草公司从2006年10月起禁止在国际性体育及文化活动中做广告。中国香港的《公众卫生条例》规定在报纸杂志上不允许再出现烟草广告。

实施禁烟法令

法国于2008年1月1日起禁止在酒吧、餐馆、夜总会、赌场吸烟。不丹在所有公众场所实施了禁烟令，唯一可以吸烟的地方是在家中。肯尼亚于2006年颁布禁烟令，规定任何在公共场所吸烟的人将被判处6个月监禁，或缴纳5万肯先令（相当于人民币5700元）的罚款；情节严重者，还将一罪数罚。意大利在公众室内实施禁烟令。也门实施限制吸烟法。墨西哥在联邦所属的公共建筑物内都禁止吸烟。南非为减少吸烟对人体健康的危害，实施新的烟草管制法。非洲21个国家召开烟草控制会议，通过了限制烟草产品生

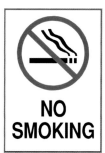 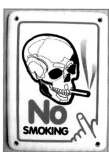 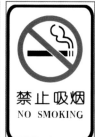 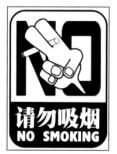 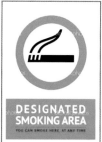

图57 公共场合张贴的禁烟标识

产与消费的若干决议。

控烟

制定《烟草控制框架公约》

2003年5月21日，第56届世界卫生大会上，世界卫生组织的192个成员国一致通过了第一个限制烟草的全球性条约——《烟草控制框架公约》，成为世界控烟史上的一个里程碑。《烟草控制框架公约》要求各国以法律禁止烟草广告，禁止或限制烟草商赞助国际活动和烟草促销活动，禁止向未成年人出售卷烟制品等。

提高烟税、烟价

俄罗斯国家杜马通过新的烟草消费税税法，对烟丝、雪茄、卷烟的消费税均作上调。印尼对国内和进口香烟零售业加收8.4%的增值税。新西兰对烟草制品增收消费税。尼日利亚增加25%的香烟销售税。阿联酋把烟草进口关税上调100%，烟叶和卷烟的售价也有不同程度的上调。

保护青少年

罗马尼亚在首都及周边地区的中学开展抵制吸烟的活动。爱尔兰颁布香烟销售的新立法，旨在防止向青少年销售香烟。

烟草制品的外包装必须有警示图案

美国规定雪茄的外包装上要添加健康警语标识。加拿大要求烟盒上必须标明香烟燃烧时释放出的有毒物质的含量，还要在烟盒正面的50%印上新的警语和图片。英国健康部门提供了拼版照片，要求印制在烟草制品包装盒上。

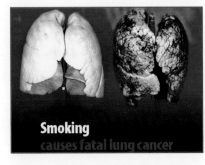

图58 英国健康部门提供的印制在烟草制品包装盒上的拼版照片

烟盒与烟标图标警示

世界一些国家在烟盒与烟标上印刷警告语，警示吸烟者控制吸烟。诸如：吸烟是慢性自杀，吸烟有害健康，吸烟是你长寿的天敌，等等。巴西卫生部门规定，从2003年10月24日起，巴西香烟制造商必须在烟盒背后贴上"图文并茂"的新型戒烟警示。巴西卫生部门制定的这套戒烟警示一共有十张(图59是其中的三张)。

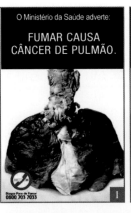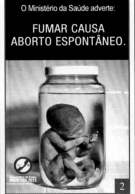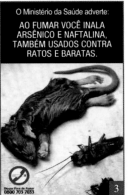

图59 巴西烟盒上的戒烟警示贴纸 (1. 吸烟导致肺癌；2. 吸烟导致自然流产； 3. 吸烟意味着吸入毒杀老鼠和蟑螂的砒霜)

开展"世界无烟日"活动

目前全世界有吸烟者12亿，全球有700万青少年被动吸烟。因此，每年开展"世界无烟日"活动，各国都告诫还没吸烟的民众不要尝试去吸烟；已经有吸烟习惯的人，只有"掐烟"，才能净化国民之肺。

7

烟文化的历史专著

7.1 《吸烟史：对吸烟的文化解读》

《吸烟史：对吸烟的文化解读》一书阐明了吸烟是如何成为大众流行文化的。

美国文化和文学史学家、芝加哥伊利诺伊大学文科和医药专业著名教授桑德尔·L. 吉尔曼[1]，以及伦敦大学东方与非洲研究院经济与社会研究中心研究员周迅等全球 30 余位作者共同著的《吸烟史：对吸烟的文化解读》[2]一书中指出，人类一直在抽烟，而且他们可能将永远都会抽烟。无论是哪一种文字记载的历史，其中都有吸烟这种文化。而吸烟无论是作为一种治疗方法，或是为了某种乐趣，还是作为宗教仪式的一部分，都成为大众流行文化的一个方面。在世界范围内，尽管不同的传统和不同地区的吸烟文化有所差异，但它们却构成了全球吸烟的文化历史。从英国维多利亚时代的鸦片馆到日本江户时代的烟草，从大麻、可卡因到哈瓦那雪茄，人们都围绕一个目标，就是吸烟。吸烟现在已经成为一种流行文化。尽管从制定和实施控制吸烟的法律到社会批评，从道德的约束到广告中使用的各种图像，从文化教育到互联网，人们无时无刻不在呼吁吸烟有害健康，然而所有这些努力都归于失败，那些吸烟者一直没有放弃它。

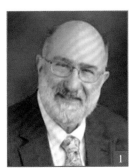 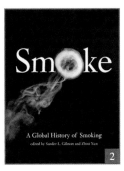 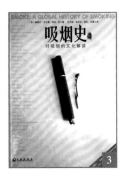

图 60 吉尔曼和他的专著《吸烟史：对吸烟的文化解读》（1. 吉尔曼；2. 英文版，伦敦，英格兰，Reaktion 出版，2004；3. 中译本，汪方挺等译，九州出版社出版，2008）

① 桑德尔·L. 吉尔曼（Sander L. Gilman，1944—　），于 1963 年在德国杜兰大学获得德语学士学位，1968 年获得文学博士学位。1976—1995 年在康奈尔大学任教授，1994—2000 年在芝加哥大学任教授。现任芝加哥伊利诺伊大学文科和医药专业教授，并任人文科学实验室主任。在犹太史和医学史研究方面做出重要贡献。2005 年，他被埃默里大学任命为一个自由艺术与科学学院特聘教授。2007 年，他被任命为伯克贝克学院（伦敦）教授和一个新的高级研究学院英国华威大学的客座研究员。著有《看见了荒唐》（1982）、《人文科学的财富：在新千年里教授人文科学》（2000）。1997 年获得德国历史研究院默茨奖，1998 年获得亚历山大·冯·汗博尔特研究奖。

② 《吸烟史：对吸烟的文化解读》（*A Global History of Smoking*）也译为：《吸烟：吸烟的全球史》，2004 年由伦敦的 Reaktion 出版。中译本由汪方挺、高妙永、唐红、张薇译，2008 年由九州出版社出版。

7.2 《尼古丁女郎：烟草的文化史》

英国伊恩·盖特莱著的《尼古丁女郎：烟草的文化史》[1]一书共 19 章，讲述了我们星球上最流行、赋税最高、最让人上瘾的致命植物——烟草的故事。

烟草诱人而又致命，魅力四射而又充满欺骗。全书审视了烟草在它与人类的长期关系中所扮演的不同角色，展现了几个世纪以来著名的吸烟者和反烟者，以及他们赞成或反对这种"骗人草"的根据；记录了两大阵营的发展，展示了烟草如何使不同阶级不同种族的男男女女联合起来享受它或中伤它。

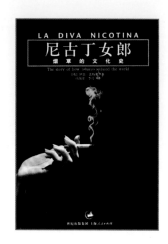

图 61 《尼古丁女郎：烟草的文化史》（中译本，封面）

7.3 《烟文化》

郑天一[2]、徐斌著[3]的《烟文化》一书曾由中国社会科学出版社两次出版（1992，2008），书中论述了烟草生产和消费的历史，以及由此产生的丰富多彩的各种文化现象。书中对于中国特有的烟草消费文化现象的讨论殊为可贵，是一部难得的独具特色的烟文化研究学术著作。

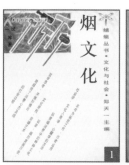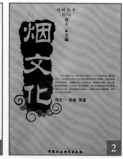

图 62 《烟文化》封面（1. 中国社会科学出版社，1992；2. 中国社会科学出版社，2008）

---

① 英国伊恩·盖特莱（Iain Gately）著的《尼古丁女郎：烟草的文化史》由沙淘金、李丹译成中译本，于 2004 年由上海人民出版社出版。伊恩·盖特莱（Iain Gately）生于 1963 年，成长于中国香港。曾在剑桥大学学习法律，之后在伦敦金融市场工作。创作的小说《估价人》被《泰晤士报》誉为"最高品质的作品"。

② 郑天一（1956— ），高级经济师。现任昆明市烟草专卖局（公司）经理。著有《烟文化》《寻求新的突破——云南烟草工业的思考与展望》《迎接跨世纪的挑战——昆烟企业发展战略研究》。

③ 徐斌（1951— ），历史学硕士。曾从事高校教育及企业管理。著有《人与乐》《千年春风拂古城》《大营销及战略》。

第
83
卷

酒文化

本卷主编
史志诚
王晓宇

卷首语

历史上将酒在生产、销售、消费过程中所产生的物质文化和精神文化称为酒文化。

酒文化是一种世界性的文化，其内容十分广泛，不仅包括酒的酿造史、产业史以及与酒伴生的酒器的物质和社会方面的内容，而且涉及社会组织对酒的管理、限制、赋税措施及其演变。由此可见，酒文化的研究对象既包括其自然属性又重于酒的社会属性。

酒作为人类文明的产物，随着社会经济的发展，除了某些有宗教信仰的国家和地区外，世界各地名酒种类繁多，酿造历史悠久，都形成了独特的酒文化。酒作为一种特殊的文化载体，已经渗透到社会生活中的各个领域，对文学艺术、医疗卫生、工农业生产、政治经济各方面都产生了巨大的影响。

饮酒是人类的一种嗜好，少量饮酒，对人健康有益。然而，酒能使人上瘾，饮多使人致醉，过量饮酒可引起急性酒精中毒，长期大量饮酒可引起慢性酒精中毒，酗酒还会给社会安定和家庭和谐带来众多危害。因此，防止嗜酒成瘾和酗酒行为，需要在正确的饮酒文化指导下，文明健康生活。

本卷追述了酿酒的起源与饮酒史，回味饮酒的习俗，鉴赏酒具的历史，研讨饮酒与健康的关系，感受中国和欧洲酒文化对文学、艺术和戏剧的影响。此外，人们在享受快乐生活的过程中，自然也会联想到参与酒的博览业与酒的文化节，到世界著名的酒庄观览，以及阅读酒的文化历史。

1

酿酒的起源与饮酒史

1.1 酿酒起源的传说

中国酿酒起源的传说

中国人酿酒早在夏朝或者夏朝以前就存在了，这一点已被考古学家所证实。夏朝距今四千多年，而目前已经出土了距今五千多年的酿酒器具[①]。这一发现表明中国人酿酒在五千多年前已经开始，而酿酒的起源当然还在此之前。

关于谁发明酿酒则有多种传说，诸如仪狄酿酒说、杜康造酒说、黄帝酿酒说等。

仪狄酿酒说，认为"酒之所兴，肇自上皇，成于仪狄"。就是说，自上古三皇五帝的时候就有各种各样的造酒的方法流行于民间，是仪狄将这些造酒的方法归纳总结起来，使之流传于后世的。许多史籍中还有多处提到仪狄"作酒而美""始作酒醪"的记载。公元前2世纪，史书《吕氏春秋》云："仪狄作酒。"汉代刘向编辑的《战国策》则进一步说明："昔者，帝女令仪狄作酒而美，进之禹，禹饮而甘之，遂疏仪狄，绝旨酒，曰：'后世必有饮酒而亡国者。'"

杜康造酒说，认为杜康"有饭不尽，委之空桑，郁绪成味，久蓄气芳，本出于代，不由奇方"。意思是说，杜康将未吃完的剩饭放置在桑园的树洞里，剩饭在树洞中发酵，有芳香的气味传出，这就是酒的做法，杜康就是酿祖。魏武帝乐府诗曰："何以解忧，唯有杜康。"自此之后，认为酒就是杜康所创的说法似乎更多了。历史上，杜康确有其人，据记载："杜康，字仲宇，相传为龉康家卫人，善造酒。"

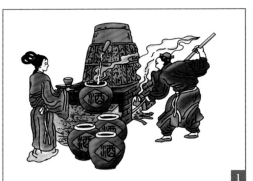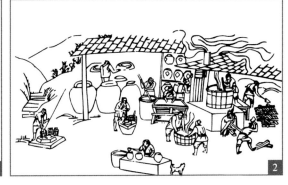

图 63 中国酿酒起源的传说（1. 仪狄酿酒图；2. 杜康造酒图）

---

① 中国最古老的文字在山东莒县发现——同时发现五千年前的酿酒器具. 新民晚报，1987-08-23.

还有一种说法认为"仪狄作酒拨，杜康作秣酒"，可见他们在酿不同的酒。"拨"，是一种由糯米经过发酵加工而成的"醪糟"，性温软，其味甜，多见于江浙一带。现在的不少家庭中仍自制醪糟。"秣"，是高粱的别称。"杜康作秣酒"，指的是杜康造酒所使用的原料是高粱。由此看来，仪狄是黄酒的创始人，而杜康可能是高粱酒的创始人。

黄帝酿酒说，认为在黄帝时代人们就已开始酿酒。汉代成书的《黄帝内经·素问》中记载了黄帝与岐伯讨论酿酒的情景。《黄帝内经》中还提到一种古老的酒——醴酪，即用动物的乳汁酿成的甜酒。黄帝是中华民族的共同祖先，很多发明创造都出现在黄帝时期。

中国历史传说中发明造酒的人物虽然未必皆真有其人其事，但他们往往是人类文明发展的时代标志。先秦文献中关于仪狄和杜康酿酒的说法，至少可以说明酒的酿造在夏朝就已出现了，所以饮酒之风在殷商时期十分盛行，甲骨文、金文及《周书》中有关酒的记载即是明证。总之，酒同中国文字的历史一样悠久，是历史文化的结晶。

文明古国酒神的传说

在文明古国埃及、希腊和罗马，人们为了控制酒的罪恶的一面，在某个时候创造出了酒神，并且通过信仰酒神朝着自律的方向行进。于是，首先出现的是古埃及的奥西里斯酒神，接着是古希腊的狄奥尼索斯和古罗马的萨图恩、巴克斯酒神，这些分别具有恐怖与喜悦两副面孔的酒神成为这些国家酒文化的象征。

古埃及奥西里斯酒神

古埃及的奥西里斯是一位善神，它的名字最早起源于尼罗河的泛滥。奥西里斯信仰认为，经过凶猛的洪水之后，尼罗河的三角地带才成为肥沃的土地，才能保证农作物的丰收。奥西里斯一直被埃及人奉为农业的守护神，这就是埃及式的狄奥尼索斯信仰的接受方式。泛滥与丰收这两种明显相反的特性，正与带来快乐和痛苦的酒之两面性相对应。

古希腊酒神狄奥尼索斯

狄奥尼索斯（Dionysus）是古代希腊色雷斯人信奉的葡萄酒之神。他不仅握有葡萄酒醉人的力量，还以布施欢乐与慈爱在当时成为极有感召力的神。他推动了古

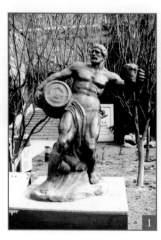
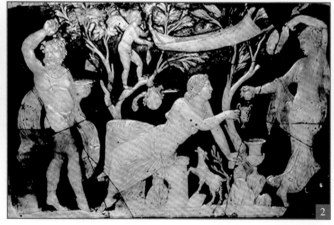

图64　酒神狄奥尼索斯（1.狄奥尼索斯的雕塑；2.彩色浮雕：祭祀酒神狄奥尼索斯的场景）

代社会的文明并确立了法则，维护着世界的和平。此外，他还护佑着希腊的农业与戏剧文化。他出生于火中，带着非常可怕的火焰，他常常拼命地通过酒让人们痛苦。由他诞生带来的火焰与葡萄酒具有的酒精式的烈焰结合在一起，作为酒神开始高高盘踞在希腊人头顶之上。狄奥尼索斯这位酒神是符合古代近东地区人民思想的神，他们一方面爱喝葡萄酒，另一方面又惧怕这种酒精饮料。

传说狄奥尼索斯是宙斯与普赛芬妮的儿子。他在大地上流浪的过程中教会了农民们酿酒，因此成为酒神。他也是古希腊农民最喜欢的神明之一，每年农民们都以酒神祭祀来纪念他，并由此发展出古希腊喜剧。

古罗马酒神萨图恩

在初期罗马的历史上，萨图恩被当作酒神，他对包括葡萄酒在内的各种酒类非常节制，几乎不接受葡萄酒。酒精所具有的可怕一面，似乎已经由萨图恩表现出来。

古罗马酒神巴克斯

酒神巴克斯（Bacchus）是葡萄与葡萄酒之神，也是狂欢与放荡之神。在罗马宗教中，有为酒神巴克斯举行的酒神节（Bacchanalia）。节日期间，信徒们除了狂饮外，还跳起狂欢的酒神节之舞。17 世纪意大利的著名画家卡拉瓦乔以他"无情的真实"表现手法创作了《年青的巴克斯》等多幅巴克斯酒

神的形象。巴克斯酒神在罗马帝国时期的名声不好，在罗马教义中的作用也不大，但"移民"到美国后即展示了非凡的广告魅力，使盖洛公司[1]的葡萄酒迅速占领了美国 25% 的市场，并成为美国最大的葡萄酒出口商，盖洛兄弟也从赤贫的意大利移民后裔成为美国酒王。

葡萄酒的起源

葡萄酒是自然发酵的产物。葡萄果粒成熟后落到地上，果皮破裂，渗出的果汁与空气中的酵母菌接触后不久，最早的葡萄酒就产生了。人类的远祖尝到这自然的产物，从而去模仿大自然生物本能的酿酒过程。因此，从现代科学的观点来看，葡萄酒的起源经历了一个从自然酒到人工造酒过渡的过程。

《圣经·创世纪》中有诺亚醉酒的故事：诺亚是亚当与夏娃无数子孙中的一个男人，由于他十分虔诚地信奉上帝，成了后来人的始祖。当上帝发现世上出现了邪

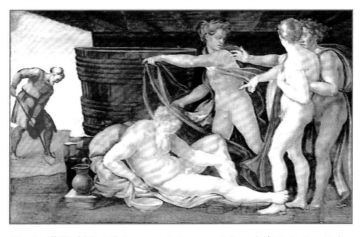

图 65 诺亚醉酒（壁画，170 厘米×260 厘米，梵蒂冈西斯汀教堂，1509）

---

[1] 美国盖洛（Gallo）葡萄酒公司的盖洛牌商标上画了一只公鸡，公鸡的上端画了一个穿宽松长袍的罗马酒神巴克斯，并给他起了个绰号"快乐的盖洛老爷爷"。该公司在各地开展促销活动时，常雇一个人穿着宽松长袍，装成巴克斯酒神的样子，身前身后各挂一块广告牌，上面写着："啊哈，快乐快乐，请买盖洛。"

恶和贪婪后，决定在地球上发一场大洪水，清除所有罪恶的生灵。诺亚遵循主的旨意，挑选地球上所有的植物种和各一对雌雄动物种，带着自己的三个儿子(西姆、可汗和迦费特）及妻子、儿媳，登上了自制的木船（即著名的诺亚方舟）。经过 150 天的洪水淹没后，在第 7 个月零 17 天，方舟被搁在了阿拉拉特山①上。此后，诺亚开始耕作土地，种下了第一株葡萄植株，之后又着手酿酒。一天，他一人在帐篷里独自开怀豪饮，烂醉如泥。他的儿子可汗发现诺亚赤身裸体地醉躺在地上，便叫来了西姆和迦费特，后两人拿着长袍，倒退着进帐篷背着脸给父亲盖上，没有看父亲裸露的身体。诺亚酒醒后就诅咒可汗，要神让可汗的儿子迦南一族做迦费特家族的奴隶。②

1.2 蒸馏酒的发展简史

随着考古资料的充实及对古代文献资料的查询，人们对蒸馏酒的起源的认识逐步深化。因为这不仅涉及酒的蒸馏，而且还涉及具有划时代意义的蒸馏器。

世界上最早的蒸馏酒是由爱尔兰和苏格兰的古代居民凯尔特人在公元前发明的。当时的凯尔特人使用陶制蒸馏器酿造出酒精含量较高的烈性酒，这也是威士忌酒的起源。"威士忌"一词出自凯尔特人的语言，意为"生命之水"。在古希腊时代，亚里士多德③曾经写道："通过蒸馏，先使水变成蒸汽，继而使之变成液体状，可使海水变成可饮用水。"这说明当时的人们已经发现了蒸馏的原理。古埃及人曾用蒸馏术制造香料。公元 43 年，罗马大军征服了不列颠，也带来了金属制造技术，从而使凯尔特人传统的蒸馏方法得到改进，改善了蒸馏器的密封性，减少了酒精蒸气的逃逸，提高了蒸馏效率，导致威士忌酒产量大为提高。

公元 10 世纪，波斯哲学家伊本·西那④曾对蒸馏器进行过详细的描述，但当时还未有人提到蒸馏酒。有学者认为，尽管那个时期没有人提到蒸馏酒，但蒸馏酒肯定已经出现了。公元 10 世纪，威士忌酒的酿造工艺已基本成熟。在中世纪早期，阿拉伯人发明了酒的蒸馏。1313 年，加泰隆（Catalan，分布于西班牙等国的人）第一次记载了蒸馏酒。可见，约在 12 世纪，人们第一次制成了蒸馏酒。当时蒸馏得到的烈性酒并不是饮用的，而是作为引起燃烧的东西，或作为溶剂，后来又用于药

---

① 阿拉拉特山在土耳其东部，亚美尼亚共和国与伊朗交界的边境地区。

② 历史上评论诺亚醉酒后的行为是"酒后无德"。自己酒后失礼，却迁怒于儿子；更有甚者，还要罚自己的孙子为奴。

③ 亚里士多德（Aristotle，前 384—前 322），古希腊哲学家，柏拉图的学生、亚历山大大帝的老师。他的著作是西方哲学的第一个广泛系统，包含道德、美学、逻辑和科学、政治和玄学。

④ 伊本·西那（Avicenna, Ibn Sina，980—1037），欧洲人尊其为阿维森纳，简称伊本·西那，塔吉克人。中世纪波斯哲学家、医学家、自然科学家、文学家。伊本·西那青年时曾任宫廷御医，任职 11 年后，因政治原因逃至伊朗。

品。据记载，蒸馏酒大多用于葡萄酒的蒸馏。

中国蒸馏酒始创于 14 世纪的元代，其蒸馏酒的技术最早是从泰国和荷兰传入的。1320 年，元代饮膳太医忽思慧撰的《饮膳正要》中已有蒸馏酒及蒸馏器的记载①。1813 年，清代章穆②在《调疾饮食辩》中指出："烧酒又名火酒，《饮膳正要》曰'阿剌吉'③。番语也，盖此酒本非古法，元末暹罗及荷兰等处人始传其法于中土。"1590 年，明代医学家李时珍在《本草纲目》中记述："烧酒非古法也，自元时始创。其法用浓酒和糟，蒸令汽上，用器承取滴露，凡酸坏之酒，皆可蒸烧。"

中国人掌握了蒸馏技术之后开始酿造白酒。中国的蒸馏酒大多使用陶缸泥窑酿制，所以酒中不含色素。而其他国家的蒸馏酒多使用各种木桶酿制，并添加香料和调色的焦糖，故呈现不同的颜色。

白兰地酒是以葡萄和其他水果为原料的蒸馏酒，含酒精 40%~50%，白兰地的原产地是西亚。公元 10 至 13 世纪，十字军东侵时从阿拉伯人那里把白兰地的酿造技术带回了欧洲。

朗姆酒（Rum，也译作兰姆酒）是糖蜜蒸馏酒，约 1650 年诞生于西印度群岛的巴巴多斯，为美洲人所喜爱。朗姆酒曾被称为"辟邪酒"（Rumhullion），1667 年起简称为朗姆酒。朗姆酒味道厚重浓烈，含酒精 43%~49%。

伏特加是一种无色透明、没有独特香气和风味的蒸馏酒，含酒精 33%~45%，它最早由俄国在 14 世纪发明。伏特加是用最廉价的发酵原料制成的，俄国和波兰用马铃薯，其他产地多用谷物。伏特加因在加工时除去了香味成分，因此质地很纯。伏特加（Vodka）的名字来自于斯拉夫语中的水（Voda）。它最初流行于斯拉夫国和波兰，第二次世界大战后扩展到了美国和西欧。由于伏特加无色无味，欧美多用其代替其他烈性酒配制鸡尾酒等混合饮料。

1.3　啤酒的发明与传承

考古学家认为，啤酒的发明方式类同于葡萄酒，即某人尝到一种偶然发酵的大麦粥时便发明了面包，之后又开始生产啤酒。从出土的实物表明，公元前3000 年左右的埃及和伊拉克都市文明形成之初，面包和啤酒就已经开始大规模制作和消费了。由于埃及和伊拉克的气温高，因此只需发酵一两天，从混合物中滤出面包，啤酒便可以喝了。

啤酒早期的主要饮用者是古代伊拉克

---

① 元代饮膳太医忽思慧撰《饮膳正要》，成书于元朝天历三年（1320）。全书共三卷。卷一诸般禁忌，聚珍品撰。卷二诸般汤煎，食疗诸病及食物相反中毒等。卷三米谷品、兽品、禽品、鱼品、果菜品和料物等。

② 章穆（约 1743—1813），字深远，晚号杏云老人，江西鄱阳（今江西省波阳县）人，是一位学验俱富的医家。《调疾饮食辩》成书于清嘉庆十八年（1813）。还著有《四诊述古》《伤寒则例》《医家三法》。

③ 李时珍《本草纲目·谷四·烧酒》〔释名〕："火酒，阿剌吉酒。"

的苏美尔人[①]。在最早的美索不达米亚酿酒者中，妇女占了大多数，她们在家中制作啤酒，就地出售。公元前1750年左右，由古巴比伦国王汉穆拉比颁行的著名法典曾试图对这些非正式的"酒店"实行管制。这显然引发了种种怨言，而汉穆拉比则对此做出反应，颁布了世界上第一部啤酒价格管制法规。高价出售啤酒的妇女会被扔到河里，以示惩戒。如果她们允许犯人在她们的酒店中饮酒，并且不向当局报告，就会被处死。

古埃及人制作的啤酒种类繁多，味道各异，其中都添加了不同种类的草药，同时都有好听的名称，如"欢乐酒""美女酒"和"天神酒"等。在希腊—罗马时代的埃及，医生们还建议患病的人饮用以芸香、红花油和曼陀罗籽制作的滋补啤酒。

据人类学学者研究，古埃及的神话中也出现了本土发明啤酒的神祇。这一神祇起初被归于守护死者的女神，亦为生命与健康之神的伊西斯（Isis），后来逐步被同化于古埃及的葡萄酒以及诸多造物的守护神、伊西斯的丈夫奥西里斯(Orisis)。奥西里斯也是亡者的守护神。在古埃及信仰中，墓室是由今生通往来生之门，同时也是祭祀的地方，生者会在这里供应酒食给亡者，祭拜的时候呼喊："听到我的声音请出来，来享用面包和啤酒。"

古巴比伦人继承了苏美尔人对啤酒的钟爱，在啤酒酿造业和酿造技术方面有所发展，并把啤酒的应用扩大到外敷和医用。据记载，古巴比伦人当时以不同原料、不同配方酿造的啤酒已达20种。美国纽约大都会博物馆的一块古代泥板罗列了巴比伦啤酒的种类：黑啤、白啤、红啤、三叠啤、有泡啤酒、无泡啤酒等。泥板里还记载了皇室的人使用黄金打造的吸管饮用啤酒，其长度足以从王座伸到邻近贮藏啤酒的大容器里。从泥板图案可以看出，在苏美尔人的世界里，啤酒是一种神圣的饮品。

目前普遍认为是古埃及将啤酒的酿造技术传到了古希腊，随后又由古罗马传承。后来由于烈酒和咖啡的挤压，使得啤酒无论在饮料市场上，还是伦理上的优势地位都面临挑战。特别是18世纪以前，由于受燃料的限制，人们一般在木头、稻草、煤或者焦炭上架起大锅烘制麦芽，燃料的成分对啤酒的口味产生了直接影响。写于1700年的《麦芽酿造指南》里记载："在英国西部一些地方，

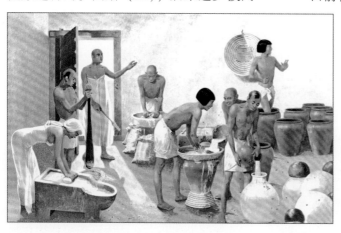

图66 古埃及人酿造啤酒（女人把麦芽磨成粉，男人负责用磨好的麦芽粉酿啤酒）

① 1992年11月，《自然》杂志证实，经美国宾夕法尼亚大学和加拿大多伦多大学的三位研究人员化验分析，在苏美尔文明活跃地区距今5500年的陶罐中发现了麦芽糖的痕迹，这是迄今最早的可基本确信为啤酒存在的证据。苏美尔人批量种植大麦的历史可追溯至公元前4000年，苏美尔人收藏粮食的一半都用来发成麦芽然后酿制啤酒。

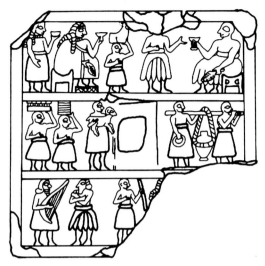

图 67　巴比伦人钟爱的啤酒（美国纽约大都会博物馆）

木材的烟味常常浸透到啤酒中，非本地人根本没法喝下这种酒。而在荷兰，人们更习惯用荞麦酿啤酒，这种口味只有他们自己受得了。"

19 世纪，一些发明对酿造啤酒技术的改善起到促进作用。如酿酒师用法国人发明的比重计测量出最节省成本的方法：一夸脱黑麦的麦芽浸出物是 24.5 千克，而浅色麦芽的浸出物可以达到 36.34 克。于是大部分酿酒师都开始在他们的酿造配方里使用浅色麦芽，酿造黑啤时只使用少部分深色麦芽配色。1817 年英国人发明了旋转焙烧炉后，浅色麦芽可以在焙烧炉里隔绝煤烟并且均匀地被制成黑色，从而在酿造黑啤时深色麦芽的用量进一步减少。这种基于成本的改良，使得人们在选择原料和制作工艺时更标准化、更稳定地生产啤酒。1876 年，法国人巴斯德发表了论文《啤酒研究》，指出用 50℃~60℃加热啤酒半小时能够彻底消灭啤酒里的乳酸杆菌，彻底解决了啤酒的贮藏问题。1895 年，德国工程师发明了世界上第一台制冷机，使啤酒酿造摆脱了季节限制，进一步增加了产量。加上普遍采用发酵法，使欧洲国家在 19 世纪下半叶迎来了啤酒发展的黄金时期。

从此，啤酒成为西方人最主流的饮料。这种饮料不是作为食物的补充出现的，它本身就是食物。在东欧和北欧，在土豆被引入之前，当地人以啤酒作为主食的一部分，它在食品中的比重甚至会超过面包。不管男女，富人和穷人，健康人还是患者的人，几乎所有人都喜欢啤酒。

1.4　稀奇之酒

药酒

中国药酒是中国传统酒文化的精华部分。中国药酒是在酿酒过程或在成品酒中加入中草药，其显著特点是与传统中医、中药相结合，集饮用、保健、治病、强身于一体，被视为"中国的国粹"。

中国最早的药酒命名见于先秦及汉代，如《黄帝内经》中的"鸡矢醴"及《金匮要略》中的"红蓝花酒"，多以单味药或一方中主药的药名作为药酒名称。汉代以后，有单味药配制的羌活酒，有两味药制成的五倍子白矾酒，有多味药制成的五蛇酒、五精酒、五枝酒。此外，还有以人名为药酒名称的仓公酒、史国公酒、北地太守酒、周公百岁酒，以功能主治命名的安胎当归酒、腰痛酒，以中药方剂命名的八珍酒、十全大补酒。唐宋时期，药酒补酒的酿造较为盛行，这一期间的医药巨著《备急千金要方》《外台秘要》《太平圣惠方》和《圣济总录》都收录了大量的药酒和补酒的配方和制法。唐宋时期，由于饮酒风气浓厚，社会上酗酒者也渐多，故在这些医学著作中，解酒、戒酒方也应运而生。与此同时，药酒的制法也有了发展，除酿造法和冷浸法之外，增加了热浸法。明代医学家李时珍于1578年著的《本草纲目》卷二十五"酒"条下，设有"附诸药酒方"的专目，以备参考。中国现代药酒分为滋补类药酒、活血化瘀类药酒、抗风湿类药酒和壮阳类药酒四类。

蛇酒

蛇酒在中国、朝鲜、越南、韩国、日本以及东南亚一带比较风行。通常的做法是把整条蛇放到酒里进行炮制。这种酒通常被认为有药用价值，可以改善脱发并提高性能力。

中国的天地人五蛇酒系是选用江西优质活鲜蕲蛇、银环蛇、眼镜蛇、乌梢蛇、黄稍蛇为主要原料，以优质纯粮白酒为酒基，辅以白芷、茯苓、甘草、红花、木瓜、枸杞、何首乌、白茅根等20余种名贵中药材，采用传统浸泡和现代渗漉相结合的方法精制而成。这种酒口感纯正、酒味醇和，是集治疗、滋补和预防为一体的新型保健品。据说饮用这种酒可以提高机体免疫能力，改善机能活力，营养肌肤，达到防病、治病与强身的目的。

蝎子酒

中国流行的蝎子酒是选用5~6厘米长的健壮活蝎子，浸泡在酒中七天以上，蝎子与酒的重量比是15:500。蝎子酒口味甘爽、味醇色佳、香而不艳，不但具有保健

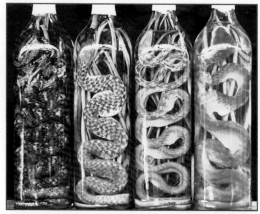

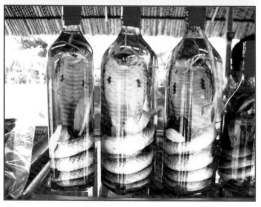

图68 亚洲蛇酒

酒的功效，同时还不失佐餐酒的口味，据说对口眼歪斜、风湿病、肩周炎等病症具有一定疗效。

2002年，英国伦敦埃克斯茅斯市场的一家餐馆推出了巧克力蝎子、炖鳄鱼和红辣椒响尾蛇（用蝎子伏特加做料酒）等奇异食品吸引顾客，人们可以在那里品尝蝎子伏特加酒。蝎子伏特加酒里面放置了档次最高的人工饲养的蝎子，酒在被喝掉的时候还可以把蝎子吃掉。这种做法类似中国的药酒。

泰国流行喝蝎子酒壮阳。在距离泰国首都曼谷250千米的一个小村庄有喝蝎子酒的习惯，那里的村民用蝎子和酒混合在一起发酵。他们相信蝎子酒可以治疗很多疾病，最重要的是可以壮阳。

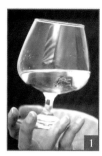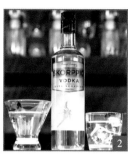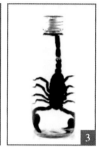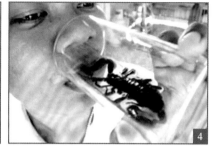

图 69 蝎子酒（1—2. 伦敦蝎子伏特加酒；3. 中国的蝎子酒；4. 泰国人喝蝎子酒）

姜酒

英国的丝彤姜酒是英国人的最爱，其色泽亮丽，散发着生姜香气和甘甜的香草味，略带一点焦糖口感。丝彤姜酒于 1740 年诞生于伦敦城创建的芬斯伯里酒厂，一经问世便享誉世界。那个时期，饮酒盛行，酿酒厂遍布伦敦大街小巷，伦敦市民大量饮酒，醉态横生，因此引起了人们的关注，对酒饮的担忧也由此产生。最终伦敦于 1751 年通过《消费税法案》，禁止酒厂直接将酒出售给大众。这一法案出台后，对芬斯伯里酒厂来说既是挑战也是机遇。首先，酒厂引进当时极富声望的零售商约瑟夫·丝彤，并将其名字命为公司品牌名，成功建立了坚实广泛的零售网。其次，公司秉承数百年的传统，以精湛的工艺，精选最优质的葡萄和新鲜研磨的生姜酿造出无与伦比的姜酒，迅速成为英国分公司的拳头产品。到 19 世纪，姜酒销量持续增长。1832 年霍乱的出现更将姜酒推向高潮，人们盛传生姜可预防此病，因此大量购买，姜酒销量突飞猛进。此外，姜还可助消化和壮阳，因而广受推崇，风靡全球。

中国的姜酒是以药食兼用的生姜为主要原料，配以荔枝、大枣等辅料，经过严格、精细的加工生产的保健酒。姜酒具有发汗解表，抗菌、抗衰老、抗疲劳的作用。姜酒虽属低度型酒，但由于生姜的特殊作用，使酒味醇浓，尤其适宜于长期在空调环境中、高寒地区、野外作业及井下作业等人员饮用。

蜂蜜酒

蜂蜜酒（Mead）是将蜂蜜加水稀释，经过发酵酿成的酒。在公元前 200—公元前 100 年，罗马、希腊、埃及等古国就出现了以蜂蜜为原料，配入粮食或果品中酿制的混合酒。在中世纪初期的日耳曼，蜂蜜酒就是与啤酒并列的最常见的酒。在欧洲，英国与波兰是最早制作蜂蜜酒的国家。英国在 1485 年国家获得统一后，出现了蜂蜜配制酒；1877 年占领印度后酿出

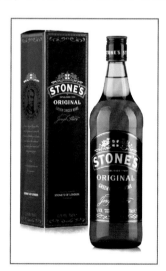

图 70 英国的丝彤姜酒

全蜂蜜酒。波兰在 1795 年被俄、普、奥第三次分割之后，出现了蜂蜜酒。

中国也是最早制作蜂蜜酒的国家之一。公元前 780 年，在西周宫宴中便有蜂蜜酒的记载。蜂蜜酒于唐宋时期盛行。唐代药学家苏敬[1]从酿造中得出了"凡作酒醴须曲，而葡萄、蜜等酒独不用曲"的自然发酵的经验。孟诜[2]在《食疗草本》中

也阐述了蜂蜜酒的食疗价值。元代元贞元年（1295），元成宗遣学者周达观[3]去真蜡国（柬埔寨），中国蜂蜜酒的酿造法再次传到国外。明代李时珍的《本草纲目》把蜂蜜酒列为专条，引证了唐代孙思邈用蜂蜜酒治风疹、风癣等疾病，并提供了蜂蜜酿酒的土方。

---

[1] 苏敬，中国唐代药学家，后避讳改名苏恭（生卒年不详，活动期为公元 7 世纪）。主持编撰世界上第一部由国家正式颁布的药典《新修本草》（又名《唐本草》）。

[2] 孟诜（621—713），唐代汝州梁县新丰乡子平里人（今河南省汝州市陵头镇孟庄村），著名学者、医学家、饮食家。著有《食疗本草》，被誉为世界食疗学的鼻祖。

[3] 周达观（约 1266—1346），元朝浙江温州永嘉人。曾带使节团抵真腊国都安哥，回国后编写了《真腊风土记》。

2

饮酒的习俗与鉴赏

2.1 饮酒的习俗

酒俗是人类生活习俗的一种表现形式，一个民族的历史、文化、宗教信仰及生活习惯甚至性格特色都可在酒俗中得到反映。特别是在欧洲一些国家，许多人嗜酒成癖，酒俗也五花八门。因此，不同的国家和民族有着各具特色的酒俗。

中国的酒俗

在中国历史上，酒的习俗受儒家酒文化观点的影响。儒家讲究"酒德"两字，最早见于《尚书》和《诗经》。其含义是说，饮酒者要有德行，不能"颠覆厥德，荒湛于酒"。《尚书·酒诰》中集中体现了儒家的酒德，即："饮惟祀"（只有在祭祀时才能饮酒），"无彝酒"（不要经常饮酒，平常少饮酒，以节约粮食，只有在有病时才宜饮酒），"执群饮"（禁止民间聚众饮酒），"禁沉湎"（禁止饮酒过度）。儒家并不反对饮酒，用酒祭祀敬神、养老奉宾，都是德行。

中国古代饮酒的礼仪约有四步：拜、祭、啐、卒爵。先做出拜的动作，表示敬意；接着把酒倒出一点儿在地上，祭谢大地生养之德；然后尝尝酒味，并加以赞扬令主人高兴；最后仰杯而尽。

日本的酒俗

在日本，酒和个人事业密切结合。日本的男人如果拒绝上司的饮酒之邀，那么

他的工作恐有不测，甚至可能永远也得不到提拔和重用。如果得到了升迁，一概是要喝酒的。

酒吧是日本男人的天堂。有的时候做出重大决定的场合往往不是在办公室，而是在酒吧里。

每天下班后泡酒吧，然后拖着醉态的步子回家，以这种方式饮酒的日本人多半是为了从工作压力中解脱出来。

韩国的酒俗

韩国酒比日本酒更加清淡，度数很低。人们喝酒不用酒杯，而是用大碗，而且习惯一醉方休。在韩剧当中，无论男女主角，都能一杯杯"豪饮"下去。男人喝酒不醉不叫喝酒，只有醉了才觉得尽兴、痛快。因此，在韩国的大街上常看到互相搀扶而行的大醉之人。

美国的酒俗

历史上的美国人以喜欢喝烈酒著称于世，但后来他们的饮酒习惯发生了变化，即从烈性深色酒转向非烈性浅色酒，更多的人则喜欢饮啤酒、葡萄酒和果酒。据统计，1975年，英国威士忌在美国的消耗量达13.6%，到1985年则降为11%。相反，美国低度酒的销量却上升了约30%。

现在的美国人普遍认为：浅色酒比深色酒更有益于健康。美国人饮酒的这种变

化对世界饮酒习俗有重大影响，它反映了全世界酒俗的大趋势。

墨西哥的酒俗

墨西哥人很爱喝啤酒，啤酒不但是他们的饮料，也是一道美食。墨西哥啤酒别具一格，他们的啤酒是用龙舌兰做的，呈乳胶状，而且酿好后当天就要喝掉。来访者或者旅游者在墨西哥饮上一大杯用龙舌兰做的啤酒，绝对是一件开心的事。

意大利的酒俗

意大利是盛产葡萄酒的国家。许多小城镇的居民甚至乡村农户也会酿酒。有些农民家里酿了许多酒，自给有余，也会出售。他们将葡萄枝挂在自家门口，过路人一看便知道这家有酒卖。一旦酒已售完，绿枝就被取下。这一风俗一直延续至今，有些商店门口仍然挂起葡萄枝。

意大利最盛行的酒是一种叫"维诺"的葡萄酒。

意大利大餐，每宴必饮酒，而且一喝起来就不计较时间，往往痛饮至深夜。

法国的酒俗

法国的香槟和葡萄酒是世界闻名的。香槟为喜庆准备，只要遇到喜庆之日，法国人就打开香槟，共同举杯庆祝。但香槟不宜与烤肉同用，因为烟味会夺走酒味。

饮用法国的白葡萄酒和红葡萄酒时，有"白酒配鱼，红酒配肉"的不成文法则。而且白葡萄酒不宜太冰，红葡萄酒不宜过温。另外，酒杯也有学问，高脚杯可使手掌与酒保持距离，也就是不升高酒温。想做"酒博士"很不容易，法国有几个学校专门培养这类学生。

英国的酒俗

英国威士忌于 1839 年正式投产。今天的威士忌在酿造时加入了黑麦、燕麦、玉米等各种原料，英国人对此有一个骄傲的说法，即"混合是一种艺术"。

在英国，有一种特别有趣的饮酒习俗。英国禁酒令的实行是分区管制的。牛津街有一段街区的酒吧是在晚上 22 时 30 分停止营业，但在另一段则是晚上 23 时才禁止喝酒。因此，在英国的酒客们通常知道酒吧以泰晤士河畔为界线划分，故常有在某个地方喝，遇时间到了，再到别的地方继续喝的雅兴。

俄罗斯的酒俗

俄罗斯人喜欢饮不掺水的烈性酒伏特加。伏特加是烈酒，饮时令喉咙"燃烧"。俄罗斯人喝酒习惯用大杯，而且要干杯，所以一瓶酒打开后就没有机会再盖起来了。俄罗斯人喝伏特加时，必先从喉咙里发出"咕噜"声，相传这是彼得大帝留下来的"传统"[①]。有的俄罗斯人喝酒时还要"不醉非好汉"，常常醉得狂欢乱舞。

在酒礼方面，最有特色的是祝酒礼仪。按照俄式餐饮礼仪，上至官方宴会，下到私人宴席，在饮酒之前先要致祝酒词。第一杯一般为相聚；第二杯祝福健康；第三杯为一切爱：对祖国的爱，对家庭的爱，对妻子的爱，总之，为所有的爱。

---

① 据说，彼得大帝曾给一个有功之臣颁布过"终身免费饮酒奖章"。这枚奖章不是金属制作的，而是在此人的颚下烙一个印记，这个人无论走到哪里，只要昂首轻拍喉咙，喝酒就是免费的。不过现在的人拍喉咙不是要求免费，而是显示自己的海量豪饮。

希腊的酒俗

希腊人喜欢喝白酒。希腊最有名的酒是乌佐（Ouzo），42度。乌佐的味道有一些甘草香味，喝之前要放一些冰块，然后轻轻晃动几下，透明的液体就会变白，看上去非常柔和，喝起来味道很好。

希腊人通常是去餐馆和酒吧喝酒，他们不是边吃饭边喝酒，而是单纯喝酒，最多佐以干果和橄榄，而且把喝得微醉视为一种社交风尚。

德国的酒俗

德国有"啤酒王国"之称，德国产的啤酒远销140多个国家和地区。德国人喝啤酒也是世界出名的，其规矩是吃饭前先喝啤酒，再喝葡萄酒，若饮酒次序反了，他们会认为有损健康。

德国人变着法子享受啤酒，如啤酒节、啤酒园、啤酒香肠、啤酒地下屋等，名目很多。德国啤酒杯算得上是世界上最大的酒杯，一杯可装一升！

葡萄牙的酒俗

葡萄牙人同葡萄酒结下了不解之缘。葡萄酒是葡萄牙每一个家庭必不可少的饮料，男女老幼饭前饭后都爱饮酒，也喜欢用酒招待客人。在他们看来，男人只有饮酒才是男子汉。

葡萄牙人十分讲究饮酒的方式。饭前要饮开胃葡萄酒；饭后要饮助消化的葡萄酒；用餐过程中还要根据不同菜肴配不同的酒，如吃肉时喝红葡萄酒，吃鱼时喝白葡萄酒，吃点心时则配葡萄汽酒。这种传统而严格的配酒方式沿袭至今，已成为葡萄牙人在社交场合和家庭宴会时的一种礼节和习惯。

西班牙的酒俗

长期以来的饮酒习惯丰富了西班牙人的饮食文化。西班牙人之所以人人喜欢饮酒，与西班牙盛产葡萄和葡萄酒有密切关系。流经西班牙全境的杜罗河给该流域的土地创造了种植葡萄得天独厚的地理条件。这里气候湿润，土地肥沃，用这里盛产的葡萄酿成的酒，装入木桶，送到酒窖中储藏，就制成了芬芳香醇的葡萄酒，其质量可与法国酒相媲美。

西班牙每年葡萄酒产量居世界第四位。葡萄酒在西班牙人的心目中具有崇高的地位，被称为"大地和太阳的儿子"，每天给他们智慧与力量。

2.2 品酒的艺术

品评是一门科学，也是古代留传下来的传统技艺。现代科学品酒的方法除了按照理化分析结果和制订的指标判断之外，还要运用感觉器官（视、嗅、味、触）来评定酒的质量，以区分优劣，划分等级，判断酒的风格特征，这被称为品评，人们习惯地称为评酒，又称为品尝、感官检查、感观尝评。

对酒品色泽的鉴定

各种酒品都有一定的色泽标准要求。白酒的色泽要求是无色，清亮透明，无沉淀；白兰地的色泽要求是浅黄色至赤金黄色，澄清透明，晶亮，无悬浮物，无沉淀；黄酒的色泽要求是橙黄色至深褐色，清亮透明，有光泽，允许有微量聚集物；白葡萄酒的色泽要求应为浅黄微绿、浅黄、淡黄、禾秆黄色，红葡萄酒应为紫红、深红、宝石红、红微带棕色，桃红葡萄酒应为桃红、淡玫瑰红、浅红色，加香葡萄酒应为深红、棕红、浅黄、金黄色，澄清透明，均不应有明显的悬浮物；淡色啤酒的色泽要求是淡黄，清亮透明，没有明显的悬浮物，当注入洁净的玻璃杯中时，应有泡沫升起，泡沫洁白细腻，持久挂杯。对这些色泽标准的要求，必须利用肉眼来看酒的外观、色泽、澄清度、异物等。对酒的观看方法是：当酒注入杯中后，将杯举起，白纸作底，对光观看；也可将杯上口与眼眉平视，进入观看；若是啤酒，首先观泡沫和气泡的上升情况。正常的酒品，应符合上述标准要求，反之，为不合格的酒品。

对酒品香气的鉴定

酒类含有芳香气味的成分，其气味成分是酿造过程中由微生物发酵产生的代谢产物及各种酶类。酒进入口腔中时的气味所挥发的分子进入鼻咽后，与呼出的气体一起通过两个鼻孔进入鼻腔，这时，呼气也能感到酒的气味。而且酒经过咽喉时，下咽至食管后，便发生有力的呼气动作，带有酒气味分子的空气便由鼻咽急速向鼻腔推进，此时，人对酒的气味感觉会特别明显。这是气味与口味的复合作用。酒的气味不但可以通过咽喉到鼻腔，而且咽下以后还会再返回来，一般称为回味。回味有长短，并可分辨出是否纯净（有无邪、杂气味，有无刺激性）。酒的香气与味道是密切相关的，人们对滋味的感觉，有相当部分要依赖于嗅觉。

人的嗅觉是极容易疲劳的，对酒的气味嗅的时间过长，就会迟钝不灵，这叫"有时限的嗅觉缺损"。中国古人说，"入芝兰之室，久而不闻其香；入鲍鱼之肆，久而不闻其臭"，指的就是嗅觉易于迟钝。所以人们嗅闻酒的香气时不宜过长，要有间歇，借以保持嗅觉的灵敏度。

然而对威士忌酒的评级分类完全靠鼻子闻香。在英国有一个专门用鼻子检查威士忌的机构。他们共有六个人，对鉴尝威士忌都有经验。其中有五人专门评麦芽威士忌，一个人专门评硬谷类威士忌。他们每天评威士忌的样品可以达到200个。他们提出的意见都是作为生产单位和勾兑单位的第一手参考意见。

对酒品滋味的鉴别

人的味觉器官是口腔中的舌头。由于舌头上味觉乳头的分布不同，味觉乳头的形状不同，各部位的感受性也就各不相同。在舌头的中央和背面没有味觉乳头，就不受有味物质的刺激，没有辨别滋味的能力，但这两个部位会对压力、冷、热、光滑、粗糙、发涩等有感觉。舌前2/3的味蕾与面神经相通，舌后1/3的味蕾与舌咽神经相通，软腭、咽部的味蕾与迷走神经相通。味蕾接受的刺激有酸、甜、苦、咸四种，除此之外的味觉都是复合味觉。舌尖的味觉对甜味最为敏感，舌根的反面专司苦味，舌的中央和边缘对酸味和咸味敏感，涩味主要由口腔黏膜感受，辣味则是舌面及口腔黏膜受到刺激所产生的痛觉；味蕾的数量随着年龄的增长而变化，一般十个月婴儿的味觉神经纤维已成熟，能辨别出咸、甜、苦、酸；味蕾数量在 45 岁左右增长到顶点；到 75 岁以后，味蕾数量大为减少。

酒类含有很多呈味成分，主要有高级醇、有机酸、羰基化合物等，这是与酿造原料、工艺方法、贮存方法等分不开的。人们是通过口腔中的舌头刺激味蕾，产生感觉，然后鉴定出酒质优劣、滋味好坏的。

2.3 名酒鉴赏

世界著名的蒸馏酒

白兰地（Brandy）

白兰地是以水、果汁、果浆或皮渣为原料，经发酵、蒸馏，在橡木桶贮藏和陈酿一年以上，酒精度在 40%（V/V）左右的蒸馏酒。世界著名的白兰地有：马爹利、人头马和轩尼诗、雅涅克等。马爹利（Martell）是产自法国干邑地区的著名干邑白兰地品牌，也是世界上最古老、最驰名的白兰地酒。它于1715年创立，以创始人的名字命名。人头马（Remy Martin）贵为特优香槟干邑专家，一直被誉为干邑品质、形象和地位的象征。它是世界四大白兰地品牌中唯一一个由干邑省本地人所创建的品牌，也是四大白兰地品牌中唯一一家自己种植葡萄的公司。轩尼诗（Hennessy）是法国白兰地的著名品牌之一，世界销量第一，拥有世界规模最大的陈年生命之水蕴藏。它始创于 1967 年。轩尼诗秉承其家族对酿制干邑一丝不苟、力臻完美的优良传统，严格控制生产的每一个环节，并贯彻轩尼诗之原创精神。

威士忌（Whisky）

威士忌以大麦芽和其他谷物为原料，以麦芽为糖化剂，经糖化和发酵、蒸馏，并在橡木桶中贮藏陈酿一年以上，酒精度在 40%（V/V）左右。世界著名威士忌有：芝华士、尊尼获加和百龄坛等。芝华士（Chivas）是 1801 年成立于苏格兰阿柏丁的芝华士公司所创造的品牌。该公司的创始人是詹姆斯·芝华士和约翰·芝华士兄弟，是全世界最早生产调和威士忌并将其推向市场的酒商，也是威士忌三重调和的创造者。有着近两百年历史的尊尼获加（Johnnie Walker）威士忌是苏格兰威士忌之典范。1827 年，乔治·百龄坛（George Ballantine）先生在苏格兰首府爱丁堡酿造出了第一瓶佳酿百龄坛。时至今日，这一传统苏格兰调和型威士忌的卓越代表以其世代延续 180 年不变的酿造传统和超凡口感享誉全球。百龄坛是世界上最高档的苏格兰威士忌之一，是世界销量排名第二的苏格兰威士忌，也是全球十大烈酒之一。

伏特加（Vodka）

伏特加以谷物、马铃薯等淀粉为原料，经发酵、蒸馏制造成食用酒精后，再经过精馏或活性炭吸附过滤，以便有选择地减少原料和发酵的副产物，增加本产品醇香。世界著名伏特加有：皇冠伏特加、绝对伏特加等。目前，皇冠伏特加（Smirnoff）是最为普遍接受的伏特加之一，在全球 170 多个国家销售，堪称全球第一伏特加。绝对伏特加（Absolut Vodka）是世界十大名酒之一，是享誉国际的顶级烈酒品牌。

伏特加是世界知名烈酒之一，是俄罗斯和波兰的国酒，也是在北欧寒冷国家十分流行的一种烈性饮料。伏特加酒在一定程度上影响了俄罗斯民族的性格，比如造就了俄罗斯人的豪爽和自由的性格，而且俄罗斯这个"血管中流淌着伏特加的民族"和伏特加之间的影响还将继续下去。

朗姆酒（Rum）

朗姆酒以甘蔗或甘蔗糖厂的糖浆、糖蜜为原料，经过发酵、蒸馏，在橡木桶贮藏陈酿一年以上，酒精度在40%（V/V）左右。世界最著名朗姆酒是百加得（Bacardi）。在18世纪初，加勒比海地区的海盗们被野性十足、霸气张扬的朗姆酒所征服，朗姆酒因此获得了"海盗酒"的绰号。1862年，百加得创始人在古巴圣地亚哥创建高档朗姆酒品牌百加得。它纯正，顺滑，蕴含的是象征拉丁加勒比精神的自由、色彩和激情，是全球销量第一的高档烈性洋酒，产品遍布170多个国家。

金酒（Gin）

金酒是在1660年由荷兰莱顿大学西尔维斯教授制造成功的。最初制造这种酒是为了帮助在东印度地域活动的荷兰商人、海员和移民预防热带疟疾病，作为利尿、清热的药剂使用。不久人们发现这种利尿剂香气和谐、口味协调、醇和温雅、酒体洁净，具有净、爽的自然风格，于是很快就将其作为正式的酒精饮料饮用。金酒的怡人香气主要来自具有利尿作用的杜松子。杜松子的加法有许多种，一般是将其包于纱布中，挂在蒸馏器出口部位，蒸酒时，其味便串于酒中；或者将杜松子浸于绝对中性的酒精中，一周后再回流复蒸，将其味蒸于酒中；有时还可以将杜松子压碎成小片状，加入酿酒原料中，进行糖化、发酵、蒸馏，以得其味。

中国的八大名酒

1949年以来，中国对白酒进行过五次国际级评比。

第一届　1952年在北京举行，评出四大名酒：茅台酒、汾酒、泸州大曲酒、西凤酒。

第二届　1963年在北京举行，评出八大名酒：五粮液、古井贡酒、泸州老窖特曲、全兴大曲酒、茅台酒、西凤酒、汾酒、董酒。

第三届　1979年在大连举行，评出八种名酒：茅台酒、汾酒、五粮液、剑南春、古井贡酒、洋河大曲、董酒、泸州老窖特曲。

第四届　1984年在太原举行，评出十三种名酒：茅台酒、汾酒、五粮液、洋河大曲、剑南春、古井贡酒、董酒、西凤酒、泸州老窖特曲、全兴大曲酒、双沟大曲、特制黄鹤楼酒、郎酒。

第五届　1989年在合肥举行，评出十七种名酒：茅台酒、汾酒、五粮液、洋河大曲、剑南春、古井贡酒、董酒、西凤酒、泸州老窖特曲、全兴大曲酒、双沟大曲、特制黄鹤楼酒、郎酒、武陵酒、宝丰酒、宋河粮液、沱牌曲酒。

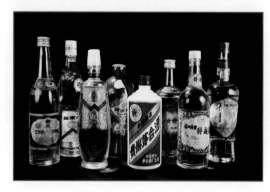

图71 20世纪80年代中国八大名酒（茅台酒、汾酒、五粮液、泸州老窖特曲、剑南春、西凤酒、古井贡酒、董酒）

茅台酒

茅台酒属于蒸馏酒，是酱香型白酒的典范，因产于中国贵州省仁怀县茅台镇而得名。茅台酒以优质高粱为原料，用小麦制成高温曲，而用曲量多于原料。用曲多、发酵期长、多次发酵、多次取酒等独特工艺，是茅台酒风格独特、品质优异的重要原因。现已知茅台酒香气组成成分多达300余种，酒精度为53度。1915年荣获美国巴拿马万国博览会金奖，与法国雅涅克白兰地、英国苏格兰威士忌并称世界三大（蒸馏）名酒，是中国大曲酱香型白酒的鼻祖和典型代表。近一个世纪以来，茅台酒已先后14次荣获各种国际金奖，并蝉联历次国内名酒评比之冠，被公认为中国国酒。

汾酒

汾酒属于蒸馏酒，是清香型白酒的典范，产于中国山西省汾阳市杏花村。汾酒以高粱为原料，用大麦、豌豆制大曲作为糖化发酵剂，在地缸内发酵，经蒸馏、贮存、勾兑而成。具有清澈透明、清香纯正、爽口绵长的风格特色。1875年，汾阳王姓乡绅在杏花村创立了"宝泉益"酒作坊，以产老白汾酒而闻名于世。1915年其

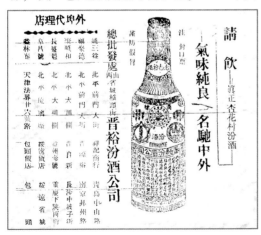

图72 1925年出版的杂志《北方快览》中的汾酒广告

兼并"德厚成"和"崇盛永"而易名为"义泉泳"。1915年，杏花村的老白汾酒参加巴拿马万国博览会获金质奖，成为中国唯一荣获金质奖的白酒品牌。

五粮液

五粮液属于蒸馏酒，是浓香型白酒的典范，产于中国四川省宜宾市。宜宾五粮液，酒香浓郁，醇厚甘美，回味悠长，以优质糯米、大米、高粱、小麦、玉米五粮为原料酿制而得名。酒精度分39度、52度、60度三种。宋代（960—1279）宜宾姚氏家族私坊酿制，采用玉米、大米、高粱、糯米、荞子五种粮食酿造的"姚子雪曲"是五粮液最成熟的雏形。到了1368年，宜宾人陈氏继承了姚氏产业，总结出陈氏秘方，时称"杂粮酒"，后由晚清举人杨惠泉改名为"五粮液"。它是宜宾酒厂用"五粮配方，小麦制曲，人工培窖，双轮低温发酵，量质摘酒，按质拼坛，分级储存，精心勾兑"的独特技术和悠久的传统工艺精酿而成，不仅在国内驰名遐迩，而且远销国外。1988年获香港第六届国际食品展览会金龙奖，1989年获日本大孤第三届89关西国际仪器展金质奖，1990年获泰国国际酒类博览会金奖，1991年获保加利亚普罗夫迪夫国际展览会金奖及德国莱比锡国际博览会金奖，1992年获美国国际名酒博览会金奖，1993年获俄罗斯圣彼得堡国际博览会特别金奖。

泸州老窖

泸州老窖属于蒸馏酒，是浓香型白酒的典范，产于中国四川省泸州市。泸州老窖源远流长，是中国浓香型白酒的发源地，以众多独特优势在中国酒业独树一帜。泸州曲酒的主要原料是当地的优质糯高粱，用小麦制曲，大曲有特殊的质量标准，酿造用水为龙泉井水和沱江水，酿造

工艺是传统的混蒸连续发酵法。蒸馏得酒后，再用"麻坛"贮存一两年，最后通过细致地评尝和勾兑，达到固定的标准，方能出厂，保证了老窖特曲的品质和独特风格。泸州老窖具有浓香、醇和、味甜、回味长四大特色，酒精度有 38 度、52 度、60 度三种。泸州拥有中国建造最早（始建于 1573 年）、连续使用时间最长、保护最完整的 1573 国宝窖池群，"泸州老窖酒传统酿制技艺"于 2006 年 5 月入选首批"国家级非物质文化遗产名录"。

剑南春

剑南春酒产于中国四川省绵竹县剑南春酒厂。绵竹古属绵州，归剑南道辖，酿酒历史悠久。此酒以高粱、大米、糯米、玉米、小麦为原料，小麦制大曲为糖化发酵剂。其工艺有：红糟盖顶、回沙发酵、去头斩尾、清蒸熟糠、低温发酵、双轮底发酵等，配料合理，操作精细。剑南春酒质无色，清澈透明，芳香浓郁，酒味醇厚，醇和回甜，酒体丰满，香味协调，恰到好处，清冽净爽，余香悠长。酒精度分 28 度、38 度、52 度、60 度四种，属浓香型大曲酒。

西凤酒

西凤酒属于蒸馏酒，是凤香型白酒的典范，产于中国陕西省凤翔县柳林镇。始于殷商，盛于唐宋，已有 3000 多年的历史。根据殷商晚期的尹光方鼎铭文和西周初年的方鼎铭文记载，远在 3000 年前这里出产的"秦酒"（即今西凤酒，因产于秦地雍城而得名）就成为王室御酒。《酒谱》记载的秦晋韩原大战秦穆公获胜后"投酒于河以劳师"的典故就发生在这里。至今，民间仍流传着"东湖柳、西凤酒、女人手"的佳话。西凤酒以当地特产高粱为原料，用大麦、豌豆制曲。工艺采用续

渣发酵法，发酵窖分为明窖与暗窖两种。蒸馏得酒后，再经三年以上的贮存，然后进行精心勾兑之后出厂。西凤酒无色清亮透明，醇香芬芳，清而不淡，浓而不艳，集清香、浓香之优点融于一体，风格独特。酒精度分 33 度、38 度、39 度、42 度、45 度、48 度、50 度、55 度、65 度等多种。1915 年，西凤酒荣获巴拿马赛会金质奖，遂盛名五洲。

古井贡酒

古井贡酒产于中国安徽省亳州市古井酒厂。亳州是曹操、华佗的故乡，汉代以酿有酒品闻名著称。古井贡酒以本地优质高粱作原料，以大麦、小麦、豌豆制曲，沿用陈年老发酵池，继承了混蒸、连续发酵工艺，并运用现代酿酒方法加以改进，博采众长，形成自己的独特工艺，酿出了风格独特的古井贡酒。古井贡酒酒液清澈如水晶，香醇如幽兰，酒味醇和，浓郁甘润，黏稠挂杯，余香悠长，经久不绝。酒精度分为 38 度、55 度、60 度三种。古井贡酒获得巴黎第十三届国际食品博览会金奖，被世人誉为"酒中牡丹"。

董酒

董酒属于大曲其他香型优质白酒，产于中国贵州省遵义市董公寺镇，因创始于董公祠而得名。董酒采用高粱为原料，加入 130 多味中药材制成大、小曲。用小曲小窖发酵成酒醅，大曲大窖发酵成香醅，再以酒醅香醅串蒸，经量质摘酒，陈酿勾兑而成。董酒既有小曲酒的绵柔醇和、回甜，又有大曲酒的芳香浓郁，并带药香，酒香药香融为一体。香气幽雅舒适，入口醇和浓郁，饮后甘爽味长。董酒作为唯一使用上百种中草药参与酿造而没有成为药酒，却具备了综合保健功能的白酒，在酿造业中是一个奇迹。

2.4 酒具的历史

中国的酒具

在中国不同的历史时期，酒器的制作技术、材料和酒器的外形都有相应的变化，因此，酒器种类繁多。按酒器制作的材料分为天然材料、陶制、青铜制、漆制、瓷制、玉器、水晶制、金银、锡制、景泰蓝、玻璃、铝制和不锈钢等饮酒器。

远古时代的酒器

远古时期火的使用使人们结束了茹毛饮血的原始生活方式。农耕的兴起，使人们不仅通过农作获得了赖以生存的粮食，而且发明了用谷物作为酿酒的原料，制造出未经过滤的酒醪(这种酒醪现在仍很流行)。随着陶器的出现有了炊具，进一步分化出了专门的饮酒器具。由于酒醪呈糊状和半流质，不适于饮用，而是食用，故食用的酒具是一般的碗、钵等大口器皿，其制作材料主要是陶器、角器和竹木。

考古学家在山东的大汶口文化时期的一个墓穴中发现大量的酒器（酿酒器具和饮酒器具）。在六千多年前新石器时期的晚期，尤以龙山文化时期为代表，酒器的类型有罐、瓮、盂、碗、杯等，用途明确，与后世的酒器有较大的相似性。

商周的青铜酒器

在商代，由于酿酒业的发展、青铜器制作技术的提高，中国的酒器达到前所未有的繁荣。当时还出现了专门以制作酒具为生的氏族。周代的酒器基本上沿袭了商代的风格，也有专门制作酒具的"梓人"[1]。

青铜器在商周达到鼎盛，考古发现的最早的铜制酒器为夏二里头文化时期的爵。商周酒器的用途基本上是专一的。据《殷周青铜器通论》记载，商周的青铜器共分为食器、酒器、水器和乐器四大部，共 50 类，其中酒器占 24 类，按用途分为煮酒器、盛酒器、饮酒器、贮酒器。盛酒器具类型较多，主要有尊、壶、卣、皿、斛、觥、瓮、彝等[2]。饮酒器的种类主要有觚、觯[3]、角、爵、杯、舟。不同身份的人使用不同的饮酒器，如"宗庙之祭，尊者举觯，卑者举角"。

汉代的漆制酒器

秦汉之际，青铜酒器逐渐衰落。在中国的南方，漆制酒具开始流行，并成为两汉、魏晋时期的主要类型。漆制酒具，其形制基本上继承了青铜酒器的形制，有盛酒器具、饮酒器具。饮酒器具中，漆制耳杯是常见的。在湖北省云梦睡虎地 11 座秦墓中出土了漆耳杯 114 件，在长沙马王堆一号墓中也出土了耳杯 90 件。汉代，人们饮酒一般是席地而坐，酒樽置于席地中间，里面放着挹酒的勺，饮酒器具也置

---

① "梓人"指古代木工。《考工记·总序》载，木工有七，其一为梓人，专造饮器、箭靶和钟磬的架子。后世亦称建筑工人为"梓人"。

② 尊（音 zūn）、卣（音 yǒu）、斛（音 hú）。觥（音 gōng），腹椭圆，上有提梁，底有圈足，兽头形盖。彝（音 yí），古代盛酒的器具，亦泛指古代宗庙常用的祭器，如彝器、彝鼎、彝尊。

③ 觚（音 gū），长身，侈口，口和底均呈喇叭状。觯（音 zhì），圆腹，侈口，圈足，形似小瓶，大多数有盖。

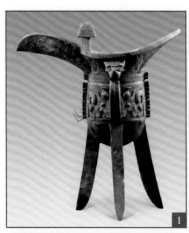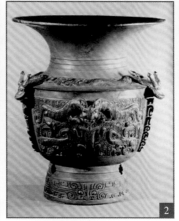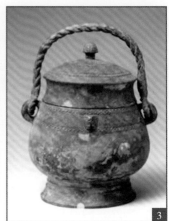
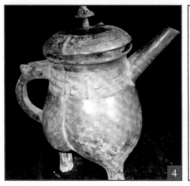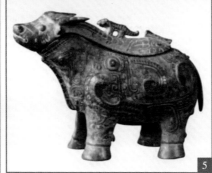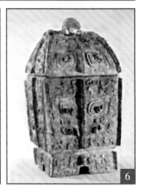

图 73　中国古代酒器（1. 兽面纹爵；2. 尊；3. 卣；4. 商周青铜斝；5. 商周青铜牛觥；6. 方彝）

于地上，故形体较矮胖。

清代以后的酒器

进入 20 世纪，由于酿酒工业发展迅速，留传数千年的传统的自酿自用的酿酒方式被逐渐淘汰。现代酿酒技术和人们的生活方式对酒具产生了显著的影响。现代酿酒工厂，白酒和黄酒的包装方式有了新的变化，主要是瓶装、坛装。这时，小型酒杯较为普及，主要用于饮用白酒，酒杯的制作材料主要是玻璃、瓷器，也有用玉和不锈钢等材料制成的。中型酒杯，既可作为酒具，也可以作为茶具如啤酒、葡萄酒的饮用器具，材质主要是以透明的玻璃为主。

20 世纪 80 年代后，啤酒的产量飞跃发展，一跃而成为酒类产量最大的品种，包装方式有瓶装、桶装和听装等。

特型酒器

在中国历史上有一些金、银、象牙、玉石、景泰蓝等独特材料或独特造型的酒器，虽然不很普及，但具有很高的欣赏价值。如：玉石所制的夜光杯；北宋陕西耀州窑出品的倒流瓷壶[1]；宋朝皇宫中所使用的鸳鸯转香壶[2]，能在一壶中倒出两种酒

---

① 倒流瓷壶，高 19 厘米，腹径 14.3 厘米，它的壶盖是虚设的，不能打开。在壶底中央有一小孔，壶底向上，酒从小孔注入。小孔与中心隔水管相通，而中心隔水管上孔高于最高酒面，当正置酒壶时，下孔不漏酒。壶嘴下也是隔水管，入酒时酒可不溢出。设计颇为巧妙（现藏于陕西省博物馆）。

② 鸳鸯转香壶，是中国流传的一种神奇酒具，见于汉代，能在同一壶中倒出不同的两种酒来。

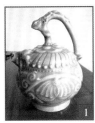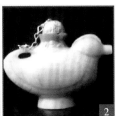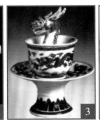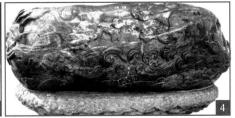

图 74　中国古代特型酒器 （1. 倒流瓷壶正面；2. 鸳鸯转香壶；3. 九龙公道杯；4. 渎山大玉海）

来；宋代的九龙公道杯[①]；专门用于贮存酒的玉瓮——渎山大玉海[②]。此外，还有"禁"，是周代贵族在祭祀或宴飨时置放酒器的用具，即古代的茶几。东汉郑玄在为《仪礼士冠礼》作注时说："禁，承尊之器也，名之为禁者，因为酒戒也。"就是警戒饮酒者的意思[③]。1949 年以前，中国仅发现四件"禁"；2012 年在陕西省宝鸡市渭滨区石鼓镇石嘴头村考古时，新发现一件[④]。

当代酒器

当代酒器在一些较为高档的餐饮场所得到应用。在酒吧所售的酒，主要有白兰地、威士忌、朗姆酒、杜松子酒、俄得克、香槟、利口酒等，鸡尾酒也较为普遍。不同的酒，用不同的酒杯。在不同的场合下，饮用不同的酒要选用适宜的酒杯，不能随便乱用。

酒杯种类繁多，造型各异，这有历史、地域等方面的原因，同时也反映了一定的科学性和艺术性。

饮用不同的酒，选用不同的酒杯，杯

的容量也是最为重要的，历史上用盎司（Ounce，oz）作为酒的液量单位。英制 1 盎司为 28.41 毫升，美制 1 盎司为 29.57 毫升。16 盎司折合 1 品特（美制）。现在推行的国际单位制，用毫升数表示酒具的容量。30 毫升代替原先为 1 盎司的容量。

常见的酒杯容量为：威士忌纯饮杯（Whisky Line），1.5~3 盎司；雪利和波特杯（Sherry & Port），2~3 盎司；甜酒杯（Liqueur），1~1.5 盎司；白兰地专用杯，（Brandy Snifter）3~8 盎司；鸡尾酒杯（Cocktail Glass），2~4.5 盎司；酸酒杯（Sour Cocktail Glass），4.2~6 盎司；香槟鸡尾酒杯（Champagen Cocktail Glass），4.5~6 盎司；古典杯（Old Fashioned），6~8 盎司；哥连士杯或高杯（Collins or Tall Glass），10~12 盎司；冷饮杯（Cooler or Tall Glass），15~16.5 盎司；海波杯（Highball），6~10 盎司；啤酒杯（Beer），10~12 盎司；生啤酒杯（Mug），12~32 盎司；水杯（Water Glass），10~12 盎司。

---

① 九龙公道杯，产于宋代，上面是一只杯，杯中有一条雕刻而成的昂首向上的龙，酒具上绘有八条龙，故称九龙杯。下面是一块圆盘和空心的底座。斟酒时，如适度，滴酒不漏；如超过一定的限量，酒就会通过"龙身"的虹吸作用将酒全部吸入底座，故称公道杯。

② 渎山大玉海，据传这口大玉瓮是元始祖忽必烈在至元二年 (1256) 从外地运来，置在琼华岛上，用来盛酒宴赏功臣。渎山大玉海是用整块杂色墨玉琢成，周长 5 米，四周雕有出没于波涛之中的海龙、海兽，形象生动，气势磅礴。重达 3500 千克，可贮酒 30 石。现存于北京北海公园前团城承光殿前玉瓮亭。

③ 据文献记载，商人嗜酒成风，到商纣王时期达到顶峰。西周建国后，总结前朝的经验教训，认为商亡国的原因之一就是商人嗜酒酗酒。西周王朝为维护其长期统治，坚决禁止周人酗酒。酒要饮，又不能失度，所以就把这种盛放酒器的案形器叫作"禁"。

④ 白攻. 宝鸡出土青铜茶几名"禁"　目前全国仅出土 4 件. 华商报，2012-06-25.

3

酒文化与文学

3.1 中国酒文化与文学

酒是中华民族饮食文化的一个重要组成部分，从作坊式操作到工业化生产，酒几乎渗透到社会生活中的各个领域，成为一种文化象征。

酒是从粮食花果中提炼出来的诗。而诗则是付诸语言的思想和情感酿造出来的酒。五千年中华文化中"仁""忍""酒"三个字具有代表意义。翻翻历史，最早从仪狄和杜康发明酒之后，字典里就多了一个"醉"字。炎黄子孙最喜欢玩的游戏是饮酒歃盟①。

殷人酗酒。到了周朝，统治者颁布了酒诰。两汉首创以酒治病。"酒后方知乐"的魏晋狂饮时期，成为令人神往、令人陶醉的年代。其后，无数"酒赋""酒赞"脱颖而出，成为千古名篇，至今为人津津乐道。唐宋时期是"诗情生酒里，酒进佳句出"的年代，特别是蒸馏白酒技术的发明，使得唐代酒的质量提升。不少酒侣诗朋，饮中豪杰随之出现，像"酒仙"李白、"酒圣"杜甫、"醉尹"白居易、"醉翁"欧阳修，一时群星的成名之作也大量涌现。

中国酒的典故

酒池肉林

中国商代晚期的帝王多是淫暴之主，一味追求享受安乐。商末帝纣是一个好色好酒的人。《史记·殷本纪》称："（纣）以酒为池，县（悬）肉为林，使男女裸相逐其间，为长夜之饮。"商纣的暴政，加上酗酒，最终导致商代的灭亡。后来人们常用"酒池肉林"形容生活奢侈，纵欲无度。

据分析推测，由于商代的盛酒和饮酒器具多为青铜器，其中含有锡与铜，溶于酒中后使商朝的人饮后中毒，身体状况日益下降②。

箪醪③劳师

公元前 492 年，中国东周春秋时代，越王勾践被吴王夫差战败后，为了实现"十年生聚，十年教训"的复国大略，下令鼓励人们生育，并用酒作为生育的奖品："生丈夫，二壶酒，一犬；生女子，二壶酒，一豚。"公元前 473 年，越王勾践在会稽山下终于等来了报仇雪耻的机会。这一年，勾践乘吴王在黄池召开诸侯

① 歃盟（音 shà méng），是古代订立盟约时的一种仪式。

② 青铜器是红铜与锡的合金制成的器具。据目前所知，人食入或者吸入过多的锡会引起锡中毒，导致神经系统、肝脏功能、皮肤黏膜受到损害。铜过剩也会引起肝硬化、腹泻、呕吐、运动和知觉神经障碍。

③ 箪醪（音 dān láo），箪是盛酒的圆形竹器；醪是古代一种带糟的浊酒，即后来的米酒，也是绍兴黄酒的前身。

大会国内军力空虚之际，亲自带兵讨伐吴国，杀了吴太子，并最终消灭了吴国。出征那天，父老乡亲给勾践送上几坛酒，由于数量太少，为了激发士气，勾践把百姓赠送的美酒倒入一条小河之中，并号令全体将士一起迎流共饮，以酒激励将士，终于士气振奋，信心百倍，打败了吴国。这一事件在历史上被称为"箪醪劳师"，也称"投醪劳师"。

类似的历史故事在《酒谱》中也有记载。战国时，秦穆公讨伐晋国，来到河边。秦穆公打算犒劳将士，以鼓舞士气，但酒醪却仅有一盅。有人说，即使只有一粒米，投入河中酿酒，也可使大家分享。于是秦穆公将这一盅酒倒入河中，三军饮后都醉了。

文君当垆

据《史记·司马相如列传》记载：临邛有一富家卓王孙之女文君新寡，因爱慕司马相如，两人私奔到四川成都。因家徒四壁，文君家开始又不予资助，两人到临邛尽卖其车骑后，买了一酒舍卖酒。而令文君当垆。司马相如也与保庸杂作，涤器于市中。这个故事后来成为夫妇爱情坚贞不渝的佳话。历史上的临邛也成为酿酒之乡，名酒辈出。文君酒成为历史名酒。

清圣浊贤

中国三国魏初建时，曹操严厉禁酒，人们只好私下偷着饮酒，但讳言酒字，故用"贤人"作为"白酒"（或"浊酒"）的隐语，用"圣人"作为"清酒"的隐语。于是清圣浊贤演变成一个典故。

酒与诗词

诗酒交融，千古风流。中国先秦时期的代表作《诗经》305 篇中，与酒有关的就达 50 篇之多。如《豳风·七月》云："八月剥枣，十月获稻。为此春酒，以介眉寿。"意为收了稻以酿酒，并祝寿。《小雅·伐木》云："有酒湑我，无酒酤我。坎坎鼓我，蹲蹲舞我。迨我暇矣，饮此湑矣。"诗中描写周朝人民在闲暇休息之时，朋友们相约一起，喝杯美酒，伴以歌舞，尽情享受生活的乐趣。

从屈原[①]开始至魏晋以后，许多诗人饮酒赋诗，留下了千古不灭的诗章。如："宽心应是酒，遣兴莫过诗"（见杜甫[②]《可惜》）；"醉里从为客，诗成觉有神"（见杜甫《独酌成诗》）；"李白斗酒诗百篇"（见杜甫《饮中八仙歌》）；"每因一尊酒，重和百篇诗"（见戴叔伦[③]《冬日有怀李贺长吉》）；"俯仰各有志，得酒诗自成"（见苏轼[④]《和陶渊明〈饮酒〉》）；"饮如长鲸渴赴海，诗成放笔千觞空"（见陆游《凌云醉中作》）；"酒肠无酒诗不流"（见金天羽[⑤]《佩忍饷酒，以诗报

---

① 屈原（约前 340—前 278），中国东周战国时期伟大的爱国诗人，出生于楚国丹阳（今湖北省秭归县。一说为河南南阳西峡人）。由于楚王不接受他的爱国主张，致使国土沦丧，他满怀忧愤之情跳江自尽。著有《离骚》《九章》《九歌》等爱国诗篇。

② 杜甫（712—770），河南巩县（今河南巩义市）人。唐代伟大的现实主义诗人，弘扬儒家的仁政思想。著有《饮中八仙歌》《春望》《北征》《三吏》《三别》等。

③ 戴叔伦（732—789），唐代诗人，润州金坛（今属江苏）人。曾任新城令、东阳令、抚州刺史、容管经略使。晚年上表自请为道士。著有《女耕田行》《屯田词》等，反映了人民生活的艰苦。

④ 苏轼（1037—1101），号东坡居士，北宋眉州眉山（今属四川省眉山市）人。宋代文学家。其诗题材广阔，清新豪健，善用夸张比喻，独具风格，作品有《东坡七集》《东坡易传》《东坡乐府》等。

⑤ 金天羽（1874—1947），吴江（今属江苏）人。中国近代诗人。著有《孤根集》《天放楼诗集》等。

之，效其体》）。诗人们还为那些从军报国、建功立业的人们赋诗鼓励。王翰[①]的《凉州词》就是人所共知的咏酒名篇："葡萄美酒夜光杯，欲饮琵琶马上催。醉卧沙场君莫笑，古来征战几人回？"诗中悲伤之处催人泪下，但诗中饮酒如此之美，醉卧沙场如此壮丽，传达的又是豪迈、旷达、勇往直前、无所畏惧的情怀。王维[②]的《老将行》中"誓令疏勒出飞泉，不似颍川空使酒"的诗句，描写这位老将军战功累累，雄心不减，他不愿在家喝酒生闷气，而是志在报国，壮心不已，时刻准备杀上战场。以上这些诗句都是各路诗神酒仙关于酒与诗词关系的有代表性的佳句，是为中国酒文化增添的辉煌篇章。

宋词 300 首中，提到酒的有 128 首。这一时期的代表作当数苏轼的《谢苏自之惠酒》，诗中对饮酒做了较为深刻的阐述。他说，"曲糵未必高士怜"，"毕卓盗窃刘伶颠"。他认为文人与酒是朋友，但酒未必能真正为高士排忧解难。高士只有自强自立，方能做一个报国立功的人。像毕卓一样嗜酒成瘾，耽误公事，甚至因盗酒而被抓，或者像晋朝刘伶那样喝得癫狂，丢人败兴，都是不足取的。

清末著名的女诗人秋瑾[③]被孙中山誉为"巾帼英雄"。她曾作过不少酒诗酒词，如《对酒》诗："不惜千金买宝刀，貂裘换酒也堪豪。一腔热血勤珍重，洒去犹能化碧涛。"诗中被她注入了一种新意、一股活力，无巾帼味，无脂粉气，有丈夫情，有豪杰魄。

现代诗人的酒诗酒词也不少，如毛泽东的"闻讯吴刚何所有，吴刚捧出桂花酒"；朱德的"内忧外患澄清日，痛饮黄龙定约君"；著名诗人郭沫若，不但豪饮、善饮，而且把酒渗透到他的一系列作品和历史剧中，其中都有举杯畅饮的场面。

酒与文学

中国自古就有"酒文一家""酒文天地缘"之说。酒与传统文化的特殊关系决定了酒与文艺水乳交融，密不可分。当代著名作家王蒙[④]所写的一段《文人与酒》的唱词："有酒方能意识流，人间天上任遨游，神州大地多琼浆，大块文章乐未休。说的是，自古文人爱美酒，酒中自有诗千首……"揭示了酒与文艺的密切关系。

《史记·信陵君传》里魏无忌[⑤]"谢病不朝，与宾客为长夜饮"的以求醉来回避诽谤的伤心醉态，"天生刘伶，以酒为名，一饮一斛，五斗解酲"的愤世嫉俗、放诞诡异的佯醉之态；陶渊明[⑥]"试酌百

---

① 王翰（687—726），并州晋阳（今山西太原市）人，唐代边塞诗人。其诗载于《全唐诗》的仅 14 首。

② 王维（692—761），祖籍山西祁县。盛唐山水田园派诗人、画家，诗作有《相思》《山居秋暝》等。

③ 秋瑾（1875—1907），原名秋闺瑾，浙江省绍兴府山阴县（今绍兴市）人，生于福建省云霄县。曾留学日本。近代女民主革命志士，提倡男女平权。

④ 王蒙（1934—　），河北南皮人。中国当代作家、学者，曾担任文化部部长，中国作协副主席，第八、九、十届全国政协常委。著有《青春万岁》《活动变人形》等近百部小说。

⑤ 魏无忌（？—前 243），魏昭王少子，战国时期魏国著名的军事家、政治家。在魏走向衰落之时，他曾在军事上两度击败秦军，分别挽救了赵国和魏国的危局。但屡遭魏安釐王猜忌而未能予以重任。公元前 243 年他因伤于酒色而死。他死去 18 年后魏国被秦所灭。

⑥ 陶渊明（约 365—427），浔阳柴桑（今江西省九江市）人，东晋末期南朝宋初期诗人、辞赋家、散文家。曾做过几年小官，后因厌烦官场辞官回家隐居，成为田园诗派创始人。著有《饮酒》《归园田居》等。

情远，重觞勿忘天"的志趣逸远的悠然醉态；王翰"醉卧沙场君莫笑，古来征战几人回"的慷慨激昂的醉态；李白①"钟鼓馔玉不足贵，但愿长醉不愿醒；古来圣贤皆寂寞，惟有饮者留其名"的洒脱醉态；白居易②"绿蚁新醅酒，红泥小火炉，晚来天欲雪，能饮一杯无"的累过人生之后的浅淡醉态；张旭③"脱帽露顶王公前，挥毫落纸如云烟"的高山流水般的狂放醉态；李清照④"三杯两盏淡酒，怎敌他晚来风急"的万般无奈的醉态；陆游⑤"先生最后即高歌，千古英雄奈我何"的豪迈醉态，纵观中国文艺史，无论四书、五经、史记、汉书，无论楚辞、汉赋、唐诗、宋词、元曲、明清小说，无论散文、对联、成语、书画、戏剧，总有酒气漫溢、醉态焕然。因此，中国文人中也涌现了众多的"醉客""醉龙""醉翁""醉士""醉公""酒仙""酒圣""酒魔""酒狂"和"酒龙"等。

值得指出的是，文学艺术家不仅因酒而增添灵光，而且酒因文学家而声名愈张，使一些酿酒企业长期受益。如曹操⑥的一句"何以解忧，唯有杜康"，使得杜康酒名扬四海；杜牧⑦的一句"借问酒家何处有？牧童遥指杏花村"，使得杏花村酒身价倍增。真可谓文以酒增色，酒以文生辉，相得益彰。

中国古典小说《三国演义》《水浒传》和《西游记》都成书于明代。《三国演义》写酒的场面比比皆是，每回必有，体现了酒与政治斗争和军事斗争的重要关系。第一回的"宴桃园豪杰三结义"中，刘备、关羽、张飞三人就是以酒祭拜天地，宣誓结义，开始了轰轰烈烈的事业。"青梅煮酒论英雄"一段描写了曹操、刘备两位善于权变的政治人物的性格和心理变化，因而企图借着青梅煮酒的机会进行试探。关羽镇守荆州时，中曹军毒箭，关羽只饮了几杯酒，与马良弈棋，伸出右臂请华佗刮治，众人十分紧张，而关羽却"谈笑自若，仍在弈棋饮酒"。酒在这里起到了麻醉、止痛、兴奋作用。孙权在刘备偕夫人省亲时，因贪杯醉酒而错过了杀

---

① 李白（701—762），祖籍陇西成纪（今甘肃天水秦安县），出生于碎叶城（当时属唐朝领土，今属吉尔吉斯斯坦）。唐代伟大的浪漫主义诗人，现有《李太白集》传世。他的诗歌既反映时代的繁荣景象，也揭露了统治阶级的荒淫和腐败，表现出蔑视权贵、反抗传统束缚、追求自由和理想的积极精神。

② 白居易（772—846），祖籍山西太原，生于河南新郑，唐代文学家，擅长写诗。早年积极从事政治改革，关怀民生，倡导新乐府运动。晚年仍不改关怀民生之心，却因政治上的不得志而多时放意诗酒，作《醉吟先生传》以自况。诗歌有《长恨歌》《琵琶行并序》《秦中吟》等。

③ 张旭（675—约750），唐朝吴县（今江苏苏州）人，曾任常熟县尉，金吾长史。性好酒，以草书著名。

④李清照（1084—1155），山东省济南章丘人，宋代（南北宋之交）女词人。早期生活优裕；金兵入中原时，流寓南方，境遇孤苦。所作词，前期多写其悠闲生活，后期多悲叹身世，情调感伤。今有《李清照集校注》。

⑤ 陆游（1125—1210），越州山阴（今浙江绍兴）人，南宋诗人、词人。少时受家庭爱国思想熏陶，中年入蜀，投身军旅生活，官至宝章阁待制。晚年退居家乡。著有《剑南诗稿》《渭南文集》《南唐书》等。

⑥ 曹操（155—220），字孟德，沛国谯县（今安徽亳州）人，东汉末年杰出的政治家、军事家、文学家、书法家。三国中曹魏政权的缔造者，统一中国北方，并实行一系列政策恢复经济生产和社会秩序，奠定了曹魏立国的基础。担任东汉丞相，后为魏王。

⑦ 杜牧（803—约852），京兆万年（今陕西西安）人，唐代诗人、散文家。26岁中进士，授弘文馆校书郎。后赴江西观察使幕，转淮南节度使幕，又入观察使幕，历任国史馆修撰、膳部、比部、司勋员外郎、黄州、池州、睦州刺史等职，最终官居中书舍人。晚年居长安南樊川别墅。著有《樊川文集》。

刘的机会；诸葛亮草船借箭，在曹军的乱箭射来之际仍邀鲁肃稳坐船中饮酒取乐，等等。

《水浒传》中无酒不勇的鲁智深，饮酒打虎的武松，开怀畅饮的扈三娘、孙二娘等，个个与酒有缘。从《水浒传》开头到七十一回，回回都有饮酒和酒宴的描写，诸如宴请宾客、迎新送旧、求人相助、答谢回访、大计决策、阴谋暗算、报仇杀人、借宿还乡、骨肉分离、亲人相会、出征誓师、喜庆胜利、论功行赏等，都离不开酒由此反映出中国宋代的酒文化已渗透到社会的各个角落，占据着社会的每个空间。

长篇小说《红楼梦》中不仅编织了美丽哀婉的故事，而且描绘了令人神往的酒文化活动。《红楼梦》中的酒令均写得有声有色，精彩传神，具有强烈的艺术效果。《红楼梦》中的酒文化之所以如此精深，与作者嗜酒有关。曹雪芹出身于名门望族，一生到世上就过着"锦衣玉食"的贵公子生活。但被抄家以后，生活渐趋贫困，只能借酒消愁。酒激发了曹雪芹著述的热情和灵感，没有酒，曹雪芹写不出《红楼梦》；但正因为纵酒，才使他过早地离开了人世。

"五四"运动以后，中国的小说创作有了崭新的面貌和特点。鲁迅的小说在思想上和艺术上批判地继承了中国古典文学的优秀传统，形成了独特的艺术风格。特别是《孔乙己》和《在酒楼上》等小说都着力描写了喝酒的场面，更加丰富了酒文化的内涵。

到了现代，莫言[1]不仅对中国历史文化有着独特理解，而且对酒文化也有深刻的解读。他和张艺谋[2]借《红高粱》将酒文化推向一个新的旅程。2011年12月，莫言前往郎酒产地四川省古蔺县二郎镇，途经红军四渡赤水的历史小镇以及有"中国美酒河"之称的赤水河畔，惊叹于天宝洞的鬼斧神工和与美酒的天作之合，郎酒独特的历史文化也引起了他的强烈共鸣，于是创作出《水乃酒之魂》。对酒颇有研究的中国著名经济学家于光运著的《酒啦集》是一部对白酒文化研究的心得体会。于光运自称不嗜酒，不是酒仙，更不是酒鬼，但自诩"酒啦"——酒之拉拉队也，他挺身而出，为酒、为饮酒、为饮酒之人击节呐喊。

---

① 莫言（1955—　），原名管谟业，中国山东省高密市大栏乡人，文学作家。代表作有《红高粱》《丰乳肥臀》《蛙》《酒国》等。先后获得第二届中国红楼梦奖、第八届中国茅盾文学奖、法兰西文学艺术骑士勋章、日本福冈亚洲文化奖、2012年诺贝尔文学奖。

② 张艺谋（1950—　），中国陕西西安人。曾在农村插队劳动，在棉纺厂当工人。1978—1982年进入北京电影学院摄影系学习，之后从事电影摄影师、导演。获中国电影优秀摄影师奖、国际电影节金熊奖。执导电影《红高粱》《秋菊打官司》《我的父亲母亲》《十面埋伏》和《满城尽带黄金甲》等影片。2008年担任北京奥运会开幕式和闭幕式总导演，并获2008影响世界华人大奖和央视主办的感动中国十大人物，提名美国《时代周刊》年度人物。

3.2 欧洲酒文化与文学

阿苏葡萄酒与文学家

匈牙利历史学家泽列纳克·伊什特万发现一份写于 1572 年的《嘎拉伊酒窖清单》，清单中第一次提到"阿苏葡萄酒"[1]；1775 年，德国人在莱茵地区发现了贵腐霉；法国的贵腐酒酿造技术，是于 1830 年从德国传授到法国波尔多地区的。

19 世纪，匈牙利诗人塞迈莱·米克洛什（Szemere Miklós）写过一首流传甚广的《酒颂》，赞美托卡伊·阿苏葡萄酒的神奇功效，诗中说："老天赐咱托卡伊，青春不老不稀奇；只要一闻那醇香，死神逃得无踪迹。老天赐咱托卡伊，强身健体总美丽；只要一饮那琼浆，病魔远离人长寿。"由此可见，用阿苏葡萄酒贺寿不仅是由于它的香醇美味和历史渊源，更在于它有养身滋补、延年益寿的健康功效。这是因为托卡伊·阿苏白葡萄酒里含有天然抗生素——葡萄霉素和来自当地特有的贵腐霉，由此产生品质上乘的芳香族物质，加上独特的酿造手段和托卡伊山麓酒窖所特有的天然条件，使阿苏葡萄酒成为名副其实的葡萄酒珍品。据记载，伏尔泰、歌德、贝多芬、舒伯特、李斯特等文学家都喜爱喝托卡伊·阿苏葡萄酒。

苦艾酒与文学艺术家

绿色的缪斯·苦艾酒[2]曾使魏尔兰、兰波、波德莱尔、王尔德[3]、爱伦堡、凡·高、劳特累克、马奈、德加等许多文学艺术家获得通灵的能力，留下了数不胜数的灵感杰作。在这个群体中，还有属于晚辈的"缪斯酒友"毕加索和海明威。

1882 年王尔德游历美国时曾说过一句让美国人抓狂的广告语："苦艾酒可能是世界上最富有诗意的东西，一杯苦艾酒和一轮落日又有什么区别呢？"1897 年，经过两年牢狱折磨的王尔德恨透了英国，一出狱就去了巴黎。威士忌已经不能再唤回他昔日的贵族感，反而苦艾酒的幻觉为他提供了避难所。那场毁灭他的官司最终成就了他，让他一扫以往修饰造作的唯美之风，用血与泪写成了一部伟大的诗作《瑞丁监狱之歌》。

还有一位嗜喝苦艾酒的唯美主义诗人波德莱尔[4]，从《巴黎的忧郁》中，我们

---

① 阿苏葡萄酒，产于匈牙利托卡伊（Tokay）地区，亦称阿苏甜白葡萄酒。法国路易十四把阿苏葡萄酒宣布为"王者之酒，酒中之王"，德国皇帝和俄国沙皇推崇为至高之饮。2002 年 6 月，该葡萄酒产区被联合国教科文组织批准为世界遗产并列入名单。

② 缪斯（Muses），是希腊神话中主司艺术与科学的九位古老文艺女神的总称。苦艾酒（Absinthe）具有治疗作用，开始是法国专门给军人喝的，后来军队回国时把苦艾酒也带回国。到 19 世纪中叶，有钱人也开始喝苦艾酒。

③ 奥斯卡·王尔德（Oscar Wilde，1854—1900），19 世纪爱尔兰（当时由英国统治）最伟大的作家与艺术家，以其剧作、诗歌、童话和小说闻名，唯美主义代表人物。1885 年因被他人告发私生活不检点判服苦役两年。后写长诗《瑞丁监狱之歌》（1898）描述自己的心情。出狱后移居巴黎，三年后客死他乡。

④ 夏尔·皮埃尔·波德莱尔（Charles Pierre Baudelaire，1821—1867），法国伟大诗人，象征派诗歌之先驱，现代派之奠基者。代表作包括诗集《恶之花》及散文诗集《巴黎的忧郁》。

可以感受到苦艾酒在波德莱尔身上显现出的"明目"功效。他在《人造天堂》中借着苦艾酒的毒性和酒力大肆渲染晚期浪漫派的疲惫风格，创立了病态忧郁的前卫姿态。

凡·高过去只喝咖啡、茶、酒，但后来苦艾酒却成了他的精神食粮。他常在画板前聚精会神地作画，这使他的神经变得迟钝，而苦艾酒能使他第二天更加兴奋。这种兴奋经过西北风的鞭挞和烈日的烘烤，使他完成了那幅价值连城的《向日葵》。该画于 100 年后的 1987 年在伦敦拍卖会上以 3990 万美元的天价被日本人买走！

虽然苦艾酒在欧美被禁将近百年，但作家一提起凡·高，必提苦艾酒；画家一画魏尔兰，必然要画苦艾酒；导演拍摄悬念片或恐怖片，也常想起这诱人的绿魔苦艾酒。

威士忌与文学家

"威""士""忌"三个中文字凑在一起给人的直觉既雄霸又儒雅，既威风又风度翩翩，既狂傲又绅士，给人一种神秘、风流、不羁的复杂印象，这就是威士忌的气质，更是发明威士忌的苏格兰和爱尔兰人的精神气质，就像最著名的威士忌品牌——尊尼获加[1]。

王尔德在落魄之前喜欢喝威士忌，他写道："我站在一只摇摇晃晃的筐子里，被慢慢放到矿井下。站在这只筐子里，人

不可能显得优雅。进入大山的心脏，我和他们共进晚餐，第一道菜是威士忌，第二道菜又是威士忌，第三道菜还是威士忌。" 1997 年布莱恩·吉尔伯特导演的电影《王尔德》，正是用这顿"威士忌晚餐"开场的。

英国首相丘吉尔生前有两大爱好，一是抽雪茄，二是喝威士忌。根据美国著名历史学家、传记作家威廉·曼彻斯特[2]撰写的《丘吉尔传》记载，丘吉尔最爱喝"尊尼获加·黑牌"。丘吉尔酗酒，但从不失风趣。有一次在议会上，一位反对党女议员挖苦他说："你不仅喝多了！而且醉得令人恶心！"醉醺醺的丘吉尔慢条斯理地回敬道："但更重要的是，我明天早上就清醒了，而你明天还是这么丑。"曾有人问过丘吉尔："你来生愿意与谁倾心长谈？"丘吉尔毫不迟疑地回答："奥斯卡·王尔德。"看来，若不是时间的阻隔，丘吉尔和王尔德该会是酒桌上最默契的酒友。

国际威士忌年度指南《威士忌圣经》的作者吉米·莫瑞（Jim Murray）本人就是一位世界级威士忌调配大师和品酒师，他曾为威士忌说过一句登峰造极的广告语："如果我想要品一口烈酒，每天能有多达六千多种威士忌供我选择，但我每周至少会喝一杯尊尼获加·黑牌威士忌，它是高级威士忌中的巅峰之作。"具有"最性感男人"之称的乡村歌手布拉德·派斯利在 2006 年新专辑中作为主打歌推出的那首《威士忌安魂曲》，更是在世界范围内为威士忌做了一个煽情广告。

---

① 尊尼获加（Johnnie Walker），酒中极品，是极有特色的英国品牌。尊尼是苏格兰的一位乡村酿酒师，1857 年 10 月 19 日去世时，他的年仅 20 岁的儿子亚历山大·沃克继承父业。沃克在父亲酒方的基础上大胆创新，调出一种口味全新的调配威士忌，设计出一款让人眼亮的斜式商标和方形酒瓶，并于 1867 年注册了商标，取名老高地威士忌。

② 威廉·曼彻斯特（William Manchester，1922—2004），美国著名历史学家。除著《光荣与梦想》外，还写出 20 世纪多位伟大人物之激动人心的传记，包括丘吉尔、麦克阿瑟、肯尼迪和洛克菲勒家族。

4

酒文化与艺术

4.1　酒与书画艺术

书法艺术家的灵感

中国书画艺术中，酒文化占有重要的地位。醇酒之嗜激活了不少书法艺术家的灵感，他们酒后引发的绝妙柔毫于不经意处倾泻的胸中真臆为后人留下数以千万计的艺术精品。因此，有"笔走惊龙蛇，醉笔染丹青"之说。

东晋的王羲之[1]是书法史上的超级巨星。他酒酣之后书写的《兰亭集序》整帖充满着一任自然的个性心理，以及对待人生那种悠闲与散漫的气质，成为酒与书法最完美的一次结合。

魏晋时期竹林七贤[2]之一的刘伶[3]把酒当作不可或缺的忠诚伴侣，佳作每出于醉酒之后。他的书法作品《酒德颂》是一篇行书。

《酒德颂》大意是：自己行无踪，居无室，幕天席地，纵意所如，不管是停下来还是行走，随时都提着酒杯饮酒，唯酒是务，焉知其余。其他人怎么说，自己一点都不在意。别人越要评说，自己反而更加要饮酒，喝醉了就睡，醒过来也是恍恍惚惚的。于无声处，就是一个惊雷打下

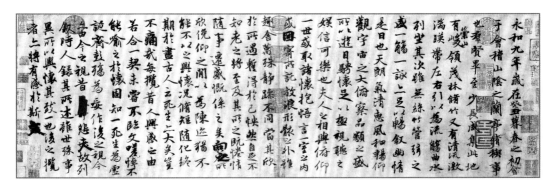

图 75　王羲之的《兰亭集序》

---

① 王羲之（303—361，一说321—379），东晋书法家。祖籍琅琊（今属山东临沂），后迁会稽山阴（今浙江绍兴）。历任秘书郎、宁远将军、江州刺史，后为会稽内史，领右将军。晚年隐居剡县金庭。其书法兼善隶、草、楷、行各体，自成一家，影响深远。代表作为《兰亭集序》。

② 魏正始年间（240—249），嵇康、阮籍、山涛、向秀、刘伶、王戎及阮咸七人常在当时的山阳县（今河南辉县、修武一带）竹林之下喝酒、纵歌，肆意酣畅，世谓竹林七贤。

③ 刘伶（约221—300），魏晋时期沛国（今安徽淮北市濉溪县）人，字伯伦。竹林七贤之一。曾为建威将军王戎幕府下的参军。晋武帝泰始初，对朝廷策问强调无为而治，以无能罢免。平生嗜酒，曾作《酒德颂》，宣扬老庄思想和纵酒放诞之情趣，对传统"礼法"表示蔑视。是竹林七贤中社会地位最低的一个。

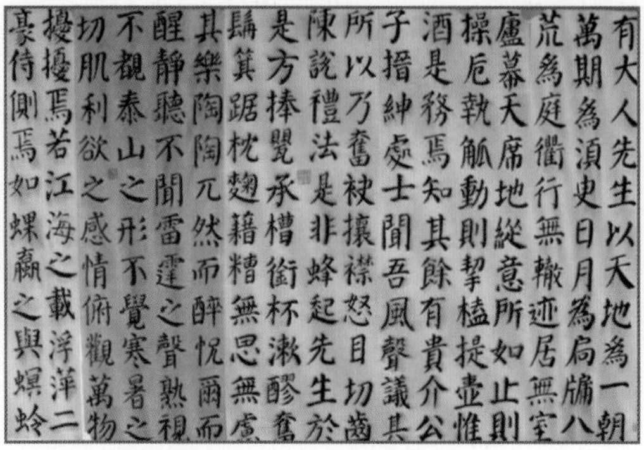

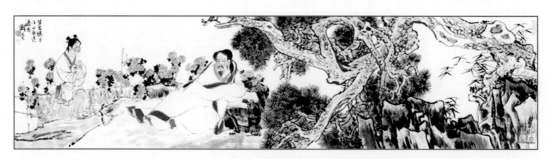

图 76 刘伶《酒德颂》卷

来，也听不见，面对泰山视而不见，不知天气冷热，也不知世间利欲感情。俯瞰世间万物，像江汉上的浮萍一般乱七八糟。处于自己身边的两个公子更像是螺蠃与螟蛉一样。

刘伶的《酒德颂》充分反映了晋代时期文人的心态，即由于社会动荡不安，长期处于分裂状态，统治者对一些文人的政治迫害使文人不得不借酒浇愁，或以酒避祸，以酒后狂言发泄对时政的不满。

酒与思绪活跃的绘画

中国古代有一个盼望朋友赐酒的"白衣送酒"的典故。说的是晋朝时期，彭泽令陶渊明看不惯官场的黑暗，不为五斗米而折腰，毅然辞官归隐，从此躬耕终生。有一年重阳节，陶渊明因为家贫没酒喝，心情特别烦闷，独自在篱笆边散步，忽见一个穿白衣的人说奉王弘[①]之命前来送酒，陶渊明心中大喜，接过酒立即尽饮至醉。后来"白衣送酒"泛指送酒的人，也比喻自己所渴望的朋友正好送来美酒，遂心所愿。1993 年书画家刘旦宅[②]作《白衣送酒图》手卷和油画大图，生动地展示了这一典故的内涵。

以葡萄酒为主题的画作

在千百年来的文明演变中，葡萄和葡萄酒都扮演着重要的角色。艺术家们将葡萄酒和神圣的、世俗的事物，游行集会，个人行为联系在一起，赞颂它的优点，也提到了它消极的一面。从古埃及到印象派画家的作品里都有一些以葡萄和葡萄酒为主题的画作。

17 世纪的绘画艺术，葡萄酒绘画的风格由玻璃高脚杯代替了广口杯、金属杯或镀金银杯，特别是静物和景物画蓬勃发展的时期，玻璃杯里的桃红葡萄酒和白葡萄

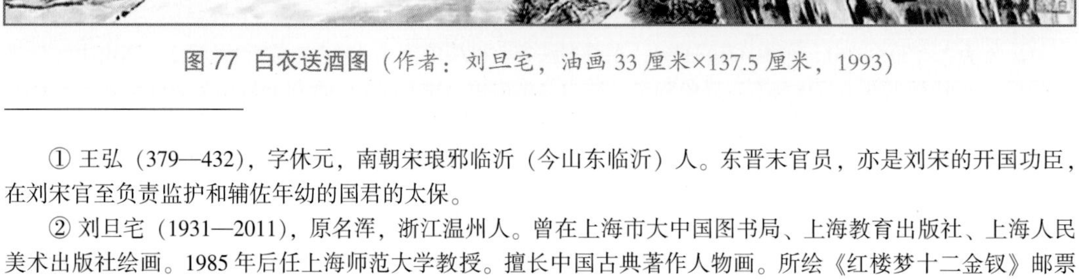

图 77 白衣送酒图（作者：刘旦宅，油画 33 厘米×137.5 厘米，1993）

---

① 王弘（379—432），字休元，南朝宋琅邪临沂（今山东临沂）人。东晋末官员，亦是刘宋的开国功臣，在刘宋官至负责监护和辅佐年幼的国君的太保。

② 刘旦宅（1931—2011），原名浑，浙江温州人。曾在上海市大中国图书局、上海教育出版社、上海人民美术出版社绘画。1985 年后任上海师范大学教授。擅长中国古典著作人物画。所绘《红楼梦十二金钗》邮票曾获 1981 年全国邮票最佳奖。作品有《刘旦宅聊斋百图》《石头记人物画册》等。

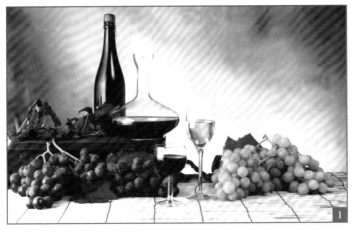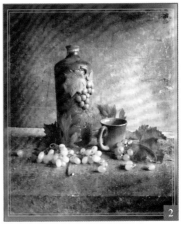

图 78 静物油画 （1. 葡萄与葡萄酒，古典油画风格；2. 葡萄酒，静物，俄罗斯油画）

酒展现出原本的色彩效果。

英国画家威廉·霍加特在 1751 年[①]应他的当治安官的朋友——亨利·费德林之邀创作了两幅画，分别名为《金酒巷》和《啤酒街》（图79）。《金酒巷》描绘了因烈酒而堕落的街道，街道上蔓延着酒精带来的迷醉和死亡气息，在画面的细节处可见有人自杀，有人打架，有喝醉的母亲任由孩子从自己的手里落下。而在《啤酒街》里，则是一幅欣欣向荣的和平景象，有人安宁地休息，有人充满热情地工作。在这两幅画里，啤酒得到了新的社会地位，成为一种流行饮料，而烈酒则显得粗野而难以控制。威廉·霍加特的两幅画画成后不久，英国议会就发布了限制烈酒的法案。

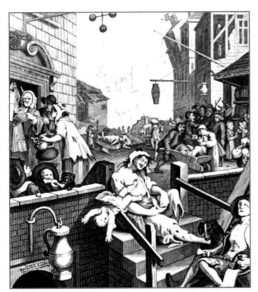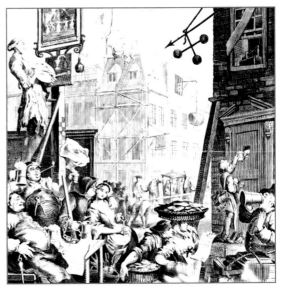

图 79 威廉·霍加特的《金酒巷》和《啤酒街》 （1751）

———————————

① 1751 年正是英国通过《消费税法案》，禁止酒厂直接将酒出售给大众的当年。这一法案出台之前，英国的丝氛姜酒风靡一时，饮酒盛行，酿酒厂遍布伦敦大街小巷，伦敦市民大量饮酒，醉态横生。因此引起了人们的关注，对饮酒的担忧也由此产生。

4.2 《百酒图》

在中国的书法艺术中，《百酒图》由

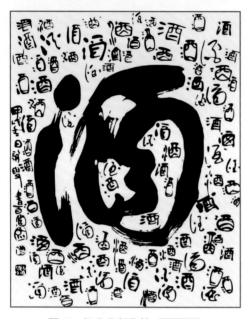

图 80 倪为公创作的《百酒图》

99 个书体各异的小"酒"字环绕在巨型"酒"字周围组成，百酒书百态，百书写百酒，把中国传统书画艺术和酒文化完美地融为一体，展示了丰富的酒文化历史。书法家精心创作的《百酒图》，楷书、行书、草书、隶书、甲骨文、金文、大篆皆备，字体多样，变化万千，汇成了"酒"字的百花园。《百酒图》集艺术性、欣赏性与收藏性于一体，是独特而美观的书法艺术作品。

中国泸州籍著名书法家倪为公[1]书写的《百酒图》，又叫《九九归一图》，该图以行、草书为主，融楷、篆、隶于其中，99 个书体各异的小"酒"字环绕在大"酒"字周围，形同众星拱月。并由泸州老窖雕刻在宽 6 米、高 9 米的花岗石

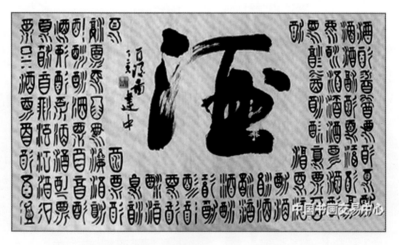

图 81 朱建中创作的《百酒图》（采自中国书画交易中心）

---

① 倪为公（1925—　），上海崇明岛人。20 世纪 40 年代投身革命。20 世纪 50 年代先后就读于西南人民革命大学和西南军政大学，毕业后从事军队文化教育工作。现定居四川泸州。隐居乡野 40 余载，精研历代名碑名帖，形成个性鲜明的倪式书风。

上，立于泸州老窖罗汉镇生产基地，是泸州酒文化重要风景点，1995 年被列入世界吉尼斯纪录。

朱建中[1]、刘中秋[2]和黎福青[3]书写的《百酒图》，多种字体，变化万千，风格独特。

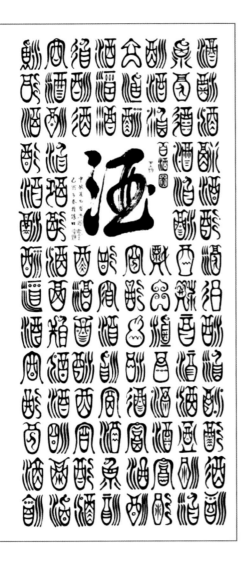

图 82 刘中秋创作的《百酒图》

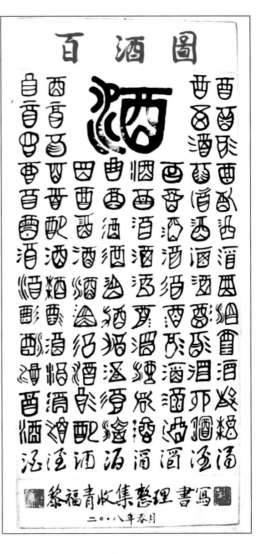

图 83 黎福青创作的《百酒图》

[1] 朱建中（1961—　），字子泥，湖北老河口人。中国书法家协会会员。

[2] 刘中秋，武汉市收藏家联谊会酒文化专业委员会秘书长。

[3] 黎福青（1937—　），湖南邵阳人，株洲市工人文化宫宣教部部长，现退休。系中国收藏家协会会员、湖南省作家协会会员、华夏收藏家协会会长兼《华夏收藏》主编。

109
page

5

酒文化与旅游业

5.1 酒庄文化与旅游业

酒庄与旅游业

"酒庄"（Chateau）一词来源于法国波尔多，即城堡之意。历史上建造酒庄的模式分为两个流派：一类是"3S"，即酒庄的所在地有大海（Sea）、沙滩（Sand）和阳光（Sun），这种模式主要服务于酒庄的旅游功能；另一类是在适合葡萄生长的地方建立酒庄，这种模式主要服务于酒庄的酿酒功能，目的是通过高质量的原料来酿造优质葡萄酒，兼顾一定目标的旅游业。此外，酒庄都拥有自己的酒庄葡萄酒①。

各国的酒庄

各国的酒庄都是以酿制葡萄酒为主、兼顾一定旅游业的葡萄酒庄。酒庄有自己的葡萄种植园，种出来的葡萄由酿酒师酿成葡萄酒，以供观光者品尝。

法国的酒庄主要有：拉菲酒庄（Chateau Lafite Rothschild）、拉斯图尔酒庄（Chateau de Lastours）、木桐酒庄（Chateau Mouton Rothschild）、玛歌酒庄（Chateau Margaux）、拉图酒庄（Chateau

Latour）、奥比安酒庄（Chateau Haut-Brion）和伊甘酒庄（Chateau d'Yquem）。

意大利的酒庄主要有：蒙卡洛酒庄（Moncaro）和卓林酒庄（Zonin）。

西班牙的酒庄主要有：里奥哈产区、美德拉诺·易拉苏酒庄（Medrano-Irazu）、毕万科酒庄（Dinastia Vivanco）和罗达酒庄（Roda）。

澳大利亚的酒庄主要有：奔富酒庄（Penfolds Grange）。

美国的酒庄主要有：纳帕谷酒庄（Napa Valley）。

新西兰的酒庄主要有：玛德布里克酒庄（Mudbrick）、石脊葡萄园（Stonyridge Vineyard）、基普斯顿山谷酒庄（Gibbston Valley）、埃米斯菲尔德葡萄园（Amisfield）和新玛利庄园（Villa Maria Estate）。

中国的酒庄主要有：张裕卡斯特庄园、中粮君顶酒庄、容辰庄园、张裕爱斐堡酒庄、张裕瑞那城堡酒庄、张裕黄金冰谷冰酒酒庄、山西怡园酒庄、库尔勒乡都酒庄、中法庄园、华东百利酒庄和朗格斯酒庄。

---

① 酒庄葡萄酒，亦称为庄园葡萄酒，顾名思义是酒庄里面所酿造的葡萄酒。酒庄葡萄酒必须符合三个要素，即：第一，在适合种植葡萄的地域拥有属于自己的葡萄种植园；第二，所种葡萄不是以商品出售，而是自用酿酒的原料；第三，酿造、灌装过程都是在自己的庄园中进行。

5.2 世界著名酒庄

拉菲酒庄：典雅久远

拉菲酒庄（Chateau Lafite Rothschild）是法国知名度最高的酒庄，是旅游者在波尔多最想参观的景点之一，也是 1855 年葡萄酒庄分级制度的五个一级酒庄之一。

拉菲酒庄已有数百年历史。自 17 世纪西格家族入主后，拉菲酒庄的酒品得到大幅提升。18 世纪，拉菲酒庄已为英国伦敦的酒商们所推崇，而且成为了法国国王路易十五的宫廷御酒。

拉菲酒庄坐落在法国波尔多波亚克区菩依乐村北方的一个碎石山丘上[①]，气候及土壤条件得天独厚。占地达 1.78 平方千米（其中葡萄园区占地 1.03 平方千米），面积之广居五个一等顶级酒庄之冠。拉菲酒庄自 1354 年创园以来，一直是世界上最贵葡萄酒的纪录保持者。早在 1855 年万国博览会上，拉菲就已是排名第一的酒庄。一瓶 1787 年拉菲投出了 10.5 万英镑的天价。每年的产酒量大约 3 万箱。最佳年份为 1953、1959、1982、1986、1996、2000、2003 和 2005 年。成熟拉菲的特性是平衡、柔顺，具有经典的黑醋栗、雪松和矿质香气，层次丰富，馥郁优雅，单宁精致而强劲，陈年潜力非常长。

拉图酒庄：刚劲浑厚

拉图酒庄（Chateau Latour）是法国著名酒庄。早在 18 世纪就为英国王室和贵族所欣赏，当时的拉图已经比其他波尔多酒贵 20 倍左右。1787 年，痴迷法国葡萄酒的托马斯·杰斐逊[②]也对拉图赞赏有加。最佳年份为 1945、1949、1961、1970、

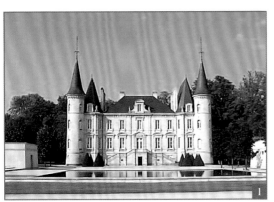
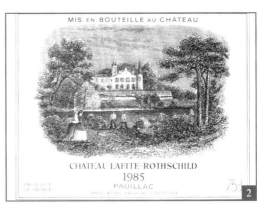

图 84　拉菲酒庄（1. 拉菲酒庄；2. 拉菲葡萄酒正牌）

---

① 拉菲酒庄，其名 "Lafite" 源于中世纪南部法国方言 "la hite"，其意为 "小山丘"。

② 托马斯·杰斐逊（Thomas Jefferson，1743—1826），先后担任了美国第一任国务卿、第二任副总统和第三任总统。在任期间保护农业，发展民族资本主义工业。从法国手中购买路易斯安那州，使法国领土近乎增加了一倍。他被视为美国历史上最杰出的总统之一，同华盛顿、林肯和罗斯福齐名。

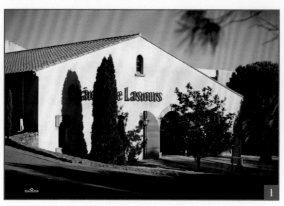
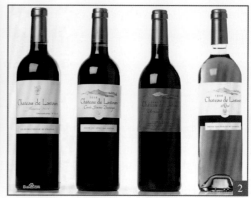

图85 拉图酒庄（1.拉图酒庄外景；2.拉图酒庄葡萄酒品牌）

1982、2000 和 2003 年。

拉图的风格雄浑刚劲、浓郁醇厚。拉图需要 10~15 年甚至更长的时间才会成熟，成熟后的拉图有极丰富的层次感。一位品酒家形容拉图葡萄酒是月光穿过层层夜幕洒落的一片银色。

奥比安酒庄：浪漫诗意

奥比安酒庄（Chateau Haut–Brion）又称红颜容酒庄，创园于 1525 年。1660 年，法国国王用它来招待宾客。该酒庄年产量约 2 万箱。最佳年份为 1989 年，著名酒评家罗伯特·帕克给出了 100 分的满分评价。

奥比安是一款最适合与红颜共饮的典型淡雅型美女酒。它典雅、浪漫、唯美、独具魅力，曾作为丰厚嫁妆见证了一段又一段动人的爱情故事。

玛歌酒庄：优雅醇厚

玛歌酒庄（Chateau Margaux）早在 17 世纪就被列为一级酒庄，比官定的1855 年分级早了两个世纪。玛歌培养基是法国国宴指定用酒。中国胡锦涛主席出访法国时曾至此，品尝的就是 1982 年的玛歌。最佳年份为 1900、1928、1982、1983、

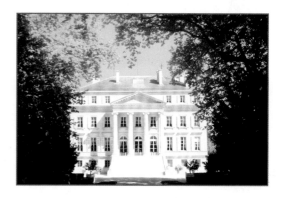

图86 玛歌酒庄

1990、1996 和 2000 年。

玛歌以香气芬芳复杂、层次丰富和经久、不断变幻而迷人，是一款将优雅迷人与浓郁醇厚、细腻柔美与劲道结合得独特的酒。

柏翠酒庄：酒中黄金

柏翠酒庄没有漂亮的大屋或古堡，只有小屋，产量也少。但柏翠的成功是以品质取胜，无论是品质还是价格都凌驾于其他波尔多酒王而成为名副其实的酒王之王。

1925 年，一位酒店的老板娘隆芭夫人（Mme. Loubat）从园主阿诺家族（Arnaud）手上购得柏翠酒庄后，才改变了柏翠酒庄的命运。1961 年隆芭夫人辞世，她

没有子女，只有两位姐妹有孩子可继承，但都不能负以重任。所以聪明的隆芭夫人生前已做安排，将柏翠酒庄股份分为三份，一份让售予酿酒甚有成就的莫埃尔家族(Jean Pierre Moueix)，其余三分之二由其侄儿继承。1964 年，莫埃尔家族收购其中一位继承者手中的股份后，便正式成为新的柏翠庄园园主。莫埃尔家族于 20 世纪 60 年代故技重施地把柏翠庄园酒打进了白宫，几乎在一夜之间，柏翠庄园酒成了华府社交界名人争相谈论的葡萄酒。

柏翠酒庄的葡萄酒特点是酒色深浓，气味芳香充实，酒体平衡，细致又丰厚，有成熟黑加仑子、洋梨、巧克力、牛奶、松露、多种橡木等香味。其味觉十分宽广，尽显酒中王者的个性。

武当酒庄：艺术诠释

武当酒庄位于波尔多菩依乐村西北的一座海拔 27 米的小圆丘上。1973 年被破例升格为一级，是目前为止唯一获此殊荣的酒庄。令武当独具魅力的是其艺术酒标，并成为艺术与酒标完美结合的典范。武当酒庄每年会邀请一位世界知名的艺术家为酒标进行创作，并为艺术家们特地保留了一方天地，最著名的是 1973 年毕加索的酒神狂欢图。武当酒庄的酒标艺术展已经在包括中国在内的世界多国巡回展出，受到广泛好评。最佳年份为 1945、1982 和 1986 年。

武当具有成熟的黑醋栗香、咖啡、烤木香气，香气熟美丰沛。口感浓厚，层次复杂，单宁劲道。新酒熟美劲道，陈年后依然年青，丰满醇厚。

白马酒庄：简单诱惑

白马酒庄（Chateau Cheval Blanc）坐落于圣埃美隆法定产区，是法国波尔多八大名庄之一。神秘的酒庄名、无与伦比的品丽珠以及出品的简单而又惊人的葡萄酒，使白马成为许多人心中不可抗拒的诱惑。1947 年的白马被认为是近 100 年来波尔多最好的酒。

白马葡萄酒会散发独特的花香，酒质平衡而优雅，散发出很强、多层次、既柔又密的个性。

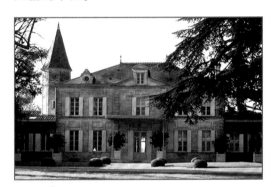

图 87 白马酒庄

奥松酒庄：酒中之诗

奥松酒庄（Chateau Ausone）创园于 1781 年。创园人奥松是一位教授及诗人，也是罗马皇帝幼时的老师，但他却以爱酒出名，曾经在波尔多及德国拥有庄园，所以奥松又被称为"诗人之酒"。

奥松酒庄的酒的口感特色：酒体丰满，单宁充足，口感充满黑莓味，余韵果实味道持久。要喝到平顺入口的奥松，要等比较久的时间，至少 15 年后它才会变得单宁中庸、颜色至美、香气集中而复杂。

酒的历史专著

《酒的故事》与《葡萄酒的故事》

英国葡萄酒鉴赏大师休·约翰逊著的《酒的故事》和《葡萄酒的故事》两本专著均由李旭大译为中文版，分别于 2004 年和 2005 年在陕西师范大学出版社出版。

《酒的故事》和《葡萄酒的故事》是两部关于世界葡萄酒历史的巨著。书中将葡萄酒的逸事掌故以及知识点融会于一处，汇聚了大量数据和文献资料作佐证，追溯了葡萄酒既复杂曲折又富有情趣的演化史。

《酒的故事》共 50 万字，分装成两册，配以近 400 幅图片，将葡萄酒的方方面面巨细无遗地道来；在法国、德国、北欧和日本赢得了崇高赞誉，堪称当代葡萄酒指南书籍的里程碑。

《葡萄酒的故事》共分 5 个部分 43 章。向读者展现了一幅妙趣横生的葡萄酒的历史画卷。读者能在本书中欣赏到古代形形色色的酒宴，纵览 14 世纪时欧洲葡萄酒海运的曲折航线，知道橡木酒桶的发明过程，以及香槟如何在第一次世界大战的硝烟中劫后余生。

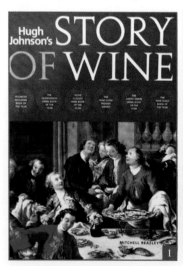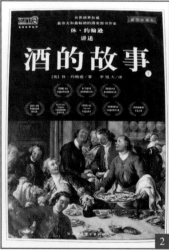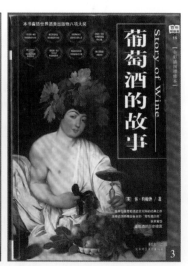

图88 休·约翰逊的著作（1.《酒的故事》原版封面，1989；2.《酒的故事》中文版封面，2004；3.《葡萄酒的故事》中文版封面，2005）

《葡萄酒的世界史》

古贺守①著的《葡萄酒的世界史》由汪平②译为中文版（百花文艺出版社，2007）。该书描述了自西亚人发明葡萄酒以来，葡萄酒一直是令东西方诸多民族所钟情的饮品，数千年历史的积淀更赋予它丰富的人文意义。书中依据酿造技术的发展对葡萄酒的历史进行了归纳，创造性地从文化的视角探索了葡萄酒及其代表的"酒神精神"在东西方文化交流与人类文明史上的独特意义。

全书共五章。第一章，原始葡萄酒时代。介绍葡萄酒的起源、人与葡萄酒相遇、葡萄酒的发明者、原始葡萄酒的定义、挪亚传说。第二章，旧葡萄酒时代。

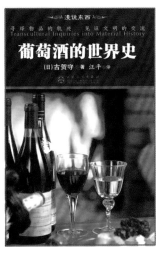
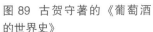

图 89 古贺守著的《葡萄酒的世界史》

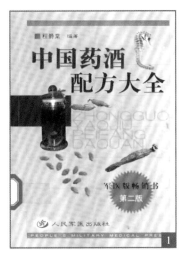
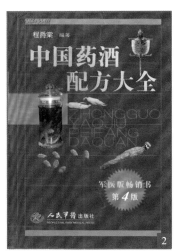

图 90 程爵棠著的《中国药酒配方大全》（1. 第 2 版；2. 第 4 版）

介绍苏美尔人的遗物、葡萄栽培、埃及的抬头、神酒的出现、旧葡萄酒的馨香。第三章，古典葡萄酒时代。第四章，新葡萄酒时代。第五章，现代葡萄酒时代。

《中国药酒配方大全》

程爵棠③著的《中国药酒配方大全》（人民军医出版社，第四版，2010）共分三篇。上篇为概论，简要介绍药酒的源流与发展、作用与选用、制作与使用方法、适用范围与贮存要求；中篇介绍了内科、儿科、妇科、骨伤科、外科、皮肤科、五官科等 210 余种常见病和部分疑难病症及防癌抗癌的药酒治疗经验；下篇介绍了补益、祛病强身、延年益寿、健脑益智、乌须生发、祛斑灭痕和养颜嫩肤等保健美容

---

① 古贺守（1914— ），出生于日本长崎佐世保市的酿酒之家。现任日本葡萄酒进口协会名誉会长。著有《德国葡萄酒》《德意志葡萄酒故事》《德意志葡萄酒之旅》《文化史中的德国葡萄酒》《德意志葡萄酒夜话》等书。

② 汪平，历史学博士，任教于南京大学外国语学院日语系。

③ 程爵棠（1936— ），江西景德镇人。出身于中医世家，自幼随祖父习医。从医 40 余年。曾任主治中医师，兼任世界教科文组织专家成员、中国管理科学研究院研究员、世界医药研究中心传统医学研究院高级研究员。

药酒。

全书共精选药酒配方 1800 余种，多为现代药酒良方或民间广为流传、历代沿用至今且经验证疗效显著者，每方均按配方、制法、功用、主治、用法、附记等依次介绍。

《中医药酒配方大全》

《中医药酒配方大全》（中国戏剧出版社，2007）由张家林主编。

全书分为七章。其中第一至三章详细叙述了药酒的起源与发展、作用和制作。第四至七章为中医药酒荟萃，分别从常见病、美容养颜、养生延年和防癌抗癌四个方面介绍中医药酒 600 多种，每种中药酒分别介绍其原料、制法、用法、功效和主治，并对该药酒加以说明。这些酒既有传统的又有近年来在民间广为流传的，同时人们长期的家庭应用实践中反复验证表明，确有良好的扶正祛邪、美容养颜、养生延年、防癌抗癌之功。

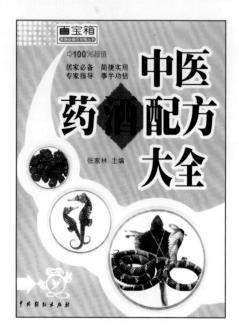

图 91 张家林主编的《中医药酒配方大全》

第
84
卷

蛇崇拜与蛇文化

本卷主编
史志诚

卷首语

在人类早期与各种动物的斗争中，蛇在其中占据不可或缺的位置。人们捕捉蛇作为食物，或者被蛇咬而发生伤亡，这种与蛇之间的生活和生产斗争的实践在早期人类的头脑中留下了深刻的印象，由此产生对蛇的畏惧和崇敬的心理。于是，从东西方流传的关于蛇的寓言、传说和文学创作中所衍生出来的蛇崇拜与蛇文化现象，被称之为蛇文化。

在观察这种特殊的蛇崇拜与各种各样蛇文化现象的过程中，人们发现蛇既是毒、恶、丑的集大成者，又是图腾崇拜与寄托梦想的载体。正是基于这种原因，人们在了解蛇在人类社会发展中的地位和作用的同时，从物质的和精神的、从自然科学和社会科学两个层面全面审视毒物与人类之间的生态关联和内在联系，进而从毒物的社会文化属性来观察毒物的两重性，审视当今世界的一切事物。

本卷从蛇崇拜与蛇图腾文化、蛇与生肖文化、蛇与医学卫生组织的徽标、蛇的故事、蛇与文学艺术、蛇与艺术生活、蛇与艺术收藏、耍蛇人及其艺术表演、蛇庙与蛇节、蛇博物馆等诸多方面记述古今蛇文化的来龙去脉。

蛇和人类在历史的长河里同步走来，是朋友。我们不仅应该与蛇平安相处，和谐往来，维护大自然生物之间的生态平衡，而且应该从中更深刻地体会蛇与人类之间矛盾性、两面性的复杂关系，更多地关切蛇文化的历史意义和现实意义。

1

蛇崇拜与蛇图腾文化

1.1 蛇的图腾崇拜

蛇在图腾崇拜中的突出地位

当原始人类从古人进化为新人，脱离了原始群居的乱婚状态，进入血族群婚的阶段时，氏族社会逐渐形成。氏族在其形成的过程中往往采用一种和它最有利害关系的自然物作为本氏族的名称或标识，这就是图腾[①]。图腾起着维护氏族内部团结统一的作用。

在一切动物的图腾崇拜里面，人们对蛇的崇拜是最广泛的。在大多数原始氏族的宗教信仰中，蛇图腾占据着一个突出的地位，最为引人注目。

在原始社会，崇拜蛇的风俗和以蛇作为图腾在许多民族中相当普遍。据摩尔根《古代社会》中的记载，在美洲的印第安人里面就有九个部落中有蛇氏族，有的甚至以响尾蛇作为氏族的图腾。在澳大利亚的一些原始部落中也是这样，特别是华伦姆格人还要举行一种蛇图腾崇拜的仪式。参加这种仪式的人，用各种颜料涂抹全身，打扮成蛇的样子，模仿蛇的活动姿态扭动身体，且歌且舞，歌唱蛇的历史和威力，以祈求蛇神赐福保佑。中国原始社会中也同样存在这种情形。仰韶文化的陶器上就有蛇的图像。有趣的是，传说中的汉族祖先亦有不少是蛇的化身。据《列子》中记载："庖牺氏、女娲氏、神农氏、夏后氏，蛇身人面，牛首虎鼻。"《山海经》里有"共工氏蛇身朱发"之说。在伏羲部落中有飞龙氏、潜龙氏、居龙氏、降龙氏、土龙氏、水龙氏、赤龙氏、青龙氏、白龙氏、黑龙氏、黄龙氏等 11 个氏族，据推断，它们可能是以各种蛇为其图腾的氏族。

原始社会解体以后，图腾制也随之逐渐消失，但图腾崇拜的影响是很深远的，尤其是崇拜蛇的风俗在许多民族中仍旧相当普遍。马达加斯加岛上的土著萨克拉瓦族把蛇看作具有神秘力量的动物，认为人是蛇的化身，对蛇非常崇敬。在阿尔及利

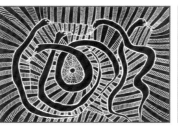
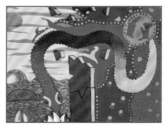

图 92 澳大利亚的蛇图腾

[①] 图腾，是印第安语"Totem"的音译。氏族社会的原始人相信某种动物、植物或自然力是本氏族的祖先，或者与自己的祖先有过血的交流，可以保护自己，即以其氏族图腾加以爱护，有的图腾成为崇拜的对象。因此，图腾是群体的标志，旨在区分群体。

亚，水蛇被奉为家的保护者，往往被供养起来。非洲有些土著将蛇皮镶在盾上，以为这样就会得到蛇的神力保护。有的土著直到现在还在他们的盾上画着蛇的图形，相信它有特殊的魔力。北美土著爱斯基摩人有在身上纹刻蛇形斑纹的习惯。墨西哥的先民们非常崇拜蛇，现在墨西哥的国旗和国徽上都有蛇的标识。以色列人的拜蛇出自利维坦（Leviathan），在《旧约·约伯记》中，神在旋风中向约伯展现的巨鳄就源自以色列人在埃及所吸取的拜蛇文化。在巴基斯坦有一个民间传说，认为蛇可能变为龙、变为美女。在澳大利亚黑人部落的图腾中，有许多植物和动物崇拜，在动物图腾中就有蛇类。中美洲的玛雅是拜蛇的，他们的主神叫作羽毛蛇神。它的形象是一种蛇状物，长条状，像一种飞行的工具，雕刻叫作蛇中人。此外，玛雅还有蛇影阶梯的金字塔。玛雅的蛇是象形的，像是在模拟一种蛇状物，而不是真正的一条蛇。巴比伦的蛇扮演着造人与繁殖的重要角色。它们的蛇身缠绕的方式看起来就像是DNA的双股螺旋，触动我们更多复制人的联想。

崇拜蛇图腾的观念也通过各种各样的故事反映出来。《圣经·创世纪》中关于亚当、夏娃和蛇的故事就是公元前5世纪左右的记载。比这稍晚的是《伊索寓言》中农夫和冻僵的蛇的故事。在中国有关蛇的故事中，流传得最广的是以白蛇（白娘子）和许仙为主角的《白蛇传》，它在宋代已经广泛口头传述，到了明代嘉靖年间被用文字记录下来。中国苗族中还有蛇郎和阿宜的故事等。此外，比较感人的还有北美印第安人中战士变蛇的故事，蛇创造岛屿的故事；在西班牙有蛇精的故事；在前苏联有巨蛇波洛兹的故事。这些故事不仅反映了人类和蛇的密切关系，而且通过这些故事可以看到蛇图腾崇拜的深刻影响。

中国的蛇图腾崇拜

在中国上古神话传说中，半人半蛇的伏羲、女娲是人的始祖。吐鲁番阿斯塔那墓出土的绢质伏羲、女娲图，人首蛇身，伏羲左手执矩，女娲右手持规。二人上体相拥，下体相缠，正是中国传说中的始祖神。这反映了人蛇之争中出现的畏蛇、敬蛇心理和由原始人对蛇的认识而产生的崇蛇风习导致了人蛇合一神话的出现。由此可见，蛇曾经是某些氏族、部落最为崇拜的对象，所以盘古、黄帝、炎帝等神人的形象也都带有蛇的痕迹。中国神话传说中的龙以蛇为基干和主要原型，可以看成是蛇的神化的极致。

蛇图腾崇拜还触及中国人更多的生活层面。中国十二生肖中的蛇就与图腾崇拜有关，大约有1亿中国人以蛇为属相。中国古代有仿蛇的盘旋而创造的奇特发型"灵蛇髻"，至今仍有"蛇妆"发式，模仿蛇的灵活动作，美化生活。中国民俗中的祭小蛇、驱五毒都以蛇为重要对象，更有

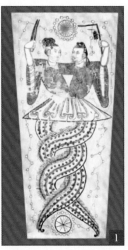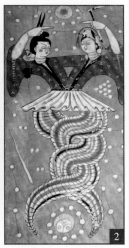

图93 伏羲、女娲图（1.伏羲、女娲图，唐；2.伏羲、女娲图，吐鲁番阿斯塔那墓出土，绢质）

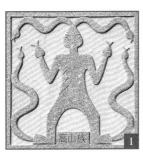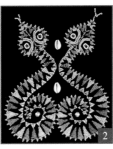

图 94 中国台湾的蛇图腾（1. 台湾高山族的蛇图腾；2. 台湾排湾族的百步蛇图腾）

形形色色以蛇为题材的工艺美术作品。例如，民间剪纸艺术中的"蛇盘兔，必定富"，意思是蛇年生人和兔年生人的结合是一对好姻缘，必定会有富足的生活。

中国台湾地区的原住民和大陆的一些少数民族视特定蛇类为祖先的神灵图腾，寓意人类的世代交替、生生不息。台湾的派花族在刀鞘上、食具上都刻上蛇的花纹，他们对一种叫作"龟壳花蛇"的毒蛇极其崇敬，不敢杀害，甚至在房子里另辟小室给它居住，小室内外的装饰及用具都雕刻了蛇样花纹。台湾高山族的鲁凯人自古以来就有崇拜百步蛇的习俗。台湾的排湾族视百步蛇为其守护神。相传排湾族的祖先来自天上的星星，当降落在地球上时，即由百步蛇守护着，而后孵化出一男一女，即为排湾族的祖先。

埃及的蛇图腾崇拜

作为古代埃及人的图腾，蛇所象征的意义一直在变化着。在开始的时候，蛇只是单纯的图腾物。在古代埃及出现大量神话后，蛇成为塞特统治下的下埃及图腾。由于塞特（他杀死了自己的哥哥——埃及最早的国王奥西里斯）本身是邪恶的，所以蛇也被认为是邪恶的象征。但是在埃及统一之后，蛇摇身一变，成为权力的象征，并且成为埃及法老的保护神。在国王王冠的额头上就有一个眼镜蛇的形象，埃及人相信眼镜蛇能保护国王。

古埃及人信奉蛇神，但严格来说，埃及的神祇中并没有一个神叫作蛇神。在埃及神话中香火最鼎盛的神是阴间之神欧西里斯和他的儿子太阳神荷鲁斯，他们的头上顶着蛇图腾。埃及王朝正是拿眼镜蛇作为皇家徽章，这个徽章叫作优拉阿司（Uraeus），最常出现的位置就在法老帽檐的前端。昂首怒目的姿态透出令人窒息的气势，仿佛在告诉我们蛇帝国曾经拥有过的辉煌历史。眼镜蛇眼睛闪闪发光，伸出咄咄逼人的舌头，口里喷出骇人的毒液来毁灭敌人。而法老王头冠上的眼镜蛇头饰成为象征法老王身份的一部分，象征它能保护法老免于被蛇咬，而且能医治其他人。

另一件埃及的文物——亡灵书（Amduat，也译为阴间书）[①]中，蛇与太阳神（鹰）站在同一个地位，它看顾着埃及人的家畜与家禽，这也就是他们的生计。所以埃及人虽然没有蛇神，但蛇却无所不

---

① 据新王国时期（前 1600—前 1045）阴间书（Amduat）的记载，在日落之后，太阳神必须经历 12 个小时的夜航，直到隔天从东方天空再次新生。日落之后，太阳神化身为戴着山羊头的灵魂，身旁有随从伺候，搭乘一艘平底渡船进入阴间。在漫长的夜间旅程中，前几个钟头，太阳神必须经过阴间层层的关卡。到了第四钟头，太阳神化身为蛇，通过黑暗的荒漠。第六钟头，太阳神走入阴间最深处，也是生命重生的开始，太阳神的遗体再次与他的灵魂结合为一，新的火光重新点燃，太阳神再次获得他的王权，以令牌、王冠及眼镜蛇标识来象征。到了第七个钟头，太阳神虽然重新有了亮光，但四周仍埋伏着各种危机，一场光明与黑暗的斗争在继续。到了第 11 个钟头，日出的预备工作已经完成，在太阳神渡船的前头，诸神抬着"环绕宇宙之蛇"奥罗波若蛇（Ouroboros）走在前面。最后第 12 个钟头，太阳新生，日出的过程发生在"环绕宇宙之蛇"的体内，12 男与 13 女拖曳着太阳神的渡船穿过这条巨蛇的体内，从蛇的尾端向它的嘴部走出来。

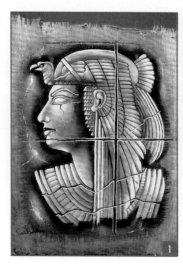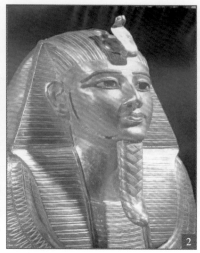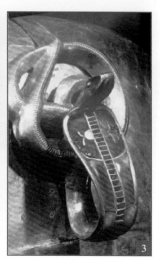

图 95　埃及的蛇图腾 （1. 国王王冠的额头上有一个眼镜蛇的形象；2. 太阳神荷鲁斯头上顶着蛇图腾；3. 眼镜蛇图腾，图 2 局部放大图）

在，在埃及的古文物上到处可以看到蛇的踪迹，常常一小块壁画上到处都是蛇，有帽上的徽章，也有与太阳神（鹰）结合的形象，还有真实的蛇做抽象的解释。

印度的蛇图腾崇拜

印度人视蛇为"神"的化身，而眼镜蛇尤受崇敬，被称为"努拉盘布"，即"善蛇"。与蛇共舞可以认为是印度恐怖的毒蛇与人和谐相处的一种文化。在印度克诺所斯（Knossos）宫殿遗址发掘出的"舞蛇女神"（Snake Goddess），距今已有 3600 年。她双手自由伸展，各握着一条蛇，身着华丽的长褶裙，袒露出前胸的乳房。她是大地之母的象征，欣欣向荣；蛇的生命力顽强，舞蛇女神代表着不朽的生命；蛇的繁殖能力强，舞蛇女神能使子孙昌盛，人口繁密。

蛇被印度教徒尊崇为神，并受到教徒们的崇拜。这种崇拜与宗教有关。印度教大神毗湿奴就躺在一条多头蛇的身上，在大海上浮游；而湿婆神的脖子上也盘着几

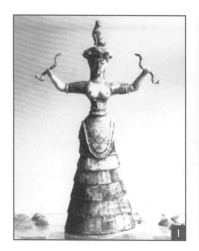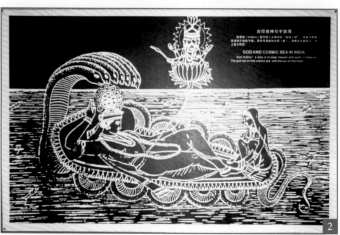

图 96　印度的蛇图腾 （1. 印度舞蛇女神；2. 印度教大神毗湿奴）

条吐着芯子的眼镜蛇。作为大神毗湿奴和湿婆神的卫士，蛇自然成为人们尊崇的神物。印度人把每年的 5 月 5 日（印度历）定为拜蛇节。每逢蛇节，人们都要在家中画上蛇的形象，或者挂上一幅蛇画，并在蛇像前供上牛奶、米饭及其他食品。特别是有许多以驯蛇为生的人，他们总是精心训练自己捕捉到的蛇，让其随着笛子的乐声"翩翩起舞"，这些人背着蛇篓走街串巷，以此谋生。

全印度信仰印度教的教徒约占总人口的 83%。在虔诚的印度教徒眼中，蛇并非毒物，而是通人性的神，只要人无伤蛇之心，蛇就没有害人之意。外表威猛的眼镜蛇更是财神的化身，只要你善待它，并供它食物，命中一定会走好运。

在印度，许多农村都有香火缭绕的蛇庙，有些尚未生育的善男信女为求得一男半女，对庙里供奉的蛇神更是顶礼膜拜。

日本的蛇崇拜

在日本近海的一个小镇上，有一个敬蛇神社，在这个神社里有一条小溪蜿蜒流过，小溪里常有水蛇出没。因此来此神社参拜的日本人比较多。另外，

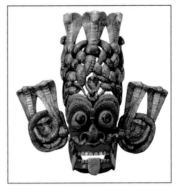

图 97 日本假面舞中的蛇神面具

在日本西部海岸地区传承的假面舞中也有蛇神面具。

柬埔寨的蛇崇拜

柬埔寨人历来将蟒蛇视为吉祥物，为雌雄蟒蛇举行婚礼，据说这样做可以保佑民众平安吉祥。

尼泊尔的蛇崇拜

尼泊尔的民众将蛇当作保护神，认为蛇可以驱除妖魔鬼怪。

1.2　道教与龟蛇文化

龟蛇文化

在道教的文献中，其教义认为"龟"与"蛇"表现了道家的"阴"与"阳"、"静"与"动"等学说，其理论深奥，内涵丰富。"龟蛇"属"四象"之一，亦称"四灵"，代表北方玄武之象（即北方神）。

中国古代认为龟蛇能撼难避害，故常在旗子上绘此二物。《周礼·春官·司常》说："龟蛇为旐①。"郑玄注："龟蛇象其扞难辟害也。"疏："龟有甲能扞难，蛇无甲，见人避之，是避害也。"

龟蛇也是神名，即玄武。《参同契》记载："雄不独处，雌不孤居，玄武龟蛇，蟠虬相扶。"

龟的头部和尾巴像蛇，而整体看上去

_____

① 旐（音 zhào），画有龟蛇的一种旗子。

像穿着衣服的蛇。古代人看了乌龟身披盔甲，如此好的装备应该比蛇厉害，等级比较高，所以才会有乌龟玄武作为大神兽中的老大，意思应该就是身披盔甲的蛇（或者是龙），而朱雀是凤凰的原型，则排为第二。

龟蛇图与龟蛇碑

中国陕西省铜川市耀州区药王山南庵有一座龟蛇碑，是中国重点文物保护单位"药王山石刻"中的著名碑石之一。龟蛇碑是道教的产物，药王山南庵是宋金元时陕西关中著名的道教宫观。此碑于明代正统十三年（1448）由知州李芳、同知丘纯立于南庵静明宫。碑高204厘米，宽70厘米，厚25厘米，螭首龟座。"龟"与"蛇"每字约半米见方，右上角题"谭真君书"① 四字。龟蛇碑的拓本为碑石珍品，古今向来使人欣赏赞叹。

中国传统以北方为后，所以"龟蛇"二字有"志心崇奉，镇宅避恶"之说，含有以正压邪之意，因此人们便以其拓作为"镇宅符"。此外，汉代瓦当②中也有许多带有玄武纹的瓦当。

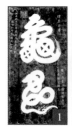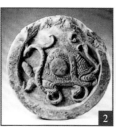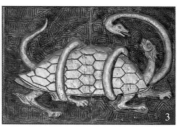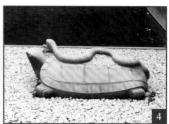

图98 中国道教与龟蛇文化（1.中国陕西省耀州区药王山石刻龟蛇碑；2.汉代玄武纹瓦当；3.道教的"龟蛇"标识图；4.道教的"龟蛇"标志性石雕，湛江）

---

① 谭真君，是道教金元时期的全真教的"七真子"谭处端，山东人。他是个擅长书法和颇具功力的道长。
② 瓦当，又称瓦头，指陶制筒瓦顶端下垂的特定部分，其样式主要有圆形和半圆形两种。瓦当是古代建筑用瓦的重要构件，具有保护木制屋檐和美化屋面轮廓的作用。

2

蛇与生肖文化

2.1 中国的蛇生肖文化

中国生肖文化中的蛇

中国东汉唯物主义思想家王充著的《论衡·言毒篇》中对十二生肖有较为系统的明确记载。《论衡·物势》载："寅，木也，其禽，虎也。戌，土也，其禽，犬也……午，马也。子，鼠也。酉，鸡也。卯，兔也……亥，豕也。未，羊也。丑，牛也……巳，蛇也。申，猴也。"以上引文只有十一种生肖，所缺者为龙。该书《言毒篇》又说："辰为龙，巳为蛇，辰、巳之位在东南。"这样，十二生肖便齐全了。十二地支与十二生肖的配属如此完整，且与现今相同，即子鼠、丑牛、寅虎、卯兔、辰龙、巳蛇、午马、未羊、申猴、酉鸡、戌狗、亥猪。

十二生肖的选用与排列是根据动物每天的活动时间确定的。中国从汉代开始便采用十二地支记录一天的十二个时辰，每个时辰相当于两个小时。晚上 23 时到凌晨 1 时是子时，此时老鼠最为活跃。凌晨 1—3 时是丑时，牛正在反刍。3—5 时是寅时，此时老虎在到处游荡觅食，最为凶猛。5—7 时为卯时，这时太阳尚未升起，月亮还挂在天上，玉兔捣药正忙。上午 7—9 时为辰时，这正是神龙行雨的好时光。9—11 时为巳时，蛇开始活跃起来。上午 11 时到下午 1 时，阳气正盛，为午时，正是天马行空的时候。下午 13—15 时是未时，羊在这时吃草，会长得更壮。下午 15—17 时为申时，这时猴子活跃起来。下午 17—19 时为酉时，夜幕降临，鸡开始归窝。晚上 19—21 时为戌时，狗开始守夜。晚上 21—23 时为亥时，此时万籁俱寂，猪正在鼾睡。

生肖蛇的象征意义

中国人常常把蛇雅称为"小龙"，以示尊崇。蛇脱下的皮叫蛇蜕，也被称为"龙衣"；民俗农历二月二是蛇结束冬眠、出洞活动的日子，也被称为"龙抬头"。这些都是把蛇比为龙。

事实上，蛇的两面性代表着世界一切事物具有两面性这个普遍规律，其意义极为深刻。

蛇的负面形象：一是它的狠毒，二是它的阴险、冷漠，三是它的神秘莫测，四是它的机智与狡猾。而蛇的褒义正面的形象：一是象征幸运、吉祥和神圣，二是象征追求爱情和幸福，三是象征长寿、生殖和财富，四是象征医学与医药。

2.2 世界各国的蛇生肖文化

十二生肖文化不仅在中国汉族和少数民族地区深深扎根，而且在世界各地以及华人比较多的城市传播并产生了很大影响。尽管不同民族和不同国家的生肖文化有所差异，但对其深刻内涵都有着共同的认识。这表明生肖文化现象是人类文明进程中具有普遍性的产物，是人类对时间及其自身关系所作的充满神秘色彩而又富有诗意的表达。

埃及和希腊有十二兽历，它们是牡牛、山羊、狮、驴、蟹、蛇、龙、猫、鳄、猿、鹰。埃及、希腊、巴比伦[1]的十二生肖动物（十二兽历）基本相同，它们是牡牛、山羊、狮子、毛驴、蟹、蛇、犬、猫、鳄鱼、红鹤、猿、鹰（巴比伦生肖里没有蟹，而是有蜣螂）。

墨西哥的属相是按月计算的。按照玛雅纪年法，将一年分成 13 个月，每个月

28 天，而且每个月都有与之相对应的动物。墨西哥人认为，在相应月份里出生的人就受到这个月动物神的保护。这 13 种动物分别是蜥蜴、大猩猩、猎鹰、美洲豹、狐狸、蛇、松鼠、龟、蝙蝠、蝎子、鹿、猫头鹰和孔雀。按照阿兹特克历法[2]，一年 12 个月对应 12 个属相，分别是：鳄、家、花、蛇、鹿、美洲豹、甘蔗、兔、鹰、猴、燧石和狗。墨西哥人认为，女性以家为属相比较好，属家的人恋家，憎恨旅行。属美洲豹的人从军，以在军中不断升职。

根据印度神话《阿婆缚纱》的记载，印度的十二生肖动物原为十二个神的驾兽，它们分别是：招杜罗神的鼠，毗羯罗神的牛，宫毗罗神的狮，伐折罗神的兔，迷立罗神的龙，安底罗神的蛇，安弥罗神的马，珊底罗神的羊，因达罗神的猴，波

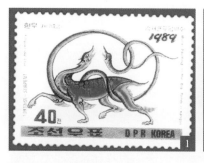 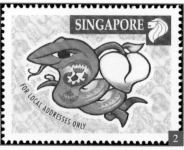 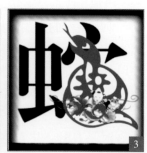

图 99 蛇年邮票与艺术作品 (1. 朝鲜生肖邮票，1989；2. 新加坡生肖蛇邮票，2001；3. 蛇年生肖画，新加坡，2013)

---

① 古代，巴比伦的十二生肖兽是猫、犬、蜣螂、驴、狮、公羊、公牛、隼、猴、红鹤、鳄。

② 墨西哥古代阿兹特克人所创造的文明，形成于 14 世纪初，毁于 1521 年。1521 年西班牙人攻陷墨西哥之后，人们唯一找到的就是雕刻着阿兹特克历法的太阳石，刻有阿兹特克历法。

夷罗神的金翅鸟，摩虎罗神的狗和真达罗神的猪。与中国十二生肖的不同之处是用"狮"取代"虎"。

日本、朝鲜、韩国、柬埔寨、泰国的十二生肖与中国的十二生肖基本相同。不过柬埔寨的十二生肖顺序是从牛开始的，泰国的十二生肖的顺序则从蛇开始。

缅甸人的属相根据出生在一周中的时间段而定，共有八大生肖：周一出生的人属虎；周二出生的人属狮子；周三上午出生的人属象；周三下午出生的人属无牙象；周四出生的人属鼠；周五出生的人属天竺鼠；周六出生的人属神蛇，类似中国的龙；周日出生的人属大鹏鸟（妙翅鸟）。

一些亚洲国家每逢蛇年均发行蛇年邮票或者展示蛇年艺术作品，以示纪念。

3

蛇与医学卫生组织的徽标

3.1 蛇杖与医学徽标的来历

当人们仔细考察世界上的医学标识时，就会发现医学标识中有两种"蛇杖"：一种以单蛇缠杖作为主题，另一种则是双蛇缠杖，上立双翼为主题。

单蛇缠杖源于古代神话。一是传说古罗马时期医神亚希彼斯手拿一支灵蛇缠绕的木棒，这是当时典型的医者形象。因为蛇每年都要蜕皮，这种现象被寓意恢复和更新的过程。古罗马遭受瘟疫的时候，人们把化身为巨蛇的亚希彼斯请来，瘟疫立刻就消失了。

另一传说，太阳神阿波罗（Apollo）的儿子阿斯克勒庇奥斯（Asclepius）是希腊医学的创始人。他是一位庄严、文雅、慈祥的民间医生，被当地人民尊为"伟大无疵的医神"。一天，他手持拐杖坐在草地上思索治病的医道时，突然一条毒蛇盘绕在他的手杖上，使他大吃一惊。他立即将蛇打死，扔在一旁。不料，过了一会儿，又出现一条毒蛇，口衔药草，在死蛇身上来回翻动之后，那条死蛇竟复活了。阿斯克勒庇奥斯立刻醒悟：蛇具有一种神秘的疗伤能力，它熟知草木所具有的药性。从此以后，在阿斯克勒庇奥斯行医的时候，他的手杖上面便多了一条盘绕着的蛇。阿斯克勒庇奥斯去世后，希腊人为纪念他，将他塑成神像：一条蛇盘绕在他的手杖上，作为医神的最高象征。

双蛇双翼之杖源自于希腊神话中神的信使赫米斯和马克里的魔杖标识。希腊神话中的赫米斯（Hermes）是宙斯与迈亚（Maia）所生的儿子，他掌管商业、旅行及竞技等体能锻炼等所有需要技巧的活动。他是希腊众神的信使，头戴着插有羽翼的帽子，脚上穿着插有羽翼的鞋子，手持双蛇缠绕的魔杖。双蛇杖代表了传令棒，两条蛇缠绕左右，两头相对，有的杖顶端有一对天使的翅膀。赫米斯的权杖中的鹰与蛇又是太阳力量与月亮力量的象征。

另一个传说是马克里（Mercury）看见两条蛇打斗，在用尽各种办法都无法让它们停止的时候，就将手杖丢到正在厮咬的两条蛇中间，这时两条好斗的蛇却顺着手杖缠绕而上，重归于好。因此，双蛇杖被视为和平的象征。

传统的看法认为，单蛇之杖是医神阿斯克勒庇奥斯的主要表征，是正统的医学

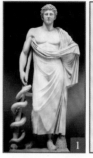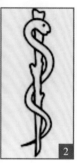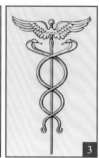

图 100 蛇杖与医学徽标的来历（1. 阿斯克勒庇奥斯与蛇杖的塑像；2. 单蛇缠杖；3. 双蛇缠杖：赫米斯的权杖）

标识。而现代人将双蛇杖视为贸易和运输行业的象征、和平的象征，以及炼金术和医学的象征。巧妙的是，双蛇杖的双螺旋形态与现代人体遗传基因的 DNA 分子结构形态极为相似，因此主张将其作为医学标识。

人们普遍认为，不管是单蛇杖，还是双蛇杖，两者皆表示疗疾养伤的根本，来自于创造生命的神奇力量，蛇杖象征神奇的医术和中立的医德。

3.2 蛇杖与医学卫生组织的标识

据有关文献记载，"蛇杖"作为医学徽标在公元前 500 年左右即开始采用。现代医学卫生界普遍将"蛇杖"作为自己的行业标识。标识中的"灵蛇"象征健康、长寿、不死和吉祥，"手杖"表示出游四方、为人治病之意。

历史上，"蛇杖"作为医学徽标在设计方面有着不同的特色。例如：1562 年《盖伦全集》的封面上印有双蛇杖的标识。欧洲一些国家将蛇缠绕在一只高脚杯上的图案作为药店的标识。1912 年奉天医科大学[1]成立时，校徽为针、蛇、火炬组成的图案，针、蛇象征救死扶伤，火炬象征学术光明之灯。

目前，联合国世界卫生组织的会徽上有一根由蛇盘绕的权杖，成为世界医学及医学界的标识。一些国际性和国家卫生行政管理部门、医药卫生组织、医学科研院校与医疗机构、应急救援组织及其装备都印有以"蛇杖"为主题的医学徽标。

此外，国际上将"生命之星"[2]广泛使用于世界各国紧急医疗救护服务系统的

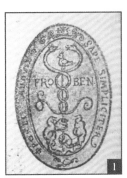 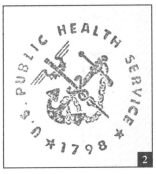 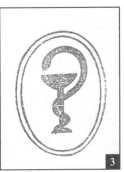 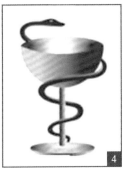

图 101 "蛇杖"的老标识（1.《盖伦全集》封面，1562；2. 美国卫生出版社标识，1798；3. 前苏联药店的标识；4. 欧洲国家药店的标识）

---

[1] 1907 年徐世昌任东北总督期间，与在中国东北行医传教的司督阁（1855—1936）商谈，决定在盛京施医院东侧拨地一块，每年由省库拨银 3000 两，筹建奉天医科大学。1909 年，司督阁从英国募集 5000 英镑，补充建校资金，同时聘请英国剑桥大学医生协助建校。1912 年建成后，司督阁任第一任校长。

[2] 生命之星（Star of Life）于 1967 年获得专利，为美国医学组织（AMA）拥有。原本的设计和决定来自美国运输部（DOT）属下的国家高速公路交通安全局（NHTSA），后来转让成为急救服务（EMS）的标识。

独特标识。生命之星是蓝色、六边突出的星，并在中间加上阿斯克勒庇奥斯之杖。

送处理和运送到医疗机构。

而类似的橙色星是给搜索、考察以及救援人员使用。六个分支的星代表急救服务的六项任务，即发现、报告、回应、现场处理、运

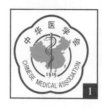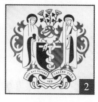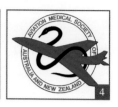

图 102 医药卫生社团组织徽标（1. 中华医学会会徽，1948；2. 英国皇家医学学会会徽；3. 美国医学会会徽；4. 航空医学学会会徽）

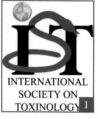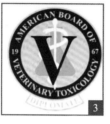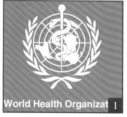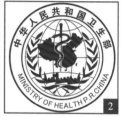

图 103 毒理学社团组织徽标（1. 国际毒素学会徽标；2. 波兰毒理学会会徽；3. 美国兽医毒理学会会徽）

图 104 国际性和国家卫生组织（1. 世界卫生组织标识；2. 中华人民共和国卫生部①标识）

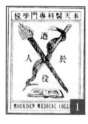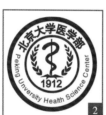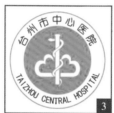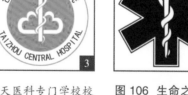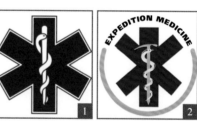

图 105 医学科研院校与医疗机构（1. 奉天医科专门学校校徽，1912；2. 原北京大学医学部校徽；3. 台州中心医院院徽）

图 106 生命之星（1. 120 急救车上的标识："生命之星"；2. 橙色星用于医学考察以及救援队）

---

① 中华人民共和国卫生部于 2013 年与中华人民共和国国家人口和计划生育委员会共同组建为中华人民共和国国家卫生和计划生育委员会。

4

蛇的故事

4.1 蛇的诱惑：亚当与夏娃的故事

亚当与夏娃的故事出自《圣经·创世纪》。亚当与夏娃是人类的始祖。先有亚当，后有夏娃。后来，亚当与夏娃结合了，他们有了后代，于是也就有了人类。

故事中说：耶和华创造了亚当之后，为了爱护他，另在伊甸建了一座花园，让亚当住在里面。在伊甸园里，亚当饿了可以吃树上挂着的累累果实，困了可以在地面上随处安眠。

有一天，耶和华找来亚当，特别吩咐他说："树上的果实你但吃无妨，唯独在园中央有两棵树的果实不能吃，尤其是智慧之树，你若吃了就必死无疑。"亚当信口就答应了。

不过，亚当自己一个人在伊甸园中管理植物、树木及各种动物，没人帮助他，显得很孤单。耶和华心想，一个人独居不好，我要造一个配偶帮助他。于是耶和华让亚当昏睡，然后打开他的胸腔取下一条肋骨，并施法将肋骨变成一个美丽的女人，这个女人就是夏娃。接着，耶和华唤醒身体复原的亚当，把夏娃交给他，并告诉他夏娃是用他的肋骨做成的。亚当高兴地望着站在一旁的夏娃说："你是我骨中之骨，肉中之肉，可以称为'女人'，因为你是从男人身上取出来的。"而在希伯来语中，"女人"这个词的意思是"从男人而来"。

上帝创造亚当和夏娃时，两人都是赤身裸体的，并十分自在地生活在伊甸园里。直到有一天，有一条生性狡猾的蛇改变了他们的命运。这天，夏娃独自一人在花园中央，蛇来到她的身边，眼睛溜呀溜地转来转去。它唤夏娃："嘿！你好啊！"

夏娃看着它："什么事？"

它对夏娃说："你看到园中央那两棵树上的果实了吗？看起来十分可口吧？"

夏娃毫不迟疑地回答说："可口是可口，但神说过这个园里的果实其他的都可以吃，唯独那两棵树的果实是禁止吃的。"

蛇激动地对夏娃说："其实呀！你们被神愚弄了！耶和华说你们吃智慧之果会死是骗你们的！"夏娃被勾起好奇心，她问："为什么神要骗我们呀？"

"他怕你们吃了智慧之果后如他一般聪明睿智，能够分辨善恶嘛！唉，随便你要不要吃啦！我只是告诉你，吃了不会死掉罢了。"

蛇说完就溜走了，留下夏娃看着那新鲜可口的果子。

夏娃每天看着这鲜艳的果子，老早就想试了。听蛇说吃了这智慧之果并不会死，而且可使人变聪明，她没有多想便走向前去摘下智慧之果。她咬了几口觉得味道不错，也拿给亚当尝。吃完智慧之果后，两人顿时心明眼亮，意识到自己赤身裸体，并感到羞愧。

耶和华知道此事后非常震怒，先对蛇

怒道："你竟敢诱惑人类违背我的命令，你必须承受最严重的诅咒，你将用肚皮走路，终身受苦。"然后对夏娃说："你违背了我的意旨，我要加重你怀胎的痛苦，并使你终身慕恋你的丈夫，并为其管辖。"

最后，耶和华心碎地转向亚当，告诉他："你不听我的话，却听那女人的话。好吧！我诅咒这块土地只长荆棘、野草，

你将终身为了温饱而劳累，最后归于尘土。因为你来自土，所以要归于土。"

耶和华担心他们下次会去摘吃生命之果，获得永生，于是除了派天使看守生命之树外，还将亚当与夏娃永远逐出伊甸园。

后来，现代画家、艺术家以"亚当与夏娃的故事"为主题创作了许多作品。

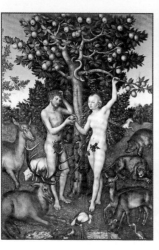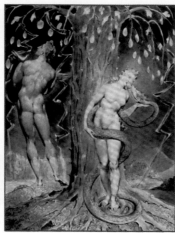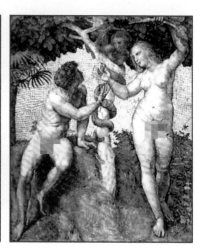

图 107　"亚当和夏娃的故事"作品

4.2 九头蛇的故事

许德拉：希腊神话中的九头蛇

希腊神话中关于九头蛇的故事，讲的是英雄如何战胜邪恶。国王交给赫拉克勒斯（Heracles）①的第二件任务是杀死九头蛇许德拉（Lernaean Hydra）。许德拉是堤丰和厄喀德那所生的女儿。她是在阿耳哥利斯的勒那沼泽地里长大的，常常爬到岸上糟蹋庄稼，危害牲畜。她凶猛异常，身躯硕大无比，是一个有九个头的蛇怪。她

的九个头中的八个可以杀死，而第九个，即中间直立的一个却是杀不死的。

赫拉克勒斯勇气十足地驱车前往，为他驾车的是他的侄儿伊俄拉俄斯。车子朝着勒那驶去。到了阿密玛纳泉水附近的山坡时，他们看到蛇怪许德拉正在洞内。伊俄拉俄斯急忙拉住马的缰绳，赫拉克勒斯跳下马车，一连射了几箭，把九头蛇蛇妖许德拉引出洞来。许德拉突然冲到赫拉克勒斯的面前，咄咄逼人地昂着十分可怕的

① 有的书译为赫尔克里士（Hercules）。

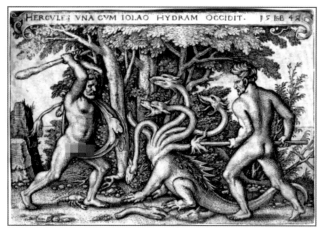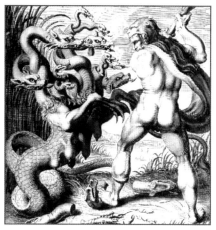

图 108 九头蛇与赫拉克勒斯

九个头。赫拉克勒斯迎上去用力一把抓住她。这时，许德拉猛地缠住赫拉克勒斯的一只脚。赫拉克勒斯举起木棒使劲儿打她的头，但是打碎了一个，马上又长出一个来。她的一只巨蟹跑来参战，帮助许德拉，并用巨钳咬住赫拉克勒斯的脚。赫拉克勒斯怒不可遏地挥棒将它打死，同时呼喊伊俄拉俄斯来援助他。伊俄拉俄斯执着火把点着附近的树林，用熊熊燃烧的树枝灼烧刚长出来的蛇头。这时，赫拉克勒斯乘机砍下许德拉的那颗不死的头，将它埋在路边一块巨石之下。

许德拉的血是有剧毒的。赫拉克勒斯把蛇身劈作两段，并把箭浸泡在有毒的蛇血里，使之成为无人可挡的毒箭。从此以后，中了毒箭的敌人会无药可救。人马齐伦就是死在毒箭之下[①]。

后来，赫拉克勒斯被半人马族的涅索斯（Nessus）的血毒死。人们为了纪念赫拉克勒斯完成的这项艰巨任务，将许德拉送到天上成为长蛇座。

相柳：中国传说中的九头蛇

中国的九头蛇当属《山海经·海外北经》中的相柳。相柳是中国古代传说中的蛇妖，是一个九首蛇身的形象，与希腊神话中的九头蛇十分相似。它是共工的臣子，蛇身九首，上面长着青色的人脸；形体硕大无朋，凡经过的地方都陷为沼泽。相柳后被大禹所杀，其血腥臭无比，流过的土地五谷不生。

其原文为："共工之臣曰相柳氏，九首，以食于九山。相柳之所抵，厥为泽溪。禹杀相柳，其血腥，不可以树五谷种。禹厥之，三仞三沮，乃以为众帝之台。在昆仑之北，柔利之东。相柳者，九首人面，蛇身面青。不敢北射，畏共工之台。台在其东。台四方，隅有一蛇，虎色，首冲南方。"

---

① 在半人马的传说中，人马齐伦就是人马族的一员。人马族，上半身是人，下半身是马，是喜爱惹是生非的一族，又爱虏劫和抢掠。但其中有一只是例外的，他就是齐伦（Chiron）。齐伦是山林中的大贤者，但在一次与赫拉克勒斯的打斗中，齐伦被毒箭误伤死去。半人马族的血是有毒的，赫拉克勒斯后来又被半人马族的涅索斯（Nessus）的血毒死。

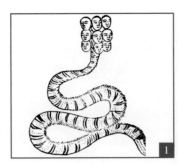
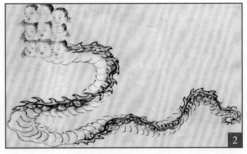

图109 相柳 (1.明朝《山海经》图的绘像相柳；2.日本江户时代《怪奇鸟兽图卷》中所描绘的相柳)

4.3 衔尾蛇：头尾相连的蛇

衔尾蛇及其寓意

衔尾蛇（Ouroboros，亦作咬尾蛇）是一个自古代流传至今的符号，大致形象为一条蛇（或龙）正在吞食自己的尾巴，结果形成一个圆环（有时亦会展示成扭纹形，即阿拉伯数字"8"的形状），其涵义为自我吞食者（Self-devourer）。

衔尾蛇符号有许多不同的象征意义，其中最为人们普遍接受的是无限大、循环之意。衔尾蛇亦是宗教及神话中的常见符号以及炼金术中的重要徽记。

古希腊伟大的哲学家柏拉图[1]形容衔尾蛇是一头处于自我吞食状态的宇宙始祖生物，它是不死之身，并拥有完美的生物结构。

基督教普遍认为衔尾蛇是整个物质世界的边境与限界（在这条边界的里与外的事物，有着相对性的存在），其"自我消减"的特性也象征着追随《传道书》中的传道者足迹，在转瞬即逝的世界里，一个短暂的有限的存在。切斯特顿（G. K. Chestevton）在《永存者》（*The Everlasting Man*）中便以衔尾蛇作为"循环定律"的

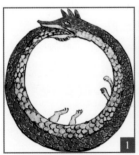
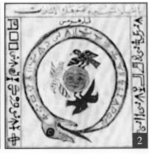
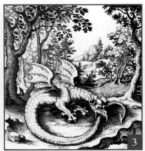
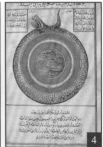

图110 衔尾蛇形象 (1.古代北欧神话中衔尾蛇乌洛波罗斯；2.咬尾蛇；3.炼丹术刊物中的衔尾蛇；4.《天》，选自占星术手抄本，17世纪)

---

① 柏拉图（Plato，约前427—前347），古希腊伟大的哲学家，西方哲学和西方文化最伟大的哲学家和思想家之一。他和他的老师苏格拉底、学生亚里士多德并称为古希腊三大哲学家。

标识，是泛神论与神秘主义中"自我毁灭"的代表。

近代心理学家卡尔·荣格[1]认为，衔尾蛇其实反映了人类心理的原型。

此外，炼金术与占星术中也有头尾相连的咬自己尾巴的衔尾蛇，象征永恒。

4.4 富兰克林的八节蛇画

1754 年 5 月 9 日，《宾夕法尼亚州报》（*Pennsylvania Gazette*）上发表了一幅政治漫画——一条尚未连接起来的八节蛇画。"八节蛇"标示着欧洲殖民主义者在美国东部的八块殖民地。蛇头在东，蛇尾在西。由头到尾的顺序是：新英格兰、纽约、新泽西、宾夕法尼亚、马里兰、弗吉尼亚、北卡罗来纳、南卡罗来纳。画下方的标题是："不联合，只有死"。[2]

这幅漫画的作者是美国政治家、著作家和发明家富兰克林[3]。他用一条断成八节的蛇来暗示北美各州的不团结，寓意"合则生，分则亡"。

当时正值美国独立战争[4]期间，美国尚未获得独立。一幅漫画胜万言。八节蛇画与其说是一幅漫画，不如说它是一幅地图，它激励了千百万北美人民团结一致，为一个共同目标即美国的独立而奋斗。后来，人们称富兰克林是美国独立运动的先驱。

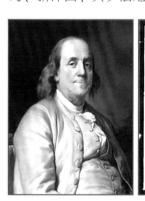
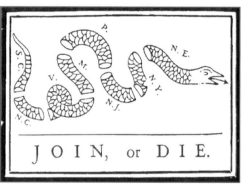

图 111　漫画"团结或者死亡"　（富兰克林绘，美国国会图书馆藏）

---

① 卡尔·古斯塔夫·荣格（Carl Gustav Jung，1875—1961），瑞士著名心理学家，也是个精神科医生。他是分析心理学的始创者。

② 本杰明·富兰克林. 富兰克林自传. 李嘉图，译. 哈尔滨：哈尔滨出版社，2013.

③ 本杰明·富兰克林（Benjamin Franklin，1706—1790），也译为班哲明·富兰克林。资本主义精神最完美的代表，著名的政治家、外交家、哲学家、文学家和航海家，以及美国独立战争的伟大领袖。

④ 美国独立战争，是大英帝国和其北美 13 州殖民地的革命者，以及几个欧洲强国之间的一场战争，始于 1775 年 4 月的莱克星顿枪声。1776 年 7 月 4 日的大陆会议通过了由托马斯·杰斐逊执笔起草的《独立宣言》，宣告了美国的诞生。1783 年英国承认美国独立。独立战争结束了英国的殖民统治，实现了国家的独立，确立了资产阶级民主体制，有利于资本主义的发展，对拉丁美洲和法国大革命起到了推动作用。

4.5 尼勒·乐梅十字架与蛇图腾

中世纪伟大的炼金术士格伯（Geber，721—815）原本是一名医生，他出版了许多有关炼金术的书。当时大多数的科学家都同意格伯的假设，即所有金属物质皆属同一物种，因为它们都是由水银和硫黄的理想形式演变而来，因此所有金属在适当的技术条件下可以相互转化。炼金术士经由"贤者之石"①可以把铁、铜、铅、锡等金属提炼成银和黄金。矿物加上血液、毛发、粪便等各式各样的物质，经过各种化学试剂的处理，再经由冶炼、升华及蒸馏等基本过程，就可以萃取其精华，得到提炼及纯化。透过这种长时间的炼制过程，可以制成"长生不老的万灵丹"或炼成黄金，这就形成了炼金术的基本概念。

14世纪的法国炼金术士尼勒·乐梅（Nicholas Flamel，1330—?）将水银和硫黄的理想形式以一条蛇缠绕在十字架上，顶部还有一对翅膀和皇冠，作为西洋炼金术的基本符号，有着世间万物生成循环之意。后来，人们将这个炼金术符号称为"尼勒·乐梅十字架"，称他是制造"贤者之石"的人。

十字架在基督教信仰里代表着生命之树和智能之树，具有起死回生的力量。因为夏娃被蛇引诱偷尝了禁果，导致亚当和夏娃双双被逐出伊甸园，并且负起生育之责，生生世世饱受妊娠之苦痛，因此缠绕在智能树上的蛇代表着"性"，也是生命的起源。十字架也象征着救赎，因为耶稣被钉在十字架上，三日后从死里复活，所以十字架也代表着医治和起死回生的力量。《新约》写道："就好像摩西在旷野中高举灵蛇，人子也被高举起来，使那些相信他的，不致灭亡，反得永生。"

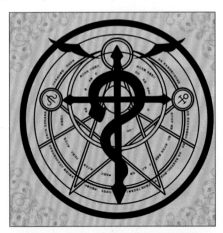

图112 尼勒·乐梅十字架与蛇图腾

---

① 贤者之石（Philosopher），是指远古的美索不达米亚流传的一个故事。很早以前，神的儿子们爱上了人类的女儿，他们甜蜜地结合。但幸福并不能长久，因为死亡会带走一切。神当然是永恒的，可是人却一定会死。于是神子们把生命不朽的秘密教给了他们的心上人，据说这就是传说中的"贤者之石"。它能将任何低贱的金属转化为最纯粹的黄金，如果把它溶于水中，就能获得使生命不朽的"灵药"。从此，制造"贤者之石"的方法以秘传的形式在人间传播，这就是人们相信的炼金术。

4.6 蛇梦的启示：苯环状结构的发明

苯[1]是 1825 年由英国科学家法拉第（Michael Faraday，1791—1867）首先发现的。但此后的几十年间，人们一直不知道它的结构。于是，破解苯的结构成了 19 世纪一个很大的化学之谜。

当时所有的证据都表明苯分子非常对称，但难以想象的是六个碳原子和六个氢原子怎么能够完全对称地排列，形成稳定的分子呢？为了探究谜底，德国化学家凯库勒[2]一直在思索着。他在黑板、地板、笔记本甚至墙壁上试图写出一个合理的化学结构式，将苯的分子结构表达出来。然而，百思不得其解，他一直没有理想的结果。

有一天，废寝忘食的凯库勒又在苦思冥想，想着想着，困倦来了，于是在壁炉前昏昏入睡。在半梦半醒之间，凯库勒看到碳链似乎活了起来，原子和分子们开始在幻觉中跳舞，一条碳原子链变成了一条蛇，在他眼前不断翻腾；蛇突然咬住了自己的尾巴，形成了一个环，在他眼前旋转……他被这奇异的梦惊醒了。这珍贵的一刹那的梦境给他带来了启示：凯库勒明白了苯分子是一个环，可以用一个六角形的环状结构来表示。

受到梦的启发，凯库勒按照苯分子是一个六角形环状结构这个思路回过头来研究苯的性质与结构的关系，不断完善苯的结构理论。1865 年 1 月，他在《科学院通报》上发表了题为《论芳香族化合物的结构》的论文，明确指出：苯环结构是由六个碳原子构成的平面六边形，每个碳原子均连接一个氢原子，环内碳碳单键双键交替。从此，苯分子 C_6H_6 有了一种固定的权威性的表述方法，化学界称之为"苯的凯库勒式"。

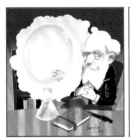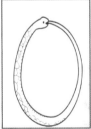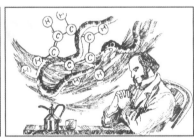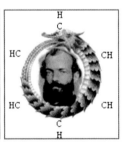

图 113 凯库勒在梦境中获得灵感：蛇环和六角形——苯的环状结构

---

[1] 苯，是涂料、木器漆、胶黏剂等有机溶剂的原料，在涂料成膜和固化过程中含有可挥发的苯，苯会从涂料中释放，造成污染。国际卫生组织把苯定为强烈致癌物质，因此，苯是一种"芳香杀手"。

[2] 弗里德里希·奥古斯特·凯库勒（Friedrich August Kekulé，1829—1896），是德国近代有机化学家。1829年 9 月 7 日出生在德国达姆施塔特，1847 年考入吉森大学主修建筑学。有一天，他听了吉森大学化学家李比希（Justus von Liebig，1803—1873）的化学课，被这门奇妙无比、充满强大生命力的学科所吸引，于是他决定转学化学。1849 年，他到李比希的实验室从事化学研究，1852 年获博士学位，从此他走上研究化学的道路。

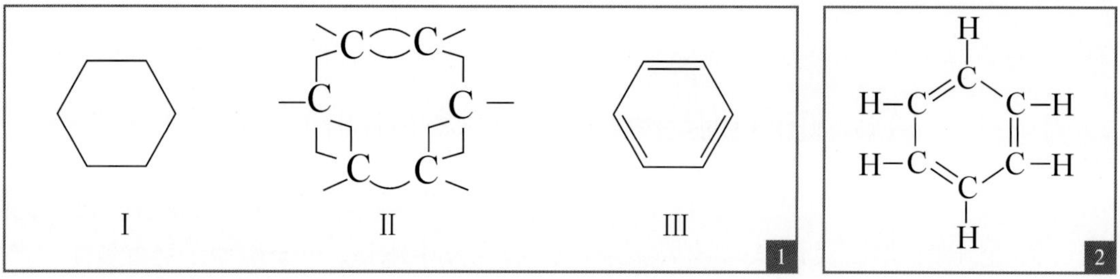

图114 苯的凯库勒式 (1. 凯库勒提出的苯分子的几种结构；2. 目前通用的苯环结构)

1890 年，在德国化学会于柏林市政大厅举行的庆祝凯库勒发现苯环结构 25 周年的大会上，凯库勒报告了自己发现苯环结构的经过，首次提到了这个梦。他说他是在壁炉前撰写教科书时做的梦，并开玩笑地对人们说："先生们，我们应该会做梦！……那么我们就可以发现真理……但不要在用清醒的理智检验之前，就宣布我们的梦。"凯库勒抓住睡梦中的一闪念，灵感促成了发明，解决了长期困扰化学界的一个难题，为发展有机化学理论做出了卓著的贡献。

5

蛇与文学艺术

5.1 蛇的神话寓言与典故

墨西哥带羽毛的蛇神

在墨西哥尤卡坦半岛的玛雅文化遗址上有一座被称为"库库尔坎"的金字塔，其在玛雅文中是"带羽毛的蛇神"的意思。玛雅人崇拜太阳神，认为带羽毛的蛇神即是太阳神的化身。这座金字塔高 30 米，上下九层，最上层是神庙。金字塔的四方各有 91 级石阶，台阶的总数加上一个顶层正好是 365，代表一年的天数。台阶两侧有 1 米多宽的边墙，北面边墙下端刻有一个带羽毛的蛇头，蛇嘴里吐出一条长 1.6 米的大舌头。每年春分、秋分两天的下午，"库库尔坎"蛇影即在塔上出现。当太阳开始西斜，阳光投射到北坡西边墙上，就会映出七个等腰三角形，从上到下直到蛇头，呈波浪状，好像一条巨蛇在爬行。到太阳落山，这条巨蛇才渐渐消失。这就是著名的"库库尔坎"蛇影之谜。

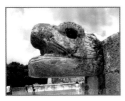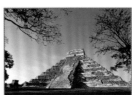

图 115 神秘的羽毛蛇神和库库尔坎金字塔

罗马神话中的蛇

古罗马的神话传说中，宅神是家庭和家里用的炉灶的保护神，与家神一起代表先祖的神灵，人们要常常在家里供奉他们。

古罗马人对宅神的膜拜也是大众化的崇拜。在古罗马的所有家庭里都有小神龛，中间是保护神吉尼奥，两边是两个家神，下面是一

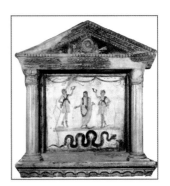

图 116 古罗马的家庭小神龛

条蠕动的蛇神。后来宅神成为整个罗马民族的保护神。

澳大利亚彩虹蛇的传说

彩虹蛇（Rainbow Serpent）是澳大利亚所有土著民族都信仰并尊重的一种动物，他们相信彩虹蛇创造了澳大利亚各地的人民和澳大利亚的土地。在原始神话里，彩虹蛇是澳大利亚

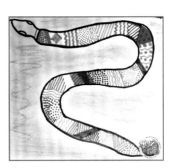

图 117 彩虹蛇

的造物主之一。彩虹蛇一直沉睡在地底下，直到创世。创世时它就苏醒，并且腾空而起，在这个过程中创造了山脊、山脉和峡谷。从那以后，彩虹蛇永远栖息在水潭并管理水。在澳大利亚的岩画上，彩虹蛇头钻进地下，颜色斑斓，如同一道彩虹。土著民族相信，这条蛇是大地之母，它刻出了澳大利亚的地形，并创造了色彩最艳丽的鸟——彩虹吸蜜鹦鹉；而散落在澳大利亚的橘红巨星火山岩，便是彩虹蛇所产的蛋。

中国台湾百步蛇的传说

在台湾的原住民中，百步蛇是鲁凯族和排湾族的图腾，保育百步蛇，一直是台湾原住民重要的精神象征。还有一些台湾族群也认为自己是百步蛇的子民，在口传神话故事中，记录着他们对于百步蛇的崇敬。

鲁凯族传说着一个动人的爱情故事，其主角就是百步蛇。传说鲁凯族巴冷公主的爱人阿达里欧就是百步蛇王，他为了迎娶巴冷公主，经历千辛万苦从高山到大海取回七彩琉璃珠。因此，

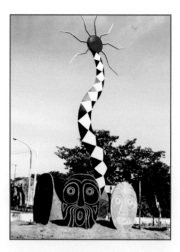

图 118 台湾原住民的保护神：百步蛇

百步蛇是鲁凯族勇士和女子坚贞爱情的象征，也是头目的祖先。至今鲁凯族仍认为他们的祖先是百步蛇所生，所以百步蛇图案为祖灵的象征，从屋檐、门扉到衣服的刺绣都有百步蛇的图案。

排湾族除了认为自己是百步蛇的子民外，还认为百步蛇是祖先的守护神，是太阳神指派来保护祖先的。在排湾族《创世纪》传说中，百步蛇是地上的王，随着年岁的增长，会逐渐变得短胖，最后会变成老鹰，在天空保护排湾族。因此，排湾族人都会在器物和衣物上刻画百步蛇的花纹。

克雷洛夫寓言：老鹰与毒蛇

在《伊索寓言》中有一个关于老鹰与毒蛇的传说。蛇和鹰互相交战，斗得难解难分，蛇紧紧地缠住了鹰。农夫看见了，便帮鹰解开了蛇，使鹰获

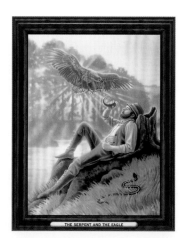

图 119 克雷洛夫寓言：老鹰与毒蛇

得了自由。蛇因此十分气愤，便在农夫的水杯里放了毒药。当不知情的农夫端起杯子正准备喝水时，鹰猛扑过来撞掉了农夫手中的水杯，有毒的水洒到了地上。

这个传说的寓意是：善有善报，好人一定能得到好报。

5.2 文学艺术作品中的蛇

蛇出现于文学作品中

在中国，蛇出现于文学作品中最早见于《诗经》中的《小雅·斯干》，有"维虺[1]维蛇，女子之祥"，将梦中出现虺蛇作为生女的吉兆。《楚辞》中也有蛇的踪影，如屈原《天问》曾发出"雄虺九首，儵忽焉在"以及"一蛇吞象，厥大何如"等问语。但这些作品都不是专门写蛇的。只有晋人傅玄写过一首《灵蛇铭》："嘉兹灵蛇，断而能续。飞不须翼，行不假足。上腾云霄，下游山岳。逢此明珠，预身龙族。"这是专门咏蛇的作品。

中国古代小说中写蛇，是为了以蛇令人见而生畏的身形构成推动情节的手段。如《三国演义》第一回写大青蛇惊吓汉灵帝一事，是古人"国之将亡，必有妖孽"迷信思想的反映。《水浒传》第一回，洪太尉遇蛇挡道，写得活灵活现，虽有惊无险，却是小说笔法的妙用。《西游记》第六十七回写唐僧一行四人在驼罗庄遇蛇妖并战而胜之，虽不在八十一难之中，却因为写蟒蛇妙笔生花，读来引人入胜。

在白话小说中，明代冯梦龙著的《警世通言》中的小说《白娘子永镇雷峰塔》，描写了白娘子（白蛇）对许仙的执着之情，但是许仙常处于动摇之中，最后又与法海禅师合谋用宝塔镇压住了白娘子。正是由于广大人民对白娘子抱有某种程度的

同情，于是又有了清人描述的一个修炼成人形的白蛇精与凡人的曲折爱情故事、戏曲传奇以及弹词《白蛇传》等作品问世。之后，《白蛇传》从南宋到清代逐步成熟盛行，成为中国四大民间传说之一。在中国北京颐和园中的长廊画中就有表现《白蛇传》中游湖借伞的故事。（图120）

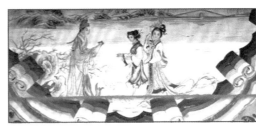

图120 《白蛇传》游湖借伞的故事（北京颐和园的长廊画）

中国河北的杨柳青曾绘制《全出白蛇传》画版。全图将湖水荷花、仙舟彩礁、寺院街景、远山祥云等景物巧妙地错落在每个不同情节；画面右下是游湖借伞，右上是许仙开药店、端午白素贞饮雄黄酒、小青散瘟；左上画小青盗银、白素贞盗仙草，左下画水淹金山寺；画面中间画断桥重会，上为状元祭塔。观者看图浏览，便知全部故事；逐渐细读，更是百看不厌，耐人寻味。（见142页图121）

清代蒲松龄的《聊斋志异》中的《螳螂捕蛇》《豢蛇》《青城妇》《斫蟒》都是有关蛇题材的小说。《海公子》写人与蛇斗智，先以美人相恋为引子，扑朔迷

---

① 虺（音huǐ），古书中的一种毒蛇。

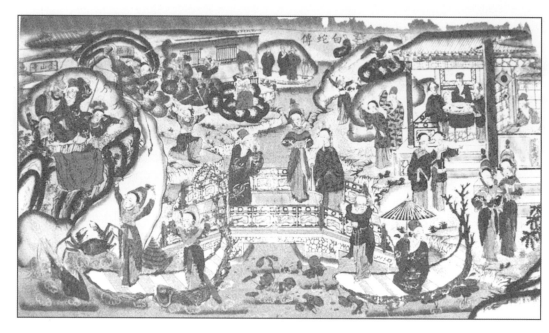

图 121 《全出白蛇传》画版 (作者：中国河北，杨柳青)

离，耐人寻味。《蛇人》写一弄蛇人与其所弄蛇二青、小青的情谊以及二青与小青之间的友情，生动感人。

此外，在民间文学的百花园中，各国各民族有许多关于蛇的优秀作品，其中有英俊多情的蛇郎故事，有以蛇作财神的幻想，也有以蛇表达黑社会犯罪行为的。总之，这些作品都聚集着人们爱憎分明的情感。

蛇的影坛佳片

在世界各地的银幕上诞生过多部"蛇"片。但多数影片是借用蛇的狠毒、狡猾和阴险来渲染影片的主题，以提高其收视率，其内容却与蛇无关。例如尤尔·伯连纳[1]主演的法国间谍片《蛇》（法国拉博

艾蒂影片公司，1973），"蛇"在片中被赋予了特殊的含义，意指冷战时期间谍生涯的残酷。还有 1997 年英德法合拍的《蛇之吻》，是一部反映爱情与复仇主题的古装片。1999 年尼古拉斯·凯奇主演的悬念惊悚片《蛇眼》。前苏联影片《蛇谷的诅咒》是一部探险片。此外，瑞典有部影片的名字叫《毒如蛇蝎》等。

而与蛇有关的影片则是20 世纪 80 年代中国出品的《银蛇谋杀案》[2]，其内容叙述了一个"银蛇谋杀案"与"银行盗窃案"一并结案的故事。

最为广大观众熟悉和喜爱的还是中国的京剧舞台艺术片《白蛇传》[3]，荣获第五届《大众电影》百花奖最佳影片。《白蛇

---

① 尤尔·伯连纳（Yul Brynner，1920— ），出生于俄国库页岛，父亲是蒙古人，母亲是吉卜赛人，从小过着游荡不定的生活。他幼年时曾随家移居哈尔滨，在中国度过了儿童时代；后来又移居法国巴黎。有人说他身世如谜，演技却出神入化。他善于扮演神秘莫测、富有魅力的人物。

② 《银蛇谋杀案》，是由胡冰编剧、李少红导演、贾宏声主演的一部影视作品，1988 年由北京电影制片厂出品。

③ 京剧艺术影片《白蛇传》由田汉编剧、傅超武导演，上海电影制片厂于 1980 年上映。

传》是在中国社会上流传了千百年的民间传说故事，在以往的京剧中大多只演出《游湖》《断桥》等几折文场戏。《白蛇传》影片的拍摄成功，在戏曲音乐、表演艺术、场景设置等各个方面都取得了艺术成就。

5.3 蛇的歌舞

中国彝族蛇舞

中国彝族蛇舞的起源与原始时代的蛇图腾、蛇崇拜有关。彝族有十二兽历法，纪日十二兽神有虎、兔、穿山甲、蛇、马、羊、猴、鸡、狗、猪、鼠、牛。有的地方每隔三年在第一个月虎月的第一个虎日的晚上，相邻的各彝村联合举行大祭。巫师跳起纪日十二兽神的舞蹈，为首的女巫师带头表演模仿十二兽历的声音和动作。其中蛇舞较为突出，虽然没有声音，但巫师用全身蠕动的舞姿表演蛇爬行的形态。彝族的蛇舞象征十二兽历的降临。

美国的霍皮蛇舞

霍皮人是美国西南部普韦布洛印第安人中的一支。霍皮人认为蛇与降雨关系密切，他们为了求雨而跳舞，在每年的 8 月举行蛇舞。整个仪式要进行九天，前四天捕捉各种蛇，放入地下基房的容器中。第九天的夜晚，蛇舞仪式正式开始。在蛇舞仪式上，蛇被分成象征雨、雷、闪电和庄稼的几个蛇堆，然后开始舞蹈。

霍皮蛇舞中有几套在地下基房跳的舞蹈，同时也在祭坛上跳。基房蛇舞中，羚羊会舞者与蛇舞者相对而立。第一场，羚羊会的祭司围绕祭坛，蹲伏而舞，然后退下；蛇舞祭司嘴含葡萄，在新入会者前起舞，藤蔓在他们的膝下摇动，然后退下。第二场，蛇舞继续登台，口中衔着一条活的响尾蛇，以相同姿势把蛇拖到新会员膝下。最后一场，羚羊会舞者与蛇舞者两个队同时出现，以蹲伏姿态，不是绕祭坛，而是在它上面翩翩起舞，然后结束这场舞蹈。

霍皮蛇舞和中国彝族蛇舞同属宗教仪式中的舞蹈，而彝舞只模拟蛇的动作，霍皮蛇舞要口衔着蛇起舞。这两种舞都有其原始性，显示着人们对蛇的尊敬和信仰。

舞剧《鱼美人》中的蛇舞

中国舞剧《鱼美人》中有一段精彩的蛇舞，专业舞蹈演员按照精心编排的故事情节和舞蹈动作进行精湛的表演。表演者像蛇那样扭摆、盘绕，身体像蛇一样柔，手臂如蛇一样动作，把蛇妖的形与神表现得惟妙惟肖，使人们感到她的手臂是蛇，而她本身是缠绵、阴毒的美女蛇，那柔美的舞姿，透着蛇的活跃和蛇的诱惑。

6

蛇与艺术生活

6.1 蛇与书法

中国书法对"蛇"字的书写形体有格外的讲究。如在"蛇"字的草书中，唐代醉僧怀素的狂草以一泻千里的激流之势，似风、似雨、似雷鸣闪电。在"蛇"字的隶书中，须体会到蛇是怎么蠕动和消失在乱石之中的。在"蛇"字的行书中，好似在喧闹的笙箫中，应用长长的弧线书写着，不滞不涩，不雕不琢。此外，在"蛇"字的艺术造型方面，则任作者的理解，变幻莫测。

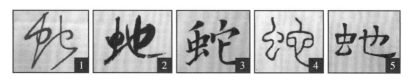

图 122 中国"蛇"字的书法形体 (1. 草书；2. 行书；3. 楷书；4. 篆书；5. 隶书)

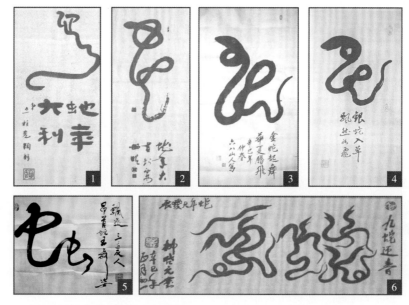

图 123 中国汉字"蛇"的书法艺术 (1. 蛇年大利，作者：新加坡，程氏，原载中国《通威报》，2001 年 1 月 15 日；2. 蛇年大吉，作者：宣炳昭，《西安晚报》，2001 年 1 月 31 日；3. 金蛇起舞，华夏腾飞，作者：六八山人；4. 银蛇入草，飘然如飞，作者：李峰山；5. 蛇，作者：许浚；6. 九龙迎春，作者：柳启元)

6.2 《百蛇图》

百字图，在中国传统文化中寓意大而无穷的意思，把祝福、恭贺的良好愿望发挥到了一种极致的状态。因此，人们创造出许多百字图、百鸟图、百兽图，其中百蛇图更为大众喜闻乐见。现选袁柳絮[1]和李成森[2]的两幅佳作，以飨读者。

2013 年 2 月 9 日至 24 日中国新春佳节期间，湖北省武汉市图书馆展出国画版和漫画版《百蛇图》，引起了人们的极大兴趣。国画版《百蛇图》的作者是武汉市青山区钢都花园 123 社区的武钢退休职工江先孝。《百蛇图》长 20 米、宽 0.8 米，上画有 128 条形态各异的中国蛇，其中以圆滚滚的蟒蛇作为主角。漫画版《百蛇图》的作者是江先孝九岁的孙女江一丹。她看到爷爷江先孝画蛇，也忍不住一试身手，在爷爷的精心指导下，利用暑假画出了有的敲锣、有的打伞、有的放鞭炮……活泼可爱的 128 条中国漫画版《百蛇图》，增添了人们喜庆蛇年新春佳节的气氛。

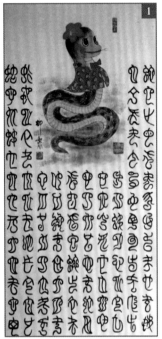
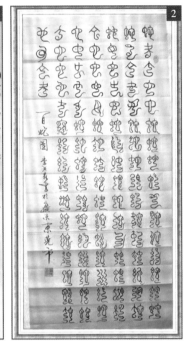

图 124 《百蛇图》（1. 作者：袁柳絮；2. 作者：李成森）

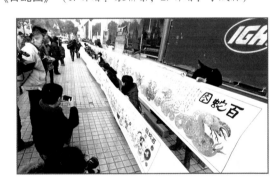

图 125 《百蛇图》（上：国画版《百蛇图》；下：漫画版《百蛇图》，2013）

---

[1] 袁柳絮，民国资深报人，世界书画家艺术认定委员会审为"一级书法师"。曾荣获中华人民共和国文化部颁发的 ISC2000 艺术品质证书。世界书画家协会永久会员、世界艺术家联合会会员、中国书画家协会理事、中国美术家协会会员、中国书法家协会会员、河南书画家协会主席。

[2] 李成森（1957—　　），中国湖南省永州新田县人，工艺美术师。大学毕业后，曾进修古文学研究和雕塑研究。现在是湖南省书法家协会会员、湖南省民间艺术家协会会员、湖南省剪纸协会会员、永州市工艺美术家协会理事、新田县民间艺术家协会会长。

6.3 蛇的美术作品选

在众多的美术作品中，选取一些有代　　表性的有关蛇的美术作品（图126）。

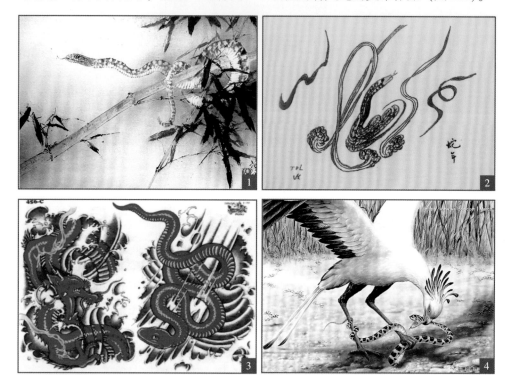

图 126 蛇的美术作品（1. 中国蛇年国画，2001；2. 蛇年吉祥，作者：李政道[1]；3. 龙蛇，作者：Tat-perfectly；4. 鹰与蛇，绘画，作者：刘窗，2009）

6.4 蛇的雕塑艺术

《拉奥孔和他的儿子们》

雕像《拉奥孔和他的儿子们》（*Lao-*　　*coon and His Sons*）又名《拉奥孔》，是大理石群雕，高约 184 厘米，由哈格桑德罗斯[2]等创作于约公元前 1 世纪，是希腊化时

---

[1] 选自物理学家李政道随笔画。每逢新年，李政道教授在给友人的贺年卡上都会画当年的生肖动物。原载于《科学》，2006，6.

[2] 哈格桑德罗斯（Hagesandros），是《拉奥孔和他的儿子们》的作者，罗德斯人。该雕塑是他和他的儿子波利多罗斯（Polydorus）和阿提诺多罗斯（Athenodorus）三人于公元前 1 世纪中叶制作的。于 1506 年在罗马出土，震动一时，被推崇为世上最完美的作品。

期的雕塑名作。现收藏于罗马梵蒂冈美术馆[1]。

拉奥孔（Laocoon）是希腊传说里的特洛伊英雄，阿波罗（或波塞冬）的祭司。他的名字最早出现于荷马之后关于特洛伊的传说中，他的故事在维吉尔的《埃涅阿斯纪》里最后形成。希腊神话中特洛伊战争的故事讲道，希腊人攻打特洛伊城十年始终未获成功，后来建造了一个大木马并假装撤退，希腊将士却暗藏于马腹中。希腊人假装撤退以后，特洛伊人以为希腊人已走，就把木马当作是献给雅典娜的礼物搬入城中。正当特洛伊人要把希腊人留下的木马拖进城内时，当时特洛伊城的祭祀和预言家拉奥孔出面阻止，他警告特洛伊人不要将木马引入城中。特洛伊的毁灭早已注定，拉奥孔的举动触怒了雅典娜和众神要毁灭特洛伊的意志，于是雅典娜派出了两条巨蛇将拉奥孔和他的两个儿子咬死[2]。晚上，希腊将士冲出木马，毁灭了特洛伊城。这就是著名的"木马计"。

拉奥孔的死成为古代雕刻家们最为喜爱的题材，哈格桑德罗斯等三位罗德岛的艺术家雕刻的用以表现他和他的两个儿子痛苦挣扎的群雕《拉奥孔和他的儿子们》就是其中的优秀作品之一。意大利杰出的雕塑家米开朗琪罗为此赞叹说："真是不可思议。"德国大文豪歌德说：《拉奥孔》以高度的悲剧性激发人们的想象力，同时在造型语言上又是"匀称与变化、静止与动态、对比与层次的典范"。德国作家莱辛[3]在分析这组雕像的基础上写了他的名著《拉奥孔》。

眼镜蛇神小雕像

古代埃及的国王把自己看作为上、下埃及两个国家的统治者，因而把代表上、下埃及的秃鹫和眼镜蛇融会到国王的称呼以及表示王权的徽章上。国王额头上的眼镜蛇被看作是魔法无边的女巫，埃及人相信她不会让任何敌人接近国王。眼镜蛇还被描写成太阳神拉的眼睛，她通过喷射火焰和毒液来保护太阳光盘。

眼镜蛇神小雕像，材料为石灰石，高25.5

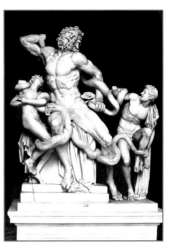

图 127 《拉奥孔和他的儿子们》
（罗马梵蒂冈博物馆）

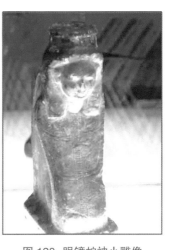

图 128 眼镜蛇神小雕像

---

① 梵蒂冈，位于罗马市街西部，是世界上最小的独立国家。梵蒂冈宫殿始建于 1377 年，原是历代罗马教教皇居所所在，自 18 世纪后半叶起，辟为美术馆对外开放，即现今的梵蒂冈美术馆。

② 根据另外的传说，拉奥孔的死是因为他不顾自己祭司的身份而结婚，故而受到阿波罗（或波塞冬）的惩罚。

③ G. E. 莱辛（Gotthold Ephraim Lessing, 1729—1781），德国启蒙运动时期的剧作家、文艺批评家，他创作的《拉奥孔》是一部美学著作，副标题为"论画与诗的界限"，于 1766 年出版。书中阐述了各类艺术的共同规律性和特殊性，批判了"高尚的简朴和静穆的伟大"的古典主义观点。

厘米。在古代埃及，眼镜蛇神被称为到瓦姬特，她是位于尼罗河三角洲的一个叫布托的小镇的保护神。在王朝时期（前 3100—前 2686），她代表下埃及，同来自上埃及的秃鹫拿禾泊特女神结成一对。

现代蛇的雕塑艺术

礼品《万事如意》是根据唐代书法大师颜真卿一笔完成的"如"字以蛇的动态细致雕塑出来的，将圆满顺利、

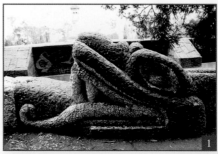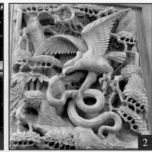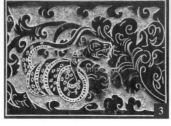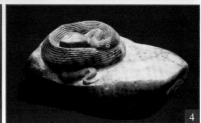

图 130 蛇的石雕艺术（1.墨西哥公园里头尾相连的蛇雕像；2.鹰蛇石雕；3.平面石雕：蛇；4.蝰蛇，17 厘米×12 厘米×7.5 厘米，作者：李建国，《收藏》，1997.8）

称心如意的祝福通过此"万事如意"作品表达得淋漓尽致，祝愿人们事事满意，岁岁如意（24K 金，长 22 厘米，宽 11.5 厘米，高 14 厘米，重量 1620 克）。

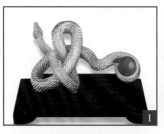
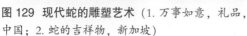

图 129 现代蛇的雕塑艺术（1.万事如意，礼品，中国；2.蛇的吉祥物，新加坡）

蛇的石雕艺术

石雕是指用石头作为雕刻材料制作成的石像、图案。常用的石材有花岗岩、大理石、青石、砂石等。蛇的石雕艺术丰富多彩，按雕件形体不同，分为立体石雕、平面石雕。按传统的雕件表面造型方式不同，分为浮雕、镂雕、透雕等。按结构内容不同，有蛇、鹰蛇石雕等。

蛇的木刻作品

荷兰的艺术家埃舍尔[1]于 1969 年 7 月发表了以蛇镶边的三色木刻作品——中国结：蛇，49.8 厘米×44.7 厘米。作者用绿色、棕色和黑色三种颜色描绘了由三条旋转对称的蛇环环相扣通过一个圆形盘的边缘，显示了非常清楚的可视性。

---

[1] M. C. 埃舍尔（Maurits Cornelis Escher，1898—1972），世界最著名的视错觉画家。1898 年出生于荷兰吕伐登（Leeuwarden），是一位水利工程师的儿子。他的家庭设想他将来能跟随他的父亲从事建筑事业，但他对于绘画和设计的偏爱最终使得他从事图形艺术的职业。但对他的作品表现出极大兴趣的却是数学家、晶体学家和物理学家。他倾其毕生精力创作出 448 幅版画和 2000 多幅素描及速写。埃舍尔的工作围绕着两个广阔的区域：空间几何学和空间逻辑学。

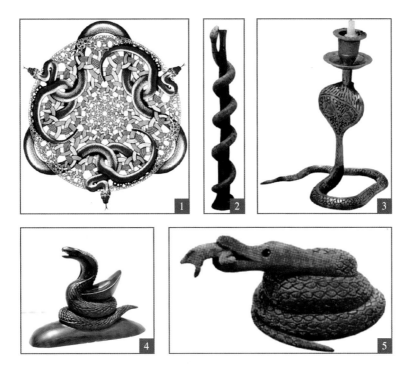

图 131 蛇的木刻作品（1. 中国结：蛇，作者：埃舍尔，荷兰，1969；2. 蛇形灯具，肯尼亚；3. 蛇形灯具，巴基斯坦；4. 蛇；5.蛇吞蛙，巴西）

6.5 蛇与剪纸艺术

剪纸是中国汉族民间艺术之一。作为一种镂空艺术，它在视觉上给人以透空的感觉和艺术享受。每逢过节或新婚喜庆，人们用剪刀将纸剪成窗花、门笺、墙花、顶棚花、灯花等各种各样的图案，将美丽鲜艳的剪纸贴在窗户、墙壁、门和灯笼上，将节日的气氛烘托得更加热烈。由于剪纸的工具及材料简便普及，技法易于掌握，有着其他艺术门类不可替代的特性，因而这一艺术形式从古到今，几乎遍及中

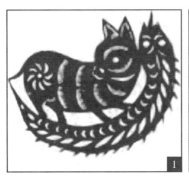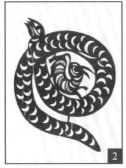

图 132 中国民间剪纸："蛇盘兔，必定富"（1. 中国发行的邮票"蛇盘兔"图案，1999；2. "蛇盘兔"，作者：候雪昭，中国安塞，1998；3. "蛇盘兔"，佚名）

国的城镇乡村，深得人民群众的喜爱。

在众多的剪纸中，生肖剪纸是每年必会有的。"蛇盘兔，必定富"是中国民间的说法，意思是蛇年生人和兔年生人的结合是一段好姻缘，必定会有富足的生活，于是就成了中国传统的剪纸花样。1999 年 1 月 5 日，中国发行邮票"蛇盘兔"祝福大家新千年的蛇年幸福美满。

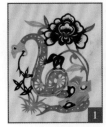 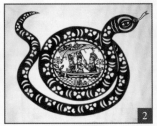 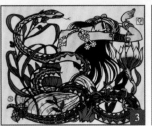 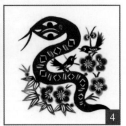

图 133 蛇的剪纸（1. 蛇；2. 白蛇传；3. 蛇舞，作者：王言昌；4. 金蛇报春，作者：申沛农）

6.6 蛇的篆刻艺术

篆刻艺术是那些有风格、有个性的篆书家制作的篆刻工艺美术作品。中国以蛇生肖为主题的篆刻艺术作品，丰富多彩、流派纷呈，受到文化艺术界的好评，也受到许多收藏家的喜爱（图 134）。

 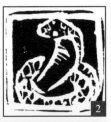 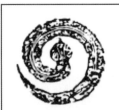 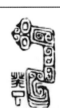 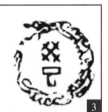

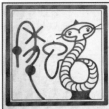 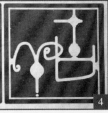 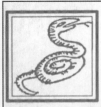 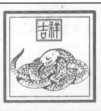 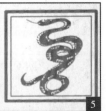

图 134 蛇与篆刻艺术（1. 蛇，肖像印；2. 蛇，生肖印，作者：蒙汉良；3. 蛇，肖像印，作者：童人杰；4. 蛇年大吉，作者：李显银；5. 蛇年生肖印，石刻，作者：李明勇）

7

蛇与艺术收藏

7.1 蛇的艺术品收藏

工艺品的种类很多，有漆器、陶器、瓷器、木雕工艺品、桦树皮工艺品、麦秸工艺品等。工艺品源于生活，却又创造了高于生活的价值。它是人的智慧的结晶，体现了人类的创造性和艺术性，是人类的无价之宝。这里只选了一些与蛇文化有关的少数收藏品，展示其精美宝贵。

在众多的护身符中，含有蛇图腾的护

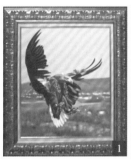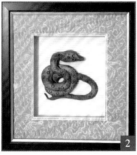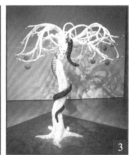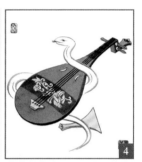

图 135 蛇的工艺品（1. 鹰与蛇，20×24 英寸；2. 蛇；3. 蛇（毒）树，绘画；4. 琵琶与蛇，刺绣）

身符受到蛇生肖的人和女性的青睐。例如鹰蛇护身符就是其中之一。以鹰翅蛇身为组合的鹰神和蛇神代表着上、下埃及王权的统一，阳刚与阴柔的融合。相传古埃及的法老和贵族们都精心打造这样的护身符，带上这个护身之宝可以防止灾祸、疾病和魔力的侵扰，帮助佩带者赢得爱情和战争的胜利，并以此来祈福永恒的健康、爱情和财富。此外，佩戴这种护身符能够表达对神秘的原始文明的一种怀旧心情。

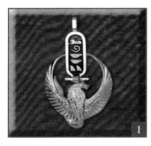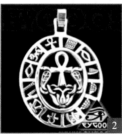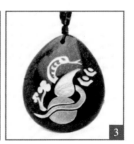

图 136 护身符（1. 鹰蛇护身符，埃及；2. 蛇神生命环佩，埃及；3. 蛇年吊坠护身符，中国，2013）

7.2 蛇与邮票收藏

关于蛇的邮票，在本书87卷《邮票上的毒物学》中和本卷的"蛇与生肖文化"一节中已有详述。此处从收藏的角度展示一部分有代表性的关于蛇的邮票，以供鉴赏。

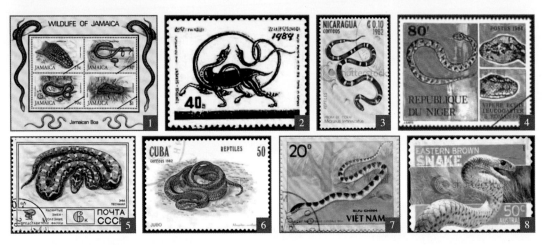

图137 具有代表性的各种蛇类邮票（1. 牙买加蛇类邮票；2. 己巳蛇年生肖邮票，图案就是古墓画龟蛇图，朝鲜，1989；3. 尼加拉瓜，1982；4. 尼日尔，小型张，1984；5. 前苏联；6. 古巴；7. 越南；8. 澳大利亚）

7.3 蛇与火花收藏

火花即火柴盒上的贴画，"火花"这个极富诗意的美名出自于它的收藏迷们。最早的火花出现在 1827 年英国的约翰·华克牌火柴。中国最早的火花是 1879 年广东巧明火柴厂生产的"舞龙牌"火柴贴画。火花设计师利用火柴这个方寸天地，逐步使火花向宣传性、艺术性、实用性发展。

蛇在早期火花中出现最少，仅见于瑞典、印度等国家。中国除了与蛇有关的"白蛇传"火花外，主要见于十二生肖火花中蛇年的火花，如：重庆火柴厂的"十二生肖"；南京火柴厂的"十二生肖"；贵阳火柴厂的剪纸生肖动物等；北京火柴厂的"己巳蛇年"套卡将自然界的蛇制成曲折多变的几何图形的蛇图案，减少了人们心目中对蛇的恐怖感，反而让人觉得蛇也有可亲之处；上海火柴厂的"辛巳蛇年"贴也把蛇进行了变形处理，使之活泼可爱，加之"贺岁""新年快乐""吉祥如意"等书法、篆刻艺术处理，更显蛇年到来的喜庆温馨之感，引起收藏家的广泛喜好。

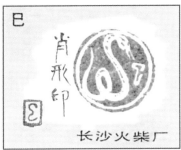
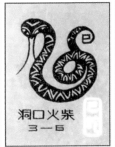
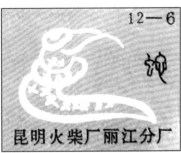
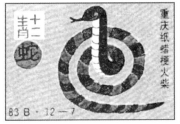
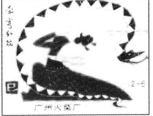
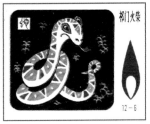

图 138 中国火花中的蛇

7.4 蛇与藏书票

起源于德国的藏书票，是贴在书籍里封上的小小的装饰画。藏书票和邮票类似，由于具有很高的艺术欣赏特质，它图文并茂，色彩斑斓；小小票面不仅可以传递某种思想，还适应各种画种和制作方法，变化无穷，趣味无限。作为一种艺术品，绘有蛇的藏书票在一些蛇文化盛行的国家和地区非常流行，有很多藏书票收藏家和专门收藏各种书票的博物馆，以及藏书票爱好者的各种组织，他们经常举行藏书票展览进行交流，体现人类对知识的崇拜和对书籍的珍惜。中国台湾圣心女中的美术课有藏书票的教学，1985 年曾以十二生肖为主题，由五大艺术中心邀请展出。1990 年，以台湾原住民图纹为主题，选出近百件藏书票作品，于 5 月 12 日至 18 日在台北市社教馆展出。

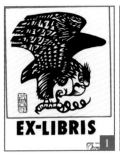

图 139 蛇与藏书票（1. 鹰蛇，作者：中国扬州剪纸工艺美术师熊崇荣；2. 剪纸：蛇，作者：中国辽宁蔡雅新）

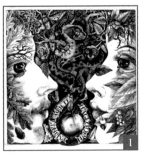
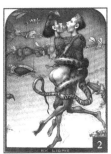

图 140 显示蛇与"亚当夏娃"的藏书票（1."亚当夏娃"的藏书票；2. 保加利亚版画藏书票，作者：Edward Penkov 和 Dusan Kallay）

7.5 蛇的金银币

中国金币上的蛇

1989 年，中国发行一盎司蛇年纪念金币一枚，成色 99.9%，面值 100 元。2001 年，中国发行蛇年圆形彩色金币，重量为 1/10 盎司，面值 50 元和 200 元。2013 年，中国金币总公司发行的蛇年生肖金银币共有 15 种规格，其中金币 8 枚、银币 7 枚，均为中华人民共和国法定货币。以蛇年金银币为代表的藏品除了作为投资和收藏功能之外，还广泛用于礼品。

俄罗斯银币上的蛇

俄罗斯于 1994 年发行珍稀动物蛇纪念银币，2007 年又发行了重量为 1/2 盎司的动物蛇精制纪念银币。

加拿大金币上的蛇

2013 年，加拿大发行蛇年金币，面额为 10 加拿大元。

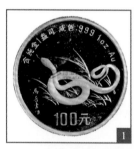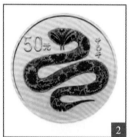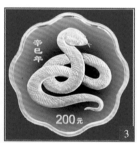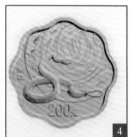

图 141 中国金币上的蛇 （1. 蛇年金币，1989；2—3. 蛇年金币，2001；4. 蛇年金币，2013）

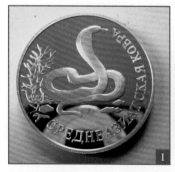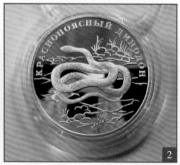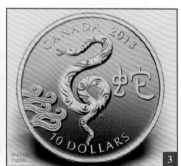

图 142 金银币上的蛇 （1. 俄罗斯珍稀动物蛇纪念银币，1994；2. 俄罗斯 1/2 盎司动物蛇精制纪念银币，2007；3. 加拿大蛇年金币，2013）

7.6 奇石中的蛇

　　奇石，指天然形成的形状不一般的石头。奇石中具有蛇形象的怪石、珍石和雅石，既有观赏价值又有收藏价值，受到爱好者和生肖收藏家的青睐（图143）。

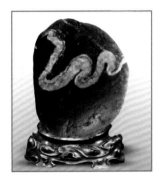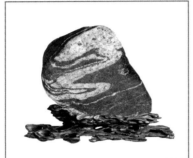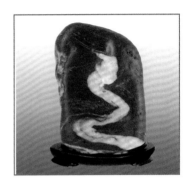

图 143　奇石中的蛇

8

耍蛇人及其艺术表演

"动物表演"是一种处于边缘状态的艺术，很多马戏团都有耍蛇节目。有人把它归于杂技史的范畴，有人把它作为戏剧史的附庸。然而，它是一种独立的文化现象。自古以来，耍蛇人一直活跃在世界各地。中国、印度、巴基斯坦、西班牙、美国和坦桑尼亚的耍蛇人大多都是世代相传的民间艺人，他们是人类最早驯服蛇的精英，他们精湛的表演给人们留下了深刻的印象，他们的表演艺术被收录在各种历史文化书刊和艺术作品之中。

8.1 印度的耍蛇人

千百年来，印度一直活跃着一批世代以蛇为生的耍蛇人。耍蛇人大都住在蛇类出没的地方，险恶的环境让他们从小就习惯了与毒蛇为友。在他们的驯养下，令人毛骨悚然的眼镜蛇、蟒蛇无不俯首听命。每年三、四月气温回升时，耍蛇人都会随身带着"莫力"①和头上装着金属圈的特制手杖前往森林捕蛇。耍蛇人用手杖的金属圈套住蛇的脖子，趁蛇口大张之际，迅速取出藏在蛇牙后面的毒囊。但多数耍蛇人不会拔去蛇的毒牙，如果不小心被蛇咬了，他们会用草药迅速解毒。

印度的耍蛇业是一项子承父业的世袭古老行业。为了保护耍蛇人，防止这门千年艺术失传，印度政府推出"耍蛇人培训"计划。在德里附近的漠拉班德村有一所"玩蛇大学"，校长是一位有 50 多年玩蛇经验的老人。学员们学习吹奏玩蛇的音乐，制造玩蛇的乐器，学会怎样与蛇交友，怎样激怒蛇并使蛇听话跳舞。每个耍蛇人首先要使自己成为蛇的朋友，彼此共处一笼，相安无事。其次，学习与蛇同眠，学会对毒蛇进行催眠术，在很短的时间内使蛇熟睡。有丰富经验的玩蛇师们先提起蛇在空中舞抖一番，然后把蛇放在地上，接着用手轻抚蛇背，口中念念有词，暴怒的蛇很快就进入了睡眠状态。参加过政府培训的耍蛇艺人将正式成为国家动物园的驯兽师，被冠以"爬行动物专家"的头衔。耍蛇人将向来动物园参观的孩子们讲解野生动物的趣闻和丛林生活。

耍蛇人每到一个地方都会结成自己的行会，按照行规在大景点门口蹲点，一段时间后进行轮换，以避免引发内讧。耍蛇人每天走街串巷，吹笛弄蛇，几个大小不一的篮子、一件"莫力"便是他们的全部

---

① "莫力"形似笛子，是印度耍蛇人在几千年前就发明的一种乐器，用它来转移蛇的注意力。

家当。他们最想去的莫过于城里，尤其是繁华大都市，因为在农村耍蛇，只能维持生活；到大城市，外国游客多，出手大方，收入也多。

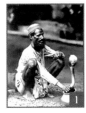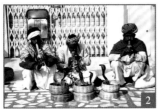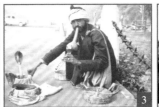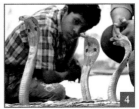

图144 印度耍蛇人（1. 1890年印度的耍蛇人；2. 印度街头的耍蛇人；3. 耍蛇人，摄影：郑清典，《世界知识画报》，2000，12；4. 年轻的耍蛇人）

8.2 中国的耍蛇人

中国民间的耍蛇人是最早征服蛇、驯化蛇的人，是十分勇敢而富有智慧的人。早在汉代的百戏中就已经有"弄蛇"①的节目，从汉代画像石描绘的"弄蛇"场面可以知道汉代蛇戏的情形。山东嘉祥武氏祠存有的汉代画像石上就绘有"弄蛇"的场面：其一，中间设一台，台上盘一蛇，右方有人，高冠后垂，为弄蛇者；其二，中间一人，有大蛇绕身，左右各一人，手执锤状物，面蛇作舞状，三人均为弄蛇者。浙江海宁的汉代画像石绘数人作相扑、拳击状，中有一条巨蛇，盘旋腾空，作舞蹈状。

汉代的蛇戏在张衡《西京赋》中记载："蟾蜍与龟，水人②弄蛇。奇幻倏忽，易貌分形。"

唐代的《邓甲》中记载有人因为耍蛇而成为富翁："时维扬有毕生，有常弄蛇千条，日戏于阛阓③，遂大有资产，而建大第。"

清代的江湖上耍蛇人最多。清人陈鼎在《蛇谱》里记载了许多关于蛇的趣闻，更"可狎而玩也"④。

清代的一些著作中也记述了弄蛇人的故事。俞蛟《梦厂杂著》卷五"白龙洞"条，记载了一段乞丐驯蛇的传说。蒲松龄《聊斋志异》卷一"蛇人"条，写到职业驯蛇人的情况，说："东郡某甲，以弄蛇为业。尝蓄驯蛇二，皆青色：其大者呼之'大青'，小曰'二青'。二青额有赤点，尤灵驯，盘旋无不如意⑤。蛇人受之，异于他蛇。"

明清之后的蛇戏常作为卖药或乞讨的一种手段。有的杂技团也表演弄蛇的节目，如："蟒蛇大战""美女戏蛇"等。

---

① 弄蛇，即耍蛇，也叫蛇戏。

② "水人"是古代对弄蛇者的称呼。清人梁章钜《称谓录》卷三十云："水人：《文选》张平子赋，弄蛇曰水人。"张平子即张衡，平子是他的号。

③ "阛阓（音 huán huì）"，指市街商铺。毕生养了千余条蛇，每天在闹市戏蛇，其场面之热闹、收入之丰厚是可以想见的。

④ "可狎而玩"，是有人蓄养这种蛇当成宠物之意。

⑤ "盘旋无不如意"一语，可以揣摩蛇戏表演已经达到炉火纯青的程度。

8.3 美国的耍蛇人

2006 年，美国"得克萨斯耍蛇人"杰基·毕比在纽约举行的一个表演中将 10 条 76.2 厘米长的响尾蛇放入嘴中，持续了 12.5 秒，创造了新的吉尼斯世界纪录。

2008 年，杰基·毕比在德国又创下了吉尼斯世界纪录，他能用嘴咬住 11 条响尾蛇的尾巴，坚持了 10 秒钟。

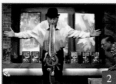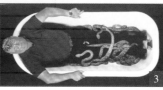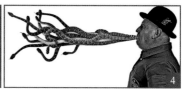

图 145 美国耍蛇人（1—2. 美国"得克萨斯耍蛇人"杰基·毕比在纽约将 10 条 76.2 厘米长的响尾蛇放入嘴中；3. 杰基·毕比与响尾蛇共处一"缸"；4. 杰基·毕比在德国用嘴咬住 11 条响尾蛇的尾巴，坚持了 10 秒钟）

8.4 巴基斯坦"舞蛇者"

巴基斯坦大约有数千个舞蛇者，他们当中的大多数是印度教信徒，常年在农村游走，生活异常艰辛。在巴基斯坦南部的信德省和海得拉巴省每天都可以看到浑身缠满毒蛇的流浪艺人。这些舞蛇者都随身携带着一种类似笛子的独特乐器，先是用它吹出悠扬的乐曲，让蛇变得安静；再用特制的金属圈套住蛇的脖子，引诱它将嘴张大；然后以极快的速度将藏在蛇牙后面的毒囊取出。蛇能伴随着笛子发出的乐声翩翩起舞，为主人带来收入。而舞蛇者的身上根本看不到恐惧，人们看到的仅仅是陶醉其中的快乐。

8.5 坦桑尼亚的耍蛇人

在坦桑尼亚，耍蛇是人们喜闻乐见的一种民间技艺。苏库马族的耍蛇艺人被人们称为"巴耶耶"。在节奏铿锵、和谐动听的鼓乐伴奏下，巴耶耶挥舞毒蛇，动作惊险。那些碗口粗细的大蟒和细如嫩竹的小蛇在耍蛇艺人的指点下，点头弯腰，左盘右旋，翩翩起舞，十分有趣。演到妙处，观众无不拍手叫绝。

耍蛇艺人要经过一至两年的专门训练。通常，师傅在家里授艺，内容有识别蛇类、捕蛇技巧、拔除蛇牙、驯养方法以及配制蛇药等。徒弟功成艺就时，师傅便选一吉日良辰举行出师典礼：用一毒蛇的名称给出师的弟子起个艺名，并率领其他徒弟到他家进行一整天的出师表演。

耍蛇艺人的捕蛇技术是很高明的，往往赤手空拳也能手到擒来。被捕的蛇都要先拔掉蛇牙，同时艺人也剪一次指甲。待指甲长到一定程度，再将新长出的蛇牙拔掉。蛇被养在木箱里，定时喂食，食物有老鼠、鸡蛋、玉米、高粱等。每天傍晚耍蛇艺人还要放蛇出箱活动。

耍蛇艺人除了卖艺，还经常行医治病，救死扶伤。遇有穷苦的病患，艺人便慷慨舍药，分文不收。坦桑尼亚独立后，耍蛇这项民间技艺得到政府的扶持。

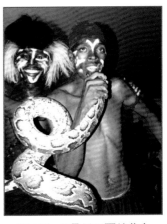

图 146 坦桑尼亚耍蛇艺人

8.6 其他国家的耍蛇人

西班牙的耍蛇人

建于中世纪时期的西班牙古城托雷多（Toledo）[①]城堡内部是一个博物馆，其间陈列着历史文化精品，极具欣赏价值。其中有一件金银箔丝镶嵌饰品，内容表现了当时的耍蛇场面。

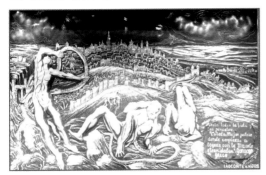

图 147 耍蛇人：西班牙古城托雷多的金银箔丝镶嵌饰品

缅甸的蛇技表演

在缅甸首都仰光，只要是晴朗的日子，就会看到蛇技表演。露天的空地上铺一块帆布算是舞台，观众在四周围观。一个男子从木箱中取出两条六七尺长的眼镜蛇，蛇看到四周的人群立刻昂起头，嘴里发出"咝咝"的声音。正当眼镜蛇气焰嚣张之际，舞台一侧鼓乐声起，一个盛装的姑娘袅袅走入两蛇之间，跳起了缅甸的民族舞蹈。眼镜蛇忽然变得温顺起来，它们不但不咬姑娘，反而随着鼓乐与姑娘共舞。正当人们看得出神的时候，鼓乐声止，姑娘不慌不忙地俯下身去，分别与两条蛇接了个吻。于是，观众对勇敢的姑娘报以热烈的掌声。

① 托雷多（Toledo），是一座有 2000 多年历史的山城，位于西班牙首都马德里南面约 70 千米，城市建筑在海拔 530 米高的岩山之上。古城最具代表性的建筑物包括保存完好的哥特式、摩尔式、巴洛克式和新古典式的各类教堂、寺院、修道院、王宫、城墙、博物馆等大型古建筑 70 多处，是西班牙历史文化古都、多元文化的活宝库。

9

蛇庙与蛇节

9.1 印度的蛇庙与蛇节

蛇在印度教里是神的代表，祭拜蛇神是印度古老的宗教仪式，因此，印度有蛇庙、蛇村、蛇舞、蛇船赛等。每年的 7—8 月[①]，印度各地都要隆重举行一年一度的蛇节（Naga Panchami）活动。

在印度喀曼蛇庙有一座可容纳百人坐地的蛇庙大殿，在 30 多个蛇窖中有 10 万多条各种活蛇。每个蛇窖都有通向大殿的蛇道，大殿的四周都筑有隔墙，使活蛇不能游出。去蛇庙进香的善男信女们都要站在大殿前面的高高的平台上向蛇庙焚香膜拜。蛇庙有专门为香客服务的蛇医，负责为不幸被咬伤的香客解毒急救。[②]

印度马哈拉施特拉邦桑伽利市的雪拉莱（Battis Shirala）城所举行的印度蛇节较为盛大。雪拉莱城人口不足 10 万，作为蛇节的发源地，这里的人们与蛇共舞了数百年，因此这里是印度的重点旅游城市之一。每年 7 月中旬到 8 月是雪拉莱人举行蛇节的时间，城里的人不分男女老少，都会各自带上一条或几条蛇涌到神庙中，祭拜蛇神。他们几乎人人手上都揣着一条蛇，有的人将蛇抱在怀里，不停地亲吻着；有的人将蛇缠绕在身上，大摇大摆地迈着方步，像是借以炫耀自己的胆大无比；有许多年轻的女性竟然把蛇系缚在肚脐间，当作美丽的"腰带"；还有一些小孩子，只穿着短裤，赤裸着的身体上倒挂着八九条红绿斑纹相间的小蛇。尽管众多人会被蛇咬伤、缠伤，但他们却引以为豪。人们普遍认为，被蛇咬、缠了预兆着今生今世无灾无病。

在印度南部的喀拉拉邦（Kerala State），人们均对 Ananta 和 Sesha 两条蛇的石像加以膜拜，许多民众家中甚至供有银制或铜制的眼镜蛇塑像。他们也同样会献上牛奶及甜点，祈求蛇的庇佑。与此同

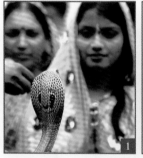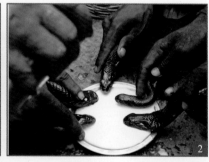

图 148 印度蛇节的庆典活动（1. 印度人敬奉的蛇神——眼镜蛇；2. 印度北部城市阿姆利则的一座印度教神庙内，耍蛇人将眼镜蛇浸入牛奶中）

---

① 7 月中旬到 8 月上旬这段时间正好是印度的雨季，气候湿热，加上丛林滋生，这段时间也是蛇类活动的高峰期。

② 李歌. 印度喀曼蛇庙奇观. 桂林日报，1989-05-24.

时，喀拉拉邦河兰慕拉、乾帕库兰、科塔雅地区传统的欧南节（Onam）会举办蛇船竞赛。赛船60米长，船头是一个高昂水面14米的蛇头吐舌翘起。竞赛时，选手们整齐地分坐于船的两边，按船上歌手短促高昂、节奏鲜明的号子奋力划桨。如此上百艘蛇船竞逐，水花四溅，号子声、呐喊声响成一片。如若胜利，全村人都要为他们庆功。

9.2 中国樟湖的蛇王庙与蛇节

在中国福建省南平县的樟湖镇，这里的人们把蛇当作神来供奉，村里有保留完整的蛇王庙，每年农历七月初七都要举办崇蛇节（俗称赛蛇神，也叫迎蛇会）。蛇王庙始建于明代，庙内供奉连公蛇神三尊及配神菩萨四尊。传说该庙蛇神姓连，是一条蟒蛇精，经过修炼得道于古田县的"再见岭"，荫庇一方。

崇蛇节的活动程序是：

第一，捕蛇——农历六月，人们四出乡野捕蛇。乡民把捕来的蛇都敬献到蛇王庙，放到庙正中的黑色大瓮里，由专人精心饲养。人们相信，谁捕获得最多，谁就对蛇王菩萨最心诚，蛇王也就会降福于他。

第二，抬轿——七月初七日的清晨，蛇王庙前点燃两支高2米，各重25千克的玫瑰色的大香。乡民齐集庙前敬神，并抬来一座特制的轿，称为"神轿"或"龙亭"。

第三，出巡——七月初七日的7时许，蛇王菩萨巡行开始，炮铳三声，锣鼓齐鸣。队伍鱼贯而行，队列由大锣开道，旗队紧随其后。写有"行雷""连公""肃静""回避"的木牌并列在前，引领神轿。后面随行的各乡乡民每人出发前从大黑瓮中取出一蛇，或绕脖颈，或围腰间，或缠手臂，连儿童也不例外，俨然一队长蛇阵。沿街各户人家手持香火燃鞭相迎，并与队列中人交换三支香火，名曰"分香"，以显示对蛇王菩萨沿街驱疫、降福闾里的共同敬仰。

第四，归位——蛇王菩萨出巡完毕，在震耳欲聋的鞭炮声中，被乡民恭请回庙。

第五，放生——入夜，乡民纷纷从庙中大瓮里取出蛇蟒，成群结队拥到闽江岸边，以虔诚的心情将蛇放入江中，让众多的蛇返回大自然。

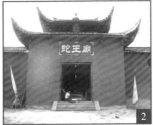
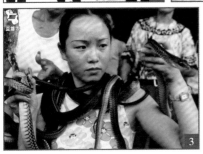
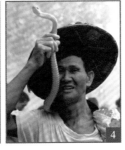

图 149 中国福建省南平县樟湖镇的崇蛇节（1. 崇蛇节的标识；2. 蛇王庙；3—4. 表演与蛇亲密接触）

9.3 马来西亚的槟城蛇庙

马来西亚西北部槟榔屿的首府槟城[①]有一座建于1873年的庙宇。这座庙的奇特之处在于供奉着大大小小几百条活蛇，因此被当地人称为"蛇庙"。蛇庙香火长盛不衰，游客络绎不绝，成为马来西亚十大名胜之一。

槟城蛇庙（Snake Temple）位于槟城以南14千米处，距离槟城国际机场3.2千米。槟城蛇庙又叫青龙庙，原名"清水庙"（系道教寺庙），正名叫福兴宫，山门刻"青云岩"，原供奉清水祖师[②]，是安溪陈姓华侨从家乡清水岩传衍来的，是一个道观。

蛇庙的西面是马六甲海峡，远远望去，庙中雕龙画凤，四周苍松翠柏。走进庙里，只见香案上、桌腿上、柱子上以及墙角处无处不有大大小小的蛇。它们形态各异，有的在蠕动，有的在酣睡。这些青蛇都是毒蛇（当地人称之为"青龙"），长者1米多，小者如蚯蚓，盘伏于神龛、香案、烛台、花瓶、梁柱上。白天静卧不动，既不怕人也不害人，俨然显出修炼成"仙"的慈善模样，任人膜拜。只是到了夜阑人静时，便把供品一扫而空。据说一条蛇每天可吞食70只鸡蛋。虽然信徒们说这是蛇被佛祖感化，但研究者认为，这是蛇被香火长期熏染，变得迟滞，只能靠供品维生，丧失了在野外生存的能力。

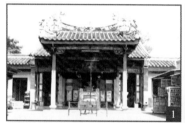
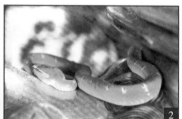
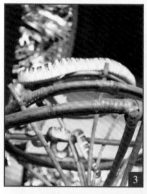
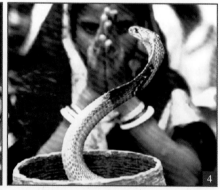

图150 马来西亚槟城蛇庙（1. 马来西亚神奇的蛇庙；2. 一条青蛇正躺在庙内"休息"；3. 庙里随处可见缠绕在器物上的青蛇；4. 在蛇庙膜拜的女郎）

---

① 槟城（Penang），又称"乔治城"，以槟榔树多而得名。人口22万，是马来西亚最大的国际自由商港和第二大城市。名胜众多，有槟榔山、极乐寺、蛇庙、度假海滩和康华利斯古堡等。

② 清水祖师，是宋末抗元英雄陈昭应的法号，晚年隐居福建安溪县为僧，1109年卒于清水岩，乡人立庙祀之。

9.4　意大利的蛇节

在意大利，每年五月的第一个星期四，居住在阿布鲁佐山区的科库洛人就会举行传统的游蛇节宗教活动。科库洛人认为是圣·多明我[1]保护他们免受蛇咬和牙痛，因此在游蛇节的首日，人们用活蛇缠绕在圣·多明我像的身上，以专门的宗教仪式来纪念圣·多明我。

科库洛[2]是意大利历史悠久的保存完好的中世纪风格的古镇，位于离首都约170千米的阿布鲁齐佐地区，高高地坐落在绿树成荫的群山之巅，有一条蜿蜒向上的山间小道一直延伸至小镇的中心广场和教堂。在市中心有纪念驯服巨蟒的捉蛇人圣美尼科·阿尔培脱的纪念碑，碑身、碑座盘缠着几条活蛇。多少世纪以来，居住在这里的山地居民每年都要举行中世纪流传下来的"多明我修会节"，俗称"游蛇节"。

游蛇节当天，人们把自己喂养的蛇放出来，任其在街上爬行。行人手上也都拿着几条蛇，身上盘着蛇，并夸耀自己的蛇美而灵巧。捕蛇者早早来到广场，手臂上盘着一条条长蛇。这些蛇的毒牙都被拔掉，所以并无危险。到正午时分，人们把当地信奉的神灵——圣·多明我的塑像抬到街上，身手敏捷的捕蛇者将蛇挂在塑像上，由全副武装的枪手护卫，然后开始进行传统的蛇游行宗教活动，寓意驱除魔鬼的黑暗力量。在通往广场的街道上，走在游行队伍最前面的是一群捕蛇猎人，他们毕恭毕敬地将一条长长的毒蛇用双手高高托起。游行的人们都身着民族的服装，沿着各条街道前进。庆祝活动一直持续到下午结束，人们把蛇全部放生之后离开小镇。

在科库洛人看来，蛇是他们的恩物。科库洛世代养蛇，靠表演蛇技、贩卖蛇药为生。

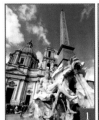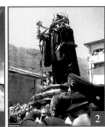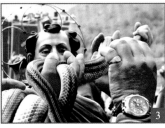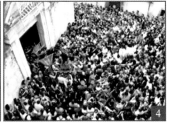

图151　意大利的蛇节盛况（1. 科库洛镇中心纪念驯服巨蟒的捉蛇人圣美尼科·阿尔培脱的纪念碑；2. 抬到街上的缠绕着蛇的圣·多明我的塑像；3. 人们在游蛇节游行时握着蛇；4. 参加蛇节的人群）

---

[1] 圣·多明我（St. Dominic，1170—1221），"多明我会"的创始人。多明我会会士的主要工作为研究圣经和教育，多明我会对圣教学术有极宝贵的贡献。因此，多明我被称为"近代欧洲公共教育的先锋"。他一生修务神贫的德行，临终时他身上穿的衣服是玛尼太修士借给他的。他自己的衣服穿的日子太久，没有第二件可以更换。睡的则是另一位修士的床。他在重病时向会士致最后训词："我没有什么遗产传给你们，我将几句训言传给你们，你们应当发挥爱德、谦逊、神贫的精神。"

[2] 科库洛（Cocullo），又译为：科库尔罗、高古洛、哥酉洛。

9.5 贝宁的蟒蛇节

一个迷人的传说

蟒蛇节是贝宁南部地区的一个传统节日。关于蟒蛇节的来源，有一个迷人的传说。很早以前，居住在现在靠近多哥边界的一个王国的国王娶了邻国国君的女儿为妻。这个国君极为残暴，但由于有"当贝"（即蟒蛇，当地芳族语）而强大无敌。国君的女儿知悉这个秘密后，利用一次回娘家的机会偷走了"当贝"。不久以后，两国又打起仗来，失去了"当贝"的暴君被打败了。胜利者为庆祝胜利和保持这种神秘而强大的力量，便开始了一年一度的蟒蛇节。

其实，这个地区早有崇拜蟒蛇的传统，最初大概源于当地古代的胡维达人。他们视蟒蛇为神灵，在海港城市维达建立有一座蟒蛇庙，因此，维达城也有"蟒蛇都"的美称。

当地蟒蛇无毒温顺，许多人还在家里养蟒，甚至让它蜷缩在家具里。殖民主义者入侵后，维达变成了基督教最盛行的城市之一，但是人们对蟒蛇的崇拜传统依然存在。20世纪50年代，蟒蛇节还曾在波多诺伏的王宫里举行过。

传统蟒蛇节的庆典活动

传统蟒蛇节的庆典相当隆重。庆典仪式从黎明开始，由一位大臣主持。参加者多为妇女，她们身裹白布，肩膀裸露，颈戴白色珍珠项链。仪式开始，先向放蟒蛇的地方洒圣水和酒，再向四面八方扔切开的柯拉果[①]，人们根据柯拉果落地的样子判断祭品是否被接受。一旦认定祭品被蟒蛇接受，众人便齐声欢叫起来。这个仪式持续一个多小时，然后各界代表轮流奉献祭品，包括国王、大臣在内。祭物献完后，女祭司手提蛇篮款款起舞，口中念念有词，众人则跪在地上默默祷告。稍后，女祭司揭开篮子的盖布，取出蟒蛇。蟒蛇盘曲在一起，从一个人一个人的手里传过。许多妇女接到蟒蛇，一会儿将它贴在额头上，一会儿将它贴在肚皮上。她们认为，这样可以使她们的生活更加幸福，多子多孙。其他人也都能从这个节日庆典中获得某种力量。人们认为参加蟒蛇节日庆典是其毕生的荣耀。

每逢9月15日是维达市隆重的蟒蛇节，这天大街小巷披红挂彩，市民们都穿着节日盛装，载歌载舞涌向街头，大街上各种蟒蛇争奇斗妍，使人耳目一新。蟒蛇节活动分为两个部分，上午举行触目惊心的蟒蛇猎鼠赛[②]，下午举办以颂扬蟒蛇为内容的歌曲大赛，晚上则自由活动。

---

① 柯拉果，是锦葵科柯拉果树的果实。柯拉果含有2%的咖啡因，具有与茶、咖啡同样的刺激兴奋作用。尼日利亚伊博人对柯拉果极为崇拜，他们把柯拉果视为解决一切问题的"金钥匙"，启发良心的"种果"。因此，每当遇到纠纷时，伊博人总要摆出柯拉果，由受人尊敬的长者执刀将其切成小块分给当事人。人们一旦吃下这种果子，所有问题也就会自行解决。若有固执者，必会受到所有人的谴责。

② 蟒蛇猎鼠大战趣味盎然，引人入胜。老鼠行动敏捷，奔跑迅速，可是在笨重的蟒蛇面前却失去了它往日的本能，很快成了蟒蛇口中之物。比赛宣布开始，裁判员将活鼠放在规定的圈内，只见参赛的条条蟒蛇争先恐后迅速蠕动，先将活鼠圈起来，然后头尾相助，很快将老鼠捉住，行动之快令人咋舌。

10

蛇博物馆

10.1 肯尼亚内罗毕蛇园

肯尼亚首都的内罗毕蛇园（Nairobi Snake Park）建造于 19 世纪 60 年代初期，毗邻内罗毕国家博物馆，是肯尼亚旅游的重要景点之一。2009 至 2010 财政年度，约 12.3 万游客参观了蛇园，他们当中有研究人员、保育员和教育工作者。

内罗毕蛇园的建造是为了对公众普及有关蛇和肯尼亚其他常见爬行动物的知识。除了蛇类之外，园内还展出海洋和淡水鱼类，包括来自坦噶尼喀湖、维多利亚湖和尼亚萨湖的各种鱼类、尼罗河鳄鱼、两栖类、爬行类、鸟类和哺乳动物，以及巨型蜗牛、蜘蛛、千足虫等无脊椎动物。

蛇园是 100 多种爬行动物的居住地，其中包括东非的各种蛇类，还有一些非洲致命的蛇类，如黑眼镜蛇和鼓腹毒蛇，它们都被关在玻璃制成的笼子里展出。

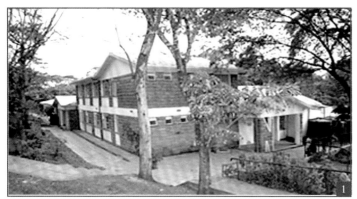
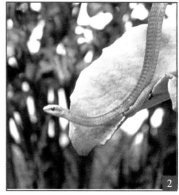
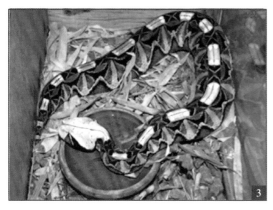
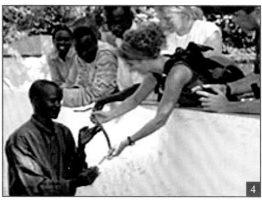

图 152 内罗毕蛇园（1. 蛇园前视图；2—4. 内罗毕蛇园展出的毒蛇，游客可以抚摸毒蛇）

蛇园不仅提供蛇的品种鉴定服务，是爬行动物的抢救和康复中心（包括被遗弃的、被没收的、非法采集的），而且协助内罗毕城市居民住宅区抓捕家蛇，普及如何减少蛇伤的知识。

10.2 南非海洋世界博物馆和蛇园

海洋世界博物馆和蛇园（Bayworld Museum, Oceanarium and Snake Park）是非洲南部独特的，兼有自然、历史文化博物馆及海洋水族馆和蛇公园为一体的综合博物馆，位于南非伊丽莎白港，海滩路休姆伍德 6013 号，是伊丽莎白港的主要旅游景点之一。

博物馆由海洋水族馆、伊丽莎白港博物馆、蛇园和 7 号城堡山博物馆组成。海洋水族馆提供了一个独特的近距离了解海洋生物的习性、摄食行为，特别是非洲企鹅、鲨鱼、大章鱼以及 60 多种鱼类的生活方式的场所。伊丽莎白港博物馆是南非第三个最古老的建筑物，馆内展出了史前的巨型恐龙、海洋生物、航海史、服装和地方史以及画廊。蛇园展出的爬行动物包括蛇、壁虎、蜥蜴、幼年鳄鱼、陆龟和水龟。7 号城堡山博物馆是一座建于 1827 年的维多利亚式的房子，是伊丽莎白港现存最古老的民居之一，作为维多利亚时代中期的家庭布置，反映了早期的定居生活方式。

博物馆和蛇园出版了普林格尔（John A. Pringle）于 1952 年编著的《博物馆和蛇园·伊丽莎白港》一书，提供给旅游者参考。

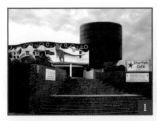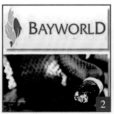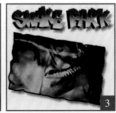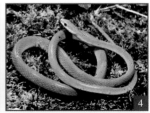

图 153 南非海洋世界博物馆和蛇园（1. 博物馆和蛇园的入口处；2—4. 蛇园标识与展出的毒蛇）

10.3 印度加德拉杰蛇园

印度加德拉杰蛇园（Katraj Snake Park）成立于 1986 年，距离马哈拉施特拉邦的浦那（Pune）市约 8 公里。建立蛇园的主要目的是保护爬行类、鸟类。蛇园展示了鳄鱼、蛇等爬行动物以及它们珍贵的图片，成为一个有吸引力的旅游点，尤其是成为一个针对儿童的新的教育基地。自 1999 年 3 月 14 日拉吉夫·甘地动植物公园（Rajiv Gandhi Zoological Park）和野生动物研究中心成立以来并加入其中，蛇园展出的蛇类超过 160 种，其中包括一个 2.74 米长的眼镜王蛇。

蛇园和蛇爱好者不断推出创新的沟通方式，除了提供有关蛇的信息外，还增加了盲文资料，通过盲文让那些有兴趣的盲人也能够在蛇园有所体验。此外，每逢节日有计划地举行宣传科普活动，消除人们对可怕物种的常见误区，同时劝导人们不要虐待蛇。

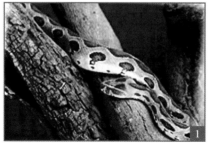
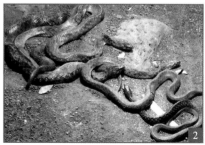

图 154 印度加德拉杰蛇园（1. 罗素毒蛇，Russells Viper；2. 蛇园展出的毒蛇）

10.4 美国国际响尾蛇博物馆

美国国际响尾蛇博物馆（American International Rattlesnake Museum）位于美国新墨西哥州阿尔伯克基，是一所主要陈列响尾蛇的博物馆。博物馆收集不同种类活生生的响尾蛇。据介绍，其所收集的响尾蛇数量比布朗克斯动物园、费城动物园、史密森尼国家动物园、丹佛动物园、旧金山动物园及圣地亚哥动物园所养的响尾蛇之和还要多。

博物馆内除了活的响尾蛇外，还收集有大量与蛇有关的艺术品、手工艺品及记闻，是一个令人兴奋的青少年的科学教育基地。人们可以通过集聚大量的不同种类的活响尾蛇、文物、照片和纪念品来了解来自北美洲、中美洲和南美洲的蛇和爬行动物的物种以及它们的栖息地的奥秘。

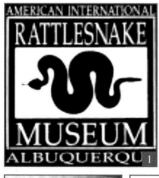
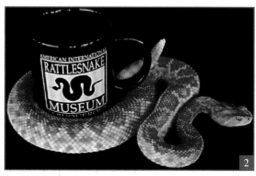
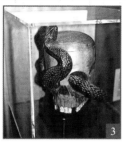
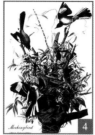
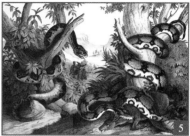

图 155 美国国际响尾蛇博物馆及其艺术展品（1. 博物馆的标识；2. 纪念品；3. 蛇与东方鸦片桶，约 1910；4. 模仿鸟与响尾蛇，作者：John James Audubon，约 1840；5. 蛇，木刻，1865）

10.5 中国旅顺蛇博物馆

中国大连旅顺蛇博物馆坐落在风景秀丽的旅顺太阳沟景区的博物苑内。整体建筑为流线型钢混框架结构，建筑形体以实墙与大玻璃幕墙围合而成，是大连市重点旅游工程项目之一。

博物馆的陈列以"回归自然"为主题，将博物馆、动物园、水族馆、植物园的展示形式有机融为一体，最大限度地营造出一种全新的生态景观。馆内设有巨龟区、鳄鱼区、游蛇区、珍稀动物区、标本展区。透过"海洋一角"，可观赏到 30 只体形很大的马来巨龟，30 多条扬子鳄，数千条各种游蛇和锦蛇；在叠水池中可看见世界上最大的两栖动物大鲵（又名娃娃鱼）群体，中国一类保护动物四爪陆龟和缅甸陆龟、鹰嘴龟、金环蛇、银环蛇、蛇岛蝮千山亚种等许多珍稀物种；沿着蟒蛇展区上山的阶梯步道，可领略到瀑布、小溪、潺潺流水，高大的人工塑树和低矮的灌树丛中有十几条

大蟒蛇；标本展区陈列着上百种两栖及爬行动物浸制标本、栩栩如生的剥制标本、精美的骨骼标本，还有十分罕见的白眼镜蛇、白蝮蛇、双头乌苏里蝮蛇、双尾水赤链华游蛇标本，立体展板内可了解到一些有关蛇类的科普知识；半圆形的多功能厅可观赏到一些与蛇有关的影视节目和精彩的动物表演。

在参观剧毒蛇"眼镜蛇区""蝮蛇区""五步蛇区"等园区后，可以探讨"游蛇""锦蛇""水蛇"等蛇类习性。在"多功能厅"，通过蛇类科普影片的介绍，了解自然与人、人与自然的生物链条关系，在"物竞天择、适者生存"生态哲学原理中品味和谐的深刻含义。

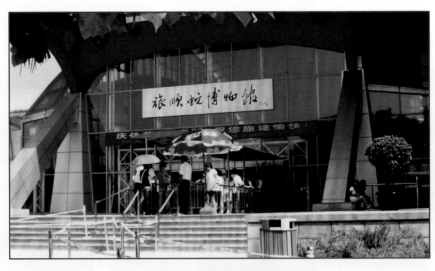

图 156　旅顺蛇博物馆

第
85
卷

蜜蜂文化

本卷主编
杨万锁

卷首语

在动物世界，由于各种动物各自有不同的生活习性，因此形成了各自独特的动物文化。科学家在长期观察和研究动物文化的过程中，发现蜜蜂与大自然共存，与花草同生，勤劳采集，生存亿年，繁衍不息，形成了独具特色的蜜蜂文化。

蜜蜂是一种品德高尚的昆虫，它们身上有许多可贵的东西。蜜蜂社会是一个"文明、富强、和谐、稳定"的社会。蜜蜂文化具有自己独有的特征：其一，蜜蜂具有高超技艺；其二，蜜蜂具有敬业精神；其三，蜜蜂能够攻防兼备；其四，蜜蜂具有奉献品格。因此，蜜蜂文化是美德文化，值得人类借鉴！

不仅如此，科学家们还发现蜜蜂与人类的生产、生活息息相关。爱因斯坦曾预言："如果蜜蜂从世界上消失了，人类也将仅仅剩下四年的光阴！"科学研究表明：如果蜜蜂灭绝了，由蜜蜂传播花粉的几种人类赖以生存的作物也会走向灭绝，世界将会出现大规模的饥荒，最终导致暴力和骚乱。为此，我们需要关注蜜蜂，像关注我们自己的生存一样！

本卷记述了蜜蜂文化的特征、蜜蜂授粉的生态意义、蜜蜂与人类健康生活、蜜蜂与文学、蜜蜂与艺术、蜜蜂文化与旅游业的发展状况，让人们更多地比较系统地了解蜜蜂文化。

在撰写本卷的过程中，我们参考了《中国农业百科全书·养蜂卷》（农业出版社，1993），黄文诚的《世界养蜂史》，龚一飞的《蜜蜂分类与进化》，方文富的《西方蜜蜂蜂箱的演变》和《中蜂蜂箱的历史演变》等文献。"邮票上的蜜蜂"一节由陕西省毒理学会孙志昌副秘书长撰写，在此一并致谢！

蜜蜂文化及其特征

1.1 动物文化与蜜蜂文化

动物文化

科学家对动物的意识形态、思维方式以及行为表现等文化内涵进行了长期的观察和研究之后，做出了不同的评价。人们发现动物世界里的各种动物都有各自不同的生活习性。牛和马具有勤劳、吃苦、无私奉献精神，家犬具有对主人的忠实和亲善，飞禽具有高超的飞翔本领，鱼类有奇妙的潜水技能，野兽中有奔跑能手，昆虫中有许多是繁殖冠军，而老鼠则表现出令人愤恨的偷盗行为……从而形成了独特的"动物文化"。

在众多的动物文化中，人们更加注重对羊、狼和蜜蜂这三种不同动物文化的研究。通过对这些文化的研究，不仅产生了更多更深的思考，而且由此出现了许多寓言、传说、故事以及极具生态意义的文学作品。

动物文化是一种弱势文化，不能与人类文化相媲美。动物文化作为一种生态文化，讲究对于大自然的适应，从而适者生存。其生存不但不破坏自然，反而对自然界的生态系统不断丰富、美丽和完整做出

应有的贡献。正如纳塔利·安吉尔在《野兽之美》[1]一书中所说的："大自然讲述的每一个故事都是令人心悸、美丽无比的，她是最有创意的大魔术师，袖子里总能抖出另一个使人惊讶的东西来……"她认为"生命在基因和形态学尺度上的延续，说明地球上所有生灵之间有着非常重要的兄弟亲缘"。特别是随着生物学领域的科学进展，使人类对"我是谁？我从哪里来？又到哪里去？"的哲学追问有了全新的认识。于是动物文化伴随生态学时代的到来给了人类以新的启示：为了回归自然，人类要学习动物的生态文化，创建和继承自身的环境文化。

蜜蜂文化

蜜蜂、蚂蚁、猴子等社会性动物有着明确的制度文化。蜜蜂以群体方式生存、生活，蜂群行为是一个有机整体，法规严明，分工协作，上下统一，团结合作建设家园。蜜蜂通过发声、超声波、气味、舞蹈等进行信息传递，俨然一个王国社会。在这个国度里，没有尔虞我诈、钩心斗角、

---

① 纳塔利·安吉尔著的《野兽之美》（时事出版社，2002）涵盖了众多的生物学和哲学命题，带给我们的不仅是野生动物的性习俗和肤浅的皮毛之美，而且是关于大自然和生命的最新总结，为我们揭示出一切生命是怎样受制于 DNA 的隐秘。作者是《纽约时报》科普专栏作家，她把创造性和无穷探索的精神与机智幽默的文学风格结合起来，对大自然和生命本质进行了深刻考察和思索，对人类最新科学成就进行了通俗而又妙趣横生的综述。作者曾获得新闻及科普文学的最高奖项——普利策奖，以及刘易斯·托马斯奖和美国科学进步协会奖。

偷奸要滑的现象，所有成员之间彼此以诚相待，共同奋斗，发展壮大自己的家族，因此科学家称之为"蜜蜂王国"。

在蜜蜂王国里，工蜂、雄蜂、蜂王等各种蜜蜂相辅相成，分工协作，群策群力，共同维系着蜜蜂王国的勃勃生机。在一个正常的蜂群里，工蜂数量占蜂群的99%，其余的1%（蜂王除外）是身体比工蜂大得多的强壮而且丑陋的雄蜂。工蜂负责到自然界中采集蜂群需要的各种必备的食品及物资，蜂群需要什么，工蜂就采集什么，决不会任意而为。它们将庞大的采集大军整编为许多特种兵团，采集花蜜的、采集花粉的、采水的、采集蜂胶的诸路队伍统一部署，协调行动。雄蜂的唯一工作就是繁殖传种，除此之外，它没有任何任务。蜂王从冬末起就每天产卵，一直到秋末为止。就这样，工蜂劳作，雄蜂交配，蜂王产卵，各司其职，保证了蜜蜂王国的和谐安定，繁荣昌盛，形成一个绝对高效的集体。而蜂群这个集体则为其成员提供了劳动、生活的必需条件和可靠保障，在群体的呵护下，每一只蜜蜂都在努力发挥着各自的本领，尽情享受生命的乐趣。任何一只蜜蜂一旦脱离群体，其结果只能是飘零游荡而死。

由此可见，蜜蜂社会是一个"文明、富强、和谐、稳定"的社会。蜜蜂文化是一种美德文化，它们把"道德"作为衡量是非的"尺子"。不论是蜂王还是工蜂，其行动都要接受"道德"的检验，整个蜂群充满着诚信和友爱。

1.2　蜜蜂文化的特征

蜜蜂是一种品德高尚的昆虫，在它们身上有许多可贵的东西，蜜蜂文化具有自己独有的文化特征。

第一，蜜蜂具有高超技艺。蜜蜂能够把酿蜜技艺代代相传。它们酿造的蜂蜜科技含量很高，不仅味道甜美，而且营养丰富，无菌无毒，能长期保存，堪称名牌珍品。不仅如此，蜜蜂将其从事酿蜜生产过程中产生的废气、废水、废渣也都处理得无影无踪，可谓是与大自然和谐相处的环保世家。

第二，蜜蜂具有敬业精神。蜜蜂在百花盛开的时候，废寝忘食，早出晚归，不畏艰辛，不停地飞到万花丛中采集花粉，然后将花粉送回蜂巢进行酿造。如果1千克蜂蜜需要10千克花粉的话，凭蜜蜂的嘴含和脚沾，蜜蜂需要进行数万次的飞行。蜜蜂的勤劳靠的是自觉、热情和责任，靠的是敬业精神。

第三，蜜蜂能够攻防兼备。蜜蜂的团结和勇敢表现在"外敌"入侵时能够万众一心，显示团结抗敌、勇往直前的态势。蜜蜂还拥有能够战胜"敌人"的武器——毒腺，必要的时候对敌一"蜇"，可以使"敌人"中毒身亡。

第四，蜜蜂具有奉献品格。蜜蜂在采集花粉酿蜜的过程中，不但不会损坏农作物和其他植物，而且还帮助它们传递花粉，让农作物和其他植物更好地授粉育果。这种有意无意地为蜜源植物和人类赖以生存的农作物授粉，不仅解决了这些无力自己完成授粉的植物的难题，而且增加了它们的产量，这种生态效应被誉为蜜蜂"无私奉献的品格"。

2

蜜蜂授粉的生态意义

2.1 蜜蜂：虫媒授粉的天使

历史经验告诉人们，养蜂生产的意义不仅是为了获得丰富的蜂产品，更重要的是让蜜蜂为农作物授粉。因此，养蜂是大农业的有机组成部分，与农牧业的发展关系十分密切，对强化生态系统平衡具有重大意义[1]。

授粉是被子植物结成果实必经的过程。花朵中一些黄色的粉叫作花粉，这些花粉需要被传给同类植物的某些花朵。这种花粉的传递过程叫作授粉。根据植物的授粉对象不同，可分为自花授粉和异花授粉两类。植物成熟的花粉粒传到同一朵花的柱头上，并能正常地受精结实的过程称自花传粉。能进行自花传粉的植物有水稻、小麦、棉花、桃、豌豆和花生等。由于同一朵花的雌雄蕊也不会一起成熟，因而一般花的雌蕊接受的花粉是另一朵花的花粉，这就是异花传粉。如果是雌雄异株植物，就只有进行异花传粉，如油菜、向日葵、苹果就是异花传粉的植物。

植物的授粉方式又分为自然授粉和人工辅助授粉[2]两类。自然授粉分为风媒、虫媒、水媒、鸟媒等。靠风力传送花粉的传粉方式称风媒，借助这类方式传粉的植物包括大部分禾本科植物和木本植物中的栎、杨、桦木等。靠蜂类、蝶类、蛾类、蝇类等昆虫为媒介进行传粉的方式称虫媒，多数有花植物是依靠昆虫传粉的。水生被子植物中的金鱼藻、黑藻、水鳖等都是借水力来传粉的。借鸟类传粉的称鸟媒。

虫媒中贡献最突出的是蜜蜂。蜜蜂是植物授粉与传媒的天使，蜜蜂给人类带来的经济效益和生态效益[3]可以说十分巨大。

据 1993 年的不完全统计，中国油菜、向日葵、棉花、油茶四种农作物充分利用

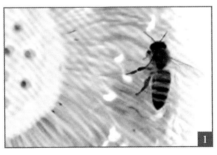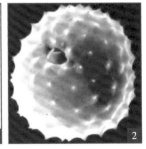

图 157 蜜蜂采集花粉的贡献（1. 蜜蜂采集花粉；2. 授粉，一个精核与卵细胞受精结合成合子）

---

① 蜜蜂减少诱发生态系统剧变. 法国《科学与生活》月刊，2005 年 6 月。《参考消息》2005 年 7 月 2 日转载。

② 人工辅助授粉法，是在品种复壮和为克服因条件不足而使传粉得不到保证的情况下采取的一种授粉方式。

③ 王勇，彭文君，吴黎明. 蜜蜂授粉与生态. 中国养蜂，2005（10）：31-22.

蜜蜂授粉，其增产效益超过 80 亿元人民币，是养蜂直接收入的 6.7 倍。如果将经济林木、瓜果等蜜蜂授粉收入计算在内，中国养蜂业实现的社会效益将是养蜂收入的 10~15 倍。

据美国农业部调查，1998 年美国近 400 万群蜜蜂中用于授粉的蜂群达 250 万群，常年用于授粉的蜂群达 100 多万群，授粉使农作物增产价值为 146 亿美元。澳大利亚利用蜜蜂为农作物授粉，每年可增加产值 1 亿~2 亿澳元。美国和加拿大直接或间接依赖蜜蜂授粉的农作物和牧草的价值分别是蜜蜂产品本身价值的 140 多倍和 200 多倍。

2.2　蜜蜂授粉对生态的影响

蜜蜂授粉对生态系统的积极影响

蜜蜂授粉可减少农药化肥的施用，有利于减少污染

生态农业和绿色农业的实践证明，蜜蜂是农作物及其开花植物最佳的传媒昆虫。通过它授粉，即使不使用化学合成肥料、农药，也能大幅度提高产量和质量。这种授粉特点有利于推广无公害农产品生产配套技术的推广，也有利于减少污染。

现代农业的发展需要蜂群的稳定增长

现代农业的发展趋向于机械化、集约化和化学化，往往毁坏了野生授粉昆虫的地下巢穴，从而使野生授粉昆虫的生存和发展得不到持续的食料供应。特别是杀虫剂和除草剂的使用消灭了大多数的授粉昆虫，致使野生授粉昆虫的种群数量难以满足作物授粉的需要，因此农业现代化的发展需要蜂群的稳定增长，需要加大对人工饲养蜜蜂的发展。根据美国 10 年观察的资料表明，随着现代农业的发展，授粉蜂群的需求量应当稳定增长 18.6%。可见，利用蜜蜂为农作物和牧草授粉将必不可少。

为维护生物的多样性、稳定性发挥重要的生态功能

蜜蜂作为生物授粉媒介发挥着无法替代的作用，为了维护生物的多样性、稳定性，必须在生态保护的林地、农地和生态保护地区引入蜜蜂产业，发挥其既能发展区域经济又能减少污染、改善生态环境的双重作用。

蜂群崩溃综合征带来的后果

2006 年年末，科学家在北美发现了蜜蜂群的一种"蜂群崩溃综合征"（CCD）[1]。2008 年冬，CCD 使蜂群里的工蜂突然死去，只剩下孤零零的蜂王在蜂箱里做垂死挣扎，导致美国失去近 36% 的商业蜂箱。类似的现象最早见于瑞士和德国，之后在比利时、法国、荷兰、波兰、希腊、意大利、葡萄牙及西班牙也有发现。

据调查，从 1971 年至 2006 年，美国野生蜜蜂的数目大幅减少，而养殖场的蜂群数量也不断减少。2006 年年末至 2007

---

[1] 蜂群崩溃综合征（Colony Collapse Disorder，CCD），又称为蜂群衰竭失调现象，是指一个蜂巢的居民突然消失，只剩下蜂后、蜂卵和一些未成熟的工蜂，消失的蜜蜂下落不明。通常在一个蜂群死亡后，掠夺剩余蜂蜜和花粉的野生生物及其他蜜蜂都拒绝接近被遗弃的蜂巢。

年年初，蜂群的减少幅度突然增快，致使学者使用"蜂群崩溃综合征"的名称来表述蜂群大幅减少的不正常现象。美国受CCD影响的地区有佐治亚州、宾夕法尼亚州、威斯康星州、加利福尼亚州和俄克拉何马州。

科学家在调查之后认为，郊区的城市化、杀虫剂、虫害以及蜜蜂养殖场的减少是其原因之一。一些科学家认为，手机和其他高科技装置发出的辐射可能是导致蜜蜂突然消失的原因，因为手机发出的辐射干扰了蜜蜂的导航系统，令它们无法找到回蜂巢的路。尽管听起来不可思议，但已有证据支持这个理论。

尽管研究工作正在进行，但CCD发生的真正原因至今不明，也没有找到拯救工蜂的方法。科学家预言：CCD有可能会在全球暴发，最终导致蜜蜂灭亡。

据报道，目前美国西海岸的养蜂企业已经损失大约60%的蜜蜂，而东海岸则有70%的蜜蜂消失。蜜蜂消失现象像瘟疫一样传到了德国、瑞士、西班牙、葡萄牙、意大利、希腊和英国。

2009年4月21日，英国政府宣布，将在五年时间里投入1000万英镑来找出蜜蜂、蝴蝶和蛾等传粉昆虫正在不断消失的原因。据英国环境、食品与乡村事务部（DEFRA）估计，过去两年间，英国蜜蜂的数量下降了10%到15%。

2.3　爱因斯坦的预言

爱因斯坦曾预言："如果蜜蜂从世界上消失，人类也仅仅剩下四年的光阴。"

科学家研究表明：在人类所利用的1330种作物中，有1000多种需要蜜蜂授粉。目前，全球30%的食品是由蜜蜂授粉产生的。如果蜜蜂灭绝了，由蜜蜂传播花粉的几种人类赖以生存的作物也会走向灭绝，其中包括大豆、棉花、芸苔、杏仁、葡萄、苹果和向日葵。蜜蜂灭亡了以后，将引发食物链断裂的严重后果，世界上将会出现粮食匮乏、油料短缺和大规模的饥荒现象，最终导致暴力事件和骚乱频繁发生。

让我们关注和解决CCD现象，关注蜜蜂像关注我们自己的生存一样！

蜜蜂与人类的健康生活

3.1 蜂产品与养生

蜜蜂是人类的朋友，作为人类营养食品、养生保健食品、医药以及工业原料的各种蜂产品已经成为当今人类得以充分利用的无价之宝。随着社会经济、科技文化的发展和物质生活水平的不断提高，人们不仅对蜂产品的需求量与日俱增，而且对蜜蜂文化的兴趣和环境保护意识也在与时俱进，因此保护蜜蜂就是保护人类自己。

蜂产品与养生保健的历史

中国养生保健先驱、炼丹化学家兼医药学家葛洪（284—363）在《抱朴子》和《肘后备急方》中记载蜂蜜和蜂蜡外用方："五色丹毒，蜜和甘姜沫敷之"，"目生珠管，以蜜涂目中，仰卧半日乃可洗之，生蜜佳"，"汤火灼已成疮，白蜜涂之，以竹中白膜贴上，日三度"。陶弘景（452—536）著的《神农本草经集注》中指出："蜂子酒渍敷面令人悦白。"意思是如果善用蜂产品保健和导引之法，年逾80而壮容。102岁的名医甄权（541—643）在《药性论》中开创营养食疗之先河，他以蜂蜜酿酒健身治病，老而不衰，年逾百岁。李时珍（1518—1593）在《本草纲目》第三十九卷中收载蜂蜜、蜂蜡和蜂子、蜂房词条，并扩展了治验附方，认为以蜜入药的功效有五："清热也，补中也，解毒也，润燥也，止痛也。生则性凉，故能清热；熟则性温，故能补中；甘而和平，故能解毒；柔而濡泽，故能润燥；缓可去急，故能止心腹、肌肉、疮疡之痛；和可以致中，故能调和首药，与甘草同功。"

不仅如此，蜂蜜作为传统的甜食资源，还具有延年益寿之功效。早在1800多年前，中国古代医药名著《神农本草经》中就有"蜂蜜解毒、除众病、和百药……久服强志轻身、延年益寿"的记载。据中国清代盛京内务府上三旗《打蜜养蜂户口手册》考证，蜂蜜在古代长白山的民间和官方被广为利用，那些世世代代常年从事采捕野生蜂蜜和桶养中蜂生产蜂蜜的蜜户蜜丁中高寿老人占有较高的比例，仅乾隆二十四年（1759）镶黄旗共169个蜜户中，70—88岁的高寿老人就有57名（其中70—79岁47名、80—88岁10名），平均每3户就有1名70岁以上的高寿老人，一户最多有2名高寿老人；光绪二年（1876）镶黄旗共234个蜜户中，70—116岁的高寿老人有161名（其中101—116岁8名、90—99岁15名、80—89岁49名、70—79岁89名），平均每1.5户有1名高寿老人。[①]

蜂蜜：天然的营养品

蜂蜜中含有70%~80%转化糖（葡萄糖

---

① 葛凤晨，等. 源远流长的长白蜜蜂文化（二十七）——古代采蜜、养蜂高寿老人. 中国养蜂，1999，5：25.

及果糖的混合物），以及少量蔗糖、挥发油、有机酸、花粉粒，此外还含有微量泛酸、烟酸、乙酰胆碱及维生素 A、D、E 等。蜂蜜营养丰富，是滋补、调味之佳品，亦可入药用于治疗。

现代研究表明，内服或外用蜂蜜能有效改善营养状况，促进皮肤新陈代谢，增强皮肤的活力和抗菌力，减少色素沉着，防止皮肤干燥，并可减少皱纹和防治粉刺等皮肤疾患，显示养颜美容的效果。

蜂王浆：营养滋补品

蜂王浆，别名王浆、蜂皇浆、蜂乳，是工蜂舌腺和上腭腺分泌的浆状物质。研究表明，蜂王在产卵期大量食用蜂王浆后，每天产卵量达 1500~2000 粒，相当于蜂王本身重量的 1.5~2 倍。由此可见，蜂王浆是一种极佳的营养滋补品。

蜂胶：抵御病菌的"秘密武器"

人们将蜜蜂采自植物的枝条、叶芽及愈伤组织等的分泌物与上腭腺、蜡腺等的分泌物同少量花粉混合后所形成的黏性物质称为天然蜂胶①。蜂胶是蜜蜂抵御病原微生物侵袭最重要的"秘密武器"。3000 年以前，古埃及人发现蜂胶具有杀菌、防腐作用，因而将蜂胶用于制作木乃伊，以防止尸体腐败。古希腊哲学家亚里士多德在《动物志》中记录了蜂胶可治疗各种皮肤病、刀伤、割伤和一些细菌感染症。公元 11 世纪，伊朗哲学家阿维森纳在《医典》中记载了蜂胶具有"自动消毒伤口及缓和肿瘤的疗效"。中国明代李时珍在《本草纲目》中记载蜂胶有治疗牙痛、杀菌的功效。1899—1902 年，在英国与南非的战争中，军医用蜂胶与凡士林混合作为手术后的外涂药，防止感染。1909 年，亚历山大罗夫发表《蜂胶是药》的论文，成为蜂胶药用的一个里程碑。据 2005 年统计，中国的蜂胶研制产品获国家卫生部、国家食品药品监督管理局批准的药品、保健品已有 160 多种。

蜂毒：用于蜂疗

蜂毒是工蜂毒腺与副腺分泌出的一种具有芳香气味的透明毒液，贮存在毒囊中，蜇刺时由螫针排出蜂毒。② 天然状态下的蜂毒是呈透明微黄黏性的液体，具有一种强烈的苦味和芳香气味，在常温下逐渐挥发为骨胶状的透明块。蜂毒是一种生化活性高度复杂的混合物，在医学上有广泛的用途，特别是用于蜂疗。

3.2 蜂疗与健康

蜂疗与蜂疗医学

蜂疗也称为蜂毒疗法。蜂疗是借助工蜂尾针的针刺作用及毒囊分泌的蜂毒作用进行治疗。蜂针本身可以与最先进的注射器相比拟，犹如天然注射针，药液可自动

---

① 蜂胶（Propolis）一词源于希腊语，即 "Pro"（前）和 "Polis"（城市），意为 "在城市的前方保卫城市"。
② 一只新出房的蜜蜂只有很少的毒液，随着日龄的增长而逐渐增加，至 15 日龄时毒液约为 0.3 毫克。达到守卫蜂龄（约为 18 日）后不再产生更多的毒液，毒液重量保持不变。毒液排出后毒囊里不能再补充毒液。

注入人体内。只要螯针接触到机体，蜂刺便会脱离蜂体，在螯刺器官发动装置的作用下，毒囊仍会继续有节奏地收缩，直到使蜂针深入，蜂毒液全部注入为止。

科学研究和临床实践证明，蜂疗的适应证有风湿性关节炎、类风湿关节炎、强直性脊柱炎、痛风、神经衰弱、坐骨神经痛、颈椎病、腰椎间盘病变、三叉神经痛、神经炎、偏头痛、支气管哮喘、荨麻疹、过敏性鼻炎、骨关节疼、下肢慢性溃疡、附件炎、盆腔炎、失眠、落枕、挫伤、癌性疼痛等80多种，因而在临床上得到广泛应用。

随着蜂疗的发展，产生了利用和研究用蜂针、蜂毒和蜂产品及其制剂防治疾病的一门新学科——蜂疗医学。

根据出土的文物记载，古代埃及、印度、罗马和中国都曾经以蜂螫治疗风湿病。西方文艺复兴时期的文献中也有记载盖伦曾经用蜂螫治疗风湿病的案例。中国东周时期，人们掌握了"以毒攻毒"的理论，开始用蜂螫治病保健。方以智（1611—1671）著的《物理小识》卷五中记述了将蜂针制作为"药蜂针"的方法："取黄蜂之尾针合硫炼，加水麝为药。置疮汤头，以火点而灸之。"并载入赵学敏著《本草纲目拾遗》第十卷中。后来，蜂螫疗法传入俄国，为历代沙皇所采用。19世纪末，开始有了关于蜂螫疗法系统性的临床研究。1888年，《维也纳医学周刊》上发表了奥地利医师特尔奇（F. Tere）用蜂螫治疗风湿病173例的论文，由于相当成功，这种疗法逐渐流传到整个欧洲。到20世纪，有了较多蜂螫疗法用于风湿病的报道。1935年，美国的贝克（Beck）出版蜂螫疗法的专论。1936年，中国开展全国性大规模的研究。1941年，前苏联阿尔捷莫夫（N. M. Atremov）出版了《蜂毒生物学作用和医疗应用》一书，使蜂疗进一步得到发展。1996年，中医蜂疗专家游大云在云南《蜂蜜杂志》第九期上发表《蜂螫治愈一例中风引起的瘫痪》一文，引起人们普遍关注。国际上印度、日本、中国等国分别召开了多届国际蜂疗学术研讨会，使蜂疗在世界范围得到交流。前苏联、保加利亚、朝鲜、韩国、罗马尼亚、以色列、巴西、日本等国都有使用。在美国，蜂疗法只限于民间使用，但一些注册医生也开始接受这种方法，并出现了全国有名的蜂疗医师。目前世界各国的科学家都在研究蜂毒的成分，以期更加了解蜂毒，推进蜂毒疗法。

蜂疗八法的功效

施行蜂毒疗法的患者都必须先做蜂毒过敏试验，只有对蜂毒不过敏的患者方可进行。目前世界上开展的蜂疗方法主要有八种，可根据病情选用不同的方法进行治疗。

活蜂螫刺法

活蜂螫刺法是一种传统而古老的蜂毒疗法，是以活体蜜蜂直接螫刺选定部位，使蜂毒进入皮下的方法。此法简单易行，

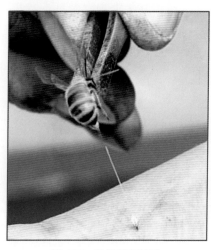

图 158　活蜂螫刺疗法

疗效好。方法是用镊子夹住蜜蜂的一只翅膀或轻捏蜜蜂腰部，将尾部放于患处，当蜂刺蜇入人体后，轻压蜜蜂腹部，促使毒素进入体内。

散刺法

散刺法属轻刺激法，治疗部位常规消毒后，将蜜蜂螫针从尾部用镊子拔出立即进行快速蜇刺。当螫针刚刺进皮肤时，即把它提起再刺入第二个点，在患部或相关的部位循经进行点刺 4~5 穴，甚至 8~10 穴。这种微刺激对调整"皮部""络脉"有特殊的功效。

子午流注蜂针经穴疗法

此法是将中医时司医学的子午流注针法与蜂针经穴疗法相结合创立的子午流注蜂针经穴疗法。临床实践证实，子午流注蜂针经穴疗法由于顺应了人体气血盛衰开阔的节律，能够更有效地发挥蜂毒的治疗作用，故能提高临床疗效。

蜂毒注射法

由于蜂蜇疗法必须饲养蜂群，否则就无法进行；而在寒冷地区的冬季，蜂群进入越冬期，也不利于进行蜂蜇疗法。但是，将蜂毒采集后制成干燥的粉剂或注射制剂，就可以克服以上缺点。因此，国际上多采用蜂毒制剂进行疾病的治疗。

蜂毒直流电导入法

此法是利用电离子导入机通过无损伤的皮肤将蜂毒离子导入人体内的一种治疗方法。这种方法治疗仅通电的皮肤略有充血现象，无任何不适的感觉，是蜂毒的一种无痛疗法，特别适用于过敏体质及年老体弱的患者。

蜂毒超声导入法

由于超声的物理作用和蜂毒中透明质酸酶的化学作用可以克服皮肤屏障，使蜂毒的其他成分易导入组织；因此蜂毒超声导入疗法与直流电导入疗法相似，是以蜂毒软膏等为接触剂进行超声导入的方法。

蜂毒蒸气吸入

蜂毒蒸气吸入疗法是先用雾化装置将蜂毒雾化，然后用吸入器所发生的水蒸气来带动雾化的蜂毒，患者用一个磁管将含有蜂毒的蒸汽吸入肺里，此法对支气管哮喘、慢性支气管炎和上呼吸道感染等有明显的疗效。

外涂法

外涂法是将蜂毒做成软膏[①]或油剂，涂于患处或用于按摩时的按摩软膏使用。主要用于外科和皮肤科，对局部有消肿止痛作用，对肌肉疼痛、骨关节痛和风湿亦有良好疗效。

3.3 谨防食用有毒蜂蜜

警惕有毒蜂蜜

一般蜂蜜对人体是有益无害的。但是，当蜜蜂采集的蜜源植物有毒时，蜜蜂采其花粉所酿之蜜就含有毒素。自然界中有毒植物很多，最常见的有毒蜜源植物并能产生有毒蜂蜜的有毒植物是雷公藤、博落回、狼毒、羊踯躅、钩吻、乌头、附

---

① 蜂毒软膏是将水杨酸 3 克、纯蜂毒 1 克、硅酸盐适量，用凡士林加至 100 克，调匀制成。

子、藜芦、油茶、紫金藤、苦皮藤、喜树、昆明山海棠、洋地黄、曼陀罗和夹竹桃花等。在一般情况下，蜜蜂对于那些带有异味或分布稀少的有毒植物有一定的识别能力；但那些大片生长且无异味的有毒植物对蜜蜂的诱惑力较大，最易使蜂蜜带毒而造成危害。例如，初夏，一般植物开花较少，而雷公藤却正值花期，在此时酿成的蜂蜜就可能含有有毒的雷公藤生物碱。人一旦食用这种有毒蜂蜜，即可引起中毒。

由此可见，蜜蜂酿造的蜂蜜有无毒与有毒之分。有毒的蜂蜜，有的毒性大，有的毒性小。有的对人有毒而对蜜蜂无毒，如南烛蜜、雷公藤等；有的对蜜蜂有毒而对人无毒，如油茶蜜等；有的对人蜂都有毒，如博落回、狼毒等。

中国福建、湖南、四川、云南等省曾有过有毒蜂蜜引起中毒的报道。2008年3月，新西兰发生多起食用有毒蜂蜜中毒事件，确认有17人中毒。经调查，这批有毒蜂蜜遭到马桑毒素的污染，是由新西兰北岛北端科罗曼德尔地区一家公司生产，商标名称为"品尝旺阿马塔产纯正蜂蜜"。事件发生后，新西兰食品安全局批评有关方面没有及时公布相关信息，并禁止在科罗曼德尔、北岛东海岸和马尔伯勒等可能出产有毒蜂蜜的地区继续采集蜂蜜。①

毒蜜中毒的应急处置

食用有毒蜂蜜后，患者有口干苦、唇舌发麻、食欲减退、体温升高、恶心呕吐及腹痛腹泻等症状。严重者可出现肝大、蛋白尿、脓血或柏油样大便、心率减慢及心律不齐的症状。病情恶化时可出现高热、尿闭、尿毒症、酸中毒的症状。最后可因呼吸中枢麻痹而死亡。对中毒者应及时送往医院救治。

预防食用蜂蜜中毒的措施主要是：

第一，教育养蜂者切勿在有毒植物开花期内前往放蜂采花，并作为一项职业道德规范坚持执行。

第二，采集过有毒植物花粉的蜂场，应在收冬蜂蜜前更换新的蜂巢，并彻底清洗摇蜜机和有关容器工具，严防有毒蜂蜜混入。

第三，对可疑的有毒蜂蜜，应改作工业用或作为喂养蜜蜂的饲料糖，不可供人食用。

第四，消费者不要购买食用"三无"（即无生产厂名、无生产地址、无商标）蜂蜜产品。

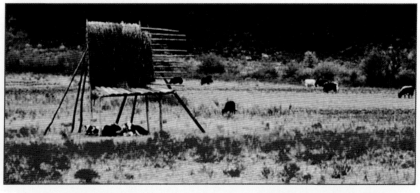

图 159　蜜蜂采集的狼毒花蜜是有毒的 (图中盛开艳丽红色花的植物是狼毒)

① 黄兴伟. 新西兰有毒蜂蜜造成17人中毒. 新华网，2008-03-31.

4

蜜蜂与文学

4.1 中国古代关于蜜蜂之诗赞

《变律》①

作者：（唐）苏涣

毒蜂成一窠，高挂恶木枝。

行人百步外，目断魂亦飞。

长安大道旁，挟弹谁家儿？

右手持金丸，引满②无所疑。

一中纷下来，势若风雨随。

身如万箭攒，宛转迷所之。

徒有疾恶心，奈何不知几。

译文：一窠毒蜂高挂树枝，行人畏惧，远远躲开，路旁不知谁家的青年挟着弹弓来了。右手拿着黄金弹丸，青年把弹弓张开到最大限度。蜂窠被射中了，毒蜂纷纷飞向射者，势如风雨。射者被毒蜂所蜇，如万箭攒心，一时蒙头转向，转来转去。空有疾恶如仇的心，但不懂得时机和策略也没办法。

《蜂》

作者：（唐）罗隐③

不论平地与山尖，无限风光尽被占。

采得百花成蜜后，为谁辛苦为谁甜？

译文：不论平地还是高山之巅，无限

美好的风光都被它占有。采来了百花酿成甘甜的蜂蜜，却不知这番辛苦让谁享用。

评价：这是一首咏物诗，也是一首寓理诗。诗人借蜜蜂辛勤劳动的高尚品格讽刺了那些不劳而获的人。

《蜀都赋》

作者：（晋）左思

丹砂艳炽出其坂，蜜房郁毓被其阜。

山图采而得道，赤斧④服而不朽。

译文：火红的朱砂出自山坡，繁多的蜜房遍布丘陵。山图采集丹砂得道成仙，赤斧饮蜂蜜长生不老。

《蜜蜂赋》

作者：（晋）郭璞

嗟品物之蠢蠢，惟贞虫之明族。有丛琐之细蜂，亦策名于羽属。近浮游于园荟，远翱翔乎林谷。爰翔爰集，蓬转飘回。纷纭雪乱，混沌云颓。景翳曜灵，响迅风雷。尔乃眩猿之雀，下林天井。青松冠谷，赤萝绣岭。无花不缠，无陈不省。吮琼液于悬峰，吸霞津乎晨景。于是回鹜

---

① 原载中国社会科学院文学研究所《唐诗选》（上）．北京：人民文学出版社，1978.

② 引满，弓张开最大限度。

③ 罗隐（833—910），唐朝诗人，字昭谏，新登（今浙江新登）人。咸通元年（860）至京师，应进士试，历七年不第。咸通八年（867）乃自编所作为《谗书》。黄巢起义后，避乱归乡。晚年依吴越王钱镠，任钱塘令、谏议大夫等职。

④ 山图和赤斧均是仙人名。

林篁，经营堂窟。繁布金房，叠构玉室。咀嚼华滋，酿以为蜜。自然灵化，莫识其术。散似甘露，凝如割肪。冰鲜玉润，髓滑兰香。穷味之美，极甜之长。百药须之以谐和，扁鹊得之而术良，灵娥御之以艳颜。尔乃察其所安，视其所托。恒据中而虞难，营翠微而结落。应青阳而启户，徽号明于羽族，阍卫固乎管龠。诛戮峻于铁铖，招征速乎羽檄。集不谋而同期，动不安而齐约。大君以总群民，又协气于零雀。每先驰而葺宇，番岩穴之经略。

译文：啊！在种类众多而繁杂的万物中，要数细腰蜂类是聪明的群族。有种群居体小的蜜蜂，它们出身于有翅类之家族。它们近处漫游于花木繁茂的林园，远处飞翔于树林、山谷。时而飞翔，时而聚集，像蓬草般随风飘动环回，雪花般纷纭乱舞，从混茫的云里下坠。其影子遮蔽了太阳，飞响声赛过风雷。你是迷惑猿猴的"小雀"，下落到树林间的洼处，青松覆盖的低谷，赤草美化的山岭。你没有哪种花不去缠绕，没有哪个阵地不去查看。你于悬崖峭壁的高峰上吮吃甘美的琼浆，你在景色秀美的晨光中吸取清甜的仙露。于是急忙飞回到树丛、竹林，去建造宽敞洞穴，繁布金色蜂房，叠构似玉居室。吸食花蜜，酿成蜂蜜。自然界这种神奇生化，不知用的是什么法术！

蜂蜜散时好像甘露，凝时似割开的脂肪，真像冰雪、髓浆一般鲜洁、滑腻，玉石、兰花那样润泽、芳香。蜂蜜味美无穷，甘甜至极。许多药物须用它来调制，名医扁鹊得到了它其医术更为精良，精灵美女凭借它使容颜更加艳丽。

蜂群去观察安全所在，看准能依托的地方。常居其间却戒备发生灾难，选择青山筑巢作窠。顺应春天阳气启开巢门，在有翅类中它的称号美好显赫，它的门户像加了锁一般坚固。惩罚强暴像铁铖般严厉，征召速度比羽毛信还快捷。集合不用商量能同时到达，行动无须安排而能一齐赴约。蜂王统率全群蜜蜂，和睦相处，同心协力地酿制蜂蜜。且经常率先修缮蜂窠，轮番治理本群所属的岩穴。

评价：诗人生动地描述了蜜蜂的筑巢环境、采集习性、蜂巢结构、巢门朝向、守卫蜂巢、自然分蜂、酿制蜂蜜等生物习性及蜂产品的功能。这是中国最早的一篇较全面揭示蜜蜂王国奥秘的好文。

《禽虫》

作者：（唐）白居易

蚕老茧成不庇身，蜂饥蜜熟属他人。
须知年老忧家者，恐是二虫虚苦辛。

译文：蚕吐丝作茧至老，却不温暖自身，蜜蜂忍饥酿成的熟蜜，供他人享用。要知道为全家忧心操劳的老人，恐怕也像蚕、蜂一样为人辛苦一场空。

《咏蜂》

作者：（梁）简文帝

逐风从泛漾，照日乍依微。
扣君不留盼，衔花空自飞。

译文：蜜蜂随风在空中荡漾。山野洒满明媚的阳光。都知道你不会长久地留在一处，带着花香飞来飞去地（为他人）奔忙。

4.2 关于蜜蜂的散文小说选

蜜蜂（散文）

作者：林振宇[1]

其实，我以前是不大喜欢蜜蜂的。小时候的我特别淘气，每年春天，看见小蜜蜂不停地扇动着翅膀，嗡嗡嗡地穿梭在花丛中的时候，就像捉彩蝶一样去抓，结果被蜜蜂蜇了，像针扎一样的疼。

记得我的手上红肿的大包，好几天也不下去。大人们告诉我，蜜蜂是不能随便招惹的，它的尾部长有毒刺，打那以后我就对蜜蜂避而远之了。

后来，我的妈妈不知道从哪儿弄来一罐子淡黄色的浓得像糖浆一样黏稠的东西，说这就是蜂蜜，可甜了。馋嘴的我有点儿不相信，就拿起一根筷子，伸进罐子里蘸了点儿蜜，然后放入嘴里，又用舌头抿了抿，就滑顺地咽下去了，再吧嗒吧嗒嘴，味道香浓甜润，我还是第一次品尝到蜜的味道，感觉好极了。难道眼前这么好吃的东西真的是那些爱蜇人的小蜜蜂采百花酿成的？我当时有点儿不敢相信。大人们说，蜂蜜可是个好东西，不仅具有经济价值，常吃还能滋养身体，延年益寿呢！于是，我对蜜蜂产生了兴趣，不由得喜欢上了这些小精灵。

在我居住的那个林区，也有几户人家养蜜蜂，没事就到那边转转，远远地看一团蜂，闹哄哄地围着箱子，总是忙着飞，不觉得累。我和同学秋天去采山，看见山里一户养蜂人家的院子里摆满了方形的木蜂箱，院中那位养蜂的老爷爷竟敢用双手娴熟地拽出蜂箱里的木板，那上面爬满了密密麻麻的蜜蜂。我本想上前看得仔细些，但一想到曾经被蜜蜂蜇过的经历，心里就有点儿打怵。可是，我心中一直有个疑问，就是一只蜜蜂酿一千克蜜得采多少花呢？于是，我就站在他家的院子外问这个问题，可是老爷爷也说不清楚，回答不上来。因此，这成了我心中的一个谜团。

在以后的日子里，我读书看报时特别留意有关蜜蜂的资料。一次，我偶然在报刊的一角发现这样一段文字："据有人统计，一只蜜蜂如果要酿造出 1 千克蜂蜜，需要采几百万乃至 1000 多万朵花，它往返飞行的距离大约有几十万千米，相当于绕上地球好几圈！"我当时就被这组数据震撼了，不由感触起来。

多么了不起啊，这看似渺小的蜜蜂！它生命不息，酿蜜不止，竟让自己的生命变得崇高起来。

因此每当我看到蜜蜂、看到甜甜的蜂蜜就想，难道它仅仅是在酿蜜吗？不！它何止是在酿蜜，它是在酿造一种精神，一种叫作"自强不息"的精神！正是因为有了这种精神，蜜蜂那原本渺小的生命体才变得高大！倘若我们也能像蜜蜂那样，"终日乾乾，自强不息"，那么我们的生命

---

[1] 林振宇，1976 年生于黑龙江伊春，作家，入选《中国散文家大辞典》，著有散文集《思想者》（已被中国现代文学馆收藏）。

难道还会平庸吗？

放蜂人

作者：苇岸[1]

放蜂人是大地上寻找花朵的人，季节是他的向导。

一年一度，大地复兴的时候，放蜂人开始从他的营地起程，带着楸木蜂箱和帐篷。一路上，他对此行满怀信心。他已勘察了他的放蜂线路，了解了那里的蜜源、水源、地形和气候状况。他对那里蜜源植物的种类、数量、花期及泌蜜规律，已了如指掌。他将避开大路，在一座林边或丘旁摆下蜂箱，巢门向南。他的帐篷落在蜂场北面。

第一束阳光，满载谷粒的色泽和婴儿的清新，照到蜂场上。大地生气勃勃，到处闪亮。蜂群已经出巢，它们上下飞舞，等待着侦察者带回蜜源的消息。放蜂人站在帐前，注视着它们。他刚刚巡视了蜂场，他为蜂群早晨的活力感到兴奋。他看蜜蜂，如同看自己的儿女，他对它们，比对自己的身世还要熟悉。假若你偶然路过这个世界一隅，只要你表情虔诚，上前开口询问，他会热心给你讲蜜蜂的各种事情。

放蜂人在自然的核心，他与自然一体的宁静神情，表明他便是自然的一部分。每天，他与光明一起开始工作，与大地一同沐浴阳光或风雨。他懂得自然的神秘语言，他用心同他周围的众多生命交谈。他仿佛一位来自历史的使者，把人类应有的友善面目，带进自然。他与自然的关系，是人类与自然最古老的一种关系。只是如他恐惧的那样，这种关系，在今天的人类手里，正渐渐逝去。

放蜂人或许不识文字，但他像学者熟悉思想和书册那样，熟悉自然，熟悉它的植物和大地。他能看出大地的脉络，能品土壤的性质；他识别各种鸟鸣和兽迹，了解每样植物的花事与吐蜜的秘密。他知道枣树生长在冲积土上，荞麦生长在沙壤上，比生长在其他土壤上流蜜量大；山区的根树蜜多，平原的榕树[2]蜜少；北方的柳树流蜜，南方的柳树不流蜜。他带着他的蜂群，奔走于莽莽大地。南方的紫云英花期一终，他又匆匆赶到北方，那里，荆棵的蓝色花序正在开放。他常常适时溯纬度而上，以利用纬度之差，不失时机地采集生长在不同地区的同一种植物的花蜜。

"蜜蜂能改变人性。"这是放蜂人讲的一句富于文化色彩的话。如果你在蜂场待上一天，如果你像放蜂人那样了解蜜蜂，你会相信他的这个说法。

我把放蜂人讲的关于蜜蜂（主要指工蜂）的一生，记在这里：一日龄，护脾保温；三日龄后，始做清理巢房，泌蜡造脾，调制花粉，分泌王浆，饲喂幼虫、蜂王和雄蜂等内勤工作；十五日龄后，飞出巢外，担负采集花蜜、花粉、蜂胶及水等外勤重任；三十日龄后，渐为老蜂，改做侦察蜜源或防御敌害的事情。当生命耗尽，死亡来临，它们便悄然辞别蜂场，不明去向。

这便是蜜蜂短暂的一生，辛劳不息，生命与劳作具有同一涵义。放蜂人告诉

---

[1] 苇岸（1960—1999），原名马建国，优秀散文家。1960 年 1 月生于北京市昌平县北小营村。毕业于中国人民大学哲学系。1999 年 5 月 19 日因肝癌医治无效谢世，年仅 39 岁。著有《大地上的事情》《太阳升起以后》。

[2] 榕树（Ficus Microcarpa），桑科榕属植物，生长在中国福建等地。

我，在花丛流蜜季节，忘我的采集，常使蜜蜂三个月的寿命，降至一个月左右。它们每次出场，要采成百上千朵花的蜜，才能装满它们那小小的蜜囊。若是归途迷路，即使最终饿死，它们自己也不取用。它们是我们可钦可敬的邻居，与我们共同生存在这个世界上。它们体现的勤劳和忘我，是支撑我们的世界幸福与和睦的骨骼。它们就在我们身边，似一种光辉，时时照耀、感动和影响着我们，也使我们经常想到自己的普通劳动者和舍生忘死的英雄。

放蜂人是世界上幸福的人，他每天与造物中最可爱的生灵在一起，一生居住在花丛附近。放蜂人也是世界上孤单的人，他带着他的蜂群，远离人寰，把自然瑰美的精华，源源输送给人间。他滞于现代进程之外，以往昔的陌生面貌，出现在世界面前。他孤单的存在、同时是一种警示，告诫人类：在背离自然、追求繁荣的路上，要想想自己的来历和出世的故乡。

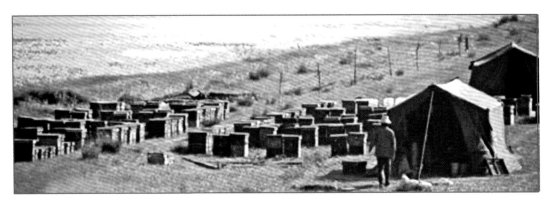

图 160 高原放蜂人

蜜蜂与艺术

5.1 美国灾难片《杀人蜂》

《杀人蜂》（*The Swarm*）又译为《冲天大蜂灾》、《蜂灾》，是一部美国灾难片。编剧：阿瑟·赫尔佐格（Arthur Herzog Jr.）和斯特林·西利芬特（Stirling Silliphant）。导演：欧文·艾伦（Irwin Allen）。上映时间：1978年首映。

故事梗概

世世代代都靠养蜂业维生的苏玛斯市出现了杀人蜂，哈利斯和勒里向人们发出了警告，但是市民和农民却抱着怀疑态度，不愿意支持他们的工作。蜂群大举袭击了村民之后，人们终于清醒了。勒里猜度杀人蜂是在寻找栖息的地方，而杀人蜂确实是在寻找栖息之地。它们占据了展览厅，很多人，包括哈利斯的家人都被困在其中。哈利斯和勒里能否把人们救出来？

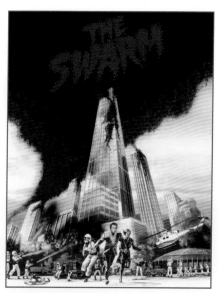

图 161 《杀人蜂》（*The Swarm*, 1978）

影片评价

《杀人蜂》是一部讲述一大群可怕的南美变异蜜蜂——杀人蜂袭击人类的灾害类影片，它细致地描述了一群无孔不入的昆虫"杀手"。擅长拍摄灾难场面的导演欧文·艾伦曾成功地负责灾难片《海神号》及《摩天楼大火灾》中的动作戏部分，有撼人心魄的映像和惊骇效果。本片剧情虽有可信的事实作为依据，人蜂斗智的情节也有一定的科学可信性，高超的特技也增添了不错的刺激效果，但对杀人蜂的杀伤力和无孔不入的描写却显然过分夸张，令人难以置信。该片 1978 年上映之后，一度造成公众对"杀人蜂"的恐慌。30 多年过去了，人蜂大战、人蜂智斗的场景在一些国家的多个地方真实上演。虽然当年票房不佳，但现在看来，这部《杀人蜂》是杀人蜂题材影片中的代表作。

5.2 德国电影《夺命毒蜂》

《夺命毒蜂》（*Deadly Wasps*，德语 *Deadly Wespen*）是一部德国惊悚片。编剧：尼古勒和尤利·布亚德、弗兰克·拉奇。导演：米谢尔·卡伦。主演：简宁·瑞恩哈德、斯蒂芬·卢卡。上映时间：2010 年 6 月在德国实播。

故事梗概：卡拉的母亲在一场车祸中意外身亡，陷入悲痛中的父亲汉斯开始酗酒度日，还是个小姑娘的卡拉不得不学会自己照顾自己。不久，父亲娶了后妈，卡拉无法理解更不能接受，于是离家到外地独立生活，之后考上了医学院。此后的 13 年间，她和父亲几乎没有任何交流。这次回到故乡马洛卡，是为了和父亲商量卖掉母亲的房产，正赶上父亲被一种未知的毒蜂蜇伤了，命悬一线。接着，马洛卡

小岛上很多人被蜇后不治身亡。卡拉利用自己的医学知识，在一名前昆虫学者本杰明·哈祖现为岛上唯一的出租车司机的帮助下，追踪到毒蜂的来历，从毒蜂培育者的实验室找到能救父亲的解毒血清，并解除了一场危机。

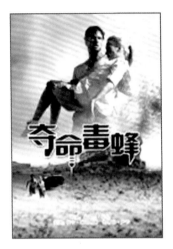

图 162 德国惊悚片《夺命毒蜂》剧照（2010）

5.3 邮票上的蜜蜂

以蜜蜂为主题的蜜蜂邮票

世界各国发行的以蜜蜂为主题的蜜蜂邮票已达 100 多个图案。邮票主图内容包括蜜蜂、旧式蜂窝、巢脾、蜂箱、蜜蜂授粉、蜂蜜、养蜂生产等，或用以纪念养蜂学者、国际养蜂会议，或为表现储蓄而发行。

各国发行的蜜蜂邮票多数是一枚，主题大部为在蜜脾上的蜜蜂。这些邮票设计精美，色彩鲜艳，为集邮者所珍视。

以蜜蜂为主题的特种邮票

1993 年，第三十三届国际养蜂会议在中国北京举行，大会的主题是"蜜蜂与人类健康"，来自世界 70 多个国家的 2000 多名代表出席。为祝贺会议的召开，中国邮电部于 1993 年 9 月发行了《蜜蜂》特种邮票 1 套 4 枚，分别是：蜂王，面值 10 分；采蜜，面值 15 分；中华蜜蜂，面值 20 分；授粉，面值 2 元。由刘显波设计，北京邮票厂印刷。

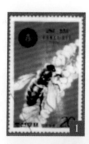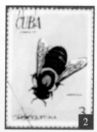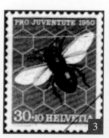

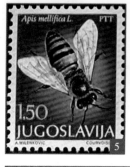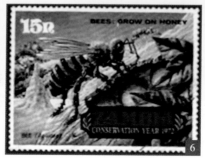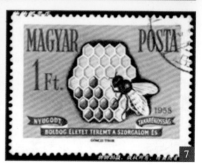

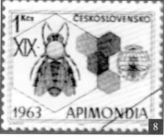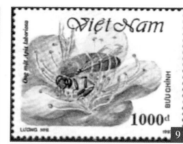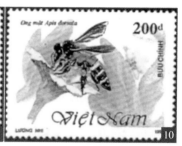

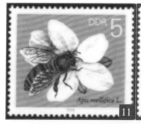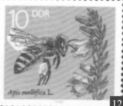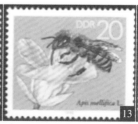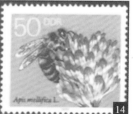

图 163　以蜜蜂为主题的纪念邮票（1. 朝鲜；2. 古巴；3. 瑞士；4. 蒙古；5. 前南斯拉夫；6. 赞比亚；7. 匈牙利，1958；8. 前捷克斯洛伐克，1963；9—10. 越南，1993；11—14. 德国，1990）

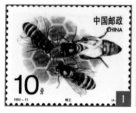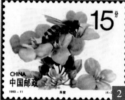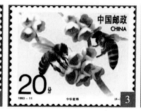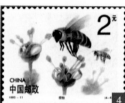

图 164　中国 1993 年蜜蜂邮票（1. 蜂王；2. 采蜜；3. 中华蜜蜂；4. 授粉）

1962 年，西班牙为宣传欧罗巴蜜蜂，发行了一套特种邮票。1989 年，前苏联发行特种邮票，图案分别为蜂王、采蜜、授粉、筑巢。画面设计色彩丰富鲜艳，蜜蜂动态感强，充分表现了蜜蜂的神态、生产过程以及生存环境。

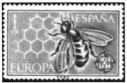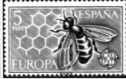

图 165 西班牙发行的特种邮票：欧罗巴蜜蜂（1962）

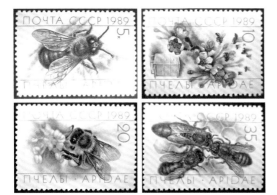

图 166 前苏联发行的特种邮票：蜜蜂（1989）

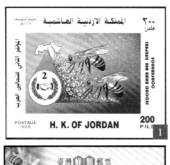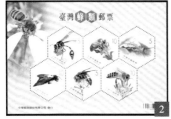

图 167 蜜蜂邮票小型张（1. 第二届阿拉伯养蜂人会议，约旦，1998；2. 中国台湾蜂类邮票）

1998 年在约旦召开第二届阿拉伯养蜂人会议，发行了无齿小型张：采蜜的蜜蜂。此外，中国台湾发行小型张：中国台湾蜂类邮票。

纪念"世界粮食日"发行的邮票

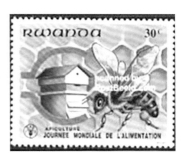

图 168 卢旺达纪念"世界粮食日"发行的蜜蜂邮票（1982）

纪念蜜蜂协会成立的纪念邮票

1984 年，挪威养蜂协会为纪念该协会成立 100 周年发行了纪念邮票。1986 年，卢森堡养蜂协会也发行了纪念邮票，以示纪念。

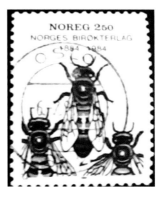

图 169 纪念蜜蜂协会成立的邮票（挪威养蜂协会成立 100 周年，1984）

蜜蜂文化与旅游业

6.1 蜜蜂文化节

蜜蜂文化节（Bee Culture Festival）是全面展示蜜蜂文化与蜜蜂产业的盛典。世纪之交，中国各地兴办蜜蜂文化节，为推进养蜂业的发展和交流蜂文化成果做出了贡献。

中国蜜蜂文化节

福建农林大学于 2010 年 5 月 30 日举办了第一届蜜蜂文化节。文化节通过自制蜂蜡工艺品展、蜜蜂知识展板、蜜蜂摄影展、蜜蜂标识设计展、现场抓蜂、现场刮痧、现场趣味互动游戏等活动，全方位展示了蜜蜂的神奇与独特，让广大师生走进蜜蜂世界，展现蜂学学子的才艺，丰富了广大师生的课余生活。

为了弘扬蜜蜂文化，该校与中国蜂产品协会等单位合作，于 2010 年 11 月 13 日、14 日，11 月 20 日、21 日分别在福州、厦门两地举办了以"蜜意浓情半世纪，乘蜂破浪筑辉煌"为主题的第二届蜜蜂文化节。文化节期间恰逢福建农林大学蜂学学院 50 周年庆典，因此还举办了"秀出蜂彩"作品征集大赛、"蜜蜂的世界"动态互动展览会和"走进蜜蜂世界"模拟养蜂技能大赛等活动。

国际蜂胶文化节

由源生态国际健康年汇[①]主办，深圳市保健协会、深圳市越健商贸有限公司协办的"2011 国际蜂胶文化节"，于 2011 年 3 月 12 日在深圳会展中心举行。国际著名昆虫学家和蜜蜂学家、亚洲蜂联主席西里瓦教授，亚洲蜂联副主席、中国养蜂学会理事长张复兴教授，江苏大学副校长田立新教授，以及来自各地的蜂胶文化大使、蜂胶产业界代表、大学生志愿者等近 3000 人出席了开幕式。

蜂胶文化节以"读千年历史，看万人接力"为主题，内容涵盖了 2011 国际蜂胶科学峰会、书画长卷展示以及题材多样的蜜蜂与蜂胶文化节目。其中，尤以书画长卷展示最为引人瞩目，这幅由江大源生态发起，全国蜂胶文化爱好者、受益者共同创作的长达 3666 米的书法和绘画长卷，创造了"世界最长的蜜蜂爱好者创作的蜜蜂与蜂胶文化书画长卷"这一世界纪录。

中国农谷·蜜蜂文化节

中国农谷·首届蜜蜂文化节于 2012 年 3 月 25 日在湖北省荆门举行。文化节期

[①] 源生态国际健康年汇，是一个以倡导尊重自然智慧、回归事物本来面目的健康公益组织，曾因成功举办 2010 博鳌世界蜂胶论坛而享誉业内。

间，举办了中国蜜蜂文化高峰论坛、参观荆门蜜蜂博物馆、观看"穿蜂衣"表演、追花采蜜全国摄影大赛作品展等活动。

中国农谷·（东宝）第二届蜜蜂文化节于 2013 年 5 月 9 日在东宝区举行。这次旅游推介活动由湖北天生源蜂业有限公司具体承办。文化节举行了"蜂行天下"万人签名、知名蜂产品展销、中国蜂业发展论坛等活动。

中国农谷·第三届蜜蜂文化节与第七届油菜花旅游节于 2014 年 3 月 28 日在东宝区廉政广场举行。中国 50 余家优质蜂企的蜂具、蜂产品、蜂文化——蜜蜂工艺品、高科技蜂产品检测仪器参加了展销。

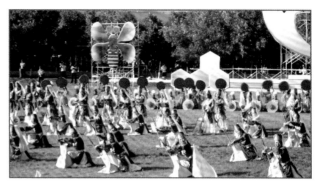
图 170 新疆蜜蜂旅游文化节

中国台湾高雄大岗山龙眼蜂蜜文化节

2012 年 8 月 4 日、5 日和 11 日、12 日连续两个周末假期，在高雄大岗山风景区停车场举行了龙眼蜂蜜文化节。文化节活动有蜂人表演秀、蜂农的展售摊位，以及大岗山人文生态导览活动，展现出大岗山迷人的养蜂文化。

中国新疆蜜蜂旅游文化节

首届新疆"甜蜜尼勒克"蜜蜂旅游文化节于 2012 年 7 月 28 日在伊犁喀什河畔的尼勒克县①开幕。文化节以"生态、幸福、和谐"为主题，以蜂为媒、以节会友，进一步推动了当地旅游产业的发展及蜂产品生产加工业和蜜蜂文化产业的健康发展。文化节期间，人们可以参观蜂业企业、黑蜂生态示范园，参加"甜蜜生活"

"甜蜜事业""甜蜜行走"等活动，以及美食文化周、阿肯阿依特斯大会、"万人柯赛绣"精工刺绣手艺展览、汽车营地之行、古铜矿徒步游、乔尔玛红色之旅等活动。

中国山东"西营·济泉黄岩"蜂蜜文化节

2013 年 10 月 1 日，山东省济南市历城区西营镇济南济泉黄岩蜂蜜生态园举办了蜂蜜文化节。来自济南市区的市民可以品尝枣花蜜、柑橘蜜、桂花蜜、龙眼蜜等各种蜂蜜。品蜂蜜、买蜂蜜、看演出、爬山观景成为本届蜂蜜节的一大亮点。

中国山东菏泽蜜蜂文化节

2013 年 11 月 9 日，山东省菏泽市首届蜜蜂文化节在牡丹区马岭岗镇穆李村举行。本届蜜蜂文化节由菏泽市永亮蜂业有限公司、菏泽市永亮养蜂专业合作社主办，以"关爱地球、保护蜜蜂"为主题，展示了养蜂业的文化发展历史，为促进菏泽市蜜蜂养殖及蜂产品加工产业的发展、丰富菏泽旅游商品种类起到了积极的作用。

---

① 尼勒克县现已建立 2.4 万蜂群的养殖基地，其中 1 万余群黑蜂；拥有蜂户 600 余户。蜂蜜、蜂花粉、鲜蜂王浆、蜂王浆冻干粉胶囊、蜂胶浓缩液、蜂胶胶囊等系列产品已销往中国各地。

6.2 蜜蜂文化馆

世界上有许多以蜜蜂为主题的博物馆、文化馆，展示蜜蜂自古以来的演变繁衍、生长特性以及蜜蜂与大自然、蜜蜂与人类的关系。规模较大的有坐落于马六甲爱极乐旅游中心的世界蜜蜂博物馆（Bee Museum）、1984年建立的立陶宛蜜蜂博物馆、中国蜜蜂博物馆等（参阅本册《博物馆与纪念馆》卷）。

中国福明蜜蜂文化博物馆是烟台福明蜂产品有限公司承建的一项以蜜蜂为主题，融自然生态、蜜蜂产品、蜜蜂文化、蜜蜂研究等为一体的蜜蜂文化旅游、生态旅游、寓教于乐的综合性蜜蜂展馆。

此外，中国还建有一批各具特色的蜜蜂文化馆。2007年，华中农业大学建成蜜蜂文化馆，馆里有270年历史的半野生中蜂饲养古树桶和立式方箱、现代的野生蜂巢实物、图文并茂的展板，生动地展示着古今中外的"甜蜜事业"。

2012年，浙江千红蜂产品有限公司在江山市建成蜜蜂文化馆，介绍了蜜蜂、蜜蜂文化等知识。该公司是衢州市农业龙头企业和浙江省农业科技型企业，公司负责人徐崇君曾经在外养蜂10多年，希望参观者了解养蜂历史，以及蜜蜂对人类的贡献。

北京蜜蜂文化馆（Honeybee Culture Museum）是北京蜂珍科技开发有限公司和北京华夏香山蜜蜂研究所联合投资建造的公益性展示中心。该馆集科学性、知识性、趣味性、实用性于一体，它既是一个向人们介绍神秘的蜜蜂王国、神奇的天然健康蜜蜂产品的科普园地，又是北京蜂珍科技弘扬蜜蜂勤劳、勇敢、团结、奉献精神，向全社会传播蜜蜂文化的圣地。

位于四川乐山的锡成蜜蜂文化园，由蜜蜂养殖园、华夏蜜蜂博物馆、七彩花瓣、主题园林区、情景购物中心、现代化工厂观摩区，以及中国蜜蜂文化长卷、蜂产品休闲体验区、健康养生知识咨询为一体组成的大型蜂业生态科普教育基地。园内的华夏蜜蜂博物馆由序厅、蜂之源、蜂之灵、蜂之语、蜂之美、蜂之乐、蜂之华等七大部分组成，馆内存有距今约1.5亿年前的蜜蜂化石。

6.3 养蜂人的"蜂人"技艺

在养蜂行业里有一个绝活，就是养蜂人可以控制大量的蜜蜂，并让这些蜜蜂爬满自己的全身，被称为"蜂人"。"蜂人"不仅显示了养蜂人对养蜂事业的无畏追求和勇敢精神，而且具有很强的观赏价值，为蜜蜂文化和旅游业增添了新的内容与活力。

2005年9月15日，35岁的哥伦比亚

养蜂人马林·特列斯在哥伦比亚北部城市布卡拉曼加试图诱使 50 万只非洲化蜜蜂（俗称"杀人蜂"）停落在他身上，并以此创造出一项新的吉尼斯世界纪录。此前的世界纪录为 35 万只黄蜂，是 1998 年由美国加利福尼亚人创造的。[1][2]

2005 年 10 月 20 日，韩国汉城南部大丘市 43 岁的养蜂人 Ahn Sang-kyu 放出了 26 万只蜜蜂，并把它们都吸引到了自己的身上。他以这种特殊的方式来庆祝一条新地铁在他居住的城镇开通。

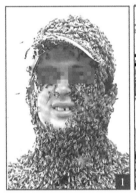 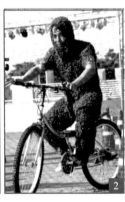

图 171 "蜂人"（1. 创造了新的吉尼斯世界纪录的哥伦比亚养蜂人马林·特列斯；2. 韩国养蜂人 Ahn Sang-kyu 身上带着数万只蜜蜂骑自行车，庆祝地铁开通）

2007 年 9 月 25 日，中国四平市平西乡的养蜂人侯万富、侯东明父子表演祖传难得一见的"蜂人"。儿子侯东明戴着一顶旅游帽，一副游泳镜将眼睛紧紧罩住，鼻孔和耳朵用软纸塞住，裤脚和裤腰扎紧，赤裸上身，稳坐在几个蜂箱之间。此时父亲侯万富开始从蜂箱中取出一筐蜜蜂，之后将蜜蜂倒在侯东明的身上，受惊的蜜蜂顿时漫天飞舞，很快将侯东明包围，约有 6 万只蜜蜂爬到侯东明赤裸的上身和头部，相当壮观。[3]

2009 年 4 月 28 日，曾两度在中国央视《致富经》栏目露脸，有着"峡江养蜂王"美称的湖北省秭归县泄滩乡陈家湾村养蜂人王大林在自家的蜂场再次秀起了绝技——"穿蜂衣"，赢得了围观者热烈的喝彩。[4]

2009 年 7 月 16 日，中国黑龙江省宁安市镜泊乡南湖林场养蜂人李文华、颜红霞夫妇联袂塑"蜂人"。[5]

2011 年 5 月 27 日，中国陕西省榆林市子洲县养蜂合作社张伟在子洲县马岔乡冯渠村上演了一场"蜂人"秀，在一个半小时的时间里，净重 83.5 千克的蜜蜂爬满张伟全身。经世界纪录协会高级认证师习操现场认证和子洲县公证处现场公证，张伟打破了蜜蜂附身最重世界纪录。世界纪录协会高级认证师习操介绍，目前蜜蜂附身最重的世界纪录为 60 千克，是 2005 年由一个哥伦比亚人创造的。

① 香港. 文汇报，2005-09-17.
② 50 万只"杀人蜂"停落在养蜂人身上. 扬子晚报，2005-09-16.
③ 刘中全. 养蜂奇人和 6 万蜜蜂令人恐怖的亲密接触. 新文化报，2007-09-26.
④ 湖北秭归蜂王再秀"穿蜂衣"绝技. 新华网湖北频道，2009-04-30.
⑤ 农民夫妇变"蜂人". 新华网，2009-07-17.

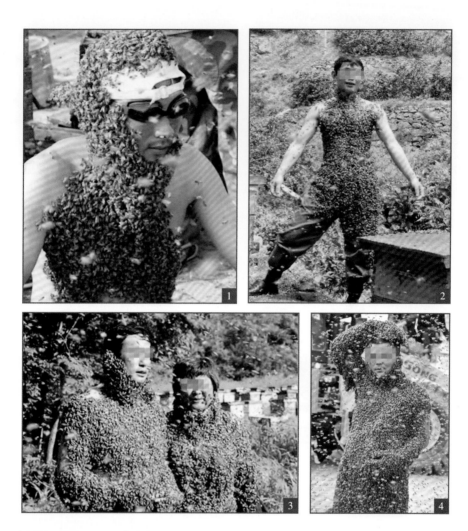

图 172　中国的"蜂人"　（1. 养蜂奇人侯东明；2. 王大林秀起"穿蜂衣"绝技；3. 养蜂人李文华、颜红霞夫妇吸引了上万只蜜蜂落在身上；4. 陕西省子洲县"蜂人"张伟）

第
86
卷

科普名篇精选

本卷主编
任可红

卷首语

毒物与毒理学知识的传播和普及深受社会各阶层人士和广大民众的欢迎。20 世纪 80 年代以来，许多科普作家采用公众易于理解、接受和参与的方式，普及毒物与毒理学的科学知识和社会管理知识，推广毒理学研究的新技术和新成果，毒理学著作和毒物科学史著作大量涌现，为增强民众防毒解毒意识，提高预防中毒和加大应急处置突发中毒事件能力，增强国家民政的软实力，做出了重要贡献。

毒物与毒理学知识的传播和普及是整个科学技术普及工作的一个主要部分。一篇优秀的毒物与毒理学的科普作品，既包含科学技术知识，又概括了社会管理方面的历史经验教训，可谓是两种生产力结合的精品。作为一名热爱环境保护事业的积极参与者，我深感学习和阅读这些科普精品的必要性和重要性；同时，作为《世界毒物全史》的一名编委，有机会专卷推荐科普作家的一部分科普名篇，传播毒理学与毒物管理的科学知识，我感到十分荣幸。

本卷按照科普作品的叙述风格，摘编了一些学习百科型（毒物世界）、历史纪实型（毒物的两重性）、故事与叙事型（环境保护、控烟戒酒）和传记与探索型（药品食品安全）等优秀科普作品奉献给读者。其目的：一方面引导读者学习科学，爱好科学，扩大人们的防毒解毒知识，在给人们以美的科普文学享受的同时，进一步去思考、探索和创新；另一方面，也激励更多的科学家、文学家和社会学家用诗人的心、哲学家的头脑去观察事物，思考问题，撰写更多的准确、鲜明、生动的关乎这个星球上人类未来健康的毒物与毒理学方面的科普作品，为提高广大民众的文化素养、增进科学发展理念做出新的贡献。

1

毒物世界

1.1 毒物世界

作者：伊万·伊斯梅洛夫

毒物无处不在。人们身边的一切，无论空气、水还是食物，若使用不当或食用过量，都可能成为潜在的毒物。即使是普通的食盐食用过量，也可造成死亡。而饮用水过量导致"水中毒"的例子更是屡见不鲜。

当然，对人来说，最危险的还是生物体中含有的毒素。并非所有生物都可以自身造毒，但它们可以从无生命的外界环境中"汲取"有害物质。无论是在地下还是在空气中，有毒物质数不胜数，其中最普遍的是水银、铅、镉、砷、硫。在自然界，这些物质以矿物的形式存在，经常用于工业生产甚至用来制药。在药品中加入这些有毒成分时，人们对其剂量大小有严格的限制。它们一旦进入人体，就与蛋白质、氨基酸等发生反应，开始自己杀死病毒的工作。当然，任何药物都有副作用，何况这些"毒药"。它们可能对患者的呼吸系统造成损害，影响肌肉收缩、神经冲动的传递过程。

由防守到进攻

和无生命的自然界相比，有生命的毒物世界更加斑斓多姿。据统计，有 80 万种昆虫以毒素作为自己的"化学防腐剂"；在今天已知的 3500 种蛇中，410 种是毒蛇；在 30 万种植物中，近千种对人类有致命危险。这些统计还是相对的，因为新的物种在不断发现之中，我们根本不了解那些未经研究的有毒物种。

有毒生物分为两个大类：一类用毒防守，另一类用毒进攻。这一目标上的原则性差异，在动物或植物不同的身体结构、生存方式和使用毒剂的种类上得到了体现。那些用毒素来阻吓敌人的物种，其毒素积聚在体内，尽管不能主动出击，但足以威慑任何窥伺者。瓢虫就是一个例子。它有美丽而虚弱的外表，看似不堪一击，但其橙黄色的"血液"中含有剧毒生物碱，在它面前，再凶恶的敌人也只能望而却步。而对用毒进攻的生物来说，毒剂不只是它们制服入侵者的利器，更是它们赖以生存的法宝。

致命的野果

人类很早就对有毒植物有了认识，但直到 19 世纪，化学家才分离出不同种类的生物碱——导致植物带有毒性的主要物质。除了生物碱外，一些植物还含有氨基酸、糖苷及其他危险物质。当然，与有毒动物相比，有毒植物相对没那么危险，因为它们只是用毒来保护自己（也有植物用毒素杀死昆虫作为自己的养料）。但人们因食用野果、野菜而中毒的事情仍屡见不鲜。

在俄罗斯中部，生长着不少可能导致人体不适的植物，包括接骨木、刺槐、毛茛、茄属植物、洋地黄等。还有一些植物果实的毒性可以致命。

特别应该说一说蘑菇，与其他植物相比，蘑菇引发人类中毒的情况最多。而且，抛开毒蘑菇不说，可食用的蘑菇由于加工不当或储存时间过长也可能变成毒蘑菇。当然，许多蘑菇的毒性可以通过加热的处理方法去除掉。比如，德国人吃蛤蟆菌时，要先在开水中煮一昼夜。

危险的武装

从最原始的阶段开始，在生物进化的各个时期，有毒生物的家族总是繁荣兴旺。即使是在最简单的生物中也有带毒者。

腔肠动物水母和海葵都可以喷射毒液，其中名列榜首的是箱水母，又叫海黄蜂，主要生活在澳大利亚沿海水域。一个成年的箱水母触须上有几十亿个毒囊和毒针，足够用来杀死20个人。其毒液主要损害的是心脏。当其侵入人的心脏时，会破坏细胞跳动节奏的一致性，从而使心脏不能正常供血，导致人迅速死亡。被海胆扎破也可能引起同样的后果。

蛛形纲动物中，毒性最强的是蜘蛛、蝎子和避日虫。它们都是出色的猎手，对它们来说，毒液是生存必需品。有些蜘蛛的毒性极强。比如，一个小小的红带蛛的毒液，可以杀死一匹马。长相凶恶的毒狼蛛没有这么危险，但被它咬破的伤口可能会痉挛、麻痹。曾几何时，被毒狼蛛咬伤的人必须不停顿地跳舞，以活动肌肉，使毒液和汗水一起排出。据传说，意大利民间的塔兰台拉舞就起源于此。

在1万多种海洋鱼类中，有700多种鱼有毒，其中剧毒鱼类有220种。不同毒鱼的毒性机制不一样，有些是本身带毒，有些是吃了其他有毒物质后累积的毒性。有些鱼具有毒腺，能分泌毒液，通过鱼刺刺伤人体，把毒液输入人体引起中毒。还有一些带鱼的肝脏、皮肤、血液等含有毒素。

在陆生脊椎动物中也有不少有毒动物，其中最典型的是蛇。毒蛇可以分为三类，一是管牙类毒蛇，头呈明显的三角形；毒牙长且大，呈中空的管状，位于上颌前方两侧，平时藏于肉质鞘中，攻击时会往前伸出，除平常使用的一对毒牙外，其后方常有1~2对备用牙，毒腺非常发达。二是前沟牙类毒蛇，头呈椭圆形；毒牙较小且短，牙内侧凹入呈沟状，直立而固定，不能像管牙那样收起，也没有备用牙。第三种是后沟牙类毒蛇，其毒牙仅较一般牙齿稍大，位于上颌后方，毒性稍弱。

以毒攻毒

人们总是对有毒植物和动物心存畏惧。不过人类很早就已经发现，这些毒也可用来作为药剂。但直到1962年，毒理学才正式被列为科学。

利用前人的经验，现代医学很快就把此前已久负盛名的许多"剧毒"拿来为己所用。比如箭毒，既是一种剧毒，也是极其重要的药物。

在植物毒剂之外，人们最熟悉的就是蛇毒了。有研究证明，在一些毒蛇的毒液中含有天然的化合物，可以阻止肿瘤的生长、扩散。尽管这些研究还没有走出实验室，但科学家认为，蛇毒应用的研究是相当有前景的。因为传统的化学疗法和药物治疗将正常细胞和癌细胞一起杀死，会导致患者免疫力和身体机能下降。而蛇毒只对病变的细胞产生作用。这也是药物研究者对蛇毒感兴趣的原因之一。

（原载：俄罗斯《环境》月刊，2005年12月13日）

1.2 科学与毒药

作者：莱夫特里斯·贝塞拉

长久以来，各种神秘的毒药一直是令人着迷的东西。自古以来，人们就发现了蟾蜍、植物或矿物质所具有的毒性，以及它们所带来的种种危险。

在原始时期，如果人们发现部落中某个人被蜘蛛咬过或食用了某种有毒蘑菇之后出现打鼾现象，那么他们肯定会认为这是来自世界神奇力量的结果，并认为这个世界本来就是被某种不可知的奇怪力量所掌控。

不同古老文化的各种神话传说不约而同地都给有毒的蝎子或蜘蛛蒙上了一层神秘的面纱。与苏美尔人和亚述人一样，玛雅人也分辨出了天蝎座的所在，并认为那是狩猎之神，将之称为"死神的信号"。阿兹台克人也把天蝎座与死亡联系在一起。人类学和考古学研究均揭示，这些文明在不知不觉中发展出一种以植物、矿物质和动物知识为基础的医学，而目前存在于这三个自然王国中的各种毒性物质则是其中最主要的构成部分，是希腊文明在摒弃了宗教信仰后，将这一知识发扬光大为真正的药理学。

历史的药片

希波克拉底是古代最具影响力的医生，精通各种毒药。在著名的被视作医学道德准则的《希波克拉底誓言》中，他这样写道："我绝不会受任何人的诱惑，向其提供毒药，无论这个人是谁。"在他提到的各种毒药中就包括铅。希波克拉底在某些治疗过程中，会使用在大麻、莨菪和曼德拉草溶液中浸泡过的"催眠海绵"作为麻醉剂。

三个世纪之后，本都国王米特拉达梯六世和塔德医生以及植物学家克拉特瓦斯因对各种毒性物质进行研究而在历史上永远留下了他们的名字。米特拉达梯六世希望自己能够抵抗所有有可能置他于死地的物质，因为他觉得他的对手们试图毒死他。克拉特瓦斯在一些囚犯身上做试验，给他们服用各种毒药和解药。这就是所谓的"米特拉达梯解药"，据说其由 36 种物质组成，其中包括一些有毒物质，如大麻和砷等。

米特拉达梯六世每天都要服用这种解毒剂，而且量也日益增加，从此获得了免疫力。作为罗马帝国最主要的对手，米特拉达梯六世在被庞培率领的军队打败后，为了不落入敌人之手而试图自杀，但他日常服用过的那些解药却在这个时候救了他，因此他不得不下令让他的一名士兵将自己斩首。

生活在公元 1 世纪的希腊医生迪奥斯科里斯曾跟随罗马皇帝尼禄的军队到处征战。此外，他还在药理学方面留下了微薄的贡献，写下了《药物论》一书。该书最后六册均在讲述各种毒药。在文艺复兴时期，该书出现过多种欧洲文字的译本。安德烈斯·德拉古纳是卡洛斯五世和几任教皇的医生，他认为："毒药在希腊被视作药品，也就是说它对于治疗某种疾病还是有一定用处的，尽管对于人类来说它是如此危险，因为多数情况下服用它都会死亡。因此，毒药和食物是两个对立的东西，后者变成了人类身体组织结构的一部分，而毒药则将其分解，使其腐烂。"

对这一理论的现代研究被认为开始于另一位与德拉古纳同一时期的瑞士医生、炼金术士帕拉塞尔苏斯[①]。他引入了药物剂量的概念，这一概念成为日后西方医学的基础。这一概念对有毒物质来说有着特殊意义。在帕拉塞尔苏斯看来，任何物质都有毒性，关键在于用量。同时他也是第一个坚定提出毒药的化学特性的人。而揭示出有毒物质的化学性质与其在某一机体内产生的生物效应之间的联系的人是 19 世纪的医生马修·奥尔菲拉[②]。

中毒与解毒

所有这些先人的著作和研究成果构成了今天我们所熟知的毒物学。根据这一科学，中毒包括四大要素：原因（毒药）、主体（中毒的机体）、作用（对细胞的危害）和后果（留下的症状）。

尽管目前还没有一个令所有专家都满意的对毒药的定义，但今天大家已普遍认为，在适当的用量内，一种毒能够对一个个体产生危害的物质，因为根据帕拉塞尔苏斯的理论，根据用量的不同，同一种有毒物可以造成正反两种不同的后果，可以是治疗性的，但也可能是致命的。

此外，不能轻易地给毒药下定义还因为其种类之庞杂。尽管如此，科学家们还是给毒药进行了分类。

第一种根据其来源。墨西哥儿童医院毒物学负责人奥尔加·马丁内斯认为，毒药这一概念应该从生物学角度来理解，只有那些从不同的自然过程中获得的物质才能被理解为有毒物质。在毒药中包括微生物物质，如细菌和真菌。在罐装食品中就发现了一种产生于肉毒梭状芽孢杆菌的毒素。如果人食用了这种受污染的食品，就会出现四肢无力和麻痹的症状。

第二种是合成有毒物质。称其为合成是因为它们大都是由人制造出来的，譬如毒品、杀虫剂、金属以及石油溶剂等。

第三种毒药是以某种形态存在的有毒物质。这种毒药是否能发挥作用主要看机体能否吸收。在固体状态下，血液无法将其吸收，因此如果服用了这种物质，它就会溶解在肠道内；如果是吸入，就会溶解在呼吸道内。固体有毒物质能否导致疾病或死亡，主要取决于其自身的可溶性，体积越小的固体有毒颗粒会被吸收得越快。

一个生命机体至少有两套抵御和降低毒药危害的体系。第一套是将闯入体内的化学物质驱逐出体内。第二套是进行化学转化，有些人称之为生物转化，即新陈代谢，渠道主要是尿、胆汁、汗液和呼吸，其中最普遍的排毒渠道就是尿液。生物转化就是对某一化学物质进行结构性的改变。人体内许多器官都肩负着这一职能，而肝脏是其中最为重要的。人体吸收的毒素必然经过肝脏，在被分配到体内其他器官之前，第一步就是在肝脏内被转化。

---

① 帕拉塞尔苏斯（1493—1541），瑞士科学家、医生和炼金术士，对药理学、毒理学、治疗学等诸多领域都做出了前所未有的重要贡献，在学术界被誉为"毒理学之父"。

② 马修·奥尔菲拉（1787—1853），生于西班牙，是法国的毒理学家、近代毒理学的创始人、现代毒物学的奠基者。

对中毒症状的治疗非常复杂，因为毒药种类繁多，有其特性，必须在了解每一种毒素的性质之后对症下药。几个世纪前的米特拉达悌六世就开始了神话般的寻找解药的过程。直至今日，科学家们还在这条道路上苦苦寻觅。

（原载墨西哥《万象》月刊 3 月号，题目：《为死亡而生存》。《参考消息》，2005 年 4 月 5 日，转载题目：《科学与毒药》）

1.3 新的、老的、无所不在的毒素

作者：R. M. 尼斯，G. C. 威廉斯

天然的和非天然的毒素

含高度数酒精的酒，是我们接触的众多新的有害毒物之一。农业害虫现在是用许多 1940 年以前还没有的杀虫剂控制的。地窖中用有毒气体保护谷物，防治害虫和鼠类。已经证明有毒的化学物质，诸如硝酸盐，被用来延长食物的保存期。

许多工人会吸入有毒的粉尘和烟雾。郊区别墅里的主人在把林丹喷到树上时，没有考虑过对他们自己和邻居有什么危害。饮水里有许多重金属，空气被汽车尾气所污染，还有来自房屋地下室的氡。很明显，我们的现代生活，就我们所吃的食物和所呼吸的空气而言，是特别有害，对吗？

不对。当我们现在暴露于众多甚至在不久以前还不存在的毒素之下的时候，我们所接触的天然毒素比石器时代，甚至比早期农耕社会已经大大减少……植物不能用跑开的办法保护自己，它们用化学武器来代替。人们都知道许多植物是有毒的。园艺书上列出的那些有毒植物，只是最厉害的几种有毒植物而已。大多数植物都有毒，吃得多了便会有害、中毒。科学家直到最近才弄清楚，这些有毒物质并非副产品，而是植物对抗昆虫和草食动物的一种重要防御手段；而且它们在自然生态环境平衡中起着关键作用。

美国东岸的草地上有一种羊茅，长得很快、很高，又能抵抗害虫。你设想每星期让马来啃它一次就可以省得用除草机，对吗？但是马很快就会病倒。长得高的羊茅草的根部有一种霉菌能制造很强烈的毒素。羊茅草保护自己的办法就是把毒素运到叶片的顶端，阻止草食动物来吃它。

最近才有少数先驱者，琼斯（Timothy Johns）、艾美斯 （Bruce Ames）和他们的同事们使我们知道许多植物与食动物之间的军备竞赛在医学上的重大意义。琼斯的书《他们要吃的苦草药》[①]介绍了植物毒素在人类历史中所起过的作用。

这里，我们又看到一次军备竞赛，这次是我们和其他吃植物的动物和植物之间的军备竞赛。植物需要保护自己不被吃掉，草食动物和我们这种杂食动物又必须吃植物。当石器时代中欧某个部落的居民在争夺中失去了橡树，因为没有吃饱橡树

---

① 蒂莫西·琼斯（Timothy Johns）撰写的《他们要吃的苦草药》（*With Bitter Herbs They Shall Eat It*）一书，于 1990 年在美国图森的亚利桑那大学出版社出版。

芽和橡树籽，冬季有人饿死。橡树芽和橡树籽含有丰富的营养，但是，对摄食者不幸的是，它们还含有单宁、生物碱和其他防御性毒素。吃了没有经过加工的橡树籽的人甚至比他们的饥饿的族人还要死得快些。

吃别的动物的动物，即肉食动物可能要对付毒液和其他草食动物制造的其他有毒物质，而且也要对付草食动物吃进去的植物毒素。前面提到的王蝴蝶幼虫吃马利筋属植物（Asclepias），因为它特有的机制使自己不受那致命的心脏糖苷的毒害，而且使长成的成虫王蝴蝶也含有这种毒素，鸟不能也不敢吃它。许多昆虫和节肢动物用毒素和毒液来保护自己。许多两栖类也是有毒的，尤其是那些颜色鲜艳的蛙，亚马孙河人用它们来制他们的毒箭镞。蛙用这种强烈的色彩显示自己是有毒的，警告捕食者不要吃它们。捕食者从痛苦的经验中学到它们不是可以用来果腹的食物。如果你在热带丛林中被饥饿所困，要吃那些躲在草丛中的蛙，不要吃那些颜色鲜艳的坐在旁边树枝上的美丽的蛙。

植物的毒素起什么作用？怎样起作用？它们的作用都是为了使草食动物不去吃它们。为什么有这么多不同的毒素呢？因为草食动物可以很快找到避免某一种毒素的中毒的办法，因此在军备竞赛中，植物产生出许多不同的毒素来应付。毒素种类和数量之多是惊人的。有些植物制造了氰化物的前体，因而氰化物或者被植物的酶所释放，或者被摄食动物肠道里的细菌所分解释放。值得一提的是，氰化物的前体在苦杏仁、苹果和李的种子里有，木薯的块根里也有，这些植物又是许多部落的食物。

然而，任何适应都要付出代价。植物的防御性有毒物质也要付出代价。毒素的制造需要物质和能量，而且还可以对制造它们的植物本身有害。总之，一种植物可以含有很高浓度的毒素或者长得很快，但常常不能够二者兼得。从草食动物的观点看，长得快的植物组织通常都是比长得慢的或者不再生长的植物组织较好的食物。这就是为什么叶子比树皮容易被吃掉，为什么春天的嫩芽特别容易被毛虫咬坏的原因。

种子常常特别有毒，因为它们一旦被损坏就挫败了植物的生殖投资方案。果实鲜艳、芬芳，含丰富的营养和糖分，还是专门为吸引动物采食而设计的包装，果实被动物吃掉能帮助植物散布里面的种子。果实中所含的种子或者被设计成能够被完整抛弃的形式，如桃核；或者是能够安全地通过消化道而被抛到远处的形式，如木莓果种子，动物的粪便便充当肥料。如果在种子还没有准备好之前，也就是尚未成熟之前就被吃掉，整个投资就浪费了。所以许多植物制造毒素防止未成熟的果实被吃掉。因此没有成熟的果实酸涩难吃，如绿苹果引起的胃痛。花蜜也同样是设计给动物吃的，但只是为有益的传粉昆虫制造的。花蜜是一种精心调制的鸡尾酒，由糖和稀释的毒素调成，配方是利害权衡适于拒绝错误的来访者又不阻挡正确的来访者之间的最佳方案。

坚果反映了另一种方案。它们的硬壳保护它们免受侵害，另外一些如橡树籽还含有高浓度单宁和其他毒物来保护自己。虽然许多橡树籽被吃掉，有一些还是被踏到地里去，还有一些被松鼠埋藏在地下而有机会发芽长成新的橡树。把橡树籽变成人的食物需要复杂的加工，我们怀疑对松鼠说来单宁也是太多。也许，橡树籽被埋在地下，可以去掉一部分单宁。如果真是这样，那么松鼠既收藏也加工它们的食物，这也是它们与橡树籽的军备竞赛中的一种简洁手法。

如果你在一个不熟悉的野外饥饿了，要找那软甜的果实，找那有最坚硬的外壳的硬果，或者是几乎无法取到的块茎；避免那些未加保护的新鲜材料，例如叶片，它们多半有毒，因为它们必须保护自己避免被你的或者其他饥饿的嘴巴吃掉。

植物军备竞赛的升级方式很多，而且变化很大。有些植物在受到机械损伤之前只有很少的防御性毒素，受伤之后毒素立即聚集在受伤的部位和附近。番茄和马铃薯叶片受伤之后立即产生蛋白酶抑制剂，不仅在伤处而且遍布全身。植物没有神经系统，但是它有电信号和激素系统能够使它的各个部分都知道某个局部发生的事故。有些白杨树有着更加惊人的信息交流系统，甚至可以通知附近的树。一片叶子受伤之后，一种挥发性化合物"甲基茉莉酸"（Methyl Jasmonate）从伤处挥发便能使附近的叶片进入蛋白酶抑制剂反应，旁边别的树上的叶片也发生这种反应。这类防御通常都能使昆虫吃后不舒服。某些特别内行的昆虫，会在进食之前首先切断供应叶片的主脉，使植物不能放出更多的毒素。于是，这场军备竞赛继续下去。

对抗天然毒素的防御机制

最好的防御是避免它或者是排除它，这个道理已经在传染病中讨论过。我们不吃霉坏的面包和腐败的肉，它们的气味和味道都不好。我们有一种适应性反胃的反应对付霉菌和细菌产生的毒素，所以我们很快地用呕吐或者腹泻排出有毒物质，进而我们学会了不吃使我们呕吐和腹泻的东西。

许多吞下去的毒素可以被胃酸和消化酶变性。有一层黏液被覆在胃黏膜上保护胃免受毒素和胃酸的伤害。如果某些细胞被污染，损伤的效应是短暂的，因为胃壁和肠壁细胞同皮肤细胞一样，是定期脱落更换的。如果毒素已经被胃或肠吸收，它们将被血液带到肝脏——我们的主要的解毒器官。在这里，酶改造某些分子使它们变得无害，或者与某些分子结合再从胆汁排入肠道。毒素分子比较少的时候，将很快被肝细胞的受体所摄取，并迅速被肝脏的解毒酶处理掉。

例如，我们对付氰化物依靠硫氰酸酶（Rhodanase），它加一个硫原子到氰化物上形成硫氰化物。虽然硫氰化物远比氰化物毒性低，但它仍然有阻止甲状腺组织正常地摄取碘的作用，可以引起工作负担过重的甲状腺肿大。白菜属的许多蔬菜，包括芽菜、花菜、甘蓝，因含烯异硫氰酸盐而有强烈的气味。

人们的舌头尝出化合物"苯硫脲"（PTC）的能力有很大的个体差异，许多学生曾经去尝沾有少量苯硫脲的试纸作为一种显示遗传变异的实验。有的人尝不出味道，有的人能够尝到苦味。那些能够尝到苦味的人能够避免引起甲状腺肿的天然物质。人群中有70%的人能够尝到苯硫脲的苦味。在安蒂斯，这类化合物在食物中常见，当地居民有93%能够尝出苦味来。

草酸也是一种植物防御毒素，在大黄叶中的浓度特别高，它与金属，特别是钙结合成难溶性盐。草酸钙是一种基本不溶于水的盐类，绝大多数尿路结石由草酸钙组成，医生多年来建议这些患者保持低钙饮食。然而，1992年发表的一篇研究报告，分析了45619例男患者，说明摄取低钙饮食的人是尿路结石的高危人群。难道这是可能的吗？食物中的钙在肠道中与草酸结合变成不溶于水的盐便不能被吸收。如果食物中含钙太少，一部分游离的草酸便被吸收。按照伊顿和尼尔逊的说法，当前我们食物中的平均含钙量只有石器时代的一半，但对尿路结石易感性的升高，便是这种现代环境带来的不正常的后果。食物中的钙太少，使得我们特别易受草酸的伤害。

还有几十种类型的毒素，各有其独特的干扰动物机体功能的机制。洋地黄和马利筋属植物制造糖苷，如洋地黄，干扰维持心律的电脉冲的传导。植物凝聚素引起血细胞凝聚而阻塞毛细血管。许多植物制造影响神经系统的物质，例如罂粟果的鸦片、咖啡籽里的咖啡因、可可叶中的可可碱。这些有用的药真的是毒物吗？少量的咖啡因可以给我们带来一种欣快的感觉，但是这个剂量用在老鼠身上，老鼠就要中毒了。马铃薯含有安定，只是剂量太小甚至不能使人放松。其他还有致癌或者引起遗传损伤、阳光过敏、肝损害的毒物等等。植物与草食动物之间的军备竞赛产生的武器和防御有复杂的多样性和巨大的力量。

如果体内有了太多的毒素分子，超过器官的负荷能力，所有的肝脏处理场所都已被占满，将发生什么情况？这些毒素分子不会像超级商场的购物者那样，它们不会排队等待。过量的毒素进入循环，在一切能够进行破坏的地方进行破坏。这些毒素同时也刺激增加产酶能力以应付挑战。当毒物或者药物诱导酶的产量增加之后，又因会加快对其他药物的分解破坏而需要调整剂量。琼斯的书中提到一个很重要的问题：如果没有与日常的毒素经常接触的

经历，我们的酶系统可能在遇到毒素时毫无准备；可能同日光灼伤一样，我们的身体能够适应慢性毒素危机，但不能应付突发性偶然事件。

牛、羊都限制它们自己所吃的某种植物的量，以避免对任何一种除毒机制造成过负荷状态。这种食物的多样化又有利于保证获得充分的维生素和微量营养元素。

人类的对植物毒素的解毒酶当然不如山羊或者鹿的酶那样有效和多样化，但是比起狗和猫来是要强多了。如果我们吃了鹿吃的那么多的叶子和橡树籽，我们将陷入严重的中毒状态。

我们还能通过学习怎样避免中毒来更好地保护自己……妈妈喂我们吃的东西通常都可以认为是安全的、营养的。我们的朋友吃过，又没有发生危害的东西，至少是可以一试的。他们避免吃或者不吃的东西，我们还是小心谨慎为妥。

史前时期加利福尼亚居民的主要粮食是橡树籽。橡树籽里的大量单宁，既涩口又与蛋白质牢固地结合在一起，这些性质使得橡树籽适合鞣制皮革而不适合食用。前面提到，橡树籽刚从树上落下来的时候，毒性是很强的。单宁是为了对付大动物、对付昆虫，还是对付霉菌而演化的，这还不能肯定。

总之，如果食物中的单宁超过8%，是可以使大鼠致命的。而橡树籽中的单宁高达9%，所以，人们不能食用未经加工的橡树籽。加利福尼亚的印第安人把橡树籽粉和一种红土混合起来做面包。红土与单宁有足够强的结合力，还可使面包变得味美。另外一些部落煮橡树籽以除去单宁。我们的酶系统颇能结合单宁，而且有些人喜欢茶和红酒中的单宁味。少量的单宁因为刺激胰蛋白酶的分泌而有

助于消化。

人类的食物在驯服了火之后大大地扩充了。因为热可以破坏许多植物毒素，包括那些最强的植物毒素。烹调使得我们可以吃那些不煮熟便可能中毒的食物。海芋叶和块根中的糖苷在加热之后被破坏，因此成为欧洲人早期的食物。但是，也有些毒素在高温下是稳定的。高温烹调时还有可能产生一些新的毒素。味道鲜美的、略微烤焦的烤鸡，含有不少有毒的亚硝胺，权威人士建议少吃烤肉以防止胃癌。人类长期这样烤肉吃，是否已经对这种烤焦时产生的毒素有了特异性防御？如果能够证明人类确实要比与我们血缘关系密切的灵长类动物更加能抵抗因加热而产生的毒素，那是十分有意义的。

自从发明农业以来，人类栽培经过选育的植物，逐渐减少它们的毒素，克服它们在自然选择中演化出来的防御机制。浆果经过培育，去掉了多刺的特性，毒素的浓度也有所降低。如琼斯的书中所说，马铃薯的驯化史是非常有启发性的：许多野生的马铃薯是有毒的，你可以想到，假如没有这一层保护，有十分丰富的营养储备存在的马铃薯会有什么命运呢？现代栽培的马铃薯是从同一科中致命的茄属植物（含有大量高毒性化学物质茄碱和马铃薯碱）驯化改良的品种。它们的蛋白质有15%是按阻止消化蛋白质的酶设计的。虽然有少数野生种是可以吃的，但那也要经过冰冻，浸出毒素之后再煮熟才可以吃。我们今天之所以能够享受这种可食性马铃薯，要感谢安第斯的农夫在几百年的时间里选择培育的成果。

最近因为农药污染的问题，有一些计划要培育天然抗病虫害的农作物。这只能通过增加天然毒素的办法。有一批新的抗病害的马铃薯引种之后，它们的确不需要农药，但是会使人生病，又不得不从市场上撤下来。进化生物学提示，新培育的抗病植物应当与人工杀虫药同样慎重对待。

新的毒素

我们越来越多地重视污染自然环境的许多新的化学物质的理由之一是它们的医学意义，加上人类对它们的适应能力的判断。这些新的毒素，诸如滴滴涕之所以成为一个特殊问题，不仅因为它们本身就比那些天然毒害更加有害，而且因为它们与我们在进化过程中已经适应的天然毒素有着截然不同的化学结构。我们没有设计好的酶去处理氯苯化合物，或者有机汞化合物。我们的肝脏是准备好等待应付许多植物毒素的，但是不知道怎样处理这些新的毒素。而且，我们又没有天生的避开这些新的毒素的本能。进化武装了我们，使我们能够闻到或者嗅出常见的天然毒素，促使我们避开它们。在心理学的术语中，天然毒素有诱发厌恶刺激反应的倾向，却没有什么机制保护我们能够避开人造毒素。滴滴涕无臭无味，放射性同位素氢（氚）和碳合成的糖与稳定的同位素氢、碳合成的糖同样甜，我们没有天然的手段来发觉它们。

一个新的环境因素能有什么作用，并非都是很容易讲得清楚的。例如，汞在填充牙齿中可能的危害的争论就经过多次反复。佐治亚大学的安米·塞默（Ame Summers）及其同事最近发现，汞合金填充物可以增加消化道内抗药性细菌的数量。而且很明显是因为汞作为细菌基因的选择因素，抗汞的基因也对某些抗生素有抗药性。这一发现的临床意义还不十分清楚，不过它已经说明新的毒素可以通过难以预料的途径影响我们的健康。

由于我们已经不能在现代环境中依靠自己的天然反应察觉有害物质，我们只好依赖公共卫生机构去评估这类危险，采取措施保护我们。防止这些机构做出不合理的预测也是很重要的。不仅在大鼠身上做的实验对人的可信度是有限的，还有许多政治因素使得对环境危害采取行动发生困难。不懂科学的法学院毕业的人组成的立法机关可以通过法律禁止食物中含有任何可能致癌的物质，然而许多天然食物中早已有这类天然的致癌化合物存在。相反，政治压力可以使已知的毒物无法加以管制，从尼古丁、酒到除草剂，没有一种食物不含这样或者那样的毒素。我们的祖先的食物，像今天的食物一样，都是权衡利弊之后的一种妥协。这是从进化论医学观点出发得出的不大受欢迎的结论之一。

（摘自：R. M. 尼斯，G. C. 威廉斯著《我们为什么生病——达尔文医学的新科学》第六章"新的、老的、无所不在的毒素"，易凡、禹宽平译）

2

毒物的两重性

2.1 药物治病还是致病

作者：邬锦文

药物发展可分三个阶段，即：古代，为利用天然药物时代；19 世纪中期至 20 世纪 40 年代，为化学药物的初始时代；20 世纪 40 年代至今，为化学药物的现代化时代。

据报告，1961 至 1973 年世界各国创制上市的新药约 1017 种，平均每年增加 78 种。世界药品总产值如以 1937 年为 1，到 1951 年增加 2.6 倍，1976 年则猛增 40.9 倍，达 450 亿美元。而同期的化工总产值仅增 10.7 倍。目前世界上正式上市的原料药约 3400 种。

药源性疾病的流行与化学药物的发展有密切联系。如 20 世纪初期以来应用肿凡纳明等有机砷制剂作抗梅毒治疗，因而发生了药源性疾病——砷剂皮炎，这是药源性疾病的砷剂时代。后来因磺胺类药物的出现及广泛应用，流行起变态反应性多形态的药物性皮炎，这就使药源性疾病进入磺胺时代。自从以青霉素为代表的各种抗生素研制成功和陆续生产，导致了以过敏性休克为主要表现的多种变态反应药源性疾病的流行，这就是药源性疾病的抗生素时代，其危害和严重性远过于磺胺时代。自 20 世纪 60 年代以来，由于类固醇激素在临床上广泛应用，引起的人体多系统损害开始加剧。

这里特别要提一下"反应停事件"。

1956 年，原西德首次出售镇静药"反应停"，三年后报道一例疑为此药引起的畸形病例，但没有肯定性意见，直至 1961 年才确定孕妇服用"反应停"对胎儿有致畸作用。在这期间，有数千名手脚异常的严重骨骼畸形婴儿出生。这就是闻名于世的"反应停事件"。这事件震动了西方社会，也震动了整个医药界。人们深刻地认识到，现时代的药品，已不单是治病的一种手段，它也是社会中的一种特殊商品，如果对其致病作用认识不足，不加限制，它将成为社会的公害因素，可能给人类社会带来严重危害。在这个事件的冲击下，世界卫生组织和一些国家的政府相继做出了强烈反应，采取立法手段和加强社会性管理对策，以防止药源性疾病。因此这个事件在药源性疾病的发展历史上具有特殊意义。

从病理学来说，现阶段药源性疾病的类型不下 10 种，如中毒型、炎症型、胚胎发育型、增生型、发育不全型、萎缩型、赘生型（癌变）、变性和浸润型、血管型（水肿、充血）、血管栓塞型、功能型等。

由于"反应停事件"的历史教训，发达国家政府对不良反应非常重视。英国及时修订了有关法规，1963 年英国政府决定成立"药物安全委员会"。随后，世界卫生组织于 1965 年 5 月通过决议，号召各成员国建立国家监控制度，引起了强烈的反响。

监控制度包括：

第一，制定药品法。

第二，建立"药品不良反应"的管理与咨询机构。

第三，建立药物不良反应的报告、监控系统。

第四，医院成立药品管理委员会。

第五，与药品安全有关的重要技术政策。Ⅰ.关于新药研究试验问题。Ⅱ.关于药品安全性的复审问题。

第六，关于药品不良反应受害者的救济。

（原载：《百科知识》，总3510，1983年第 8 期，70—73）

2.2 毒是双刃剑：量大是毒，量小是药

作者：凯西·纽曼[①]

悲惨之事始于毫末。1996 年 8 月 14 日，达特茅斯学院的毒物学家、化学教授卡伦·维特汗在她的左手上沾染了一滴二甲汞，只是小小的一点儿而已。这位瘦高个儿、严肃认真的毒物学专家，专精于有毒金属渗入细胞膜如何导致癌症。当她在实验室中洒落了一滴有毒液体时，并不以为然，因为她当时戴着乳胶手套。但她不知道的是，这最后要了她的命。

二甲汞有着足够的挥发性，能够渗透乳胶手套。五个月后她开始步履跟跄，不时撞上门，说话也含混不清。入院三周后，她陷入昏迷。

"我去看望她，但这不是我们常见的那种昏迷。"她的博士后学生，现在也是化学教授的黛安娜·斯特恩斯回忆道："她的身体一直扭来扭去，她丈夫看到眼泪从她的脸颊滚落。我问她是不是会很痛苦？医生说看来她的大脑甚至不能认知痛苦。"

五个月后卡伦·维特汗去世了。水银吞噬了她的大脑细胞，"像白蚁那样啃咬了几个月。"负责她的一个医生说道。为

什么这样一位杰出又细心的世界级毒物学家会如此凄惨地丧生？

毒物是个隐身的杀手，经常只需极微小的量就可以杀人于无形。是它，让掺了砒霜的酒演出叛变的阴谋，却又具有致命的吸引力：白雪公主的毒苹果、玩蛇者挑战死神的惊险艺术、那些大吃河肫者玩的日本式赌命无不印证了毒药的特殊魅力。如果没有了毒药，那些连环画和书中的超级英雄和戏剧与电影中的恶棍会黯然失色。蜘蛛侠承蒙放射性蜘蛛的叮咬而存在；忍者神龟的兴起，可以追溯到他们（作为宠物龟）和盛有毒物的容器一起落入下水道；雷欧提斯用浸了毒药的剑杀死哈姆雷特；而在希区柯克的惊悚片《美人计》中，克劳德·雷恩斯的恶毒母亲则一直在英格丽·褒曼的饮料中偷偷下毒。

你或许会说毒物学家是在研究导致死亡的物质，但是毒物学也关乎生命。它既能杀人，也能救命。一位 16 世纪德裔瑞士籍的医生帕拉塞尔苏斯说："所有的物质都是毒物，没有什么物质没有毒性。药

[①] 凯西·纽曼，是《国家地理》（*National Geographic*）杂志的资深作家。《国家地理》是由美国国家地理学会主办的官方杂志，创刊于 1888 年。

物与毒物的区分在于适当的剂量。"毒就在于剂量。毒物学和药理学相互纠缠，密不可分，好比是《化身博士》杰基尔·海德医生一般一体两面，就像毒蛇缠绕的权杖代表着希腊药神阿斯克勒庇俄斯。

来看看砒霜（一种砷化物）吧，它是王者之毒、毒中之王。它可以利用某些途径侵入人们的细胞，与蛋白质联结，在分子层级造成巨大的混乱，长期小剂量摄取会导致虚弱、精神错乱和瘫痪，只要摄取一点点，就会出现急性砷中毒的典型征兆：恶心、呕吐、腹泻、低血压，然后死亡。

因为砒霜无色、无味、无臭，所以被意大利文艺复兴时期以精于谋杀技巧而闻名的博尔吉亚家族选来做下毒之用；基于同样的原因，17世纪罗马企业家赫洛尼玛·斯帕拉则开办了一所学校，教导那些年轻贵妇如何打发掉她们的丈夫，成为有钱的年轻寡妇。砒霜还曾被称为"继承之粉"，帮助那些野心勃勃的王子获得王位——让奶妈每次吃少量砒霜，毒性就会渗入乳汁，毒死还在襁褓中的王位竞争者。

砒霜也使人从死到生：公元前5世纪，希波克拉底用砒霜来治疗溃疡。砒霜也是1786年发明的"福勒溶液"的成分之一，这种药在其后的150多年里用于治疗从哮喘到癌症的所有疾病。1910年，一种砷化物又成为第一个治疗梅毒的有效药物（直至后来被青霉素取代）。而且早在1890年，现代医学教育的奠基人威廉·奥斯勒就宣称"砒霜是治疗白血病的最佳药物"。时至今日，它仍然是几种急性白血病的有效化学治疗剂。

那么，砒霜是毒还是药呢？

"两者都是！"达特茅斯学院的毒物学兼药理学教授乔舒亚·汉密尔顿回答说：

"这要看你说话的对象是博尔吉亚家的人，还是医生。"

我们四周都是毒药。不仅仅是砒霜这样的东西摄取过多会引起麻烦，其实几乎任何东西摄取过多都是如此。维生素A摄取过量（维生素A中毒症），可能会伤害肝脏；过多的维生素D会损害肾脏；饮水过量会导致低钠血症，稀释血液中的盐分，妨碍大脑、心脏和肌肉的功能。

甚至连氧也有邪恶的一面。美国约翰斯·霍普金斯大学布鲁姆伯格公共卫生学院的毒物学家迈克尔·特鲁什曾经说："氧是终极毒素。"氧与食物化合产生能量。但我们的身体也产生氧自由基，一种具有额外电子的原子，它会损害生物分子、DNA、蛋白质和脂肪。"我们总在氧化着，"特鲁什说，"呼吸的生化代价是衰老。"也就是说，我们会"生锈"。

平常的毒物也许已经够令人焦虑了，但是自然界还存在着更怪异的危险。这可是个险恶的世界：其中有1200种有毒的海洋生物，包括700种有毒鱼类；400种毒蛇；60种蝉；75种毒蝎；200种蜘蛛；1000多种植物中含有750种毒素；还有几种鸟类，接触或吃下它们的羽毛就会中毒。

既然这世界充满毒素，为什么中毒身亡的人数并不多呢？那是因为我们的身体具有自我保护的能力，使我们免遭自然和人工毒素的侵害。我们的第一道防线是皮肤，它由角质蛋白构成，因此防水、坚韧而致密，只有极小、极度脂溶性的分子才能够通过。接下来，我们的感官会向我们发出有害物质的"警告"。如果感官失效，还可以通过呕吐进行补救。最后，肝脏将脂溶性毒物转化为水溶性废物，通过肾脏排出体外。只有当我们摄取的毒物超越了一定的剂量门槛时，这个平衡才会被打破。

毒物学家麦克·加洛对这个剂量门槛的原理了解得一清二楚，他是新不伦瑞克新泽西癌症研究所的副主任。2004年2月，也就是他64岁时，被诊断出患有"非霍奇金淋巴瘤"。两个星期之后，他不只是癌症研究所的毒物学家，又成了研究所的癌症患者。负责治疗的肿瘤学家对他进行了四个月的静脉毒素输液（亦称化疗），他就在他办公室四层楼下的门诊部中开始接受治疗。

他的"鸡尾酒疗法"的成分包括环磷酰胺、阿霉素、长春新碱、泼尼松和美罗华——这些成分的毒性足以导致各种副作用：从呕吐、腹泻、体重下降到肝脏、心脏和膀胱受损，甚至由于免疫系统受到抑制造成大规模感染而导致的死亡。此外，就像加洛会很乐意告诉你的："几乎所有的抗癌药物就其本质而言都是具有致癌性的。"

同时，他也说："在他们将针头插入我的静脉那一刻，我觉得轻松多了。我想，这些药物能抓住那些该死的癌细胞。"

加洛很幸运。尽管疲劳和化疗中常见的血红细胞下降随之而来，但他在接受化疗期间还是继续工作。"我很好，"他说，"但是在我隔壁，有一个和我同样的患者，同样年龄、同样体格，却吃不消。为什么呢？一定是我体内的药物代谢酶与他的有点儿不一样。"

就是这些关于毒物学的林林总总——如何界定差异、掌握合适的剂量、致死和治疗之间的一线之差——让作为科学家的加洛心醉神迷。这些是毒物学的核心，因而也是毒药的核心。他说："毒物学让你有机会了解生物学。"

毒物学也救了他的命。在经历了六个月数千毫克的毒性药物注射之后，加洛的医生认为他已经不再受癌症威胁。淋巴瘤开始缓解。

在这两个毒物学家的故事中，一个以悲剧结束，另一个以喜剧收场。卡伦·维特汗丧命于毒药之手，麦克·加洛则靠毒药获得新生。"这就是以多毒攻剧毒，"加洛说，"否则我已经是一个死人了，感谢上帝有毒物这东西存在。"

（摘自：《华夏人文地理》，2005年第5期）

2.3 警惕科学的误区

作者：杜冠华[1]

最近一段时间，人们几乎是生活在"科学"的恐怖之中，新闻媒体接二连三地爆出新闻，告诉我们，在我们身边隐藏着各种各样的毒物，简直让我们无所适从。

远的暂且不说，就在2004年下半年，双氧水致癌的报道就使人们实实在在地恐慌了一阵子。最后，还是卫生部出来说话，才使人们的恐慌得到平复——但是，谁敢拿生命开玩笑？还是宁可信其有，不可信其无吧：由此涉及的产品，总是难以翻身的了。

---

① 杜冠华（1956— ），研究员，博士生导师。现任中国医学科学院、中国协和医科大学药物研究所副所长，药物筛选中心主任，兼任中国药理学会秘书长、亚洲西太平洋地区药理学家联合会执行委员会委员。

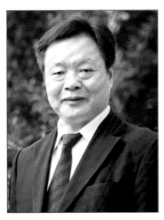

图 173　杜冠华

眨眼的工夫，双氧水还没洗干净，我们也还没有回过神来，"苏丹红"突然出来了，而且闹得天翻地覆，据说连名字叫苏丹红的老婆也要休掉，可见影响之大之广。不仅结发夫妻要散，而且见到红色就恐怖，有人连胡萝卜都不敢吃了。

好在政府查来查去，也就那么一点点儿问题，这才让老百姓惊魂甫定，但是餐桌上以色香味为特色的中国菜，颜色也开始贫乏了一些。

吃了红色的东西有毒，咱就去刷刷牙吧。这不，刚拿出牙膏，一个声音又出来了，高露洁中含有哥罗芳，又叫三氯生，可以致癌。这下可坏了，这可是外国来的消息，震撼力更大了，而且别的地方没有问题，偏偏出在牙膏和洗涤用品中，这可是防不胜防的事。有人说"阿红还没走，阿芳又来了"，这可怎么办呢？

还有有关我们掌心里面的小宝贝儿的——包括婴儿油、护肤液及洗发水，含有"可能致癌"的石蜡油！这可让我们大吃一惊。虽然后来卫生部发布通告说，液体石蜡性质稳定，是国内外化妆品中常用的护肤成分，截至目前尚未发现液体石蜡本身能够致癌，但还是有很多人对这些产品敬而远之。

这还没有完，还有更厉害的，炸土豆条中也含致癌物质，叫作丙烯酰胺。这个名字倒是洋气，可能不会有假。好在这土豆条也就这几年才在我们国家兴起，我们吃得也不多，可是我们那些儿子或儿子的儿子偏偏不听话，就是要吃土豆条，这几年也没少吃，这可怎么办？这可是关系到子孙后代的大事。幸好又有人说，土豆条要吃几万斤才能致癌，看来问题也不大——几万斤土豆条可以吃几十年、几百年，到时候恐怕老得连得癌症的能力也没有了。

这么多的问题，看起来还都是"科学"问题，这科学到底怎么了？那些有学问的人为什么总要弄出这么多惊天动地的小问题来吓唬老百姓？

发生这种现象，有着复杂的原因：有科学的问题，是科学还没有发展到解决一切问题的时候；有知识的问题，有些人虽然识一些字，但是科学知识贫乏，捕风捉影也在所难免；也有故意的原因，有些人总是希望出些事情热闹热闹；也有恶意的原因，我们就不必讨论了。

我们经过这么多的"惊吓"，而且以后还会不断邂逅，总需要思考些什么。我们不去分析这些复杂的原因，但是我们可以从科学（唉，又是科学！老百姓需要的可是真正的科学！）的角度来谈谈毒物的问题。

是药三分毒，那么药物是不是就是毒物？毒物到底是什么？其实，这非常简单，世界上有毒的东西非常多，有些药物就是毒物。比如砒霜，是历史公认的毒物，但是，只要用得合适，一样可以治病，而且专门治那些不治之症。在目前使用的药物中，这种剧毒的物质并不少见，而且都可以当作药物使用——并不是用了毒物就会死人。

实际上，我们生活中每时每刻都会遇到毒物，比如汽车的尾气、厕所的氨气及其他气体、空气中的微尘等等——暂不举例了，如果把这些例子一一列举出来，恐怕会被人制造出更大的恐慌。

那么，我们在什么环境下生活才能摆脱毒物呢？

这个问题的答案很简单，一个量的问题罢了——毒物只有达到一定剂量，才能产生毒性。而且人体本身也有解毒机能，少量的物质甚至毒物，并不会导致中毒。这也就是国家制定许多标准的原因，例如饮用水的标准，就明确规定各种物质的含量，这些被规定的物质，在剂量高的时候，多数是对人有害的。

这是不是说我们可以不考虑毒物了呢？肯定不是。关注毒物对健康的影响是必需的，因为无知而表现出的无畏，危害也是无穷的。重要的问题是我们必须正确掌握在什么条件下才会产生毒性，多大的剂量才是安全的。

由此看来，我们需要的是更多地普及科学知识，不仅要普及具体的科学知识，也需要普及一些能够指导科学思维的科学知识，以便我们在各种问题面前，能够有正确的思维并得到正确的结论。

如果我们这样做了，就不必惊慌了。双氧水有毒，可以由鉴定部门检测，过量就查封；目前使用苏丹红的剂量有毒，就该调查，认真取缔；哥罗芳的含量不足以致癌，我们何必惊慌；土豆条爱吃还可以吃，我们中餐中油炸的食物也不少，并不见得得癌症的都是因为吃油炸食物吃的，如果确实怀疑，可以由国家组织一次调查，问题还是可以搞清楚的。

所以，正确掌握一些科学知识非常重要，准确给予老百姓科学知识非常重要，让我们的知识分子掌握科学的思维方法和更多的科学知识就更加必要。遇到问题不要惊慌，可以认真想一想，很多看似深奥的东西并不复杂。无知者无畏是可怕的，在科学上不能单纯靠勇敢；艺高人胆大必须真正艺高，掌握真正的科学知识。实在无所适从，还要看政府的正面消息，政府会依靠真正的科学家评判问题。愿我们都能安心生活在安全的物质环境中和精神环境中。

（原载：《科学时报》，2005 年 5 月 12 日）

3

环境保护

3.1 美洲的毒物：那些有毒的废物

作者：埃德·马格努森（Ed Magnuson）

在过去的 200 年里，特别是过去的 25 年中，人类对自然法则的干预无论是在力度、强度还是深度方面的影响都以惊人的速度在增长。这似乎预示着人类历史即将进入革命性的新时代，也许是最革命的思想也难望其项背的。

芭芭拉·沃德（Barbara Ward）和勒内·杜博斯（Rene Dubos）在《只有一个地球》中指出：据最近统计，市售化学药物就达 50000 余种。

美国环境保护局称美国发布了最具权威性的警报。美国公共卫生局局长朱利叶里士满称：20 世纪 80 年代，人类将会面对一系列与环境相关的紧急事件。尽管他没有做详细的解释，但指出这些事件与有毒化合物相关。这些化合物在某种程度上也增加了疾病的负担。

化学品制造商协会会长罗伯特·A. 罗兰抨击卫生局局长的报告，声称该报告夸大了有毒废物的危害。但有一点是肯定的：急剧增多的化学废物形成了历史上最繁杂、最昂贵的环境处理和清除任务。美国环保局管理员道格拉斯说："地面上的每一桶化学废料就是一颗定时炸弹，一旦挪动就会爆炸。"纽约市西奈山医学院环境科学实验室主任欧文·施里科夫说："美国 20 世纪 80 年代，有毒废物将是环境和公众健康所要面对的最大问题。"

美国环保局估计，美国正在产生超过 770 亿吨的有害化学废物，其中只有 10% 是以安全方式处理的。一个环保局的官员迪特里希·盖里称："至少有一半的废物，是随意丢弃而已。"纽约公共利益研究集团是一家令人尊敬的民间机构，经过两年的调查，指控 66 家公司倾倒垃圾近 1000 万加仑，11 个城市的废水流进长岛的排水系统。

十年中，詹姆斯·麦卡锡喝了这些被污染的井水，在 1977 年做了换肾手术，现在生活仍不能自理。他的女儿塔拉，1975 年死于肾癌，当时才 9 个月大。马萨诸塞州的 22 个城镇的饮用水受到了化学污染。在密歇根州，巡查员发现了 300 个排污水的窝点，并且已经污染了地下水。县卫生官员汤姆·斯宾塞说，被污染的

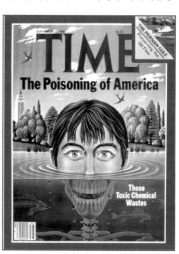

图 174 《时代周刊》封面为本文的配图，美洲的毒物（1980 年 9 月 22 日）

水，看起来像博克啤酒。煤焦油的残渣已经渗透到大主教辖区的明尼阿波利斯市和圣保罗教会区的地下蓄水层。虽然双子城使用来自密西西比河的水，但是周围的居民仍在使用受到威胁的地下水。在艾奥瓦州的查尔斯城附近，一些 30~40 米深的水井也有被污染的迹象。在废物堆，国家分析家发现了大约 600 万磅砷，以及其他大量危险化学品。艾奥瓦州的环境质控专家劳瑞称："这就是个化合物大熔炉。"化学废物的危害已引起了各方重视，各州制定法律称随意丢掷化学废物将获罪。例如，1979 年新泽西州法律规定：排放未处理的化学废物会被处罚 50000 美元/天，而且有可能入狱最高达 10 年。

由于新法律的出台，到目前为止随意乱倒垃圾的现象已有所缓解。随着禁止随意乱倒垃圾化学品的高潮迭起，联邦政府将在 11 月 9 日出台更加严格的条律。条款规定：化学废物要实行实时监测，每一个人或公司收到任何化学废物清单，如果这些废物没有得到恰当处理的话，他们必须给出合理解释，并担负相应责任。直到最后期限，有些公司将储存了几个月甚至几年的化学垃圾以非法手段处理掉，他们通常在晚上偷偷倒掉或偷偷运走。某天伊利诺伊州一个牧场空空如也，但一周后或更晚些，这个农场储存了 20000 桶化学废物。肯塔基州警察在丹尼尔国家森林外围发现了 200 桶危险试剂。在俄亥俄州，他们逮捕了三名卡车司机。

在历史名城普利茅斯附近的三个地方发现了数百桶的有毒废液。州警察和其他专家设立路障以阻止在新罕布什尔州非法废液的运输。那儿和其他新英格兰国家一样，还没有相应的法律条文。新罕布什尔州代理总检察长格雷戈里史密斯说："我们清楚有毒废物已经运进国内，我们会知道废物是什么时候从什么地方运进来的。"

即将出台的新联邦法规和法律必将有所帮助……1941 年，美国石油化学工业生产了 10 亿磅的合成化学品。到 1977 年，这一数字已上升到 3500 亿磅。历史演变的长河中，化学品生产的速度和规模是惊人的。

化学家已经在分子领域研究石油原油和天然气的组成，制造自然界本不存在的化合物。

这些化合物是必不可少的药品、塑料、绝缘材料、纺织品和食品添加剂等产品。但是与许多天然化学物质不同，大多数石化产品能在细菌、光照、风和水等自然资源的作用下分解。

微不足道的一次性家用漂白剂塑料瓶寿命可能长于强大的金字塔。尽管到目前为止，漂白剂瓶不会对健康构成威胁，但是对于其惊人的发展速度，石化用品绝不是好对付的，然而却是最耐分解的生活垃圾。它们都带有神秘的名称：三氯乙烯、四氯乙烯、氯乙烯、二溴氯、多氯联苯。

大多数公司用桶储存，有些租用搬运工运到工厂处理掉。高温焚化炉和垃圾堆建在厚厚的泥土上，以防止化学废液渗透到土壤里。但太多的废物处理机构只是将其扔到废弃的填坑内，或者运到市政的垃圾场与生活垃圾搅在一起，或者给农民点钱让他们储存。对未处理的化学废品往往趁着天黑倒掉。

迄今为止，美国环保局估计，化学废品已被倾倒在 50000 多个地点。美国环保局认为，这其中的 2000 种废品会对健康造成极大的危害。公众从 1978 年拉夫运河(Love Canal) 事件中得到了教训。污染了的河水渗透到尼亚加拉瀑布。在污染区，政府出资让当地居民撤离此地。约有一半以上的居民不得不离开。研究人员的继续调查显示，当地居民癌症、呼吸系统疾病及精神损害发病率仍居高不下。拉夫运河事件的危害逐渐显露出来。纽约，在装有 50000 吨有毒废物的厂房发生了大爆炸，此次爆炸波及新泽西州及附近的斯塔滕岛，甚至在 16 千米之外的曼哈顿摩天大楼也受到了震动。7 月 4 日，一个油漆制造公司在其后院储存的化学废料发生了四级警报大火，有毒气体弥漫整个柯斯达特市。三天后，在珀斯安波易的垃圾场堆放的油桶发生了连续强烈的爆炸，大火袭击了工业园区的 7 座建筑和 16 个企业。

美国广播公司的头条新闻就是拉夫运河和新泽西州有毒废物大爆炸事件。之后的民意调查显示：76% 的被访者认为倾倒有毒化学品是一个非常严重的问题。尽管对政府监管有毒废物有很多质疑，93.6%的人仍希望联邦政府出台更严格的政策。新泽西州还有一些不明物质的废料浸入地下，这些有毒废物渗进了附近的哈德逊河。

新泽西州环保部门的清理协调员乔治韦斯说，没人知道怎么处理这些化合物，甚至不知道如果触摸到它们会发生什么事。一旦这些桶被运走了，金属探测器和航空摄影将用来发现任何其余埋葬废物的证据。被污染的表层土必须处理掉，以防止污染地下水。化学防治公司已同一些国家的化学公司、工厂签订了合同来处理他们的废物。这在当地居民中引发了恐慌。当地政府开始缓慢处理这些废物。3M 公司和联合碳化物公司的化学品都有明显的标示，在没有联邦政府的通知下，他们没有义务召回这些油桶但却迅速地这样做了。负责新泽西州的环境保护部门的律师

杰瑞说："对于清理这些废物我们没有任何选择，我不能让这样的局面继续下去。"

今年 3 月，被严重腐蚀的有毒废物桶泄漏出大量废物。雨水浸泡，使得氯硅烷发生了烟熏味的化学反应。这引发了大爆炸。官员紧急撤出了当地的居民。万斯说："我们有一个 52.6 平方千米的炸药筒。"消防员赶到分开了这些桶。现在，万斯的烦恼是："每次我们这有雷雨，我就会想，我的上帝，不要让闪电击中它们！"他担心地下水已经被污染了，而且这将会影响到水井。土壤已被污染，地下水很快也会被污染。我们必须与污染物争分夺秒。当地方官员没有取得结果，联邦环保局宣布进入紧急缺水状态并接收清理任务。到目前为止，它已花费了近 100 万美元，估计，完成所有危险废物清除可能耗资超过 1200 万美元。现在正由胡克化工公司做一些事，以帮助处理在蒙塔古边缘 3.56 平方千米的土地上大约 120 万立方米化学废物、桶和受污染土壤。

环保局进退两难，遇到了巨大的阻碍。美国环保局考斯特说：化工行业已经在华盛顿成立了一个危险废物反应中心，废弃化合物处理地点的州及各地官员可以在那里得到专家的建议来处理化学废物。如杜邦公司正在回收废物，以减少废料的处置问题，并对承包商的废物处理予以监督。

最关键的问题是，处理广泛分布的单一孤立的没人监督的废物倾泻厂……考斯特认为，美国的私人产业，而不是政府，应制订安全处置技术。

卡特政府预计在今年 11 月大选之前对此条例达成妥协。如果获得通过，这将仅仅是一个开始。美国环保局估计，全国清理垃圾成本将高达 220 亿美元。考斯特坚持："我们必须得清理。否则我们就把

这项成本推给了下一代。"他指出，当生命科学制品有限公司即霍普威尔的一个化工厂，在 1975 年被发现污染了詹姆斯河，处理污染的源头可能需要 25 万美元。公司推迟并支付了 130 万美元的损害赔偿。现在，专家估计，它至少将耗资 20 亿美元净化河水。

然而，越来越多的公众关注，化学工业的日益合作的态度，以及联邦政府坚决的解决态度反映了国家的新意愿必将持续下去。现在制造了过多的化学物质可以提高生活质量，这些化学品必须确保对人类是无害的。

（李引乾译自《时代周刊》，1980 年 9 月 22 日）

3.2 没有清洁的空气，我们一无所有①

作者：卢斯·伊里加拉亚（Luce Irigaray）、迈克尔·马德（Michael Marder）

空气污染（Air Pollution）在世界上许多地方都在恶化。在上海，浓重的雾霾将整座城市笼罩在一片有毒的烟雾中，当局不得不安装了巨型的电子屏幕播报日出。盐湖城（Salt Lake City）的空气质量非常糟糕，空气中的化学物质不仅让城市有了一种不同的颜色，而且让居民们口中充满了散发恶臭的金属味道。在距离我们更近的地方，巴黎近些天来遭遇了好几次最严重的空气污染。而在整个欧盟，尽管工业和交通造成的污染浓度在允许的范围之内，但仍然在损害人们的心脑血管健康。

清洁的空气和可饮用的水一样正成为我们这个星球上一种最宝贵的资源吗？或者，我们是否应当换一种方式提出这个问题，对将包括我们呼吸的空气在内的一切东西都变成经济上可衡量的储备和商品的思维方式提出质疑？

如今，我们的这个世界如此复杂，而且组织方式根据我们所属的不同文化而如此不同，以至于作为人彼此沟通变得几乎不可能。然而，各个领域所谓的专家们并没有问问生而为人意味着什么，而是不厌其烦地讨论如何确保人民之间的共存。毫无疑问，这样一个目标不仅意义重大而且刻不容缓，但是在他们的讨论中，和谐平静的专家们远远背离了寻找解决方案的道路，而是迷失在技术细节之中，完全没有考虑过普天下共享生命，而我们本可以以此作为起点重新开始。

太阳刚一出来，城市的公园内就人潮拥挤，这证明人们渴望在绿色的、开阔的空间内呼吸。他们并不都知道自己在追寻什么，但还是都蜂拥到公园内。在这种环境下，人们通常都态度平和，心情平静。很少看到人们在公园内打架。或许，争斗首先不是在经济或者社会层面上展开，而是因占用对生命本身来说必不可少的空气而产生。如果人们都能呼吸并共享空气，那他们就不需要彼此争斗。因此，制造空气污染似乎是一项基本的反人类罪行。

植物界默不作声地向我们展示了什么是对生命的忠诚。它还帮助我们抵达一个新的起点，敦促我们关注自己的呼吸，不

① 伊里加拉亚，马德. 没有清洁的空气，我们一无所有. 参考消息：副刊天地，2014-04-02.

仅是从对生命必不可少的角度，而且是从精神角度去关注。反过来，我们必须关注它，反对任何破坏我们的世界和植物世界的污染。我们必须密切关注我们自身和植物界之间相互依赖的关系。覆盖地球表面的森林通常被称为"地球之肺"（The Lungs of the Planet），通过释放氧气馈赠给我们可呼吸的空气。但是，它们更新被工业污染的空气的能力早就达到了极限。如果我们缺少健康生活（事实上是任何一种生活）所必需的空气，那是因为我们让空气中充满了化学物质，并削弱了植物更新空气的能力。正如我们所知，森林迅速地被砍伐，再加上大规模使用矿物燃料，对于一个不可逆转的灾难来说，是一个破坏性的解决办法。矿物燃料基本上也是过去留下来的植物。

因占用资源而引起的争斗将导致整个地球陷入深渊，除非人类学会共享生命，不仅是彼此之间，而且是与植物之间。这个任务既是伦理上的，也是政治上的，因为只有当每个人都把它作为自己的任务，而且只有和其他人一起努力的时候，这个任务才能完成。植物给我们上的一课就是，共享生命扩大并提高了生存的空间，而把生命分成所谓的自然资源和人类资源将使这种空间缩小。我们必须把空气、植物和我们自己看作是生命交响曲中的一分子，而不是各种可以量化的物体或者供我们可用的生命潜能。或许到那时候，我们就可以最终开始生活，而不是仅仅为了活下去而忧心。

（刘晓燕译自英国《卫报》网站，2014 年 3 月 17 日。题目：Without Clean Air We Have Nothing）

3.3 农药的危险与预防

作者：瓦尔德姆·F. 阿尔麦达[1]

由农药造成的急性中毒，包括一些致命的中毒是经常发生的，被认为是发展中国家管理和喷洒农药工人的"地方病"。但是，由于许多中毒患者从未找医生诊断治疗过，因此这些国家很少有可靠的农药中毒死亡率和发病率的数据，甚至因为在医院和卫生中心里缺少适当设备，使得诊断难以确定。

据在巴西进行的一次研究报道，1967 年至 1979 年期间，农药中毒患者共达 3445 人，其中 208 人死亡。1974 年在墨西哥进行的另一次研究发现，在农业工人中，有 847 人因使用了有机磷农药中毒，其中 4 人死亡。

估计每年发展中国家由农药造成的中毒患者达 375000 人，死亡的有几万人。农业工人食物中蛋白质的缺少使这些化学物变得更毒，更危险。

在巴西、哥伦比亚、牙买加和墨西哥还发生了由于运输过程中面粉受到剧毒农药污染造成的人群中毒。几年前危地马拉暴发了"脑炎"，结果发现是起源于由甲基汞杀真菌剂处理的麦种磨成的面粉。这些麦种本应作播种之用，但被误用为口粮

---

[1] 瓦尔德姆·F. 阿尔麦达，巴西生态学学会主席。

了。类似的中毒暴发在伊拉克也造成了一些危害。

在一些国家里，登记为农药的复合物可能有上千种，加工成商品可达几千种。1974 年至 1978 年期间，第三世界用于进口农药的金额由 6 亿多美元增加到 10 亿美元，到 1978 年已占了国际农药贸易的 39%。此外，一些发展中国家目前已能自己生产污染性的有机氯化合物和剧毒有机磷农药，以及少数有害的杀真菌剂和除莠剂。

巴西在 1980 年进口了 41000 吨农药。随着农药生产的兴起，这个数额在后来的几年逐年下降。1982 年，巴西进口了 15500 吨农药，生产了 124000 吨农药。

喷洒在甘蔗园里的易挥发的除莠剂很容易随风飘落到棉花、大豆、西红柿和番木瓜上，并将其毁坏。人们已知道用飞机过分密集地施撒农药将污染大气，影响周围城镇居民的健康，造成头痛、头晕和恶心。

在被剧毒农药污染的河流下游发现了好几吨浮在水面上的死鱼。

许多拉美国家已有了能分析粮食中有机氯和有机磷化合物残余物的检验设备。但这些国家仍没有开展实际的粮食监测规划所需的技术人员和设备。

在巴西圣保罗州现已开展的有限的监测表明，约 7% 的水果和 13% 的蔬菜中的农药残余物高于最大限度。

发达国家已禁止或限制了许多不安全农药的使用，但这些国家仍向拉美和其他发展中国家出口不安全的化学物。在那里，这些危险的化学物被用来喷洒食用作物或烟熏谷物和水果。然后，这些农产品又向无法禁止使用该有害化学物的发达国家出口。偶尔，由于农药的残余物高于工业和进口国所确定的最大限度，蔬菜和水果不能被国际贸易所接受。

广泛使用农药和其残余物，实际上造成了每人身上都"贮存"了农药残余物。这些残余物按人体日吸收水平比例在人体组织内到达稳定阶段。在发达国家中，人奶中的滴滴涕含量自 1960 年以来有了逐年下降，而拉美国家，20 年来却没有任何下降。

为了预防农药对环境的破坏和由其造成的急性和慢性中毒，发展中国家应紧急采取推广良好的农业耕种法和对害虫的综合控制；加强化学安全方面的人力发展，包括临床、职业、分析、实验、属性和调节毒理学方面的培训；进行危害评价；开展毒理学监测规划；建立可靠的农药中毒死亡和发病率统计体制；对主食、环境和人类生物样品中的农药残余物进行监测分析等措施。

（摘自瓦尔德姆·F. 阿尔麦达，《农药的危险与预防》，吴国高摘译，《健康报》，1984 年 12 月 13 日）

4

成瘾物品

4.1 吸烟、科学与医学

作者：约翰·威尔斯曼 [1]

2001 年 8 月，《时代》杂志刊登了理查德·布伊登的故事。57 岁的伊登死于肺癌，万宝路香烟制造商被裁定支付给他 30 亿美元的损害赔偿金，双方经协商最终同意将赔偿金缩减为 1 亿美元[2]。我们很容易这样假设，从 20 世纪初期起，吸烟和社会的关系在吸烟文化史上长期占据着核心位置。这正如我们所了解的，在晚近也就是从 1950 年开始，人们才意识到两者之间的因果关系。本文探索了历史上"吸烟与健康"辩论的三个时期：1850 年至 1930 年间的辩论主要关注青少年吸烟的问题；1930 年至 1980 年这段时期，人们首次提出了吸烟和癌症有关的观点；此后的时期可以称为无烟阶段。本文以英美两国为例，验证历史学家用于探讨吸烟与社会关系的方法是否正确。关于"谁应该为吸烟负责"的问题，人们在烟草公司和国家之间展开了一系列的辩论，同时传染病学也给"风险"这个词做出了新的解释。近期提出的吸烟、社会和医学关系的问题，虽然远超出人们的理解范围，本文仍尝试性地加以回顾和概述。

烟管吸烟时代：适量和混杂

毋庸置疑，烟草业的发展依赖于农业的进步、生产技术、工业组织方式的发展以及安全火柴的使用。19 世纪，人们通过烟管（中产阶级使用雪茄）来消费烟草，这为烟草和健康之间的辩论做出了铺垫。1830 年至 1938 年，《柳叶刀》集中分析了肠胃紊乱、精神错乱、瘫痪、歇斯底里症、软骨病、阳痿和记忆丧失这些大众抱怨的问题和烟草间的所谓联系。一个具体例子就是唇癌与吸烟的关系，虽然这点从未经过系统的证实。人们仍然随意地将烟草和肌肉萎缩、黄疸病、舌癌、四肢虚弱、双手颤抖和步履蹒跚等联系在一起。事实上，人们对烟草表现出如此关注的根源在于烟草成分的混杂。《时代周刊》的报道中暗示了烟草中混杂着糖、铝、酸橙、面粉、大黄叶、淀粉、糖浆、牛蒡叶、苦苣叶和红黑燃料等多种物质[3]。

与此同时，人们曾一度认为健康吸烟者很少遭受"肺痨"也就是肺结核的痛苦，而且在体力劳动者和士兵中还广泛流

---

① 约翰·威尔斯曼（John Welshman），兰开斯特大学健康研究学院大众健康专业高级讲师，著有《市政医疗：20 世纪英国的大众健康问题》一书，并发表了大量关于社会政策和健康医疗方面的文章。
② 烟民获得 1 亿美元赔偿. 泰晤士报，2001-08-23.
③ 柳叶刀，1855，2：159.

传着香烟对缓解压力有帮助的说法。早在1872年就有文章报道香烟是由尼古丁、氰化物、氨和硫化物构成的，保险精算师还提出对吸烟者和非吸烟者在死亡率条款方面应该加以区别对待[1]。于是烟管上开始装有过滤嘴，据说这样能保持烟草底部干燥，降低焦油含量。19世纪，肺癌患者并不多见，仅有少数医生认为适度地吸烟也对成年人的健康有害。1879年《柳叶刀》宣布："如果在时间和用量方面加以适当限制，我们仍不反对使用烟草和酒精。"[2]

令人吃惊的是，这场辩论对19世纪80年代吸烟的出现基本没有产生任何影响。当人们被警告直接将烟吸入肺部有危险的时候，一些医生正在进行过滤嘴实验。在烟管吸烟时代，《柳叶刀》提倡适量吸烟，它的研究关注了传说掺杂了埃及烟草的香烟。一位历史学家暗示《柳叶刀》在很多方面的观点是主张香烟提纯而非废除香烟，针对的是滥用而非使用。[3]1902年《柳叶刀》谈到："当人们理性而适量地吸烟时，可能是吸烟量最少的时候，这个事实是便利和便宜相伴相随的结果，这也为香烟的广泛流行提供了充足的理由。"[4]

社会上存在很多反吸烟组织，其中包括英国反烟协会、反烟军团和苏格兰反烟协会。在法国，反烟草滥用协会旨在鼓励人们适量吸烟以及反对儿童吸烟。《柳叶刀》却认为这些组织夸大了吸烟的危害，1872年它提出"在这样一种廉价的乐趣上

标以恶名是不明智的行为"[5]。这些组织几次试图瓦解烟草支持者的运动均以失败告终，只有20世纪初期成立的反儿童吸烟组织才取得了小胜。这些组织包括英国少年反烟联盟、国际反烟联盟、卫生联盟以及抑制青少年吸烟联盟。

20世纪初期，反对青少年吸烟运动表达着吸烟和社会两者关系的文化背景。1904年，青少年体质下降，跨部门委员会提出议案，禁止向儿童贩卖烟草以及禁止在糖果店内兜售烟草，这项提议最终于1908年在儿童法案上得到通过。然而，这项立法仅仅间接地与早期的反烟草运动相联系，而与童工和"国家素质"等相关问题有着更加密切的关系。吸烟对儿童健康产生的真实影响总是模棱两可。中产阶级的社会改革者认为，香烟成了工人阶级年轻人身份的象征性标记，吸烟与发誓、赌博、流氓和一些成年人的副产品联系到一起，解决问题的关键就是鼓励男孩加入诸如国际反烟联盟这样的男孩俱乐部。大多数反对儿童吸烟的组织是由教堂和星期日学校创设的，它们以都市化和体质下降辩论为背景，目的是教给儿童基本的道德观念。关于青少年吸烟的辩论基本上围绕着道德和公民权进行，以一种偶然的形式通过医学证据而展开。

吸烟与肺癌

我们知道，烟草业的发展依赖于经济和技术的发展，香烟商标集中代表了公司的资本、技术、市场和广告。如果19世

---

[1] 柳叶刀，1872，2：789.
[2] 柳叶刀，1879，2：131.
[3] 沃克. 19世纪英国吸烟与反吸烟运动的医学影响//医学史XXIV，1980：394.
[4] 柳叶刀，1902，1：906.
[5] 柳叶刀，1872，1：770.

纪是烟管和雪茄的时代，那么 20 世纪 50 年代就是香烟的时代。香烟的普及程度几乎让人忘记了它还是一种新的发明物。1883 年，随着伯纳可机器的发明，香烟生产商 W. D. 威尔斯和 H. O. 威尔斯很快把它应用到生产中。这部机器为大规模生产香烟提供了可能条件。从此，和香烟消费一样，大手笔投资的广告迅速走红。来自英国的数字显示，到 1953 年为止，有 64% 的男人和 37% 的女人吸烟。在美国，人均香烟消费量从 1900 年的 49 根上升到 1965 年的 4318 根。[1]

人们意识到吸烟危害健康是一个重大的进步，让我们对此加以简要的回顾。20 世纪 30 年代，受雇于保险公司的统计学家将吸烟减寿甚至可能致癌联系到一起。同一时期，德国纳粹展开了以吸烟为主题的鲜为人知的社会调查，该调查的背景是关注种族健康和身体纯净。吸烟与癌症、心脏病有关，并且对生育产生影响，社会上开展了健康教育、禁止吸烟广告和许多公共场所限制吸烟的禁烟运动。阿道夫·希特勒本人也反对吸烟。这些运动由所谓的"卫生政策"或者"健康义务"构成。事实上，1939 年德国科学家就是最早发现烟草和肺癌关系的科学家之一。[2]

第二次世界大战后期，肺癌引起了各国的密切关注。在美国，1935 年死于肺癌的人数是 4000 人，1945 年这个数字上升到 11000 人。在阿根廷，安吉尔·H. 洛夫的实验表明，烟草中分离出焦油的过程能使实验中的动物致癌。在英国，理查德·道尔和奥斯汀·布兰德福特·希尔阐述了死亡率的变化，尽管他们本意是想证明汽车的增加和道路上焦油的增多是导致高死亡率的显著原因。1950 年，一篇发表于《英国医学报》上的文章首次将吸烟和肺癌联系起来。道尔和布兰德福特·希尔的研究结论表明："吸烟能引起肺癌，并且是患肺癌的重要因素。"[3] 同年，E. L. 文德和 E. A. 格兰汉姆在美国也发表了极类似的报告。

20 世纪 50 年代，吸烟在社交活动中仍占有重要地位。人们了解到吸烟危害健康经历了缓慢的过程。学界对道尔和布兰德福特·希尔的文章的批评态度到后来才有所减弱。1962 年，皇家医师学院发表了题目为《吸烟与健康》的第一篇报告，该报告在英国产生了深远而重要的影响。文章提出瘾君子比不吸烟的人感染肺癌的概率高 30 倍。后来出任英国卫生部副部长的乔治·高德波爵士在这篇报道中起到了核心作用，然而这也符合皇家学院的"现代化"日程。无独有偶，1964 年美国公共卫生部部长也做了相关的报告，该文章也产生了同样的影响，提出与空气污染相比吸烟更容易引起肺癌和支气管炎。文章还暗示性地提出了行为、风险和健康三者关系的新意义[4]。相关的行动再次逐渐得到实施。在英国，早在 1967 年就禁止电视播放香烟广告，1971 年香烟包装上出现了"吸烟有害健康"的字样。美国 1965 年通过法律强制要求香烟包装上必须标注吸烟有害健康的警告性信息。

① 布兰茨. 香烟，冒险与美国文化. Daedalus，1990：157.
② 普罗克特. 关于癌症的纳粹战争. 普林斯顿. 1999：173-247.
③ 道尔. 关于吸烟和癌症的第一份报告. 灰飞烟灭. 阿姆斯特丹. 1998：130-140.
④ 布兰茨. 香烟，冒险与美国文化. Daedalus，1990：156.

历史学家曾试图通过多种途径研究 20 世纪后期吸烟、社会和医学三者之间的关系。一方面他们考察了科学和政治的关系。另一方面他们强调国家只能对强大的烟草业做出很有限的控制。政府集中力量尝试改变人们的吸烟习惯，而非直接控制烟草业，因此划拨给卫生健康事业的资源变得十分有限。正如记者彼得·泰勒写到的："烟草圈就是政治和经济圈，这样的圈在过去的 20 年里保护了烟草业。"① 在美国，国会提出的反烟政策也是有局限的，因为烟草补贴仍然存在。由于烟草创造的财富，政府和烟草业都希望人们吸烟。政策和烟草业的关系与它和食品、酒和药业之间的关系相似。

还有一些历史学家关注了 20 世纪五六十年代英国卫生部和卫生教育理事会相关部门对吸烟问题所做的回应受限的本质。尽管 1950 年出现了道尔和布兰德福特·希尔的文章，但是直到 1958 年出版医学研究会的报告，卫生部才对吸烟问题采取行动，宣布了吸烟和肺癌之间的因果关系。尽管如此，这个因果关系的真正意义却是地方主管部门争论的根源。对这些历史学家来说，这只是科学忠告的一个小故事，是官员惰性、商业压力或者政府干预的一项措施。正如查尔斯·韦伯斯特指出的："这些努力姑且算是国家卫生服务机构对瘾君子健康负责所做出的象征性的回应。"②

一些人强调了劳工保护管理局记录上的连续性问题，另一些人提出劳工要比政治对手更加诚信。尽管还没有政府级的行动，据称 20 世纪 60 年代中期劳动 MPS③ 部门就对反烟行动持积极态度，并且在禁止电视播出香烟广告的表决中发挥过影响性作用。帕欧罗·帕拉迪诺最近就此事认为，关于吸烟、健康和和谐社会问题的根源在于基督教会的渴望，这也是英国社会主义发展的基本问题。帕拉迪诺认为这和 20 世纪 90 年代的托尼·布莱尔以及 20 世纪 50 年代的赫里斯·朱里斯一样真诚。马修·希尔顿以更广阔的文化背景考察这些医学辩论，他通过报纸、广播、电视检测吸烟危害健康的方式。他认为人们会根据健康信息的传播媒介，按照重要性重新将这些信息塑形。《卫报》透彻而严肃地进行了报道，《每日快讯》认为吸烟者应该自己拿主意是否要戒烟，《泰晤士报》反对政府干涉此事。最令人瞩目的是有关吸烟和肺癌的产生及扩散和众说纷纭的医学知识。希尔顿总结到，流行于书面、广播和图像的就吸烟和健康问题的争论，经历了解释、接受、拒绝、提出个人观点这几个阶段。④

无烟时代：被动吸烟和吸烟成瘾

1971 年，皇家医师学院发表了题为《当今吸烟与健康》的第二篇文章，与此同时形成了一个叫作吸烟与健康行动（ASH）的压力团体。新发展受到了限制，但却在两方面取得了显著进展。其一是人

---

① 泰勒. 烟圈：烟草政策. 伦敦，1984.

② 韦伯斯特. 吸烟上瘾：国家卫生服务. 英国上瘾学报，1984：7-16.

③ MPS（Master Production Schedule），即主产品进度计划，其概念是根据销售订单或预测得到的对产品（独立需求物料）的需求清单，即在某一个时间点对产品的需求量。它反映出企业打算生产什么、什么时候生产以及生产多少。

④ 希尔顿. 极致的快乐：英国流行文化中的吸烟（1800—2000）. 曼彻斯特，2000：202-220.

们认识到被动吸烟，如 1981 年《英国医学杂志》刊登了一篇关于瘾君子之妻被动吸烟患肺癌概率的重要文章。1986 年，美国公共卫生部的报告强调了"二手烟"的危害，扩大了地方管理局对公共场所禁烟公告的使用区域。20 世纪 90 年代，国内航线基本全部禁止吸烟。另一个显著的进展是人们意识到烟草能让人上瘾，因为尼古丁能使身体对其产生依赖。吸烟本质上是自愿活动的观点遭到越来越多的质疑，如同艾伦·布兰茨写到的："无害的习惯变成有害的嗜好。"①

战后，烟草公司凭借吸烟有益健康的宣传，在烟草竞争中取得了可喜的成绩。美国很多诉讼案件要求烟草公司继续在产品包装上详细标注吸烟对健康的风险。在本文开头所引用的理查德·布伊登案件中，布伊登对飞利浦·毛里斯公司的诉讼案取得了胜利。与此相似，美国地方州法院要求烟草公司支付吸烟者医疗费的上诉案件取得了更大的胜利。吸烟人数比率下降，尤其是在中产阶级和发达国家中。在西欧，吸烟人群主要是女性工人阶级，因此烟草公司将市场确定在发展中国家。

历史资料并不能很好地解释为什么相当一部分人了解到香烟危害健康的科学依据却依然继续吸烟。马修·希尔顿认为，吸烟的个人和团体以"个人自由观念根深蒂固"为特征。儿童继续吸烟的理由是他们已经吸烟了，因为吸烟是由儿童进入成人世界的标志。成人也如此，他们向往个人主义，反对标准化政策。艾伦·布兰茨认为，不能忽视吸烟在教育、社会阶级和道德观方面不断分层升级的事实。20 世纪 70 年代以来，权威著作剖析了吸烟和社会剥削间的关系，包括工人阶级女性的典型案例。来自美国的数据显示，和白人相比，吸烟在黑人中更加流行，受过高等教育的人群比未受过高等教育的人群吸烟的比率大幅下降。

结语

第二次世界大战前，对吸烟有害健康的宣传只是烟草历史上相当微不足道的方面。19 世纪，肺癌还是一种罕见的疾病，烟草通过烟管和雪茄的形式被消费，有关辩论主要是针对适量和混杂问题的。此外，19 世纪 80 年代香烟出现以后，人们关注的焦点聚集在青少年吸烟的特殊案例上，更多地关注道德和健康问题。从 20 世纪 50 年代起，吸烟和肺癌有关成为流行病学这门新兴科学的第一项成果，吸烟、科学和医学的关系成为公共健康的核心主题。一些人强调自由和吸烟彰显个性的本质，另一些人则侧重于贫穷和剥削的问题。不论持有哪种观点，吸烟、社会和医学的关系在未来似乎仍将是重要的话题。

（原载：L.桑德尔、吉尔曼、周迅著，汪方挺、高妙永和唐红译，《吸烟史》，九州出版社，2008 年，266-271）

---

① 布兰茨. 香烟，冒险与美国文化. 1990：169.

4.2 喝酒——喝也不行 不喝也不行

作者：李敖①

清朝乾隆皇帝的时候，主编《四库全书》的大文人纪昀（晓岚）是一个大幽默家。他长得很怪：大秃头、大鼻子、大耳朵、一对三角眼睛、两行细眉毛——好像隔壁那少奶奶一样。有一次，一个大富翁造了一幢大房子，听说纪昀很有名气，特地请他为这幢大房子起个名字。纪昀打听出来这个大富翁本是铁匠出身，后来发了财，十足一个暴发户，暴发户附庸风雅，他认为是可笑的。于是，他提起毛笔，为这幢房子起了一个名儿——"酉斋"。

大富翁欢天喜地地把这两个字捧回家去，见人就说："这是纪大学士给我写的！"可是，一当别人问起"酉斋"是什么意思的时候，大富翁就愣住了，他怎么猜也猜不出什么意思；他偷偷查《康熙字典》，也查不出个所以然来；他问别人，别人也直摇头。人人都纳闷，大富翁更纳闷，他不知道纪大学士搞什么鬼。

终于有一天，他忍不住了，他望着这个"酉"字发呆，最后一狠心一跺脚，决定去找纪大学士。

纪大学士一看大富翁来，笑起来了。等到大富翁开口，问起这个"酉"字，他笑得更厉害了。他说："这个'酉'字，有两个意义，都是字典里查不出来的：第一个意义要直着看——酉——这好像是打'铁'用的铁砧；第二个意义要横着看——酉——这好像是打'铁'用的风箱。这两个意义都符合你是铁匠出身，所以这个'酉'字，正好用来叫你这幢房子！"

这个故事主要建筑在一个"酉"字上面。这个"酉"字在古字里本来的意义是酿酒的器具，下面是个缸，缸里有原料，缸外头有个盖和搅动器，这就是今天的"酉"字，也就是"酒"字在没进"文字美容院"以前的老模样。

但是，酒这个东西，跟许多可爱的老公公一样，愈老愈有味道，所谓"陈年老酒"，愈喝愈香。陈年老酒从酒窖里搬出来，上面一层灰，所以在小篆里，把陈年老酒写作今天的"酉"字。后来这字慢慢抽象化，慢慢把管酒的官（烟酒公卖局局长）也叫作"酋"（"大酋"）！

慢慢的，这个"酉"字又开始变，因为人人都爱喝酒，三杯下肚，酒意方浓，一看瓶里酒没有了，于是着急了，于是开始找酒。你也找，我也找，最后找到一个能够拿酒给大家过瘾的人，于是你高兴了，我也高兴了，大家都说这个人好，这个人可爱，在我们需要酒的时候他够意

---

① 李敖（1935— ），台湾当代学者，著名作家、评论家和历史学家。祖籍中国吉林省扶余县，1935年生于哈尔滨，后迁居北京、上海等地。1949年举家赴台，定居台中。1954年考入台湾大学法律系，未满一年自动退学，旋再考入历史系。1957年后考入台大历史研究所。先后任《文星》总主笔，创办《时代》系列杂志，任东吴大学历史系兼任特聘教师，也曾被捕入狱多年，经营过旧电器，担任过土木包工。李敖著作甚多，主要以散文和评论文章为主，有《李敖文存》《李敖回忆录》《李敖大全集》等100多本著作，其中96本被查禁，写禁书之多，被查禁量之大，居世界第一。

思，能够帮我们，我们欢迎他，干脆拥护他做"总统"——不对，那时候没有总统；拥护他做"皇帝"，也不对，那时候没有"皇帝"；拥护他做"领袖"，更不对，那时候还没有领袖这个词儿；他们拥护他做的是——"酋"长！

拥护这个人要举双手赞成，所以要——尊。这个字，表示两手在推举"酋"。可是举呀举的，左面的手举累了，所以放了下来，变成了——这就是我们现在的"尊"字。我们平常说"尊长""尊师"，事实上，"尊"的并不是那个"长"、那个"师"，而是那个"尊"字上头的酒坛子。

所以，如果有人说他"尊"敬你，为了保险起见，你最好问问他妈妈，他是不是爱喝酒，如果他不爱喝酒，那他才真是值得你"尊"敬的；当然啦，在你"尊"敬他以前，他也该问问你妈妈，你是不是酒鬼。

因为"酋"这个字这么可爱，所以很多高贵的词儿，都跟它扯上了裙带关系，例如：

至尊——皇帝。

祭酒——大学校长、教育部长。

这两个词儿比起来，"祭酒"比"至尊"事实上还来得神气。在宋朝的时候，"祭酒"（大学校长）可以跟皇帝面对面的瞪着眼睛，一点儿都没有马屁相。

在民国初年，"祭酒"（教育总长）蔡元培，当"皇帝"袁大总统世凯去看他的时候，他只在会客室接见袁大胖子，不许他乱"巡视"；聊天完了，大胖子要走了，他只送大胖子到会客室门口，绝不肯多走一步，更不会在大门口送往迎来拍马屁了。所以，"祭酒"比"至尊"来得神气。换句话说，如果有一个"祭酒"，居然对"至尊"或"大官"干送往迎来拍马屁的丑态，他就没有上一代人有骨头。

"酒"字的历史既然这么久，喝酒的人既然这么多，所以，在历史上，酒所占的重要地位、所发生的微妙影响，自然也就多得不得了。

酒在历史上最早也是最大的作用，是它一开始就弄亡了两个朝代。中国夏朝最后的皇帝叫姒桀（姒是他的姓，桀是他的名）据说他后来造了一个大池子，全装满了酒，叫做"酒池"，整天喝呀喝的，结果把国家喝丢了；还有一个商朝的，也是最后一个皇帝，叫子受（子是他的姓，受是他的名，他又叫纣，一般人叫他商纣），据说后来他也造了一个大池子，全装满了酒，也叫做"酒池"，也整天喝呀喝的，结果也把国家喝丢了。

夏桀和商纣的故事，本来不必轻于相信，因为很可能是他们的敌人编造的。但是故事的一种作用，都值得我们注意，那就是喝酒过度的害处。

夏朝的第一个皇帝是传说中治水的夏禹。夏禹有一次喝了仪狄做的好酒，非常喜欢喝，可是他忍住了。不但忍住不再喝，并把仪狄赶跑了（因为仪狄在，他又要做好酒。）夏禹戒酒以后，很感慨地说："后世必有以酒亡其国者！"但他绝没想到，他自己的后世就是一个个的酒鬼。夏朝的第三任皇帝叫太康，就因为"甘酒嗜音"（喜欢酒和披头音乐），惹了大祸，最后到了夏桀，就闹出传说中的"酒池肉林"来，因而亡国。

由于一开始，酒就在中国历史上闯了大祸，所以，我们可以看到不少警告喝酒的文献。文献中最有名的就是"酒诰"，就是劝人戒酒的文章。

尽管劝来劝去，古代人还是喜欢喝

酒，喝酒如故。

古代人喜欢喝酒，所以喝酒的名堂也最多，喝酒的家伙比现代人还丰富。以商朝而论，当时光是酒杯和装酒的，就有许许多多花样。要说，也说不清楚，你还是看看图吧，或者到博物院去看看真家伙。

这张图里，"尊"是装酒的容器，"禁"是放酒的柜，"勺"是盛酒的大匙子，"爵""角""盉""斝"是把酒弄热的工具。你看古人这些喝酒的道具多多！

在历史上，喝酒是一种普遍的习惯，也是一种社交和礼节，这种风气，一直演变到今天。但是在喝法上面，许多地方已经不相同了。古人喝酒，很讲究礼节，不能乱喝或乱不喝。该喝的时候，不喝也不行；不该喝的时候，要喝也不行，像汉朝高祖刚当皇帝的时候，他的大臣们以为大家打天下有功，拼命在朝廷上喝酒、争功。结果，有一个叫叔孙通的出来，劝汉高祖制订一套规矩，不准大家乱喝酒。最后规矩订了出来，大家就不敢乱来了。后来汉高祖死了，皇后有了权，皇后姓吕，吕家的人都挤到朝廷里来。在历史上，这叫"外戚当权"（外戚是外面的亲戚，是吕后那一边女家的亲戚）。当时大臣许多都反对外戚，总想找机会干掉他们，正巧有一天，吕后请客，派一个叫刘章的做"酒史"（就是主持喝酒的人）。刘章就是反对外戚的大将，他乘机说："我是军人，我为了维持秩序，请求皇后准许我用军法来对付不守酒礼的人。"吕后答应了。于是大家喝酒。喝到一半，一个外戚喝醉了，发起酒疯来，跑出去了，刘章真的军法从事，立刻拔出宝剑，把这外戚杀了。从这件事开始，一套铲除外戚的计划立刻行动了，最后刘家的天下保全了，吕家的

外戚都吃不开了。

这个故事，不但证明了古代人爱喝酒，并且非常考究"酒礼"。喝酒失礼，是一件很严重的事，严重得要引发一次政变。

三国时候，有一次吴国的孙权请客，大家拼命喝喝喝。最后孙权亲自来敬酒，到了虞翻面前，虞翻翻在地上，装得醉得不能再喝了。等孙权走过去，虞翻又翻起来，表示没醉。孙权一回头，看到了，气起来，拔剑就要杀他。这时，一个叫刘基的，赶忙跑过来，一把抱住孙权，说："大家都喝了这么多酒，即使虞翻有罪，你也不能杀他。你杀了他，你怎么对外面解释？何况天下都说你度量大、能容人，你这么一杀，什么都完了！"于是，孙权才算了，虞翻才算为了喝酒失礼，保住颗脑袋。

像这种因为喝酒而出的麻烦，历史上还多着呢！

晋朝时候，有一天，王导王敦兄弟到王恺家里去吃饭。王恺是一个有名的凶煞神。他的习惯是拼命叫漂亮女人劝你喝酒，你喝不光，他就怪那个陪酒的女人，就要把她杀掉。当时王导怕陪酒的女人被杀，只有拼命喝酒；可是王敦却不买账，你要杀女人，就让你去杀好了！

像这种残忍的"酒"的故事，正说明了我们老祖宗们，真有一些根本不知道人权是什么的暴徒，他们的残忍行为，也正是中华民族的耻辱。在另一方面，这个故事也又一次显示了古人对喝酒时"不喝也不行"的心理，你看他们多爱酒！

有的古人爱酒，甚至为酒闹出了战争。楚国在古代是大国，有一次，向各国要酒。赵国为了不给酒，竟闹得自己的京城被围。这种小题大做的例子，虽然可

笑，也反证了古人多爱酒。

最有名的酒鬼，该是晋朝的刘伶。刘伶是晋朝的大名士，整天喝酒，然后光着屁股乱跑。有一天，他的太太把酒杯藏起来，要他戒酒。他说好，不过为了表示郑重，我要在神前发誓，你可置五斗酒来敬神。他的太太信以为真，把酒买来了，不料刘伶却在神像面前，叫着说：

天生刘伶，以酒为名。一饮一石，五斗解醒。妇人之言，慎莫可听！于是把敬神的五斗酒也喝光了！

刘伶还有一个杰作，就是一边喝酒一边骑马，后面叫一个人背着锄头跟着他。他的说法是："死便埋我。"他宁要醉着死，也不要醒着活。

还有一个醉死派是唐朝的傅奕。傅奕向他的医生说：我死了以后，我的墓志铭要这样写：傅奕，青山白云人也。以醉死。呜呼！

还有一个三国时代的郑泉（孙权的吴国人），临死以前，要求把他尸体埋在做陶器的工厂旁边。他说："以后我的尸体真成了土，土又可被陶器工厂做成酒壶，那样我多过瘾呵！"

这是中国人爱酒的故事，也是中国人的幽默。

喝酒一件事，本来是一种享受，但是中国人却把它过度礼节化。弄得反倒不自然，反倒逼出些纵酒吐酒的酒鬼。一个攻击酒礼的故事，很有意思：钟毓和钟会兄弟小时候，以为爸爸睡觉了，一起偷酒喝。其实爸爸没睡，正在偷看他们的偷酒喝。其实爸爸没睡，正在偷看他们的偷酒表情：钟毓喝酒的时候，"拜而后饮"；钟会呢，却"饮而不拜"。爸爸奇怪了，便起来问理由。钟疏说："酒以成礼，不敢不拜。"可是钟会却说："偷本非礼，所以不拜。"

这个故事，可以看出古人喝酒的手续多麻烦。它不要你先享受，而是要你先磕头！

这个故事的另一说法是，两个小鬼不姓钟，而是孔融的儿子。孔融为直言无隐贡献了生命，在他被杀以前，是思想家兼酒鬼。统治者禁酒的时候，他反对，理由是：酒之为德，久矣！天垂酒星之曜；地列酒泉之郡；人著旨酒之德：尧不千钟，无以见太平；孔非百觚，无以堪上圣；高祖非醉斩白蛇，无以畅其灵；景帝非醉幸唐姬，无以开中兴。

描写酒的伟大，这篇要考第一。孔融让梨，但若不是梨而是酒，你看他会不会让？

历史上，用酒来办事、来避祸的例子也很多。曹参为了怕官吏打扰老百姓，整天喝酒示范，表示我们做官的，只要喝酒就好了，别去找老百姓麻烦；陈平也为了对政事不表示意见，整天喝酒装糊涂。很多人很多人，他们在酒中得到了真理与存在。历史上禁酒的工作都没有成功，也永远不会成功，因为酒——如果喝得好、喝得少、喝得巧，到底是一个不会出卖你的朋友。

（选自李敖著《李敖文集》，内蒙古人民出版社，2002）

5

药品食品安全

5.1 凯尔西的救赎：让公众逃离"药害"

姚立新　编译

——凯尔西是为人类健康做出巨大历史贡献的伟人和标志性人物，是人类健康的守护神。文章简短有力，视作一个低调的纪念。

今年美国举行的所有 50 周年聚会上她似乎不会被提及，但很多庆祝活动将为她而举行。

96 周岁的凯尔西博士几乎失聪，手脚也不灵便了，就像她在华盛顿郊区已经褪色的住房一样不引人注目。尽管她的故事几乎被淡忘，但她曾经是美国最受尊敬的公务员，她将成千上万的新生儿从反应停（沙利度胺）的危害中拯救出来，她被视为现代药品监管制度的助产师。正因为这双重角色，她受到大家的颂扬。

今年 9 月 15 日，FDA 局长玛格丽特·汉堡授予凯尔西博士首个凯尔西奖。这项奖项在凯尔西博士做出杰出贡献半个世纪

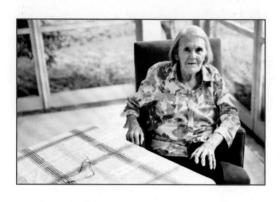

图 175　弗朗西斯·奥尔德姆·凯尔西博士

之际创立。今后该奖项将每年授予一位 FDA 员工。

50 年前，当凯尔西博士还是一位新到任的 FDA 官员时，她首次着手考虑辛辛那提威廉·S. 梅里尔公司销售的一种名为酞胺哌啶酮的镇静药的申请，这种药品在欧洲被大量处方用于妊娠后的晨吐。事实证明，这种药品（通用名反应停，沙利度胺更广为人知）引起了欧洲数千名新生儿在出生时发生四肢缺失或海豹肢畸形。凭借她对梅里尔公司申请材料的探查分析和坚持科学严谨的态度，凯尔西博士确保了这种药品在美国造成的不利影响远比其他受到这种药物有害影响的国家和地区有限。

沙利度胺导致的灾难促使美国国会通过立法，赋予美国 FDA 职权要求制药商证明他们的产品是安全有效的。此外，凯尔西博士协助撰写了对现在工业化国家几乎所有临床试验进行管理的条例，并成为对这些条例进行监督的首位官员。

"她对我们今天认为理所当然的科学体系产生了巨大的影响。"哈佛大学肯尼迪政府学院教授、《信誉与权力》一书的作者丹尼尔·卡朋特表示。《信誉与权力》这本 2010 年由普林斯顿大学出版社出版的著作被认为是 FDA 的权威历史。

凯尔西奖的设立也可能传达了汉堡博

士在一系列内部机构斗争中采取的立场的信号。在过去 20 年里的很多时间，FDA 在决策中强调效率多于强调确定性——这被认为是对业界友好的立场。这种立场降低了对安全性担忧的重要性，而有利于将潜在的治疗方式尽快推向市场。

但是，一系列对药品、医疗器械和视频安全性的争议，已使这家机构的一些药品官员强烈要求产品获得批准前应该提供更好的信息，并在内部游说一些有风险的产品应该退市，使得"以审批速度为导向"的保守势力处于守势。表彰被视为 FDA 内主张"安全第一"派别的守护神的凯尔西博士，会使那些呼吁更加谨慎者感到鼓舞。

年轻时

如果不是她的名字听起来像一位男性的名字，凯尔西博士可能永远不会到 FDA 工作。

凯尔西博士原名弗朗西丝·凯思琳·奥尔德姆，1914 年出生于加拿大不列颠哥伦比亚省，她被送往一所私立男孩学校就读，因为她的父母期望她能像她哥哥一样接受教育。在没有面试的情况下，她被芝加哥大学著名的药理学教授尤金·盖林聘用，原因在于这位教授把她的名字误认作弗朗西斯。当她在 1936 年收到录取通知书时，她意识到芝加哥大学的盖林教授弄错了，并询问麦基尔大学的一位教授是否该接受这样一份工作。

"在那段时间，当一位女性得到一份工作时，会被认为是剥夺了一位男性养育妻子和孩子的能力。"凯尔西博士在其家中接受一次采访时表示，"但我的教授讲：'别犯傻。接受这份工作，签上你的名字，再在后边的括号里写上小姐这一称谓。'"

她很快投入工作，帮助盖林博士建立了磺胺酰剂的毒理实验，由于其含有一种致命的工业溶剂，这种药品后来和一系列的死亡联系在一起。这一丑闻导致美国国会加强药品监管，使她在被视为 FDA 历史上的三个开创性事件中的两个事件中扮演了角色。

凯尔西小姐在芝加哥大学得到了哲学博士学位，很快令药理学系研究人员费里蒙特·埃利斯·凯尔西倾心。那个时候，她正尝试一种试验性的抗疟药，她变得非常胆怯。她被要求每 24 小时提供一次尿液，有一次收集尿液的时间刚好与凯尔西先生邀请她看戏的时间巧合。"于是我带上一个有密封塞和纸袋的小罐，在剧间休息时，我去到卫生间。"凯尔西博士笑着讲道，"然后，我感到恐慌。我能带着小罐回到座位吗？"

"当我步出卫生间的大门时，我未来的丈夫站在那里，他帮我接过袋子。我当时认为这是他可以做到的最为周到的事情。他知道我会担心。"

作为开始坚持清晰的有效性证据必须作为药品获批条件的科学家骨干的一部分，她在 1960 年到 FDA 工作，尽管当时美国国会还没赋予这家监管机构明确的权力来执行。那个时候，如果制药商在呈递申请给 FDA 后 60 天之内没有遇到反对，药品就能够销售；制药公司通常向医生提供新的药品并要求医生在患者中试验药物。这种测试是不可控的，已经成为轶事。

凯尔西博士要求对沙利度胺进行更好的测试。她也不信任梅里尔公司，这家公司曾经有同 FDA 对抗的历史。她很快发现酞胺哌啶酮在欧洲有与神经损伤有联系的报道——而梅里尔公司没有提供给她这些报道。

"我一整天都有那样的感觉，"在与这家公司高层举行的一次会议之后，她写道，"对于这种药品，他们从来都没有完全对我坦白，这种态度贯穿于我们之间的所有会议中。"

公司官员对支持凯尔西博士的上司抱怨。当酞胺哌啶酮引起可怕的出生缺陷变得确凿无疑时，这家公司悄悄撤回了申请。

凯尔西传奇

如果不是《华盛顿邮报》一篇头版报道，凯尔西博士在这个传奇中的作用将一直鲜为人知，这篇报道导致立法赋予 FDA 更多针对制药业的权力。时任美国总统的约翰·肯尼迪授予凯尔西博士杰出公民服务勋章，一幅凯尔西博士领奖时身着黑色礼服，手持白色坤包，看上去端庄、有活力的照片，成为这家监管机构的标志性图片。

"这是在缅因州，那年夏天肯尼迪总统回家，"凯尔西博士回忆道，"他非常英俊、风趣。"

随着 FDA 被赋予更多的权力，凯尔西博士着手与这家监管机构的同事撰写药物测试的规章，这些规章首创了人体试验必须经过三个完全分开的阶段，并加强了对人类的保护和利益冲突方面的规则。这些规章已被全世界采用。

就像历史学家卡朋特博士所讲的那样："在确定现在的现代临床科学条款和次序方面，她和 FDA 发挥了巨大作用。"

（译自 2010 年 9 月 13 日《纽约时报》原标题：The Public's Quiet Savior From Harmful Medicines）

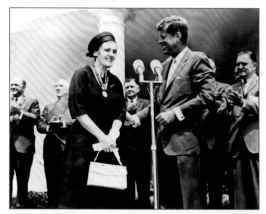

图 176 1962 年 8 月，肯尼迪总统授予凯尔西博士荣誉勋章

5.2 食物中毒及预防

作者：杰拉尔德·科利 [1]

人人依赖食品来维持生存，但有时食品也会使人得病。了解有关细菌和其他微生物污染食品的原因，有利于我们减少食物性疾病的危险。

许多人都有过食物中毒的体验。一场腹泻，经常伴随有呕吐，患者常常设想患病的原因是由于食用或饮用了某些食品或饮料引起的，这些食品或饮料或许是未处理好，或许是烹调不当，或许是变质了。

食物中毒（Food Poisoning）是一个不太恰当的术语，一系列微生物，包括：病毒、细菌、真菌、原生动物，能够引起这种污染。这些生物体通过两种可能的途径引起疾病。他们有可能是这样被真正污染

---

① 杰拉尔德·科利（Gerald Collee），英国爱丁堡大学医学微生物学教授。

的：微生物获得机会进入人体，并在体内繁殖。或是这样发生的：当微生物在食品上繁殖时产生了一种毒素，它能使得食用者中毒。因此较好的术语应是食物性污染和中毒（Food‐borne Infections and Intoxications）①。

并非所有引起疾病的微生物污染都会不可避免地引起疾病。在我们日常食用的食品中均含有少量的细菌污染，但并不对人体造成伤害。通常胃液的酸性和内脏中的其他保护措施足以杀灭食品中的细菌。那些在胃液中幸存的微生物还须与免疫系统抗争，免疫系统有能力杀死这些细菌，尤其当人们刚遭遇过这些细菌，对它还具有免疫力的时间，抵御能力将更强。食入大量的各种细菌比仅食入少量的有关细菌更易得病。如果污染的细菌和病毒是剧毒的，则更易引起疾病。因此，食入少量的剧毒的食品比食入大量的非剧毒食品更易得病。通常，食品的细菌污染是由于食品处理不当而引起细菌的大量繁殖而造成的。

为了避免产生大量的生物体繁殖问题，食品须保存在高于或低于细菌生长繁殖的温度中，即低于 50℃ 或高于 55℃。保存在此温度之间食品上的细菌会迅速地繁殖，而引起食品变质。有些细菌在食品中繁殖时会产生毒素，这类食物中毒最严重的例子是由肉毒杆菌引起的肉毒中毒（Botulism）：这类微生物仅能在缺氧的环境中生存，它所产生的毒素被称为"肉毒杆菌毒素（Botulinal Toxin）"。

当人食用了带有肉毒杆菌毒素的食品时，毒素被血液吸收，影响神经系统的活动。尽管患者意识清醒，但肌肉却麻痹

了，当毒素影响到心脏和呼吸系统的神经活动时，就会发生死亡。肉毒杆菌毒素可能是自然界中已知的最剧毒的毒素。病理学家估计，根据食入方式，1 克天然肉毒杆菌毒素能杀死 10 万至 1000 万人。

最常见的食物中毒是由葡萄球菌引起的细菌毒素中毒。葡萄球菌经常生存在炎症处，如睑腺炎、疖和被污染伤口处，也可生存在健康人体的鼻子和其他地方，但并不对人产生伤害。如果这种生物体有机会进入食品，在一定的条件下，它可以繁殖并产生毒素，这种毒素能引起急性呕吐，并常常伴随有头晕和重度脱水，结果能造成神志混乱。

葡萄球菌能生长在腌制过的和煮烧过的食品上，当奶制品、牛奶蛋糊和处理过的食品保存在暖和的或制冷不充分的条件下时也会产生这种病菌。

有些细菌并不在食用前的食品中产生毒素，而是在寄生体内产生毒素危害人体。例如：引起霍乱的病菌在非氯气处理的水中繁殖，当人饮用了这种水后，许多霍乱病菌进入肠道，并在那里释放出毒素，导致正常的水流倒流，肠道两旁的细胞中的盐分被吸出细胞膜，使大量液体泻出，而引起大量水泻。霍乱患者脱水迅速，如果没有通过适当的输液来补充失去的水分和盐分，霍乱就会导致患者迅速地死亡。

另一种和肉毒杆菌相近的细菌叫产气荚膜梭状芽孢杆菌（*Clostridium Perfringens*），当它在寄生体内繁殖时会产生毒素而造成食物中毒。在自然界中这种细菌广泛存在，它很容易从人和动物的排泄物中以及土壤和植物中分离出来。它也可以污

染伤口。

这一细菌的一族所产生的孢子抗热性很强，如果它们污染了食品，尤其是肉制品，它们在煮烧中仍能存活。如果此食品保存在温暖的地方，如医院或学校的大食堂，孢子就能够发育繁殖。

一旦食用了这些食品，这些细菌在肠道内就形成了孢子，在这一过程中，它们就产生了毒素而作用于肠道，在食用 9 至 12 小时，最长 1 至 2 天，就会发生痉挛疼痛和腹泻。除了老年人、婴儿和孕妇，这种病可以自我痊愈，而无须医治。

最著名的食物中毒源大概要数沙门菌（*Salmonella*），该细菌能引起伤寒、发热，并通过污染饮用水而传播。沙门菌菌种分布很广，但大量的此种病菌均属食物性污染这一族中。

1988 年，英格兰和威尔士报道了 27000 多起沙门菌污染的事件。毫无疑问，还有许多事件没有报告，多数事件并无关联，也不可能搞清污染源。505 例有关的事件中，60 例是由蛋引起的，而 60 例以外的有一半以上与某种特定的沙门菌有关。

被污染的母鸡能污染鸡蛋。这类血缘污染通常很少见，但经研究，在英格兰和威尔士的许多沙门菌污染是由于污染的鸡而引起的。屠宰后的鸡和鸡蛋外壳（也许是被粪便而污染的）可能带来污染。细菌可以污染母鸡的卵巢和输卵管，从而污染完整的鸡蛋的内部。这样，食用生的或轻度煮烧的被污染过的鸡蛋，例如，用蛋黄浆自制冰淇淋，就会造成沙门菌感染。

虽然只有少量的鸡蛋被污染过，但由于人们食用了大量的鸡蛋，结果使得食用鸡蛋而引起的沙门菌污染的事例数量相当可观。煮烧鸡蛋时一直要煮烧至将蛋黄中

存在的细菌全部杀死。

鼠伤寒沙门菌（*Salmonella Typhimurium*）是另一种常见的引起人们疾病的病菌。它的命名似乎是仅引起老鼠得伤寒疾病，但它也可以传染到很多动物，包括人类。

煮烧和储藏规则

我们所食用的食品很少是无菌的，实际上很多都被微生物污染过，并有可能造成疾病，因此，我们必须小心处理，尽可能减少食物中毒的危险。

有许多减少食品污染危险的方式。一种方法是排除我们所食用的谷物和动物中的可能存在的原生物，另一种方法是减少食品在整个销售过程中的被污染的机会。在家庭、餐厅和饭店准备食品时，应该有许多机会来减少污染的危险。

食品在被食用前要确信污染细菌已被杀灭，我们需要遵循以下的基本规则：

规则 1：在烹调前，深度冷冻的食品须完全解冻。烹调仅是加速食品的解冻，而不能使食品的内部温度上升到足以杀死细菌的水平。

规则 2：解冻中的禽肉会溢出受过污染的水滴到表体附近，所以解冻的鸡肉不能放在其他食品上，以防沙门菌随水滴污染其他食品。

规则 3：将清洁的食品的表面和那些接触过可能受过污染的食品的餐具分开。除非已经过消毒处理，否则用布擦洗食物表面将会带来污染。最好的方法是将布在热水中用清洁剂洗净然后挤干，或将布在含有次氯酸消毒剂的溶液中泡一段时间。用餐巾纸将是最安全的。

一次烧煮大量的食品可能出现更多的问题。大量食品的加热可能不均衡，迅速地冷却也相当困难，如牛肉的大关节的中

部或者踝部不能达到足够的温度从而不能杀死细菌或者它们的孢子。

由产气荚膜梭状芽孢杆菌引起的食物中毒给我们提供了一个例子。要想防止这类食物中毒，在烹调前，肉类须切成小块，大关节须加热到足够的温度和时间，确保任何致病的微生物已被杀灭。另外有一很重要的问题，食品在烹调后要在热的时候食用，否则，冷却后就须保存在必需的温度之中。

避免污染最理想的方法是在货源地消灭食品中的致病因素。这在家禽生产中相当困难，部分原因是由于沙门菌的污染相当普遍，另一方面是因为家禽在保存过程中变得很容易被污染。

我相信，肉制品和家禽的 γ 射线辐射能够使食品的污染趋于减少。有些人认为食品辐射消毒法可能被用来隐蔽那些不可接受的污染的事实。另一些人认为它会促使那些很明显需要更严格管理的食品生产线的一些担心现象。我认为这些担心是可以理解的，但它不应破坏我们的一些有价值的和急需的有关食品微生物控制的策略，只要具有相应的测试技术就可以。

清洁饮用水的提供和污水处理是保障公共健康安全的一个重要方面。

在处理食品时，除非经过各种微生物测试是安全的，否则食品都含有潜在的危险微生物。例如：有些人因食用沙门菌食品致病后，在一些时间内会继续排泄出微生物，他们被称为"带菌者"。在有些时候，伤寒患者可能变为"慢性带菌者"，而排泄出污染病菌，特别是那些从事食品行业的人，在重新工作前，通常要进行各种检查。

家庭要建立起与最好的餐厅同样的卫生标准。洗手是最基本的，在使用厕所后和准备食品前应该洗手。腹泻的患者不应为其他人准备食品，手上感染的地方和污染的伤口可能是葡萄球菌中毒的来源。

猫和狗可以携带大量的危险微生物。人们刚接触过犬和小猫后，除非他们已经洗净双手，否则不应进餐和准备食品。

（原载：New Scientist，1989 年 10 月 21 日。张蓓蓉译，《世界科学》，1990 年第 9 期，29-30)

5.3 回到厨房　自己动手——添加剂时代的谨慎生活

作者：李伟[1]

食品的魔术

一堆极为廉价的牛肉碎——是从牛骨头上剔下来几乎不能称之为肉的部分，黏糊糊、水分大、毫无味道可言——除了做宠物饲料外还有什么用？

首先加入一些廉价的蛋鸡肉馅，增加分量。接着加入"组织状大豆蛋白"，以便制作出柔软的感觉。这种大豆蛋白吃起来有肉味，也叫作"人造肉"，可以部分代替牛肉和猪肉，而且也是防腐抗氧化剂。

然后可以调味了。加入大量的牛肉浓汁、化学调味料；为了使口感嫩滑，还要加入猪油和淀粉；为了方便机器生产，加入黏稠剂和乳化剂；为了颜色好看，加入

---

① 李伟（1958—　），烟台市食品药品监督管理局局长。

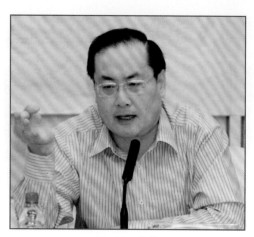

图 177 李伟

着色剂；为了延长保质期，就使用防腐剂、pH 值调整剂；防止褪色，就使用抗氧化剂。

于是，这堆黏糊糊的"牛肉"就可以做成肉丸了。食品制造商还要考虑调味汁的问题：首先把冰醋酸兑水稀释，用焦糖色素使其变黑，然后再加入化学调味料，做成"仿调味汁"。如果把番茄酱用着色剂上色，加入酸味剂，用增稠多糖类增加其黏度，就做出"仿调味番茄酱"。把这种汤汁浇在肉丸上，放入真空袋子里加热杀菌，就可以上市销售了。颜色漂亮、味道浓郁，而且价格便宜，零售价 100 日元，而其成本只需要 20 日元。

在二三十种食物添加剂的共同作用下，食品工业实现了"变废为宝"。日本的"食品添加剂之神"安部司[①]，在他的《食品真相大揭秘》中描述了这个神奇的过程。事实上，这个让家庭主妇汗颜的烹饪魔术，却是当今食品工业的真实写照。

果汁饮料的调制，也不由让人想起中学时代的化学实验。

先把着色剂加入水中，比如"黄 4 号"。加入酸味剂——0.2 克的维生素 C 以及柠檬酸，相当于 10 个柠檬的维生素 C 含量。然后再加入一成多的果葡糖浆增加甜度，加入柠檬香料，使这杯黄水开始散发出柠檬的清香。加入纤维素粉末，它是由"锯屑"做成的添加剂。于是水里开始混浊，营造出逼真的果汁感觉。接下来加入绿色的"甜瓜汁"，它由两种颜色混合制成：先在水里加入"蓝 1 号"着色剂，把水染成纯蓝色，然后加入"黄 4 号"着色剂，水就变成了纯绿色。好了，一瓶悬浮着"果肉"，散发着柠檬香气的酸甜的"柠檬果汁"大功告成。

如果想把它变成橘子汁，就加入"胭脂红"染色。"胭脂红"又叫着色剂 012，是一种常见的食品着色剂，由一种寄居于仙人掌中的红色虫子碾碎制成。它也可以用于衣服的染色或制作化妆品。

现代食品工业就如同一个魔术师，利用各种食品添加剂，可以快速生产出看起来鲜亮、吃起来可口、保质期更长，而且更便宜的食品。在各种化学成分的作用下，美味看起来唾手可得。

添加剂的世界

1795 年，法国人尼古拉·阿佩尔发明

---

① 安部司，日本人。从事食品添加剂推销工作 20 多年，人称"添加剂活辞典""食品添加剂之神"。他不仅熟知各种添加剂的作用和用法，并亲眼见证了食品加工生产的"幕后"。他曾受食品加工厂委托，用二三十种添加剂把黏糊糊的废肉制成好吃的肉丸。该产品上市后，大受孩子和妈妈的欢迎，销售很好。他一度为此骄傲，而当他亲眼见到女儿也在吃这种肉丸的时候，他才意识到，自己的家人也是自己开发的食品的消费者。他陷入深深的自责，于是从食品添加剂公司辞职。之后，他受邀开始做关于添加剂的演讲，因其通俗易懂和生动有趣而深受好评。著有《食品真相大揭秘》《恐怖的食品添加物》和《真相：我们究竟还能吃点啥？》等。

了罐头食品，给前线征战的法国大军提供了不易变质的食品，他也因此获得了拿破仑 1.2 万法郎的巨额奖金。以此为开端，食品生产开始从各家厨房和小作坊转向了工业化大生产，"工厂厨房"开始出现。按照人类学家、《烹饪、菜肴与阶级》的作者杰克·古迪的说法，工业食品是"朝向一种世界菜肴的发展"。

食品产生的模式发生了巨大变化。在前工业时代，原材料生产出后，在本地集市销售，由主妇或厨师采购，短时间内完成烹饪，送上餐桌。食物的生产、采购与消费在本地完成，它更多表现为一种服务而非产品。换句话说，食物从农田到餐桌之间的距离很短，原材料是天然食材。

工业时代的到来，打破了食品生产的原有模式，食物成为商品，开始大范围跨区域交易，食材到餐桌之间的旅程变长。妇女走出家庭参加工作，城市通勤时间加长，劳动时间增加，食物的消费模式也发生了变化。在这样的背景下，食品工业形成了四个基本环节：保藏、机械化生产、零售（批发）、运输。

田园式的食物生产模式被割裂。于是为了让一块蛋糕、一杯牛奶在经历漫长的历程后仍旧色彩诱人、香气扑鼻，就不得不使用食品添加剂。食品工程师们绞尽脑汁，通过合成化学的方法满足人们的口腹之欲。

事实上，从油条、豆腐开始，中国应用添加剂的历史已经很久了。早在东汉时期，就使用盐卤作凝固剂制作豆腐。从南宋开始，一矾二碱三盐的油条配方就有了记载，是老百姓早餐桌上物美价廉的食品。800 年前，亚硝酸盐开始用于生产腊肉。公元 6 世纪，农业科学家贾思勰还在《齐民要术》中记载了天然色素用于食品

的方法。世界范围内，在公元前 1500 年，埃及人用食用色素为糖果着色。公元前 4 世纪，葡萄酒就有人工着色的工艺。

工业革命后，随着现代化学的发展，食品添加剂从天然材料逐渐转变为人工合成。1856 年，英国人珀金（W. H. Perkin）从煤焦油中制取了染料色素苯胺紫，这是最早使用的化学合成食品添加剂。

今天我们走进超市，随便取下一瓶饮料、一块曲奇、一根火腿、一瓶酱油，上面的配料表上都会注明所用的食品添加剂：果胶、大豆多糖、柠檬酸钠、焦糖着色剂、山梨酸钾、碳酸氢铵、大豆磷脂……

这些单调拗口的专业名词，代表着丰富的"感官享受"。次亚氯酸钠可以给切过的蔬菜杀菌，让蔬菜更鲜亮；加入苯甲酸钠可以让碳酸饮料保持新鲜口感；碳酸氢钠可以使曲奇饼干膨松可口；环己基氨基磺酸钠（甜蜜素）能增加蛋糕和饮料的甜度；前面说的胭脂红可以让食物的颜色红亮诱人，如果改变它的 pH 值，又可以让它成为橙色的着色剂。工业时代，食品的美妙口感毫无例外地来自食品添加剂。无论是酸甜的糖果、香浓的零食，还是酥脆的饼干和柔软的蛋糕，都是食品添加剂的杰作。

消费者对食物的外观品质、口感品质、方便性、保存时间等方面提出了苛刻要求。按照家庭方式来生产，几乎不可能。如果不加入食品添加剂，只怕大部分食品都会难看、难吃、难以保存，而且价格高昂。在这个意义上，大规模的现代食品工业，就是建立在食品添加剂的基础上的。

1996 年，中国出台了 GB 2760《食品添加剂使用卫生标准》，规定了食品添

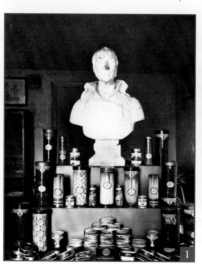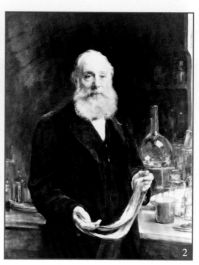

图 178 罐头食品与添加剂的发明者（1. 罐头食品发明者尼古拉·阿佩尔的塑像；2. 最早从煤焦油中制取染料色素苯胺紫的英国人珀金。摘自《生活周刊》）

剂的使用名称。目前在这个名单上，有 22 大类近 2000 种食品添加剂可以合法使用。按功能分类包括：酸度调节剂、抗结剂、消泡剂、抗氧化剂、漂白剂、膨松剂等。美国可以使用的添加剂有 45 类约 2000 多种。在全世界范围内，共有 5000 多种，其中大部分由人工合成。

对于加工食品来说，食品添加剂的好处是明显的。例如低盐酱菜和酱油中的防腐剂、方便面和各种曲奇点心等中的抗氧化剂，还有防止面包长霉的丙酸盐等。如果没有这些食品添加剂，很难想象食品能有足够的时间运输和出售。

添加剂能降低制造商的成本，不需要高超的烹饪技术就能够持续轻松地制作出品质划一、成本低廉的商品。

另一方面，食品添加剂也深深影响了现代人的生活。就如安部司所说："对于消费者来说，现在能够轻松、便捷地吃一顿饭，全是添加剂的功劳。因为有了添加剂，我们才不论何时何地都能轻易地填饱肚子。"

每个人每天都在与添加剂为伴。

一份火腿三明治使用 20 种以上的添加剂，包括：乳化剂、酵母粉、抗氧化剂（维生素 C）、调味料（氨基酸等）、pH 值调整剂、甘氨酸、磷酸盐（钠）、酪蛋白酸钠、增稠多糖类、发色剂（亚硝酸钠）、着色剂（类胡萝卜素、胭脂红）、香料。一份猪肉白菜的盒饭也含有 20 多种添加剂：调味料（氨基酸等）、pH 值调整剂、甘氨酸、增稠多糖类、焦糖色素、甘油脂肪酸酯、香料、酸味剂、山梨糖醇、壳聚糖、抗氧化剂（维生素 E）。

如果三餐都在外面解决，现代人一天的添加剂摄入量约为 10 克左右，大抵相当于一个人的盐的摄入量。不知不觉，每天摄入的添加剂的种类就高达六七十种。

无害与健康

在厂商与消费者的双重推动下，现代食品工业对于食品添加剂的依赖达到了空前的程度。2007 年，中国的添加剂总产量高达 524 万吨，销售额 529 亿元。在这个背景下，食品安全与添加剂的使用息息相关。

一方面，随着研究的深入，对于添加剂的安全性有了新的认识，添加剂的许可名单也在不断调整。比如作为面团调节剂，溴酸钾已有 80 多年的使用历史。但近年来，很多国家的研究显示，过量使用溴酸钾会损害人的中枢神经、血液及肾脏，并可能致癌。中国在 2005 年 7 月开始禁止使用溴酸钾。

另一方面，食品添加剂的生产存在着潜在风险。

在食品加工中，盐、化学调味料和蛋白水解物被称为"黄金三件套"，它们是工业食品美味的基础，用于制作粉末汤料、零食等所有的加工食品。以"黄金三件套"为基础，混入各种提取物，就能像变魔术一样做出多种味道。比如，牛肉味就能按照制造商的要求，做出"清汤牛肉味""香浓牛肉味""红烧牛肉味"等。制作蛋白水解物，有使用酶和盐酸两种方法，盐酸分解法是用盐酸对蛋白质强行进行分解，但使用盐酸有可能会产生含氯化合物。它是生产蛋白水解物时的副产品，被怀疑是一种具有致癌性的物质，如果制造商检测不严，就会产生危害。

同时，各种食品添加剂之间的相互作用以及它们与食物成分吸收利用之间的关系，至今仍然没有得到详尽的研究。因此，尽量避免摄入过多的食品添加剂仍然是明智的做法，特别是对于解毒机能尚未完全发育成熟的儿童。有研究发现，合成色素如柠檬黄等，会妨碍锌的吸收，而酥脆食品中的明矾和氢化植物油等原料不利于智力发育。

对于食品添加剂的使用标准，是基于无害的原则，但无害并不等于健康。

比如在饮料中应用较多的果葡糖浆，就存在着热量过多摄取的问题。500 毫升的饮料里，往往 10% 以上都是糖汁（糖分）。果葡糖浆的主要成分是葡萄糖和果糖，若转换成固体粉末，含有的葡萄糖超过 25 克，果糖超过 20 克。不经意间，喝了一瓶（500 毫升）饮料，就吸收了相当于 50 克砂糖所含的热量。

一些制造商过度追求色泽和口感而超标使用食品添加剂，甚至为了追求低成本、高利润而违规使用非法添加物。例如，糖精钠的甜度相当于蔗糖的 650 倍。按照市场价格，达到相同甜度用糖精钠只需要蔗糖价格的 1/50。但糖精钠是有机化工合成产品，是食品添加剂而不是食品，除了在味觉上引起甜的感觉外，对人体无任何营养价值。相反，食用较多的糖精钠时，会影响肠胃消化酶的正常分泌，降低小肠的吸收能力，使食欲减退。而为了使食物颜色鲜艳，抑制微生物增长，违规超量添加亚硝酸盐混合硝酸盐形成的防腐剂，就会产生致癌物质亚硝胺。

工业厨房之外，餐馆里的情况也不容乐观。

2007 年，卫生部监督中心对中国 23 个省市的餐饮场所进行了调查，一共涉及 1440 家各类餐厅。其中只有 420 家餐厅没有使用添加剂，有 160 家餐厅使用了食品添加剂以外的化学物质，这些物质有可能危害身体健康。其中包括：酸性金黄、碱性品绿等工业染料，溴酸钾、硼砂等国家禁止的添加剂，以及工业碳酸氢钠、工业明矾、工业过氧化氢和工业香精等。

更严重的是，一些非法添加物用于食品生产，如用吊白块漂白、用苏丹红染色，这将造成严重的公共卫生事件。

对于添加剂的超量和滥用则是公众健康无法回避的难题。除了政府监管外，公众苛刻的消费要求，也不断给添加剂的使用推波助澜。

顾客总是要求货架上的食品"色香味形"俱全。自家煮熟的肉会变成褐色，但人们却偏爱从市场或餐馆里买到的粉红色酱牛肉，制造者就要使用亚硝酸盐发色剂投其所好。自家切开的蔬菜刀口处会变黄，但在市场里却愿意选购鲜绿的半成品，供应商往往要用次亚氯酸钠处理蔬菜。正常情况下，油炸的食品稍微凉一点儿就会变软渗油，馒头放半天就会变硬发干。这些都是顾客所不愿容忍的自然现象，大部分人更愿意选购始终挺拔酥脆的煎炸食品以及几天后都能保持松软的面包。

对食物过于"完美"的期望，很难让制造商们给出一个完美答案。如此，唯有仰仗添加剂的效果。

从厨房出发

吃——无论如何都是人生大事。所谓"一吃二穿"，人生在世以肠胃为根本。但将食品添加剂从生活中驱逐出去的想法是不现实的。因为我们不可能自己发酵大豆做成酱油，也不可能不去餐厅吃饭。正是由于食品工业的发达，以及形形色色的添加剂，才使我们的饮食生活变得如此丰富、高效和"方便"，随时可以买到想吃的东西。

但要想真正避免摄入大量的食品添加剂，唯一的方法就是自己购买新鲜天然的食品原料，花费一些时间，回到厨房，回到家庭烹饪。

厨房里有各种调味料，包括酱油、砂糖、盐、醋等基本调味料。可能也有化学调味料谷氨酸钠（味精），此外像是添加剂的东西就是小苏打、发酵粉之类了。如果是自己腌咸菜，可能还有给萝卜咸菜上色的栀子色素。但是，在家里腌咸菜的时候，没有人会用防腐剂山梨酸，也不会用苯甲酸、增稠剂、胭脂红、亚硝酸钠和多聚磷酸盐。

即使自己动手做一份酱料或调味汁，也可以少摄入十几种添加剂。购买的食物加工度越高，使用的添加剂也越多。从健康的角度看，家庭烹饪的好处，不仅是避免食品添加剂，新鲜食物可以提供最平衡的养分、最多的保健成分、最多的膳食纤维，还能提高免疫力。

"如果一味追求'方便''快捷'，必然要牺牲一部分健康特性。因为，天然食物中的健康成分，很难在加工中完全保留；天然食物的美好特性，也只能存留非常短的时间。消费者应当接受这个基本事实。"健康与美味未必能够完美统一，这也是食品的本质。在安部司的饮食观中，现代人要心平气和地接受食品的天然特性，重视食品的自然品质，也就是接受食物的本来味道。

孔子在《论语·乡党》中说："食不厌精，脍不厌细。食饐而餲，鱼馁而肉败，不食。色恶，不食。臭恶，不食。失饪，不食。不时，不食。割不正，不食。不得其酱，不食。肉虽多，不使胜食气。唯酒无量，不及乱。沽酒市脯不食。不撤姜食，不多食。"

孔子不仅喜欢烹调精致，而且讲究卫生。变味的不吃，不新鲜的不吃，烹调手艺糟糕的不吃，反季节的食品不吃，调味不好的不吃，肉多了不吃，没有用规定的刀具、按照一定刀法切的肉也不能吃，市面上买的肉不新鲜的也不吃。

以今日的饮食科学看来，这些都是健康饮食的基本出发点：食材要新鲜，按季吃菜，少吃肉，少喝酒，多吃姜，切肉生熟分开，少下馆子。孔子一生坎坷，但最终活了73岁，在平均寿命30多岁的春秋时期已是高寿。这和他的"食经"是分不开的。

回到厨房，带给我们的并非只是身体的健康。

安部司发现习惯了用"黄金三件套"

调味的孩子们，对其他手工食品都不感兴趣，从而形成了"味觉破坏"。"蛋白水解物有着非常浓郁的味道，孩子们把这种味道当成了'好吃'的味道。很难找到不用这三件套的加工食品，就连那些尽量不使用添加剂的良心尚存的制造商，也由于蛋白水解物会提高销售额，而不愿意舍弃它。记住了'三件套'的味道的孩子们，只愿意吃方便面和零食，批评也听不进去。"

"吃一顿饭很快，但我们必须告诉孩子们，做饭要花多少功夫。希望大家明白，花功夫做出来的饭菜，不仅塑造了孩子们的身体，还塑造了他们的心灵。"安部司说，"吃是一种'获得生命'的行为。我们获得了其他生命体的生命而生存下来，孩子们也是能够感受到生命的宝贵与尊严的。"

（原载：《三联生活周刊》，2011年第19期，40-44）

第 **87** 卷

邮票上的毒物学

本卷主编
孙志昌

卷首语

邮票号称国家名片、百科全书。收集、整理、欣赏邮票和各种邮品，既可以增长知识，又可以陶冶情操。

本卷从全世界林林总总的数万枚邮票中，挑选出一部分国家和地区发行的与毒物有关的邮票和邮品，多方位、多层次地把人类与毒物斗争的历程展示在人们的面前。人们可以从邮票上的有毒植物、有毒动物、有毒矿物的图案，进一步认识毒物、了解毒物，趋利避害，开发利用毒物，让毒物为人类服务。从禁毒、戒烟与控烟和戒酒的邮票中，进一步了解各国政府和国际组织为了人类的健康如何管理毒物和怎样控制毒物的危害，体会人类与毒物斗争的艰难曲折及其长期性与艰巨性，激发人们如何采取更加智慧、更加有效的方法控制毒物的危害，保护自身的健康与发展。从重大事件的纪念邮票和怀念科学家与毒理学家的纪念邮票中，了解历史上那些值得回顾的、具有历史意义的与毒物有关的人和事，缅怀科学家与毒理学家探求真理、不怕牺牲的科学精神，为揭示自然界奥秘所做的不懈努力，以及所取得的丰功伟绩，启发当代青年继承和发扬科学精神，前赴后继，为人类战胜毒物的危害做出更大的贡献！

小小的邮票，方寸天地中的大世界。邮票是一个窗口，从窗口望去，大千世界尽在方寸之间，从一枚枚图案精美、设计别致的邮票中，我们能读到的不仅仅是它表面的故事，还有道不尽的内涵。收集、整理和欣赏世界有关毒物的邮票，展示社会与经济、文化与发展、历史与未来、真情与关爱给我们带来的无尽启迪，进而证明它们是世界文明史的重要组成部分，是自然科学史和社会科学史研究中的一个不可缺失的范畴，也是毒物文化史研究不可遗忘的"后花园"。

1

邮票上的有毒植物

1.1 古代用于麻醉的有毒植物邮票

在古代印度、古代巴比伦、古代希腊等国家，医生们采用罂粟、莨菪、曼德拉草进行麻醉。13世纪，狄奥多里克（Theodoric）在著名的波伦亚大学进行手术时，将浸有麻醉性药曼德拉草的布块放在患者的鼻孔旁做手术，这是古代最早使用含有现代麻醉意思的记载。

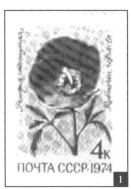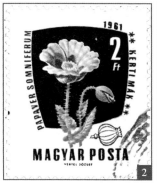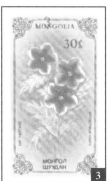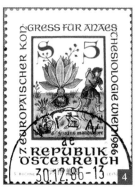

图179 古代用于麻醉的有毒植物（1.罂粟，前苏联；2.罂粟，匈牙利；3.莨菪；4.曼德拉草）

1.2 中国发行的有毒植物邮票

1982年5月20日，为了宣传中国丰富的植物资源，介绍中草药知识，中国发行了一套《药用植物（第二组）》特种邮票，全套共六枚，由北京邮票厂制作出品。邮票图案分别为萱草、贝母、乌头、百合、天南星、芍药，其中萱草、乌头和天南星是常见的有毒植物。

中国台湾地区于2000年9月8日发行了一套以有毒植物为题材的特种邮票（特414），全套共四枚，选取了较常见的容易接触到的四种有毒植物，即石蒜、海檬果、鸡母珠和夹竹桃。这套邮票由中华彩色印刷公司印制，以此提高民众对毒花、毒草等植物的识别与防范，避免误食、误触中毒。

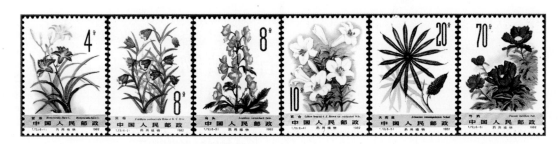

图180 《药用植物（第二组）》特种邮票（从左到右：萱草、贝母、乌头、百合、天南星、芍药。中国发行，1982）

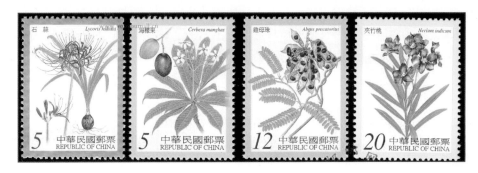

图181 中国台湾地区发行的有毒植物特种邮票（从左到右：石蒜、海檬果、鸡母珠、夹竹桃。特414，2000）

1.3 有毒蘑菇邮票

许多食用菌和毒蘑菇的外观特征非常相似，科学家还没有发明一种快速可靠的毒蘑菇鉴别方法，仍然需要借助显微镜等工具才能准确辨别，因此，常有误食毒蘑菇中毒的事件发生。蘑菇中毒病例按中毒的症状分为胃肠炎型、神经精神型、溶血型、肝脏损害型、呼吸与循环衰竭型、光过敏性皮炎型六种类型。

世界上第一套蘑菇邮票是1958年由罗马尼亚发行的。之后蘑菇邮票逐渐出现。蘑菇属的可食用并能人工栽培的四孢蘑菇（*A. Campestris*），又叫雷窝子，成为第

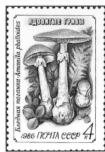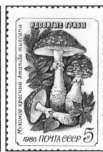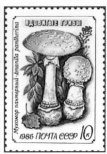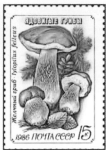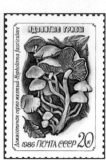

图182 前苏联发行的毒蘑菇邮票（从左到右：毒鹅膏、飞伞菌、豹斑毒伞、胆状菇、灰黄假密环菌）

一枚蘑菇属邮票。

前苏联于 1986 年发行了集邮者称之为《采集蘑菇手册》的一套五枚的有毒蘑菇邮票。有人评论说："到树林采蘑菇时，一定要随身携带这套邮票，那时，你的筐子里只会有好蘑菇。"

俄罗斯于 2003 年发行蘑菇整体邮票，一套五枚。邮票的图案是与可食用蘑菇相似的有毒蘑菇。五枚邮票以横连方式印制，形成一板五套的新型版邮票。

前捷克斯洛伐克于 1989 年发行了有毒蘑菇新票五枚。

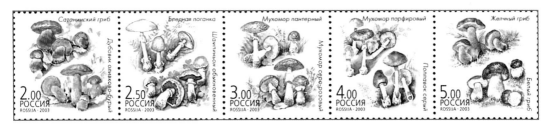

图 183 俄罗斯发行的与可食用蘑菇相似的有毒蘑菇邮票（2003）

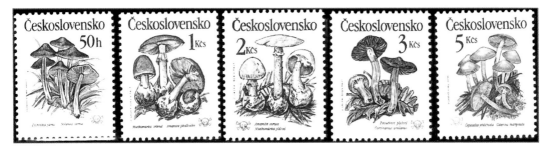

图 184 前捷克斯洛伐克发行的有毒蘑菇邮票（1989）

1.4 具有地区特色的有毒植物邮票

有毒植物的分布不仅与自然环境有关，而且与人类的经济活动有关。一些国家发行的有毒植物邮票，一方面是为了展示其资源优势，另一方面是为了体现地区经济特色和对人类健康的关切。例如：欧洲有毒植物邮票中的欧乌头、石蒜、毛曼陀罗、黄海棠等，亚洲有毒植物邮票中的曼陀罗、草麻黄、满山红等，美洲有毒植物邮票中古巴的烟草、美国的毒橡。

此外，保加利亚于 1989 年发行了有毒有害植物邮票，一套五枚。克罗地亚发行了橡树的邮票。克罗地亚有八种橡树，其中重要的有普通橡树、欧洲橡树和冬青槲。

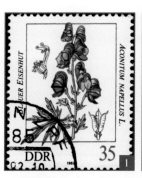 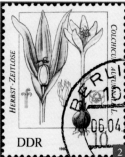 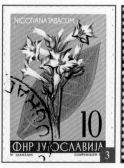 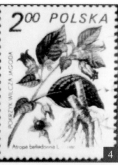

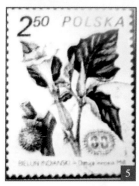 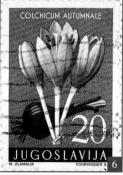 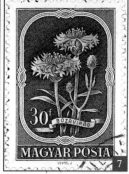 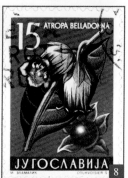

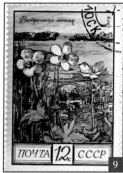 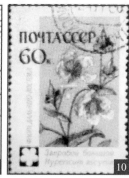 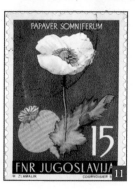

图 185 欧洲有毒植物邮票（1.乌头，原东德；2.石蒜，原东德；3.烟草，前南斯拉夫；4.颠茄，波兰；5.毛曼陀罗，波兰；6.秋水仙，前南斯拉夫；7.矢车菊，匈牙利；8.颠茄，前南斯拉夫；9.白头翁，前苏联；10.黄海棠，前苏联；11.罂粟，前南斯拉夫）

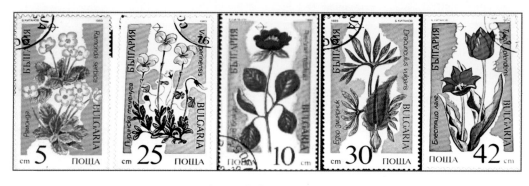

图 186 保加利亚有毒有害植物邮票（1989）

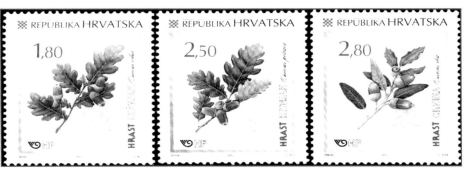

图 187 克罗地亚的橡树邮票（从左到右：普通橡树、欧洲橡树、冬青栎）

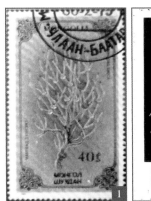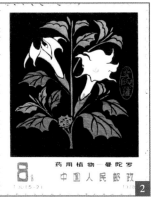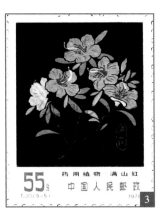

图 188 亚洲有毒植物邮票（1.草麻黄，蒙古国；2.曼陀罗，中国；3.满山红，中国）

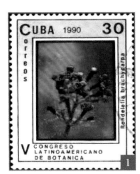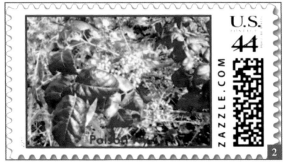

图 189 美洲有毒植物邮票（1.烟草，古巴；2.毒橡，美国）

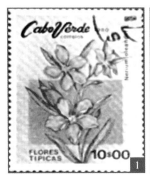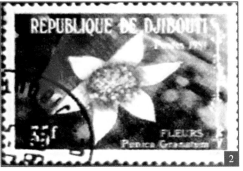

图 190 非洲有毒植物邮票（1.欧洲夹竹桃，佛得角；2.石榴，吉布提）

2

邮票上的有毒动物

在动物界众多的有毒动物中，人们对蜂、蚂蚁、毒蝎、蜘蛛、毒蛙和毒蛇这些既有剧毒又有应用价值的有毒动物情有独钟，且这些有毒动物在发行的邮票中比比皆是。

2.1 爬行动物中的毒蛇

世界上已知的蛇类有 3000 多种，它们的体型大小相差悬殊。蛇的身体覆盖着鳞片，腹部着地，匍匐前进。蛇分为无毒蛇和有毒蛇，毒蛇的最重要特征是口腔上颌生有毒牙，如眼镜蛇、蝮蛇、金环蛇、银环蛇等。为普及养蛇知识，一些国家发行特种邮票介绍当地的和世界上的有毒蛇类（图 191、图 192）。

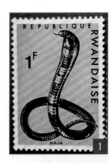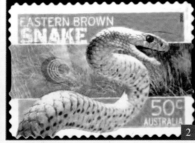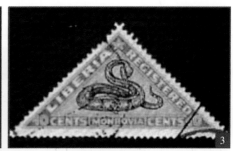

图 191 邮票上的毒蛇（1. 克罗地亚；2. 博茨瓦纳；3. 卢旺达；4. 澳大利亚；5. 利比里亚）

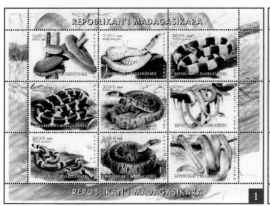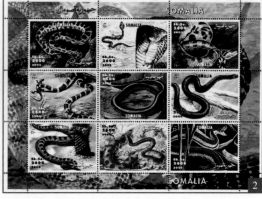

图 192 蛇类邮票小本版（1. 马达加斯加；2. 索马里）

2.2　节肢动物中的毒蝎与毒蜘蛛

节肢动物的体躯由一系列的体节组成，由于毒蝎、毒蜘蛛皆具有药用价值，一些国家发行特种邮票加以宣传（图193）。

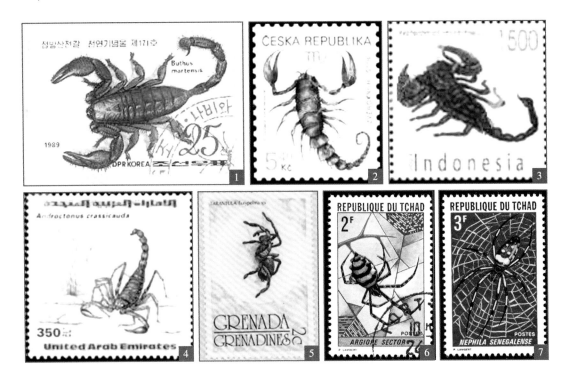

图193　节肢动物中的毒蝎与毒蜘蛛（1.毒蝎，朝鲜；2.蝎子，捷克；3.蝎子，印度尼西亚；4.蝎子，阿拉伯联合酋长国；5.毒蜘蛛，格林纳达；6—7.毒蜘蛛，乍得）

2.3　两栖动物中的毒蛙

毒蛙是森林中很显眼的两栖动物，特别是箭毒蛙的体表有鲜艳的颜色也是一种警告色，表明它有毒，天敌看见后就不会捕食，达到保护自己的目的。这是进化的结果。一些国家发行毒蛙的特种邮票，受到爱好者的青睐（第250页图194）。

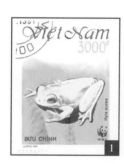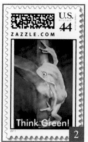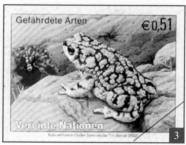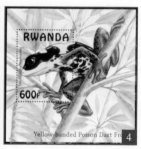

图 194 两栖动物中的毒蛙 （1.毒蛙，越南；2.绿色箭毒蛙，美国；3.毒蛙，联合国；4.黄带状毒箭蛙，卢旺达）

2.4 昆虫纲中的毒蜂与蚂蚁

昆虫纲是动物种类最为丰富的类群，其中蜂、蚂蚁等动物与人类的生活、健康以及经济发展有某些特殊的联系。蜜蜂帮助植物授粉，蜂蜜是一种营养食品，但被毒蜂蜇伤除引起刺伤局部的反应外，还可以引起神经、溶血和出血等全身症状。此外，蚂蚁的药用价值也十分独特。一些国家为了普及相关知识，发行了特种邮票（图 195）。

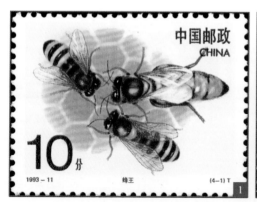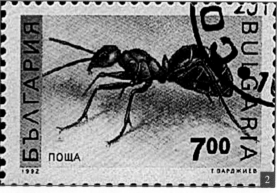

图 195 昆虫纲中的毒蜂与蚂蚁 （1.蜜蜂，中国；2.蚂蚁，保加利亚）

3

邮票上的有毒矿物

3.1 具有强烈毒性的矿物邮票

有些矿物具有强烈的毒性。现代国家发行了专题邮票，一方面展示矿物资源，另一方面希望引起对其毒性的关注。

吉尔吉斯斯坦发行的重晶石邮票

毒重石成分是碳酸钡，曾用作毒鼠药。毒重石常与重晶石、方解石等共生于低温热液脉中。用于玻璃、制革、颜料、陶瓷工业。不溶于水，但溶于酸中，易被消化道吸收。致死剂量为 0.8 克。

中国发行的雌黄邮票，圣多美普林西比发行的雄黄邮票

雌黄、雄黄紧密共生于低温热液矿床中，二者成分类似，颜色深浅不同。雄黄长期暴露于日光、空气之下会转换为雌黄，同时产生三氧化二砷（即砒霜）。长期接触雌、雄黄会导致慢性砷中毒，主要为胸背手足皮肤颜色变暗、手足掌长厚茧或长疔（砷疔）、皮肤瘙痒、四肢麻木、四肢酸痛、经常失眠、记忆力减退等症状。

中国发行的辰砂邮票

辰砂又称朱砂和丹砂，是含汞的主要矿物，用于提炼汞以及制造硝酸汞、硫酸汞、氧化汞、氯化汞等。辰砂可入药，但有大毒。人体血液中汞的安全浓度为 1 微克/10 毫升，当到达 5~10 微克/10 毫升时，就会出现明显中毒症状。

原东德发行的方铅矿邮票

方铅矿颜色呈铅灰色，条痕呈灰黑色，金属光泽，是自然界分布最广的含铅矿物，在中低温热液矿脉及接触交代矿床中产出，伴生矿物有闪锌矿、黄铜矿、黄铁矿、方解石、石英、重晶石、萤石等。它是炼铅的最重要的矿物原料，而含银的方铅矿又是炼银的重要原料。铅进入呼吸道、消化道会造成中毒。

几内亚发行的胆矾邮票

胆矾是含铜硫化物在氧化带经氧化分解的次生矿物。硫酸铜极易溶于水，如果饮用水中铜含量超过 1.0 毫克/升就会引起中毒。慢性中毒者，毛发可呈绿色，牙龈有绿色铜线，肺部具绿色铜斑。

西南非发行的砷铅矿邮票，中国台湾发行的硫砷铜矿邮票

砷铅矿和硫砷铜矿都是含砷的矿石，常用于提炼砷。水解或与酸作用时则能产生毒性极强的砷化氢，往往发生意外中毒事故。例如用水浇熄炽热的含砷矿物的炉渣时，即可产生大量的砷化氢而引起急性中毒。潮湿空气接触含砷的硅铁或炉渣也可产生足够危害量的砷化氢，因此，清除炉子的工人、仓库工作人员或运输工人，如不注意安全操作，很可能发生急性中毒的危险。

此外，砷黄铁矿也称为"毒砂"，是一种铁的硫砷化物矿物。常用于提炼砷，其砷含量达 46%。毒砂属单斜晶系斜方柱晶类。如果锤击它，可发出蒜臭味。将毒砂砸成小块，除去杂石，与煤、木炭或木材烧炼，然后升华，即为砒霜。

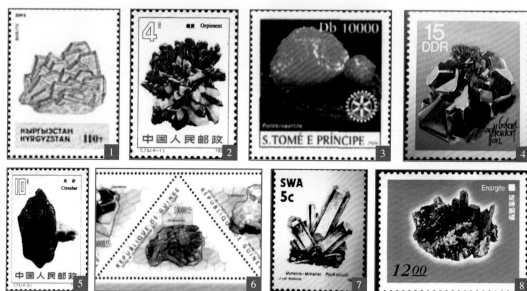

图 196 具有强烈毒性的矿物邮票（1.重晶石，吉尔吉斯斯坦；2.雌黄，中国；3.雄黄，圣多美普林西比；4.方铅矿，原东德；5.辰砂，中国；6.胆矾，几内亚；7.砷铅矿，西南非；8.硫砷铜矿，中国台湾）

3.2 特殊条件下致命的矿物邮票

在特殊条件下致命的矿物邮票有如下几种。

白俄罗斯发行的钾石盐邮票和原东德发行的石盐邮票

钾石盐的化学成分是氯化钾。钾石盐和石盐性质极相似，但钾盐味苦咸且涩，火焰为紫色；而石盐味咸，火焰为黄色。人口服多量氯化钾会造成心律失常。特别是高血钾是一个很危险的征象，容易导致心脏骤停。另外值得一提的是，与钾石盐和石盐伴生的光卤石（亦称砂金、卤石）易于潮解，《白毛女》中的杨白劳是喝卤

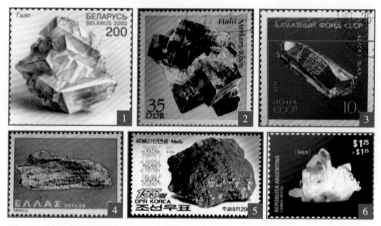

图 197 特殊条件下致命的矿物邮票（1.钾石盐，白俄罗斯；2.石盐，原东德；3.金刚石，前苏联；4.石棉矿，希腊；5.蛇纹石，朝鲜；6.石英石，阿根廷）

水死的，光卤石是卤水结晶产物，里面的氯化镁就是置人于死地的物质。

前苏联发行的金刚石邮票

金刚石的化学成分是纯碳，摩氏硬度为10，是自然界中已知的最坚硬的物质，由于微量元素的混入而呈现不同颜色，性脆、透明，不怕强酸、强碱的侵蚀。日光照射后，夜晚能发出淡青色磷光。X线照射，发出天蓝色荧光。金刚石具有疏水亲油的特性，当人误服金刚石粉末后，金刚石粉末会粘在胃壁上，在长期的摩擦中，会让人得胃溃疡，不及时治疗会因胃出血而死亡。

希腊发行的石棉矿邮票，朝鲜发行的蛇纹石邮票

石棉是天然纤维状矿物的集合体。按其成分和内部结构，通常分为蛇纹石石棉和角闪石石棉两大类。石棉本身并无毒害，在工业、建筑中具有广泛的用途。但细小的石棉纤维被吸入人体内，附着并沉积在肺部，可导致肺癌、间皮癌、胸膜或腹膜癌和石棉沉着病（因肺内组织纤维化而令肺部结疤，亦称为石棉肺）。因此，石棉是较强的致癌物。

阿根廷发行的石英石邮票

石英是成分为二氧化硅的系列矿物，常见者为三方晶系。石英本身无毒，但是吸入肺中会导致硅肺。如果长期吸入大量含游离二氧化硅的粉尘微粒，会引起以肺纤维化为主要病变的全身性疾病。

3.3 含有毒元素的矿物邮票

有些矿物本身一般无毒，但在冶炼和使用中释放出的有毒物质可能会对人造成伤害。

前苏联发行的绿柱石邮票

绿柱石是铍的工业来源。绿柱石本身无毒，但铍有剧毒。用绿柱石冶炼铍时，往往以粉尘、烟雾、蒸气形式经呼吸道吸收造成铍中毒。

科摩罗发行的羟铜辉石和铬铁矿邮票

铬铁矿是岩浆成因矿物，产于超基性岩中，当

含矿岩石遭受风化破坏后，铬铁矿常转入砂矿中。铬矿石和铬冶炼时的粉尘和烟雾以及生产过程中产生的六价铬化合物有

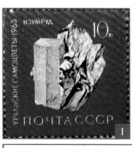
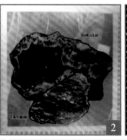
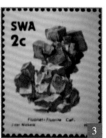
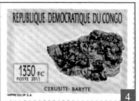
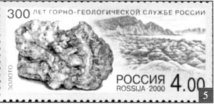

图 198 含有毒元素的矿物邮票（1.绿柱石，前苏联；2.羟铜辉石和铬铁矿，科摩罗；3.萤石，西南非；4.重晶石，民主刚果；5.自然金，俄罗斯）

毒，主要侵害皮肤和呼吸道，并具有腐蚀作用。

西南非发行的萤石邮票

萤石又称为氟石，氟是人体必需的微量元素之一，但氟过量可能引起慢性或急性中毒。地方性氟中毒是一种全身性疾病，它不仅会影响骨骼和牙齿，还会影响心血管、中枢神经、消化、内分泌、视器官、皮肤等多种器官系统。

民主刚果发行的重晶石邮票

重晶石的主要成分是硫酸钡，无毒。

但重晶石有时会和有毒的碳酸钡（毒重石）共生。当应用混杂有可溶性钡盐的硫酸钡作为胃肠造影剂时，有发生急性中毒致死的案例报告。

俄罗斯发行的自然金邮票

自然金矿的开采一般使用剧毒的氰化物（氰化物可以将金从矿石中溶解出来，再用锌将金置换出来，这是最常用的冶炼手段），会对环境造成直接污染。凡是有小金矿、个人采金的地区，氰化物污染十分严重。

3.4 放射性矿物邮票

放射性矿物邮票有以下几种。

法属南极领地发行的锆石原石与锆石刻面石邮票

锆石（Zircon）亦称"锆英石"，日本称为"风信子石"。除含有硅酸锆外，还含有铪、稀土元素、铌、钽、钍、铀等。宝石学中依据锆石中放射性元素影响折光率、硬度、密度的程度将它分为"高型""中间型""低型"三种。高型锆石是岩浆早期结晶的矿物，不含或少含放射性元素，对人体无害。低型锆石则具有较强的放射性。锆石也是一种常见的釉料，瓷器、瓷砖

使用釉料不当会给使用者带来放射性伤害。花岗岩建材的放射性也主要和锆石有关。

美国发行的磷酸铝石邮票

磷酸盐矿物是独居石的主要成分。独居石具有放射性。富钍独居石遇明火能燃烧，其中的放射性物质可形成放射性灰尘，污染环境，危害人们健康。

西南非发行的蓝铜矿、黄硅、钾铀矿混合体邮票

它们是晶质铀矿的成分之一。晶质铀矿呈肾状，钟乳状隐晶质或非晶质集合体称为沥青铀矿，松散隐晶质或非晶质的无光泽粉末状、土状集合体称为铀黑。它们往往具有放射性。

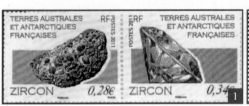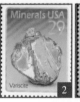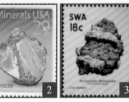

图 199 放射性矿物邮票（1.锆石原石与锆石刻面石，法属南极领地；2.磷酸铝石，美国；3.蓝铜矿、黄硅、钾铀矿，西南非）

4

禁毒邮票

吸毒是一种丑恶的社会现象，为唤起人们对反毒斗争紧迫性的重视，全世界有 50 多个国家和地区发行过宣传禁毒的邮票。在禁毒邮票的设计方面，各国依据自身不同的文化背景，设计出构思各异的禁毒邮票，表现了禁毒斗争的方方面面。

4.1 识别毒品的禁毒邮票

俄罗斯在 1995 年 1 月 3 日发行了一套一枚的禁毒邮票，是"联合国禁止药物滥用 10 年"的纪念邮票，图案为毒瘾发作的人，周围是毒药和注射器，形象地介绍了多种毒品通过各种渠道对人体造成毒害。2003 年 5 月 25 日，俄罗斯发行了一套一枚"第二届世界反毒品大会"的纪念邮票，图案为：地球、标有俄文"没有毒品的 21 世纪"、禁止药物滥用和毒品贩运的国际协会会徽（毒蛇缠在剑身上），此次大会在莫斯科举行，同时还发行了一枚首日封和莫斯科邮戳。

老挝发行的禁毒邮票的构图显示早期毒品都是从天然植物罂粟中提取的。

埃及发行的禁毒邮票小型张以椭圆形绿色的罂粟为主图，告诫人们识别毒品、远离毒品。

阿富汗 2003 年发行的禁毒邮票显示在罂粟果实上划上一刀，流出白色的汁液，干结后就成为鸦片。

吉尔吉斯斯坦 2008 年发行的禁毒邮票告诉人们，鸦片经过提纯，得到白色结晶粉末的吗啡，再添加特定的化学物质进行加工，就合成为俗称"白粉"的海洛因。

秘鲁 2008 年发行的禁毒邮票则用学校竞赛的绘画和绘图表现大麻是一年生草本植物，是当今世界最廉价、最普及的毒品。

  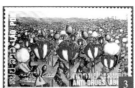 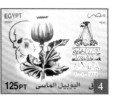 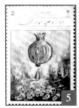 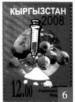 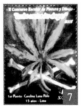 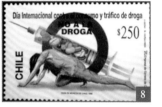

图 200 识别毒品的禁毒邮票（1.俄罗斯，1995；2.俄罗斯，2003；3.老挝；4.埃及，小型张；5.阿富汗，2003；6.吉尔吉斯斯坦，2008；7.秘鲁，2008；8.智利）

智利发行的禁毒邮票采用了针筒来象征吸毒，针筒内装有外观五颜六色的合成片剂毒品，如冰毒、摇头丸等。这些新型毒品正在诱惑、毒害青年一代。

4.2 吸毒危害健康的邮票

吸食毒品会使人在生理和精神上对毒品产生严重的依赖性，并危害健康。德国、摩纳哥、阿拉伯联合酋长国分别发行的禁毒邮票，图案中都表现了这个主题。波兰发行的禁毒邮票，形象地说明谁沾染上毒品谁就等于拥抱了死亡。在一些国家发行的禁毒邮票中还以枯骨、屠刀、魔手等来表现毒品对人体的危害。圣卢西亚发行的邮票上，一个鬼魂拥抱着墓碑，碑上还用鲜血写着"毒品"字样，令人寒怵。早期的吸毒者多为口吸方式，当毒瘾增大不能满足需要时，就改用静脉注射。而静脉注射极易感染各种疾病，是艾滋病的主要传播方式之一。摩尔多瓦发行的一枚"防艾滋病"邮票，主图为刺向心脏的注射器。

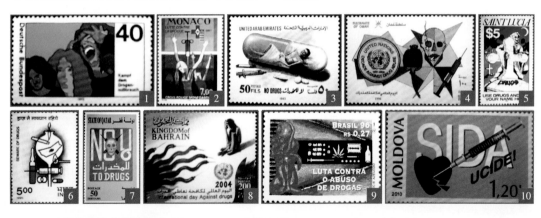

图 201 吸毒危害健康的邮票（1.德国，1973；2.摩纳哥，1979；3.阿拉伯联合酋长国，1993；4.阿曼；5.圣卢西亚；6.印度；7.卡塔尔；8.巴林；9.巴西；10.摩尔多瓦）

4.3 警示毒品肆虐全球的邮票

毒品似毒蛇一般肆虐着地球上的人类，世界各国都在采取各种措施广泛开展禁毒工作，严厉打击吸毒、贩毒违法犯罪行为。阿拉伯联合酋长国和孟加拉国发行的禁毒邮票，主图形象地向世人警示了这个主题。尤其是老挝、泰国、缅甸三国边境相连的被称为"金三角"的地区，成为世界上毒品主产地之一，这三个国家相继发行禁毒邮票的同时，在国内积极开展禁毒工作。在阿富汗、巴基斯坦、伊朗三国的交界地区是继"金三角"之后崛起的世界鸦片类毒品的又一个重要产地——"金新月"，阿富汗、巴基斯坦也都发行了禁毒题材的邮票。尼日利亚、马来西亚、越南、阿根廷、巴西、墨西哥等国政府为了加大打击毒品犯罪的力度，共建美好家园，开展了各种形式的禁毒活动，配合这些活动的开展，相应地发行了具有本国特征的禁毒邮票。尤其越南发行的禁毒邮票，左侧是罂粟花及注射器，右侧是健康的成人和儿童，而中间则是一只大手，表示断然拒绝毒品。巴西发行的禁毒邮票，画面上是一支寓意供注射吸毒用的注射针筒，上面被打上红色大叉，表示禁止注射吸毒，图案简洁明快、寓意深刻。

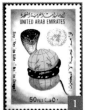 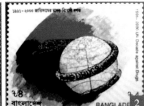 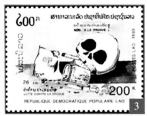 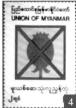 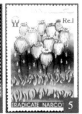

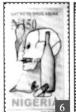 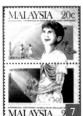 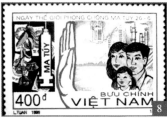 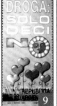 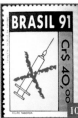 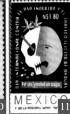

图 202 警示毒品肆虐全球的邮票（1.阿拉伯联合首长国；2.孟加拉国；3.老挝；4.缅甸；5.巴基斯坦；6.尼日利亚；7.马来西亚；8.越南；9.阿根廷；10.巴西；11.墨西哥）

4.4 教育青少年远离毒品的邮票

当代世界各国面临的有关毒品的问题是：吸毒者日益年轻化。吸毒者一旦出现

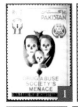 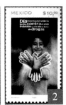 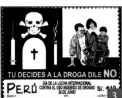 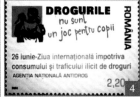 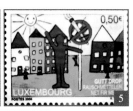

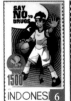 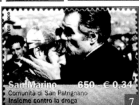 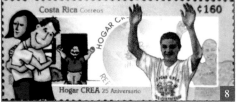 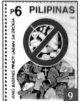

图 203 教育青少年远离毒品的邮票（1.巴基斯坦；2.墨西哥；3.秘鲁；4.罗马尼亚；5.卢森堡；6.印度尼西亚；7.圣马力诺；8.哥斯达黎加；9.菲律宾，一套四枚中的第二枚）

在一个家庭，就会给这个家庭带来灾难，使得鸡犬不宁，甚至家破人亡。因此，加强对青少年的禁毒教育成为各国的当务之急。巴基斯坦、墨西哥、秘鲁、罗马尼亚发行的邮票图案，主题都突出禁毒对家庭是多么重要。

吸毒是一种社会丑恶现象，针对青少年的宣传教育：卢森堡将"孩子远离毒品"的绘画比赛获奖作品搬上邮票；印度尼西亚的邮票上一个正在玩篮球的孩子喜欢运动，摆手拒绝毒品；圣马力诺和哥斯达黎加发行的邮票画面显示家庭和社会欢迎迷途孩儿的回归；菲律宾采用儿童画形式发行了一套四方连邮票，告诫青少年远离毒品，健康生活。

4.5 为禁毒与纪念活动发行的邮票

20 世纪 60 年代之后，毒品在世界范围内泛滥蔓延，全球每年交易额仅次于军火的交易。1971 年，美国发行了一枚题为《防止滥用药物》的邮票，画面为蓝色背景上一个蜷曲着身体、表情十分痛苦的少女。题中的"药物"，其实指的就是毒品。

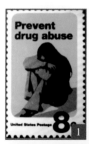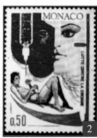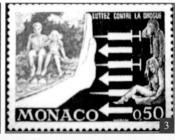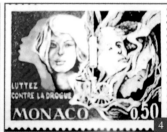
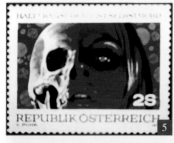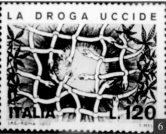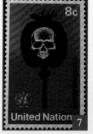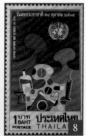
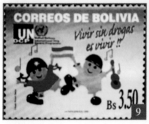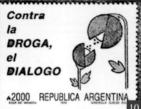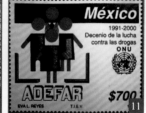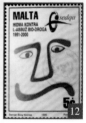

图 204 为禁毒与纪念活动发行的邮票（1.美国发行的《防止滥用药物》邮票，1971；2.摩纳哥发行的《禁毒运动》，1972；3—4.摩纳哥，1973；5.奥地利；6.意大利；7.联合国，1973；8.泰国，1976；9.玻利维亚，1999；10.阿根廷；11.墨西哥纪念"国际禁毒十年"；12.马耳他纪念"国际禁毒十年"）

用少女作为毒品的受害者，更容易引起人们对毒品的憎恨和对受害者的同情。这是世界上第一种以反毒品为主题的邮票。1972年摩纳哥发行了题为《禁毒运动》邮票。随后的一年内，摩纳哥又相继发行了两次禁毒邮票。奥地利、意大利也在20世纪70年代发行了禁毒邮票。联合国也于1973年发行了三种禁毒邮票，画面相同，图案都是罂粟球果包裹中的骷髅，不由让人产生强烈的惊惧和震撼。泰国在1976年发行了一枚题为《联合国日》的邮票，图案中的注射器和药片寓意毒品，整个画面彰显联合国在禁毒工作中所起的主导作用。1987年6月12日，联合国在奥地利维也纳召开了关于麻醉品滥用和非法贩运问题的部长级会议，并提出了"爱生命、不吸毒"的口号。同年12月，第42届联合国大会通过决议，正式把每年的6月26日确定为"国际禁毒日"。从1992年起，国际禁毒日每年都有一个活动主题，如1999年的活动主题为"亲近音乐，远离毒品"，玻利维亚发行的邮票较好地诠释了这个主题。为纪念联合国将1991—2000年确定为"国际禁毒十年"，马耳他和墨西哥发行的禁毒邮票将此作为主题。

5

戒烟与控烟邮票

5.1 世界上最早的戒烟专题邮票

世界上有许多国家为配合戒烟活动，纷纷发行宣传吸烟有害、提倡戒烟和控烟题材的邮票，其设计都各具特色，妙趣横生。如 1976 年 4 月，为纪念"世界卫生日"，前捷克斯洛伐克曾发行了一枚名为《与吸烟做斗争》的邮票，图案上有一男一女正在吸烟，袅袅青烟缭绕身旁，二人的头顶上有一个骷髅头，表示吸烟象征着死亡。1976 年 10 月，泰国发行了一枚题为《联合国日——反对烟、酒、毒》的邮票，这是世界上最早的两枚戒烟专题邮票。迄今为止，

世界已有 60 多个国家和地区发行了各种戒烟、控烟的邮品。

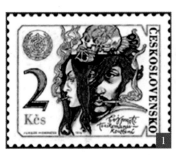
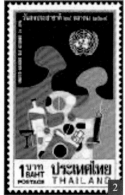

图 205 世界上最早的戒烟专题邮票（1.前捷克斯洛伐克，1976；2.泰国，1976）

5.2 采用WHO统一宣传画为主图设计的戒烟邮票

1980 年 4 月 7 日"世界卫生日"的主题是"提高健康水平，提倡戒烟"。一些国家和地区以引用世界卫生组织宣传语"要吸烟还是要健康，请君选择"的统一宣传画为图案，设计发行了邮票。如：法国1980 年发行的邮票，相隔 13 年后，1993 年的委内瑞拉也发行了同类型的邮票。中国1980 年发行的以"提倡戒烟"为主题的两枚一套的邮票第二

枚，就是用统一标识为框架，巧妙地把戒

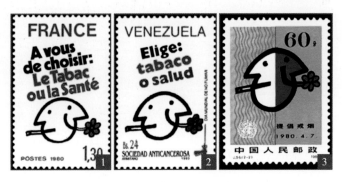

图 206 采用联合国卫生组织统一宣传画图案为主图设计的邮票（1.法国，1980；2.委内瑞拉，1993；3.中国，1980）

烟标识图案用色调分为两半，左边灰色块中的白图案人脸在吸烟，灰色块中的深灰色波纹表示吸烟放出的有害物质污染了空气和人体的生存环境；右边则采用了草绿色块代表新鲜空气，红图案人脸代表健康，手拿鲜花，形象地表示了"要吸烟还是要健康，请君选择"的主题。

5.3 以吸烟危害人体心脏和肺部为主图设计的戒烟邮票

在众多的戒烟邮票设计上，吸烟往往被描绘成一种恐怖的行为。阿根廷发行的戒烟邮票图案就是一支香烟犹如一支利剑穿透了一颗鲜红的心。沙特阿拉伯1980年发行的戒烟邮票表现了因吸烟被熏黑的肺部。泰国戒烟邮票一边是两名正吞云吐雾的吸烟者，另一边则是已被香烟熏黑肺部的人体。叙利亚于1997年、1998年分别发行了戒烟邮票，其中一枚是肺部因吸烟被熏黑；另一枚是一支点燃的香烟犹如利剑一般穿透鲜红的心脏，损害着人体。意大利的戒烟邮票上，吸烟者的肺里是颗炸弹，而他嘴上叼的纸烟却是导火线。佛得角1980年发行的戒烟邮票，左边图案为卷烟、雪茄、烟斗等，右边是因吸烟使心脏病变，以警示吸烟者。埃塞俄比亚、保加利亚、几内亚、葡萄牙、罗马尼亚、伊拉克都有邮票表现了相同的寓意。文莱的邮票从另一个角度说明吸烟的危害，怀孕妇女吸烟危害更大，会给腹中婴儿带来极大伤害。中国发行了《提高健康水平，提倡戒烟》邮票一套两枚，第一枚图案是袅袅烟雾笼罩着肺与心脏，表示吸烟的危害。印度尼西亚发行的禁烟邮票，两支交叉的香烟在焚烧着人的心脏，烟头上冒出一缕缕火苗，仿佛正在给烟民施行"烙刑"。

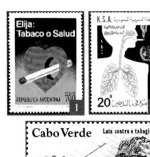
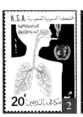
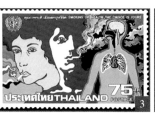
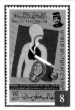
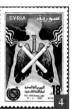
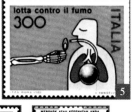
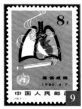
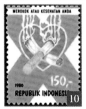

图207 吸烟危害人体心脏和肺部为主图设计的邮票（1.阿根廷，1980；2.沙特阿拉伯，1980；3.泰国，1980；4.叙利亚，1997；5.意大利，1981；6.佛得角，1980；7.伊拉克，1980；8.文莱，1994；9.中国，1980；10.印度尼西亚，1980）

5.4 以骷髅为主图设计的戒烟邮票

为了警示人们吸烟危害身体健康，不少国家发行的禁烟邮票图案中把吸烟和恐怖的骷髅放在一起。如也门 1991 年 5 月 31 日纪念"世界无烟日"发行了一套邮票和小型张，其第一枚图案由交叉的两支点燃的香烟与一个骷髅地球组成，第二枚图案吸烟者脸色发青似同骷髅吸烟。印度尼西亚 1991 年发行的戒烟邮票中燃烧的香烟冒出的烟雾酷似一具骷髅熏黑人体的肺部。墨西哥戒烟邮票上，一个衣冠楚楚，口叼香烟的绅士被烟头活活烧干，只剩下一具穿着体面衣服、手持文明杖、顶着礼帽的骷髅。埃塞俄比亚 1980 年发行的戒烟邮票表现两支香烟插入一具吸烟的骷髅，恐惧得让人发怵。布隆迪 1987 年发行了三枚一套的"反对抽烟"邮票和小型张。老挝于 1993 年发行的"吸烟有害"的邮票用一具吸烟的骷髅特写警示人们。叙利亚分别在 1980 年和 2001 年发行的禁烟邮票均将点燃的香烟和恐怖的骷髅放在一起。比利时 1979 年发行的戒烟邮票也以吸烟的骷髅为主图，警告吸烟有害健康。

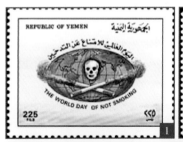
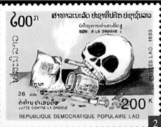
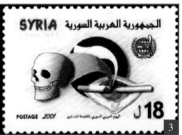
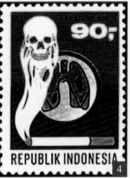
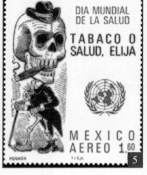
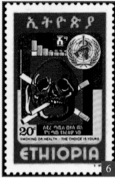
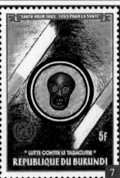

图 208 以骷髅为主图设计的戒烟邮票（1.也门，1991；2.老挝，1993；3.叙利亚，2001；4.印度尼西亚，1991；5.墨西哥，1980；6.埃塞俄比亚，1980；7.布隆迪，1987）

5.5　用禁烟标识表现戒烟主题的邮票

特立尼达和多巴哥 2005 年发行的《吸烟不是很酷》邮票。印度尼西亚 1997 年发行的《世界无烟日》邮票；委内瑞拉 1993 年发行的《世界禁烟日》邮票；萨尔瓦多 1990 年发行的《反对沉溺——吸烟损害牙齿》邮票；阿尔及利亚 1997 年发行的《世界无烟日》邮票；尼泊尔 1994 年发行的《停止吸烟》邮票；约旦 2001 年发行

的《健康——学生不抽烟》邮票，提示人们让香烟远离儿童、远离学校；智利 1980 年发行的《烟污染——控制吸烟》邮票；乌拉圭 1992 年发行的《5.31 世界无烟日》邮票；沙特阿拉伯 1980 年发行的《反对吸烟》邮票；斯威士兰 1982 年发行的《非洲第一届健康与吸烟国际会议》邮票。这些邮票都是以禁烟标识为主画面。

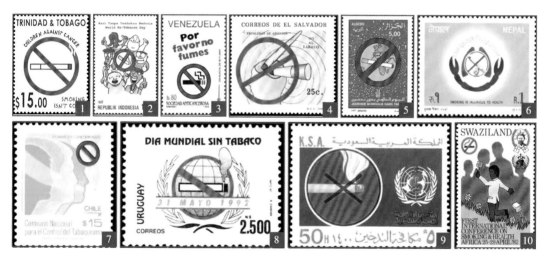

图 209　用禁烟标识表现戒烟主题的邮票（1.特立尼达和多巴哥，2005；2.印度尼西亚，1997；3.委内瑞拉，1993；4.萨尔瓦多，1990；5.阿尔及利亚，1997；6.尼泊尔，1994；7.智利，1980；8.乌拉圭，1992；9.沙特阿拉伯，1980；10.斯威士兰，1982）

5.6　用儿童画表现戒烟主题的邮票

儿童画善于表现成人所不易注意的另一个世界，这个世界是现实与理想的结合，带有很强的想象成分。一些国家发行的戒烟邮票也采用了儿童画来表现戒烟主题，如以色列 1994 年发行的《健康：有规律、不吸烟、不乱吃》邮票，孟加拉国

2001 年发行的《世界健康日》邮票，马来西亚 2000 年发行的《世界爱心日——在无烟中成长》邮票，澳大利亚 1990 年发行的《公共健康——反对吸烟》邮票，约旦 2001 年发行的《健康——学生不抽烟》邮票。

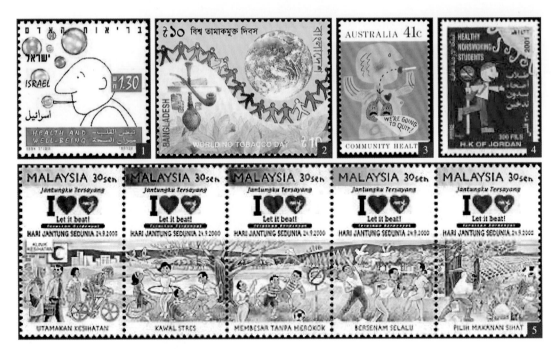

图 210 用儿童画表现戒烟主题的邮票（1. 以色列，1994；2. 孟加拉国，2001；3. 澳大利亚，1990；4. 约旦，2001；5. 马来西亚，2000）

5.7 用漫画表现戒烟主题的邮票

漫画以形象、幽默、夸张的特点被广泛应用到美术作品中进行宣传，同样，在禁毒控烟的邮票设计中也被大量采用。前捷克斯洛伐克 1981 年发行的邮票上一只干枯的手夹着一支烟，你愿意接受摩鬼给你的香烟吗？！前南斯拉夫 1990 年发行的邮票则表现的是一只夹着卷

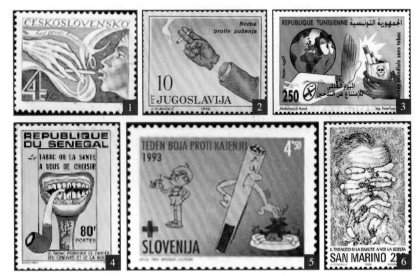

图 211 用漫画表现戒烟主题的邮票（1. 前捷克斯洛伐克，1981；2. 前南斯拉夫，1990；3. 突尼斯；4. 塞内加尔，1981；5. 斯洛文尼亚，1993；6. 圣马力诺，1980）

烟的断腕。突尼斯 2005 年 5 月 31 日发行的《世界禁烟日》，票图右边那只紫色的骨瘦如柴的像是魔鬼的手递过来的烟，被地球人类所拒绝。塞内加尔 1981 年《反对烟草》的邮票用口腔和烟斗构成主图，吸烟者的口腔牙齿、气管被熏黑。斯洛文尼亚 1993 年发行的邮票也显示吸烟有害健康。圣马力诺 1980 年发行的三枚一套的戒烟邮票画面全部是漫画形式，其中一枚由无数的烟蒂堆积成瘾君子病态的面容，满脸的烟蒂和皱纹，只留下稀疏秃落的头发，既憔悴又肮脏，使吸烟者面目全非。

5.8 用娱乐与生活用品及高科技设计的戒烟邮票

日本为纪念第六届世界吸烟与健康会议发行的戒烟邮票图案是一张扑克牌，两端分别是脸色红润健康、手持鲜花的"Q"与脸色灰暗憔悴、口叼香烟的"K"。一枚以色列的戒烟邮票上，粗看似乎是一盘糖果，再仔细看，就会发现这个装糖果的器皿其实是个烟灰缸。杰出的邮票设计，不仅能起到宣传的作用，还给人以美的享受，尤其是 2003 年卡塔尔发行的禁烟邮票，其使用的油墨采用热敏材料，当邮票遇到一定温度时，心脏部分将隐去，只显出跑步者，寓意人们不要吸烟，要参加锻炼。

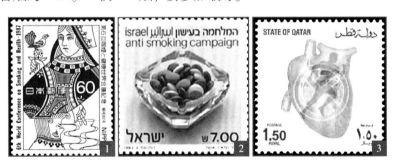

图 212　用娱乐用品与生活用具及高科技设计的戒烟邮票（1.日本，1987；2.以色列，1983；3.卡塔尔，2003）

6

戒酒与禁酒邮票

6.1 反酗酒

20世纪初的美国，由于饮酒无度对社会和家庭造成了伤害，各方舆论强烈主张禁酒。于是美国国会于1917年12月18日通过《宪法》第十八条修正案，即《全国禁酒令》（也称《沃尔斯特法案》），并提交各州批准。1919年1月29日，该修正案经过规定数目的州批准为《宪法》第十八条修正案（只有康涅狄格和罗得岛两州没有批准）。一年后，即1920年1月16

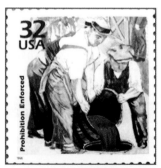

图213 1998年美国纪念禁酒邮票

日正式生效，从此在美国生产、出售、饮用各种酒类便成为非法。[1]

为纪念《禁酒令》的实施，1998年美国发行了

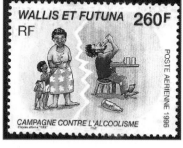

图214 瓦利斯富图纳发行的《反对酗酒运动》邮票（1996）

《世纪之庆》系列邮票。画面显示查禁人员正在将查缴的大桶啤酒倒入阴沟，让人们感受到当时的狂热和对酒的憎恨。

在匈牙利印刷的《反酗酒》邮票上，一只健康强壮的大手紧紧抓住一只伸向酒杯的伤痕累累的手，速写式的笔调传递着这样一则信息：要活命，就不要喝酒！

1996年，瓦利斯富图纳发行航空邮件使用的《反对酗酒运动》邮票，真切地表达了酗酒对家庭的危害。

6.2 禁酒邮票

爱尔兰1938年发行的纪念马修神父发起的禁酒运动100周年邮票，全套两枚，图案以创始人马修神父的头像为主。

马修神父（Father Theobald Matthew）用唱歌运动来加强他倡导的禁酒运动的效果。他发起了一场在爱尔兰全国各地建立

---

[1] 禁酒令在美国生效后出现了许多新的动向，甚至是相反的结果。于是，禁酒令实施14年后的1933年，美国国会通过的第二十一条修正案将第十八条修正案（即《全国禁酒令》）予以废除。

音乐俱乐部的活动。因为他觉得，就像他曾经让人们远离威士忌一样，他必须用某些更健康的东西来取代酒才行。他给人们带来了音乐。歌唱阶层出现了，他们提升了人们的兴趣爱好，使人们的品行更加温和谦恭，使爱尔兰人民更加仁慈博爱。[1]

巴西 1991 年 4 月 7 日发行了一套《反对烟酒毒》的邮票，把戒酒与禁毒、控烟同样列入反对之列。其中第二枚就是以一个酒瓶上面打了个红叉的图案简洁明

确地告诉了人们图案的本意。

瑞典是禁酒的国家。在家饮酒需持特许证去指定地购买，并交纳可观的税款。早在 1892 年瑞典政府就明文规定，在中小学中要进行有关酗酒及其危害的教育。迄今 100 多年过去了，这一做法取得了相当大的成果。1992 年，在瑞典禁酒运动百年之际，瑞典发行了《禁酒团体旗帜》邮票，邮票上方写有"禁酒运动 100 周年"。

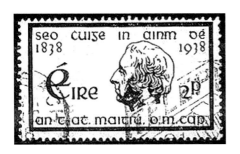

图 215 爱尔兰纪念禁酒运动 100 周年邮票（1938）

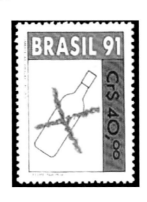

图 216 巴西"反对烟酒毒"的邮票（1991）

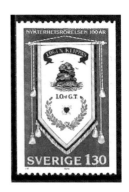

图 217 瑞典禁酒团体旗帜邮票（1992）

6.3 酒与交通安全

酒后驾车是当今世界公认的诱发交通事故的"头号杀手"。虽然世界各国和地区的交通管理部门采取了违章罚款、吊销驾驶执照和判刑等行政或法律手段，严惩不贷，但仍难以奏效。因此，世界各国和地区先后发行了以攻心为主旨的"禁止酒后驾车"邮票，旨在潜移默化地影响驾车者的思维定势，减少酒后驾车事故。

原东德设计的《严禁司机酒后驾车》特种邮票上，盛满美酒的杯子、开飞车的

摩托车驭手、红十字与救护车不和谐地聚在一起，颇有触目惊心之感。

原西德发行的《酒瓶和酒杯以及翻倒的小轿车》邮票和《被撞瘪的汽车号牌》邮票，揭示酒精可以使驾车者车毁人亡。

坦桑尼亚发行的《酒后开车会发生车祸》特种邮票，图案中一只翻倒、破裂的酒杯和两名医护人员用担架抬着发生车祸受伤的驾驶员，更是切中酒后开车的要害。

① 卡耐基. 人性的优点全集. 翟文明，编译. 北京：光明日报出版社，2005.

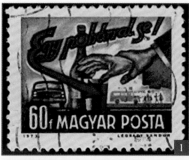
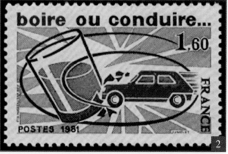
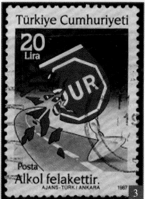
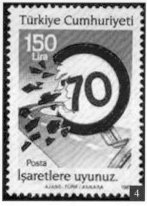
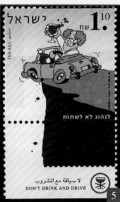
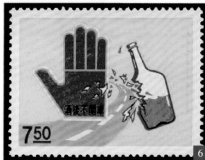
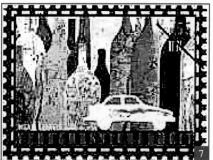

图 218 禁止酒后驾车的邮票 （1.匈牙利特种邮票，告诫"司机不能喝酒"，1973；2.法国特种邮票，一辆疾奔的小轿车与一只大酒杯相撞，寓意着酒后驾车将发生严重后果，1981；3—4.土耳其特种邮票，提醒"司机酒后不开车"，1987；5.以色列特种邮票，提醒"司机酒后不开车""悬崖勒车！"；6.以"交通安全"和"酒后不开车"为主题的邮票，中国台湾，1991；7.联合国发行的《道路交通安全》邮票第五枚，《禁止酒后驾车》，2004）

7

重大事件的纪念邮票

7.1 纪念美国《纯净食品和药品法》的邮票

1956 年，美国发行了《纯净食品和药品法》（FDA）诞生 50 周年纪念邮票。其中一枚邮票的图案上呈现的是 1883 年任美国农业部化学局局长的威利[1]正在使用显微镜。威利曾为该法的颁布做出突出贡献。

1998 年 1 月 15 日，美国发行一枚邮票，纪念 1906 年颁发的《纯净食品和药品法》（FDA）92 周年，邮票的图案是 19 世纪专卖药的交易卡。当日，美国发行首日封，并指出 1906 年颁发的《纯净食品和药品法》是 20 世纪具有里程碑意义的一部法律。

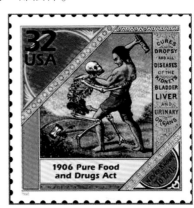

图 219　纪念美国《纯净食品和药品法》颁布 92 周年的邮票（1998 年 1 月 15 日）

7.2 纪念切尔诺贝利核事故的邮票

1986 年 4 月 26 日，位于前苏联乌克兰共和国境内的切尔诺贝利核电站第四号反应炉发生了爆炸，引发了大火并散发出大量辐射物质。由国际原子能机构和世界卫生组织所主导的切尔诺贝利论坛在一份报告中认为，此事件中直接死亡 56 人，并估算在高度辐射线物质下暴露的大约 60 万人中，有 4000 人将死于癌症。

1991 年 1 月 22 日，为纪念切尔诺贝利核事故五周年，前苏联发行了一枚纪念邮票，这是世界上最早纪念切尔诺贝利核事故的邮票。

前苏联解体后，核灾难的发生地乌克兰于 1996 年切尔诺贝利核事故十周年时发行了一枚纪念邮票。白俄罗斯于 1996 年切尔诺贝利核事故十周年时，发行了一组

---

[1] 哈维·华盛顿·威利（Harvey Washington Wiley，1844—1930），农业化学家，美国农家子弟，1871 年毕业于印第安纳大学，获医学博士学位。1873 年在哈巴特大学学化学，从事化学教学工作，1883 年起为美国农业部的首席化学家。1907 年 1 月 1 日至 1912 年 3 月 15 日任美国 FDA 专员。在他的努力下，美国国会于 1906 年通过了一项纯净食品和药品法案。

四枚邮票。2001 年切尔诺贝利核事故 15 周年时，白俄罗斯发行了一枚邮票。2006 年切尔诺贝利核事故 20 周年时，白俄罗斯又发行了一枚纪念邮票。2011 年 4 月26 日切尔诺贝利核事故 25 周年时，白俄罗斯再次发行了一枚纪念邮票①。

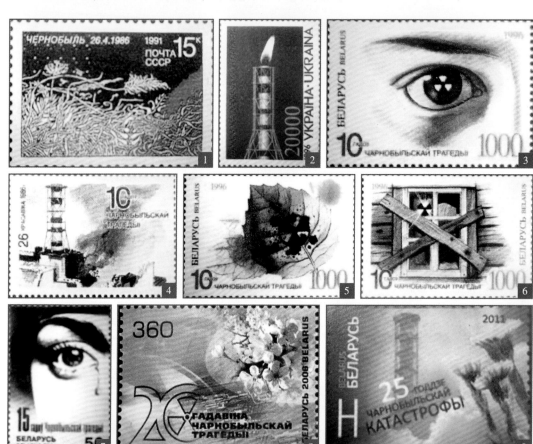

图 220 纪念切尔诺贝利核事故的邮票（1.纪念切尔诺贝利核事故五周年，前苏联，1991；2.纪念切尔诺贝利核事故十周年，乌克兰，1996；3—6.纪念切尔诺贝利核事故十周年，白俄罗斯，1996；7.纪念切尔诺贝利核事故 15 周年，白俄罗斯，2001；8.纪念切尔诺贝利核事故 20 周年，白俄罗斯，2006；9.纪念切尔诺贝利核事故 25 周年，白俄罗斯，2011）

① 王焱. 白俄罗斯发行纪念切尔诺贝利核事故 25 周年邮票. 中国集邮，2011，6.

8

怀念科学家与毒理学家的纪念邮票

在众多的纪念邮票中，人们没有忘记对人类健康生活做出贡献的医药学家、毒理学家和与毒理学相关的科学家。

8.1 医学家希波克拉底

希波克拉底（Hippocrates，前 460—前 377）是古希腊最著名的医学家，也是古代最具影响力的医生，精通各种毒药。他对后世的伟大贡献之一是"不把毒药给任何人"，并将其作为医务人员的道德准则。1965 年，叙利亚发行了希波克拉底和阿维森纳的纪念邮票。1966 年，也门发行了两枚纪念邮票。之后，伊朗和叙利亚分别发行了希波克拉底和阿维森纳的纪念邮票，匈牙利也发行了希波克拉底的纪念邮票。1979 年 11 月 24 日，国际希波克拉底研究所发行了一枚以希波克拉底出生地科斯的塑像为主题的邮票。1985 年，圣马力诺发行了希波克拉底头像的邮票以纪念他。

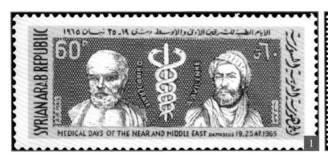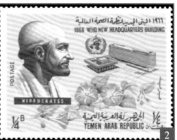

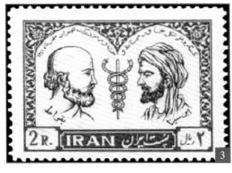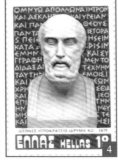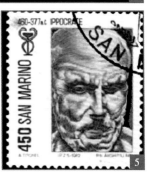

图 221　纪念希波克拉底的邮票（1.叙利亚，1965；2.也门，1966；3.伊朗；4.国际希波克拉底研究所，1979；5.圣马力诺，1985）

8.2 医学家盖伦

盖伦（Galen，129—200）是古希腊的一位医学家。他曾写过三本书：《解毒剂Ⅰ》《解毒剂Ⅱ》和《中毒的治疗》，书中的各种解毒剂在当时对蝰蛇、蜘蛛、蝎子等叮咬引起的中毒均有一定的疗效。同时，他注意到检查尿液对患病的人的诊断意义。1977 年，也门发行了纪念他的邮票。1996 年，希腊发行了纪念他的邮票。

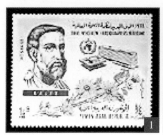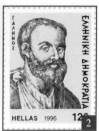

图 222 纪念盖伦的邮票（1.也门，1977；2.希腊，1996）

8.3 医药学家孙思邈

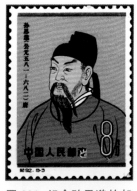

图 223 纪念孙思邈的邮票（中国，1962）

孙思邈（581—682）是中国隋、唐两代著名的医药学家、杰出的法医学家，世称孙真人，享年 101 岁。他在毒理学方面的主要贡献是：首次全面系统地论述了中国古代的毒物学理论。在其巨著《备急千金要方》《千金翼方》等典籍中介绍并实践应用毒药进行诊治、疗疾，既可用于疫疠的治疗，又可施治于各种杂病；提出了毒药攻邪治病的概念和思路。此外，还对毒物中毒的救治进行了系统的论述。

1962 年 12 月 1 日中国发行的《中国古代科学家（第二组）》纪念邮票一套八枚，其中就有医药学家孙思邈。

8.4 哲学家摩西·迈蒙尼德

摩西·迈蒙尼德（1135—1204）是著名的犹太哲学家，出生在西班牙，后来辗转来到埃及，成为埃及穆斯林统治者萨拉丁的私人医生，并在大学从事教育工作。他不仅在哲学、神学方面卓有建树，而且还长于数学、医学。他给后世留下了许多部著作，其中与毒理学有关的著作是 1198 年著名的《论毒物及其解毒剂》一书。书中关于毒物的第一部分是描述毒蛇及其他动物的咬伤，第二部分是关于植物和矿物中毒。书中还记述了治疗昆虫蜇咬、毒蛇和狂犬咬伤的方法，包括治疗后对中毒者的医嘱。他指出，治疗植物和矿物中毒，建议用呕吐和泻药。油腻或多脂肪食物如牛奶、奶油和黄油等可以延缓小肠对毒物的吸收，有减少胃肠吸收毒性的效果。在四肢使用止血带可以减轻被动物叮咬后的疼痛感。被毒蛇咬伤时，要从伤口中吸出毒液（口吸法、杯吸法、膏药）并用解毒剂（包括糖浆和万用解毒剂）。为了颂扬他的突出贡献，以色列于 1953 年发行了纪念他的邮票。

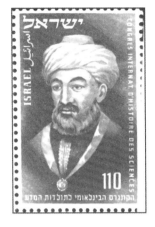

图 224　纪念摩西·迈蒙尼德的邮票（以色列，1953）

8.5　毒理学之父帕拉塞尔苏斯

帕拉塞尔苏斯（Paracelsus，1493—1541）是瑞士科学家、医生和炼金术士，对药理学、毒理学、治疗学等诸多领域都做出了前所未有的重要贡献，在学术界被誉为"毒理学之父"。

为了纪念这位在学术界被誉为"毒理学之父"的帕拉塞尔苏斯，一些国家分别发行了纪念他的邮票。1949 年 12 月 14 日发行的帕拉塞尔苏斯纪念邮票是德国社会福利系列邮票之一，得到德国联邦邮电部和德国版权法办公室的支持。1991 年，奥地利为了宣传帕拉塞尔苏斯研究硫、汞、金、银、铅等元素的贡献，发行了纪念邮票。1993 年，海尔维邮票学会也发行了纪念邮票。1993 年，德国发行的纪念帕拉塞尔苏斯的邮票背景中，有汞（☿）、铜（♀）、铁（♂）、银（☽）、硫黄（🜍）等炼金术符号，以显示帕拉塞尔苏斯在炼金术方面的贡献。

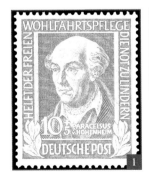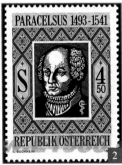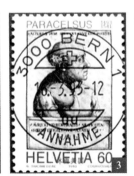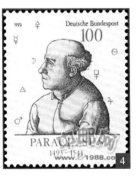

图 225　纪念帕拉塞尔苏斯的邮票（1.德国，1949；2.奥地利，1991；3.海尔维邮学会，1993；4.德国，1993）

8.6 医药学家李时珍

李时珍（1518—1593）是中国明代杰出的医药学家。李时珍在毒理学方面的主要贡献是：发现曼陀罗的麻醉作用；探索解毒药物；正确鉴别有毒药物，反对"服石"①。

李时珍一生著述颇丰，其代表作《本草纲目》是一部植物学、药理学和毒理学兼备的历史名著。中国于1955年8月25日发行的《中国古代科学家（第一组）》纪念邮票由一套四枚8分面值的邮票组成，其中第四枚是李时珍。

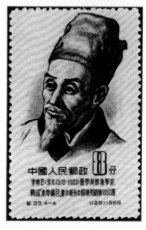

图226　纪念李时珍的邮票（中国，1956）

8.7 学者、外交官尼科特

让·尼科特（Jean Nicot，1530—1600）是法国的一位学者和外交官。1560年，当时烟草还不流行，尼科特作为法国驻葡萄牙大使，把烟草作为治疗许多疾病的药物寄回国。烟草治好了法国皇后凯瑟琳的头痛。几百年后，化学家们终于揭示出烟草中的所谓"能治病的药物"其实是有害物质，并为它取名为尼古丁。由于尼科特是第一个把烟草当作药物使用的大使，因此，为纪念他，人们把烟草生物碱命名为"尼古丁"。法国为此发行了纪念他的邮票。

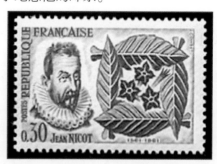

图227　纪念让·尼科特的邮票

① 据说有一次楚王服丹中毒要李时珍医治，他一面给楚王施药医病，一面历数方士的邪说和丹砂的害处。

8.8 物理学家贝克勒尔

法国物理学家贝克勒尔（Becquerel，1852—1908）于 1896 年发现了铀的放射性。后来的医学发现放射性物质能够致癌。1946 年，法国发行了纪念他的邮票。

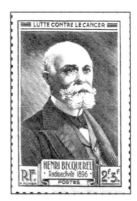

图 228 纪念贝克勒尔的邮票（法国，1946）

8.9 细菌学与免疫学家贝林

贝林（Emil Adolf von Behring，1854—1917）是德国细菌学家、免疫学家。他发明了白喉血清，使儿童最常见的致死性疾病——白喉得以控制。

19 世纪后期，仅在德国每年就有约 10 万儿童感染白喉，病死率几乎达 50%；而在因病夭折的儿童中，一半以上死于白喉。当时的德国军医贝林和日本细菌学家北里柴三郎在成功使用白喉抗毒素血清治愈了一例白喉患者之后，白喉抗毒素血清被迅速推广，使白喉的病死率从 62% 降到 10%。而在世界范围内，因使用白喉抗毒素血清被挽救的生命则要以百万计。1901 年，贝林因上述成就成为首届诺贝尔生理学或医学奖得主。1940 年，德国为发现白喉抗毒素血清 50 年发行了一套纪念贝林的邮票。

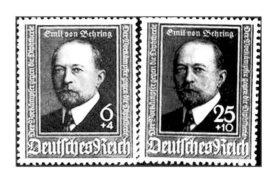

图 229 纪念贝林的邮票（德国，1940）

8.10 细菌学家亚历山大·弗莱明

亚历山大·弗莱明（1881—1955）于1928年发现了青霉素。1945年，弗莱明、弗罗理和钱恩三人共同获得了诺贝尔生理学或医学奖，表彰他们为人类的医疗事业做出的巨大贡献。1981年，匈牙利为纪念弗莱明诞生100周年发行了一枚纪念邮票，邮票右侧为青霉素G的分子结构式，左侧为弗莱明的画像。同年，墨西哥也发行了弗莱明的特写画像的纪念邮票。1983年，法罗群岛发行了弗莱明在实验室工作的纪念邮票。1999年，美国发行了显微镜下的青霉菌形态邮票。此外，英国、法国也发行了"弗莱明的青霉素"邮票。

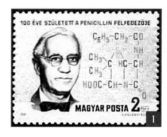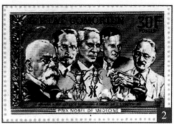

图230 纪念青霉素发明家弗莱明的邮票（1.匈牙利纪念弗莱明诞生100周年纪念邮票，1981；2.科摩罗发行的"纪念诺贝尔奖75周年"邮票，其中生理学或医学奖的小型张中图案左起为科赫、摩尔根、弗莱明、缪勒和瓦克斯曼，1977）

8.11 化学家哈维·华盛顿·威利

哈维·华盛顿·威利（Harvey W. Wiley，1844—1930）于1883年任美国农业部首席化学家后，加大了化学局对掺假食品的研究力度。接着，官方农业化学家协会于1898年成立了一个以威利博士领导的"食品标准委员会"，一些州开始将某些标准引入食品法规当中。1902年，国会给化学局拨出专款，研究"化学防腐剂和色素"及食品掺假问题，得到了公众支持，并建议拟草一个联邦食品和药品法律。威利博士在他被任命为农业部首席化学家之后的25年里，坚持为促成食品药品立法而战，为此虽历经挫折，却矢志不移。他还游说罗斯福总统，建议颁布一部法律"以管制州间贸易中的食品、饮料和药品的掺假和伪造商标的行为"，因此，人们称他为《纯净食品和药品法》之父"。

他创立的机构后来演变成为举世闻名的美国食品药品监督管理局。直到现在，他一手创办的美国官方分析化学师协会（AOAC）依然以他的名字来颁

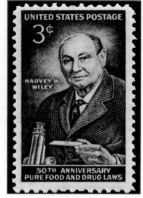

图231 纪念哈维·华盛顿·威利的邮票

布大奖。

在他逝世 26 年之后，美国发行了以他的头像为图案的邮票来纪念他对《纯净食品和药品法》的贡献，不仅如此，美国多处建筑也都以他的名字命名。

8.12 科学家阿尔贝特·卡尔迈特

阿尔贝特·卡尔迈特（Albert Calmette，1863—1933）是抗蛇毒血清（当时称为抗蛇制血清）的发明者。

1895 年，法国巴斯德研究所印度支那分所的科学家卡尔迈特根据许多成功的动物实验，通过连续不断地逐渐加大眼镜蛇毒的用量给马匹注射，结果马的免疫力达到最终可承受 2 克眼镜蛇毒干物质的注射量（即通常致死量的 20 倍）而无反应。这个时候，从免疫马的身上抽出血液，再从血液中提取血清，就得到了能有效抵抗眼镜蛇毒的单价抗蛇毒血清。卡尔迈特进一步对用来获取血清的动物同时使用不同种类的蛇的毒液进行实验，以培育出多价抗蛇毒血清。

1963 年，前苏联发行了纪念他的邮票。

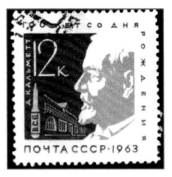

图 232 纪念阿尔贝特·卡尔迈特的邮票（1963）

8.13 生物学家蕾切尔·卡逊

蕾切尔·卡逊（Rachel Carson，1907—1964）是海洋生物学家。她于 1931 至 1936 年任职于马里兰大学的动物学系，后任马萨诸塞州海洋实验室研究员。她感觉到了环境对它的幸存者们有一种潜藏的危险。卡逊以毕生的工作和研究，唤醒了全世界人们的危险意识。这些危险来自泄漏到大气层中的有毒一氧化碳和酸雨，在农业和林业中散播的有毒除草剂，在城市、田野和果园上空喷发的用于灭杀害虫的有毒除虫剂。她知道这些化学微粒正在扰乱自然生态平衡：食用了带毒昆虫的鸟类死亡，或者它们的蛋发生变化而无法孵化；食用了带毒草料的动物生病或死亡；毒物流入溪流与河流，最后流入大海，导致鱼类中毒，贝类与甲壳类几乎无一幸免，即使是海草也发生改变或死亡。人们非但没有拯救自然财富，反而在使用着他们自己生产的毒素毁灭自然。春天来临，或许再也没有鸟儿自由地鸣唱，人们吃的鱼或者摆上餐桌的蔬菜也将包含能导致癌症或者血液中毒的毒素。因此，卡逊在 1952 年从渔业部辞职后，将全部精力用于撰写一部名著《寂静的春天》，该书于 1962 年出版后，因昭示了一切而轰动全世界。

她的著作还有《海底世界》《我们身边的海洋》和《海的边缘》，都是她在国家渔业部作为一名水生物学家工作与研究的成果。

她的肖像出现在 1981 年发行的美国伟人普票及赞比亚、帕劳、马绍尔群岛等国发行的纪念邮票上[1]。

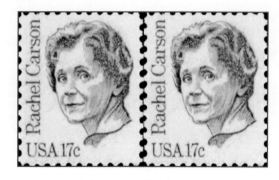

图 233 纪念蕾切尔·卡逊的邮票（美国，1981）

8.14 职业毒理学家爱丽丝·汉密尔顿

爱丽丝·汉密尔顿（Alice Hamilton，1869—1970）是研究职业病和工业金属与化学合成物对人体的危害的一位先锋，是历史上第一位研究工业毒理学的女科学家，是职业医学与毒理学的创始人。1995年，美国为她发行了单张纪念邮票，面值55 美分。

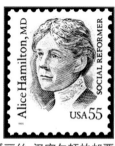

图 234 纪念爱丽丝·汉密尔顿的邮票（美国，1995）

---

① 彭瑾. 为了春天永不寂静——记美国女生态学家蕾切尔·卡逊. 驭海邮艺，2009-08-17.

第

88

卷

博物馆与纪念馆

本卷主编

史志诚

王亚洲

武啸

WORLD HISTORY OF POISON

世界毒物全史

卷首语

博物馆和纪念馆是征集、典藏、陈列和研究代表自然和人类文化遗产的实物的场所，并对那些有科学性、历史性或者艺术价值的物品进行分类，不断地将收藏的记忆承载、展现、输送、传承给今天的人们，让人们从中获得教育和启迪，同时也奉献给寻找历史足迹的人们。因此，博物馆是向人们展示历史和现实、普及科学知识的良好场所。

世界上有名目繁多的大大小小的博物馆和纪念馆，无论是大型的综合型博物馆还是形形色色的专业博物馆，无论是建筑考究、陈设精美的城市博物馆还是环境简洁、藏品质朴的乡村博物馆，无论是历史悠久的公立博物馆还是刚刚起步的民营博物馆，都可以观看到与毒物、中毒相关的历史片断和历史事件的展示。进入 21 世纪，随着社会经济的发展和科技进步，在突发毒性事件频发的新形势下，社会各阶层人士和广大民众十分关注毒物科学知识的传播和毒理学的科学普及工作。一些与识毒、禁毒、防毒相关的博物馆和纪念馆在这方面发挥着越来越重要的作用，为增强民众防毒除毒意识、提高预防中毒水平、加大应急处置突发毒性事件能力做出了重要贡献。

本卷记述了那些引人注目的以毒物、禁毒、烟草、酒文化为主题的博物馆，以战争与灾难为主题的纪念馆、遗址和毒物资料馆，以及以危险生物为主题的专题展览。这些博物馆、纪念馆不仅是传播毒物史、毒理科学发展史、毒物管理史和毒物文化史的重要载体和普遍方法，而且成为科学与艺术、科学与人文完美结合的典范，吸引了众多来自世界各国的游客，在普及毒物与健康的相关知识的同时，也有力地推动了当地旅游业的发展。

从 1977 年开始，国际博物馆协会把每年的 5 月 18 日定为"国际博物馆日"。这一天，世界各地各具独特风格的博物馆和纪念馆走进人们的生活，热爱生活的人们不约而同地步入具有独特魅力的博物馆和纪念馆，共享记忆，分享知识和乐趣。

1

毒物博物馆

1.1 荷兰大麻博物馆

在荷兰阿姆斯特丹有一个大麻博物馆（The Hash Marihuana and Hemp Museum），博物馆虽然窄小，但馆内展示的历史资料和相关物件十分丰富。馆内有一间种植大麻的小温室，是一个隔离出来的房子，需要保持恒温，并且 24 小时用灯照射，还需要用风扇不断地吹着。参观者只能透过玻璃观察到大麻不同的生长阶段。

博物馆的展品中有大麻的演变、大麻品种以及吸食大麻的工具、运毒方法等的介绍。博物馆内还藏有许多与大麻有关的书籍、照片、海报和杂志，阐明大麻与医药、宗教和文化的关系，为游客提供广泛的文件和历史事实。此外，还介绍大麻是人类最宝贵的可再生资源，可用于农业和工业，具有巨大的生产潜力，可以造福于环境、农业和工业的未来。

引人注目的照片资料中有各种大麻的图片、吸食大麻的工具，可以绣在衣服上的各种大麻的袖标。还有隐藏在书本里的大麻，使人们联想到电影《肖申克的救赎》[①]，因为在监狱里，大麻是比香烟更

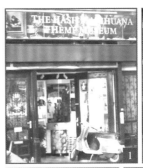
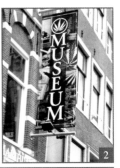
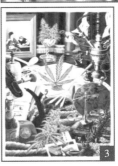
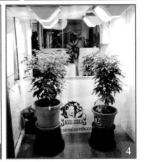

图 235 荷兰大麻博物馆 （1. 博物馆正门；2. 博物馆标识；3. 宣传资料之一；4. 小温室里种植的大麻）

为"珍贵"的东西。

此外，这家博物馆同时也是一家大麻种子商店，在这里可以买到优质的种子，但是价格不菲。博物馆的纪念品商店还提供利用大麻制作的各种袋子、皮包和

---

① 《肖申克的救赎》（*The Shawshank Redemption*），是一部由弗兰克·达拉邦特、斯蒂芬·金编剧，弗兰克·达拉邦特导演的美国电影。故事发生在 1947 年，银行家安迪因为妻子有婚外情，酒醉后本想用枪杀了妻子和她的情人，但是他没有下手。巧合的是，就是在那个晚上，有人枪杀了他妻子和她的情人，他被指控谋杀，被判无期徒刑。在肖申克的监狱中，当安迪知道事情的真相后，他决定越狱，他的越狱工具就是在一本圣经里藏着的小小的石锤。一次查房，典狱长拿过了安迪的圣经，却没有翻开便递还给他，可是典狱长没想到，那"救赎之道"——小小的石锤就在其中。电影的结局是安迪成功越狱并将典狱长贪污与谋杀的证据寄给了报社，典狱长在案发后绝望自杀。

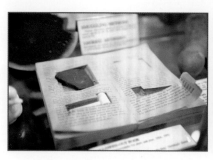

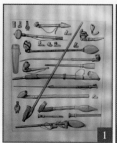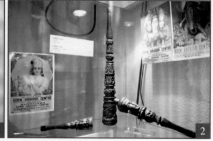

图 236 隐藏在书本里的大麻　　图 237 吸食大麻的工具（1.吸食大麻的各式各样的工具；2.印度人吸食大麻使用的雕刻华美的工具）

化妆品。

博物馆自 1985 年开张以来，到 2000 年已经接待了 100 多万游人，每年有来自世界各地的参观者体验这独一无二的展示。来到大麻博物馆参观的人虽然不少，但对很多人来说，这里展出的东西看看就行了，还是要珍爱生命，远离毒品！

1.2　日本那须町大麻博物馆

栃木县的大麻产量位居日本第一，栽培大麻的农户大森先生一直想创立一所大麻博物馆，让人们更多地了解大麻，特别是了解大麻的负面影响。栃木县了解到大森先生的想法，同意在那须高原建立这所大麻博物馆。

1.3　特雷斯特雷尔的"毒物博物馆"

约翰·哈利斯·特雷斯特雷尔（John Harris Trestrail）[1]是美国的一位收藏家和博物学家。他狂热地收藏毒药和毒理科学书籍，建立了自己的"毒物博物馆"（Poison Museum）。他著有《刑事中毒》[2]一书，书中广博的关于毒物与中毒以及谋

① 特雷斯特雷尔，1967 年毕业于费里斯州立大学，获药学学士学位。1967—1968 年，他进入俄亥俄州立大学药学院研究生院，研究天然产物化学。1968—1970 年服务于美国和平队，在菲律宾执教于菲律宾农业大学化学学院。后来在美国联邦调查局负责刑事中毒的来访。1976—2009 年，他在一个全国区域毒物认证中心担任管理主任。他是美国临床毒理学、中毒控制中心协会、法医学会、北美真菌协会的会员。担任过许多刑事中毒调查的专家顾问，荣获美国临床毒理学美国科学院院士，著有《毒理学的奥秘》（2001）、《毒物检验》（2006）和《刑事中毒》（2007）等。他还创立了刑事中毒研究中心，现在担任刑事中毒研究中心主任。

② 《刑事中毒》（Criminal Poisoning），是一部深入讨论谋杀中毒的书籍，可供侦探、毒理学家、法医学家、律师以及食品和药物管理官员阅读，2007 由 Humana 公司出版。

282
page

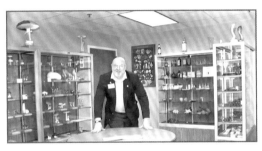

图238 特雷斯特雷尔与他的"毒物博物馆"

杀案例的知识，被世界各地的演讲者广为传播。

有趣的是，他同时也是设计和出版年历的专家。自1993年以来，他根据毒理学的历史资料编辑出版"毒物年历"，特别是2000年以来，几乎每年的年历都有一个有关毒物的专题。例如：1993年为中毒记事，1994年、1995年和1996年为国际公约拍摄的照片，1998年为蛇类，2000年为海洋毒物，2001年为沙漠动物，2002年为青蛙，2003年为仿古毒药瓶，2004年为毒理学图书，2005年为有毒蘑菇，2006年为毒物邮票，2007年为毒药的艺术，2008年为矿物毒。又如，2008年的矿物毒年历中将12种矿产毒药收集并采用精彩图片作为每月的内容：1月锑矿，2月朱砂，3月石棉，4月雄黄，5月方铅矿，6月罕见的铀矿……

将"毒物年历"装饰在办公室的墙壁上，每次看到日历时，你就会知道历史上发生了哪些重大的毒物中毒事件，发生了哪些与毒理学有关的事件，包括名人之死、名人故事、污染事件、中毒事件、有关毒物的法案颁布、毒理学的重大发明创造等，日历上显示的那些罕见的和令人惊心动魄的图片会给你留下深刻印象。因此，"毒物年历"具有浓厚的知识性和趣味性，为传播毒理学知识、提高公众素质起到一定作用。

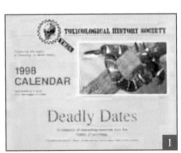
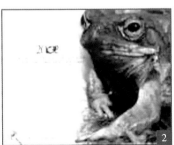
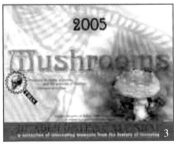
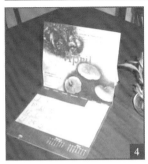
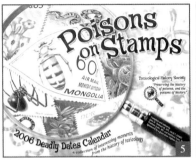
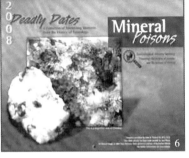

图239 特雷斯特雷尔和他的"毒物年历"（1. 1998年年历——蛇类；2. 2002年年历——青蛙；3. 2005年年历——有毒蘑菇（封面）；4. 2005年年历——有毒蘑菇（月历）5. 2006年年历——毒物邮票；6. 2008年年历——矿物毒）

1.4 有毒植物园

英国有毒植物园

17世纪的意大利曾在帕多瓦植物园展示有毒植物，但终究未成规模。20世纪末，英国东北部诺森伯兰郡的安尼克（Alnwick）城堡①花园种植了50多种不能碰、不能摸的危险有毒植物，其中有大麻、罂粟以及用来制造可卡因的古柯植物，有毒蘑菇，有毒的洋地黄，具有致命毒性的茄属植物、烟草植物、毒麦等，人们称之为"毒物花园"（The Poison Garden）。建设有毒植物园的目的，一是借花园的危险性使教师和家人可以用它来教育年轻人提高对毒品危害性的认识，二是把安尼克城堡改建成英国园艺爱好者的胜地。

诺森伯兰公爵是位外交家和植物收集者。1996年，公爵从去世的兄长那里继承到大笔家产，其中包括祖传的安尼克城堡。他从世界各地带回了各种植物和种子，在安尼克城堡的花园种植稀奇的水果和植物。而公爵夫人简·珀希则根据自己的爱好，逐渐将这个"果园"设计并改造成一个有毒植物花园。公爵夫人改建安尼克城堡花园时招来了一些非议，当地警察局说她的计划搅乱了社会秩序，老百姓指责这个毒园是对毒品"天真"和"不负责任"的颂赞。对于这些指责，公爵夫人的回应是，按照政府毒品教育的理念，吸毒贩毒是非法的，但谈论毒品却不犯法；毒园的建立就是向年轻人宣传毒品的危害，提高他们对毒品的意识。后来，在得到内政部批准，查尔斯王子基金、欧洲地区发展基金和诺森伯兰郡当地机构的慷慨资助下，出资40万英镑，于1999年开始建造，先后完成了对安尼克城堡的改造，公爵夫人如愿以偿地在自家门口养起了"毒药"。

有毒植物园于2005年3月1日开园迎客。当专门的引领员将游客带入园后，只要游客遵循园内规定："不要随便触摸园内的植物"，就可以开始"自学"了。每一种植物都有标牌，说明其名称和毒性，从而使游客学到关于有毒植物的众多知识。

这个花园由比利时风景艺术家维尔特兹设计。为了突出花园的危险性，整个花园的地基被设计成火焰状。游客在参观花园时有专人护卫，那些最具危险性的植物还被放在安全栏的后面，供游人观赏。此外，花园还与企业合作，设有"有毒植物园网站"（The Poison Garden Website），面向社会提供各种植物中毒的资料，开展咨询服务活动，并编辑介绍有毒植物园的图书，提供参观学习者参考。

---

① 安尼克城堡，是一座古老的英国园林。1750年，第一位诺森伯兰公爵雇用当地一位著名园艺师，利用城堡周围的空地和林木花草建造花园。最初的公园经历了近一个世纪的建设。1825年，温室里出产的第一批植物竟是菠萝。这些美味随即被送往在巴黎做英国驻法特使的第三位诺森伯兰公爵那里，以解其口腹之欲。

有毒植物园开放后，每年的游客约 30 万人，参观人数和门票收入名列英国公园第三位。

经过改造的安尼克城堡占地约 40 万平方米，有毒植物园只是其中的一个看点。城堡内最中心位置是一个大瀑布，游客在这里可以感受到 1 万多种植物带来的丰富色彩和气息。瀑布依山而建，水流顺着台阶一直激流而下，而台阶两侧的喷泉则以四种节奏变换着水柱的形状和高度。淋着喷泉激水拾阶而上，你会看见山顶上有 200 年历史的装饰园。穿过三座有着 500 年历史的铁铸的威尼斯拱门，就进入了这个带有围墙的有毒植物园。此外，建筑师还利用光和影，灰色和绿色的植物、花草和水果，营造出一种错综复杂的园林氛围，不仅在地面上创造出一个园林佳作，并且用互相缠绕在一起的山楂树枝在空中形成漂亮的蕾丝效果。玫瑰园，芬芳四溢。还有让你寻回童年时光的树屋、毒蛇园、五感园、静园和曲园，无不是让人脱离尘嚣的"世外桃源"。

意大利帕多瓦植物园

意大利东北的农业、商业和工业中心帕多瓦小城，有一座帕多瓦植物园。植物园就坐落在圣安东尼奥大教堂的南面。植物园占地 2 万平方米，种植着 6000 多种植物，与五大洲 800 多个植物园进行植物交换。这是世界上最古老的医药植物园，也是欧洲仅有的几座有毒植物园之一，虽然规模不大，但如今仍然保持着当初的格局和建筑风格。1997 年，它被联合国教科文组织列为"世界遗产"。

据说，当初建造这座植物园是为了给医学院的学生建立一个能够种植、研究和试验医学类植物的地方，应帕多瓦大学医学院的要求，当时的威尼斯共和国于 1545 年建立的。另一种传说是，当时佛罗伦萨美第奇家族曾用它来种植攻击敌人的毒药。

行走在帕多瓦植物园中，你能够看到 1585 年种植的棕榈树，还有 1680 年种下的一棵巨大的悬铃木，几百年的历史就在

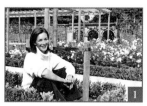 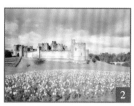 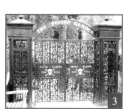 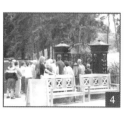

图 240 英国有毒植物园（1.有毒植物园主人诺森伯兰郡公爵夫人简·珀希；2.安尼克城堡；3—4.有毒植物园正门和等候参观的客人）

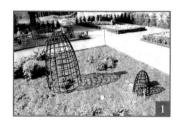 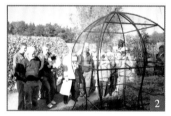 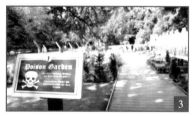

图 241 英国有毒植物园内的参观景点（1—2.极端毒性的有毒植物用笼子保护起来并挂上有毒标识和说明；3.参观者安全观看标识）

婆娑的树影之间。这里有几座大的温房，其中一个是专为食肉植物建立的，让人们感受植物的凶残和威力。另一个温房种植着具有医药价值和具有毒性的植物，这也是1545年建园之初园主的目的所在。还有一个为盲人设立的温房，让盲人利用嗅觉和触觉来感受植物，每种植物的标牌都是用盲文写成。

美国有毒植物花园

伊利诺伊大学有毒植物花园（Poisonous Plant Garden）位于西北分校兽医学院兽医基础科学大楼的西北，圣玛丽路与林肯大道交叉的拐角处。有毒植物花园是由社会各界捐款资助建立的，其目的一是为教学服务，二是为科学普及有毒植物知识。

在兽医学院设立有毒植物花园，有助于学生的知识成长和毒理学的启蒙教育。花园里有100多种有毒植物，其中多数是伊利诺伊州本地生长的，也有作为观赏植物或室内植物栽培的。花园里的毒橡（Poison Ivy）是有毒的，有一个围栏使它与人保持一定距离。毒理学是兽医学院学生的一门必修课程。兽医学院的一年级学生第一次在有毒植物花园看到有毒植物时会感到惊讶，但学生们很快会发现花园里的有毒植物是在伊利诺伊州常见的，几乎无处不在。二年级的学生们可以了解到这些植物的共同点是它们对动物具有不同的毒性。三年级的兽医学生在园内参与研究有毒植物作为田间杂草、动物为什么容易发生中毒。实践证明，有毒植物花园是提高所有学生主体意识的有效途径。

兽医学院的生物学教授比斯利（Val

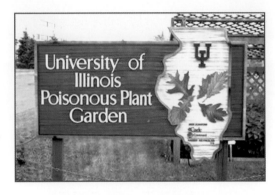

图242 伊利诺伊大学有毒植物花园

Beasley）认为，花园内已经开花的有毒植物可以作为一种教育工具，用来鉴别植物以及它们所产生的不同毒素。这种教学方法的尝试使教学更为有趣。比斯利还认为，这种教学方法使学生超越毒理学，采取跨学科和多学科的方法，启示学生科学对待有毒植物，不单是研究它们的毒理学，而且要将有毒植物看作一种资源，走向生态恢复、可持续发展和资源重建的新目标。他希望兽医学生更多地了解生态的环境管理。

有毒植物花园欢迎游客的来访。首次来到花园的游客往往都惊呆了，他们看到了植物界里有好的也有不好的有毒的植物，感到非常奇妙。游客还可以从中学习到有关有毒植物的知识。比如，施氮肥过多会增加作物的硝酸盐含量，对动物也可能致命；观赏的日本红豆杉、美国当地的毒橡是有毒的；玉米和大豆在收获季节遇到阴雨天气，保存不好，会受到有毒霉菌的污染。有的游客一边参观，一边有所启发地谈论他们在生活中遇到的和听说过发生的意外尴尬事件，如有一个家庭的晚餐沙拉上撒上切碎的夹竹桃叶发生中毒的故事。

1.5 巴西布坦坦研究所博物馆

巴西圣保罗的布坦坦研究所（Instituto Butantan）设立了生物博物馆、微生物博物馆和历史博物馆。

生物博物馆

生物博物馆位于研究所的中心，绿化面积约 150 平方米。该馆从 20 世纪初就开始收集本土和世界各地的毒蛇、毒蜘蛛、毒蝎子、鬣蜥等有毒动物，因此，展出的有毒动物标本十分繁多。

博物馆展出的毒蛇有常见的响尾蛇、蝮蛇，还有珊瑚蛇。珊瑚蛇由于身体上的花斑似珊瑚而得名。还有巴西人最害怕的一种俗称"雅拉拉卡"的毒蛇，即南美蝮蛇（也称矛头蝮蛇），长约 1 米，巴西 85% 被蛇咬伤的人都是这种毒蛇的受害者。人们在参观的同时，还能现场观看工作人员提取蛇毒，甚至还有机会动手体验一下。

除毒蛇外，游客还可以看到一些毒蜘蛛、毒蝎子和毒蜈蚣的标本。在巴西有数千种蜘蛛，特别是在亚马孙热带雨林和潘塔纳尔沼泽地，那里的蜘蛛品种比较多，个头也非常大，有的蜘蛛比人的手掌都要大。看到这些毛茸茸的特大的蜘蛛在缓缓蠕动，不禁令人发怵。绝大多数的蜘蛛不会主动咬人，体内也没有毒液。在巴西只有少数毒蜘蛛会伤人，而且其毒性很大，一旦被咬，便有生命危险。

博物馆展出的毒蜘蛛有最常见

的伤人蜘蛛——"阿尔玛德依拉"蜘蛛。它的身体为铅灰色或是深棕色，肢体长着短毛，成年蜘蛛肢体长 17 厘米，除去足长，身体部分也有 4 厘米左右。毒性最大的是"玛隆"蜘蛛，肢体长 3 厘米左右，除去足长，身体部分只有 1 厘米左右。还有腹部有红点的"黑寡妇"蜘蛛，生活在草原上的"草蜘蛛"，个体粗壮、足上有花斑、腹部有长毛的"蟹蜘蛛"等。

博物馆的工作人员介绍，毒蜘蛛与一般蜘蛛相比，有一个非常明显的特征：毒蜘蛛织的蛛网一般呈不规则形状。所以看到织得很规则、很漂亮的蜘蛛网，不要怕，织网的是无毒蜘蛛。

微生物博物馆

在微生物博物馆，游客可以了解到研究人员如何从毒蛇、毒蜘蛛等动物身上提取毒液或毒素进行研究，也能了解到制作

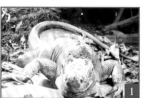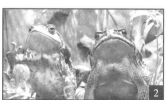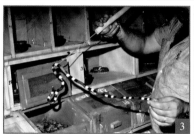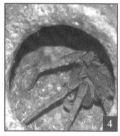

图 243 生物博物馆展出的有毒动物（1. 毒蜥蜴；2. 毒蛤蟆；3. 珊瑚蛇；4. 毒蜘蛛）

抗毒血清和生物疫苗的过程以及该所取得的科研成果。

博物馆的网站

博物馆的网站是世界上少有的博物馆网站之一，网站全面介绍有毒动物的同时，还描述本土情调和异国风光。

此外，博物馆还举办研讨会、现场观察和实验活动，欢迎来访者和学生参加。通过展板图像说明、研讨、立体模型、讲课和参与实验等形式，破除当地民间流行的某些迷信，传播科学知识，破除人们对有毒动物的神秘化，提高人们保护有毒动物就是保护生态系统重要性的认识。有的研讨会是专门对 7 至 10 岁儿童和青少年举办的，让他们有机会了解蛇、黄蜂、蜜蜂、蚂蚁和毛虫等动物的生活习性。孩子们可以亲自动手用活植物、动物标本、黏土、沙和水建造生物群落的立体模型，提高他们的想象力和生态意识。

1.6 澳大利亚危险生物博物馆

澳大利亚博物馆

澳大利亚博物馆是悉尼一家领先的文化景点，也是一个信息、教育、资源研究中心。馆内展出了澳大利亚的十大危险动物，其中八种有强毒。

第一，箱型水母（Box Jellyfish），也被称为海黄蜂，它有一个方形的身体，是一种非常危险的栖息在澳大利亚东北部地区水域的生物。箱型水母的毒素极毒，它的触角在与人类接触时，可使人在短短三分钟内停止心肺功能。箱型水母在澳大利亚造成的死亡人数比蛇、鲨鱼和咸水鳄鱼咬伤的人数还要多。

第二，水母（Irukandji），栖息于澳大利亚北部水域。这是一种致命的水母，直径只有 2.5 毫米，常常造成在澳大利亚游泳的人死亡。

第三，咸水鳄鱼（Salt Water Crocodile），是世界上最大的爬行动物，长 4~7 米。

第四，蓝环章鱼（Blue Ring Octo-pus），是一种致命的有毒章鱼，栖息于温暖的水域和澳大利亚海岸的浅水珊瑚礁。它的身体有八个触手和独特的蓝环，因此而得名。

第五，石鱼（Stonefish），是澳大利亚的一种致命的海洋生物，居住在沿海岸的浅水海域。石鱼善于伪装，呈棕褐色，往往类似于岩石，因此人们称它为石头鱼。它有 13 个尖锐的背刺，背刺里含有毒液。

第六，红背蜘蛛（Redback Spider），是澳大利亚最知名的致命的蜘蛛，遍布澳大利亚，在市区常见于原木、石块、砖头、工棚和户外厕所。对人类来说，只有被雌性红背蜘蛛咬伤是危险的。

第七，布朗蛇（Brown Snake），呈棕色，长约1.5 米，是澳大利亚的更致命的生物之一，人被它咬伤后如果不及时治疗会很快死亡。

第八，虎蛇（Tiger Snake）分布在澳大利亚南部和东部，长 1~1.5 米，身体有条纹的标记，故名虎蛇。

第九，大白鲨（Great White Shark），

长 3.5~5 米，体重平均为 1300 千克。它们平均有 2800 个牙齿。

第十，漏斗网蜘蛛（Funnel-web Spider）。

曼利海洋世界

曼利海洋世界（Oceanworld Manly）

位于新南威尔士州风景如画的曼利湾，馆里有人工饲养的鲨鱼、黄貂鱼、鳄鱼、毒蛇等海洋生物以及澳大利亚的危险动物——蛇和蜘蛛。

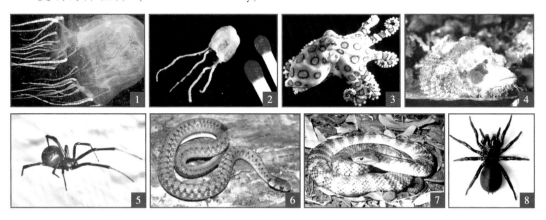

图 244 澳大利亚的有毒危险生物（1. 箱型水母；2. 水母；3. 蓝环章鱼；4. 石鱼；5. 红背蜘蛛；6. 布朗蛇；7. 虎蛇；8. 漏斗网蜘蛛）

1.7 蛇类博物馆

世界蛇类博物馆有许多处，比较著名的有：建造于 19 世纪 60 年代初期的肯尼亚首都的"内罗毕蛇园"（Nairobi Snake Park），位于南非伊丽莎白港的"海洋世界博物馆和蛇园"（Bayworld Museum, Oceanarium and Snake Park），在印度马哈拉施特拉邦的浦那市（Pune）的"加德拉杰蛇园"（Katraj Snake Park），位于美国新墨西哥州阿尔伯克基的"美国国际响尾蛇博物馆"（American International Rattlesnake Museum）和中国大连的"旅顺蛇博物馆"。

1.8 蜜蜂博物馆

世界蜜蜂博物馆

世界蜜蜂博物馆（World Bee Museum）坐落于马六甲爱极乐旅游中心，与马来西亚毗邻。博物馆展示了 250 多种蜜蜂与蜂巢的标本，以及世界各地的蜂蜜产品。

最为精彩的是"蜂人"特技表演。博物馆自开馆以来，实行全年免费开放，任游客参观，并且提供自助式的蜂蜜汁任游客享用。

博物馆是由 B 蜂城有限公司建立、维持及赞助的。B 蜂城有限公司是马来西亚最大的蜜糖生产者，自 1978 年开始培养蜜蜂并不断改良其 Giant Bee 蜜糖产品，从养蜂、采蜜、产品包装一直到推出市场的蜜糖，提供一站式服务。为了回馈社会，公司于 1988 年成立了世界蜜蜂博物馆，旨在增进大众对蜜蜂和它们生长环境的了解，提升人们对于蜜蜂和蜜糖的认识。

立陶宛蜜蜂博物馆

1984 年建立的立陶宛蜜蜂博物馆，展示了立陶宛养蜂业的历史，成为博物馆的一个重要部分。在立陶宛，蜜蜂是友谊的标志。2008 年，尤先科访问立陶宛，立陶宛总统投其所好送给了他一套养蜂的器具，而尤先科送给立陶宛总统的竟然是三个装满了蜜蜂的蜂箱。这是一个极有寓意的行为，因为在立陶宛，如果人们能够交换蜜蜂，则意味着他们要成为终身的挚友，不是兄弟胜似兄弟。

在蜜蜂博物馆内还展示了立陶宛从 15 世纪到 20 世纪初期使用的各种蜂箱和养蜂工具。除说明养蜂业的历史之外，还有与蜜蜂有关的木雕、雕塑以及世界各地与蜜蜂有关的神话、民间传说。博物馆以"蜂蜜酒吧为特色"。馆内设有玻璃支撑的蜜蜂房，可以让参观者观看蜂群如何工作、如何授粉。博物馆从 5 月到 10 月开放，蜂蜜收获节日在 8 月举行。

中国蜜蜂博物馆

中国蜜蜂博物馆位于风景优美的香山，著名古刹卧佛寺西侧，北京市植物园

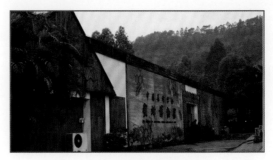

图 245　中国蜜蜂博物馆

内的中国科学院蜜蜂研究所内，于 1993 年 9 月 23 日开馆，属科技类专题博物馆。

该馆初建于 1993 年 9 月，时值第 33 届国际养蜂大会在北京召开，与会者近 2000 人参观了博物馆；1994 年向社会开放；1997 年被列为区青少年科技教育基地。馆内展厅面积 150 平方米，分三个展室。展出内容包括蜜蜂的起源和化石、养蜂业发展史、蜜蜂与人类文化的渊源、中国的养蜂资源、蜜蜂生物学、养蜂技术、蜜蜂授粉、蜂产品和蜂疗、中国现代养蜂业发展成就和科技成果、国际交往等，共有图片和图表 475 幅、标本和实物 600 余件、景观模型 1 个以及录像播放等。整体内容生动有趣，富有知识性，令人兴趣盎然，并提供蜂产品保健咨询以及蜂产品、养蜂书籍和纪念品展卖。

中国荆门蜜蜂博物馆

荆门蜜蜂博物馆坐落在景色宜人的城郊千佛洞国家森林公园石莲景区。博物馆集蜂产品开发、蜜蜂养殖、蜂产品加工销售、科普知识传播、休闲观光为一体，成为荆门市一处具有科技文化内涵的新旅游景点。

博物馆里有世界各地蜜蜂品种以及蜜蜂的组织和职能，有蜜蜂的形态、发育繁殖和舞蹈语言等生物学特性的图片、文字、实物介绍，有各款奇特的蜂箱展示，

有蜂产品及其保健功能的知识简介，有几百群蜜蜂实地放养。人们可以在这里了解到蜂群的构成、生物学特性、生活习性等"蜜蜂王国"引人入胜的"奥秘"。

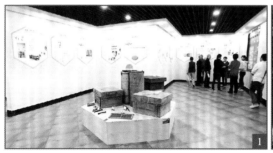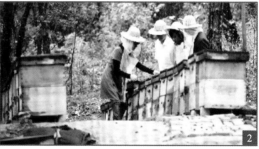

图 246　荆门蜜蜂博物馆 (1. 馆内大厅中间展台展出的是各式养蜂工具；2. 市民在养蜂场实地参观)

1.9　蚂蚁博物馆

泰国国立农业大学开设了东南亚唯一的蚂蚁博物馆，在木盒中收藏多达 11165 种蚂蚁标本，共分 87 属、9 族和 576 类种。另有 600 种 10 万只蚂蚁浸在酒精里供人观赏。

博物馆收集的蚂蚁来自泰国、马来西亚、日本、中国和中美洲等地。博物馆对各种蚂蚁的生态都有详细的说明，使参观者明白蚂蚁与人类间的关系。泰国国立农业大学教授戴查指出，蚂蚁有经济效用，蚂蚁蛋可出售食用，蚂蚁可以代替化学药剂用以驱虫，还可以调整土质、改善花草的生长。

2

禁毒博物馆

2.1 缅甸禁毒博物（展览）馆

缅甸在全国先后建造了多处禁毒博物（展览）馆，仅缅甸东北部掸邦的三个特区（即缅甸第一特区、第二特区和第四特区）就各有一个禁毒博物（展览）馆。博物（展览）馆里陈列的史料介绍了毒品

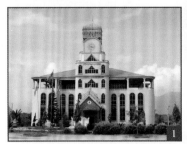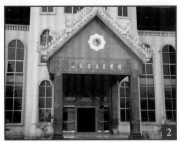

图 247　缅甸果敢禁毒展览馆 （1.博物馆全貌；2.博物馆正门）

的危害、毒品的由来及缅甸的禁毒成果，并号召人们远离毒品。据缅甸中央禁毒委员会公布的数字，自 1990 年以来，缅甸共铲除罂粟 500 多平方千米，使鸦片产量减少 500 余吨；公开焚毁毒品 35 次，仅在仰光地区就焚毒 15 次共计 81.7 吨。特别是在佤邦第二特区，政府在有效实施了禁毒承诺的前提下，引入国际民间投资，吸引全球的旅游爱好者，进而撬动佤邦的旅游经济全面发展。人们高兴地看到，以禁毒展览带动旅游业是金三角地区在世界打击毒品力度越来越大的背景下的必然选择。

果敢禁毒展览馆

果敢禁毒展览馆是掸邦第一特区于 1999 年 3 月 11 日奠基动工建设，耗资 460 万元，于 2000 年 12 月 27 日在掸邦果敢特区落成正式开馆的。

邦康鸦片博物馆

邦康鸦片博物馆是第二特区于 2004

年在佤邦政府所在地邦康开始建设的。博物馆分两个部分，第一部分是佤邦历史文化馆，第二部分是罂粟——鸦片毒品经济馆。

博物馆从佤邦远古的原始部落时期开始，向世人展示佤邦 16 个民族的社会历史发展情况和罂粟种植以及毒品问题的历史过程。着重讲述了 100 多年前，英国殖民者将美丽的罂粟花的种子带到这里，从此发生了惊心动魄的关于毒品的故事。

这个博物馆的独特之处在于，它是一个毒品研究的学术机构和资料库，与国际著名大学和相关机构开展了合作研究。由于佤邦地处大金三角地区，因此可以为学者们提供丰富的关于毒品历史和人文文化的调研现场，人们还可以在这里了解鸦片，认清毒品的危害。与此同时，博物馆带动了旅游业的发展，为那些种植罂粟的山民找到了新的生活出路，山民可以靠旅游业创收，从而放弃罂粟的种植，摆脱贫困，最终实现佤邦地区彻底禁种

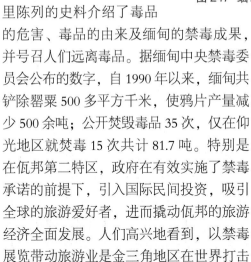

罂粟的远景目标。因此，人们将佤邦的"邦康鸦片博物馆"称为"金三角鸦片历史博物馆"。

博物馆还有一个罂粟花观赏区。距离邦康城约23千米的登俄白塔，在那里有一块殖民主义时期遗留下来的罂粟种植保留地，每年春季在鸦片收获季节会举办一次禁毒节。每年的禁毒节用以纪念禁毒成功，同时让世人看到保留的鲜活的罂粟——鸦片的历史，以此来吸引广大的游客，让人们不要忘记过去。在禁毒节，人们把罂粟种植保留地收获的鸦片全部交给联合国禁毒署在佤邦地区执行配合发展替代项目和监控的官员，当众销毁。

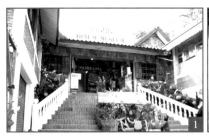
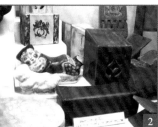
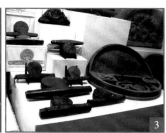
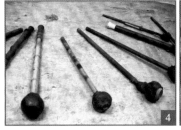
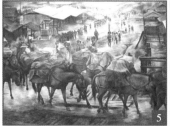
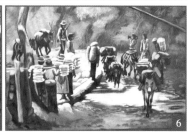

图248 佤邦鸦片博物馆及部分展品（1.博物馆大门；2.供人们躺着吸食鸦片的枕头；3.用来称鸦片重量的工具；4.吸食鸦片的工具；5—6.当年以马匹驮运鸦片的繁荣景象）

勐拉禁种罂粟纪念馆

第四特区勐拉①位于掸邦的东部，也建有一个禁种罂粟纪念馆（也称为"肃清鸦片纪念展览馆"），向游人展示缅甸的禁毒成果。勐拉曾是毒品种植、加工、贩运的重点地区，是缅北毒品流向国际市场的一个重要通道，人称"金三角之门"。1991年，特区开始实施禁毒计划，一方面在广大山区开展了替代种植，逐步解决了农民的吃饭问题；另一方面以特区首府的小勐拉依托西双版纳的旅游业，重点发展特色旅游，走上一条"独具特色的"的发展道路。1992年，这里公开销毁了三个海

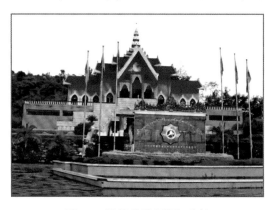

图249 勐拉禁种罂粟纪念馆

① 勐拉，是缅甸掸邦东部第四特区（勐拉）的一个市，是勐拉军政府的总部所在地，它与云南勐海县打洛镇相邻。为与中国西双版纳的勐腊相区别，当地人在其名前加一个小字，于是称为小勐拉。

洛因加工厂；1996 年开始禁种罂粟；于 1997 年 4 月 22 日建成禁种罂粟纪念馆，馆内大量的图片实物对于游客了解金三角地区特别是缅北的毒品历史十分有益。与此同时，有效地带动了当地的旅游业。

缅甸仰光的禁毒博物馆

缅甸仰光的禁毒博物馆占地 6.12 万平方米，共耗资 8.2 亿缅元（约合 230 万美元），于 2001 年 6 月落成开馆。馆内介绍了毒品对人类的危害以及让国际社会了解缅甸历届政府为禁毒所做的努力，使人们珍惜生命，远离毒品。

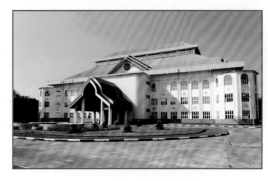

图 250　缅甸仰光禁毒博物馆

2.2　泰国鸦片博物馆

清盛市鸦片博物馆

清盛市鸦片博物馆（Hall of Opium）位于泰国最北部清莱府湄公河流域的清盛市，属于金三角中心地区。金三角地处泰国与老挝、缅甸交界地带，距曼谷约 750 千米。经过多年来的禁毒工作，清莱府已经基本消灭了罂粟种植。为警示后人，泰国王室在这里建了一座全世界设施最先进的鸦片博物馆。博物馆在建设中得到了梅法龙基金会的支持和中国文化部、中国驻泰国大使馆的协助。博物馆从设计到建造共历时 10 年，累计投资高达 4 亿泰铢（约合 952 万美元），于 2003 年 10 月对外开放。

博物馆完整地展示了鸦片种植的历史、罪恶的鸦片贸易、鸦片对人类的双重作用——医疗和毒化、反毒品斗争的成果等，运用声、光、电等多种表现形式，形象而不枯燥地向游客介绍了人类与毒品斗争的漫长历史，展示了鸦片给人类带来的各种悲剧和创伤，告诫世人远离毒品，珍爱生命。

博物馆共两层，入场之后首先可以看到一些图片及照片的介绍，接着进入正题，有罂粟花模型、毒品制作过程，还有一些实物供人参观。博物馆规模不大，但信息量很丰富，从鸦片的由来、采收、制作过程以及抽鸦片、吸毒的用具等应有尽有。馆内还介绍了有关于罂粟花由来的种种传说以及有吸毒史的世界名人的照片。

博物馆虽取名为"鸦片"，但内部却

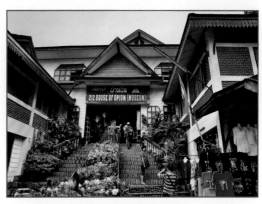

图 251　泰国清盛市湄塞镇的鸦片博物馆

没有一株真正的罂粟，仅在入口大厅中摆着数十株仿真罂粟。这寓意着当地完全消灭了罂粟种植，即使是鸦片博物馆也不保存植株样本。

曼谷禁毒博物馆

泰国在首都曼谷新建的一座禁毒博物馆对外开放。进入博物馆后，观众可以看见许多栩栩如生的蜡像。博物馆面向公民特别是青少年进行有关毒品的教育，以使他们认识到吸毒的危害性，并远离毒品。

2.3 俄罗斯禁毒蜡像馆

2003年，俄罗斯的莫斯科禁毒蜡像馆展出了一个个令人震惊的蜡像。蜡像显示了吸毒成瘾的危害，每一个年轻的吸毒者开始都很漂亮，但是几个月之后，他的脸失去青春，变得老化，甚至成了魔鬼！吸毒不仅毁了他美丽的容貌，破坏了他的家庭，而且等待他的还有不健康的胎儿或死亡的婴儿。展览号召人们远离毒品，特别是防止小学生和青少年滥用药物，告诫人们要养成健康的生活方式。禁毒蜡像馆在莫斯科展出后，还在俄罗斯各地巡回展览。

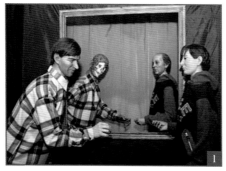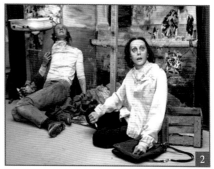
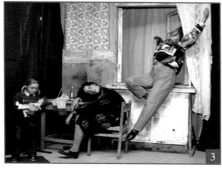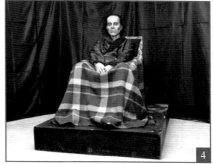

图 252 莫斯科禁毒蜡像馆中几组蜡像（1—2. 每个年轻的吸毒者开始都很漂亮，但吸毒将毁了他美丽的容貌；3. 吸毒毁了他的家庭，影响胎儿健康或致婴儿死亡；4.毒品使他变成魔鬼的样子）（尼乔拉斯·丹尼洛夫摄）

2.4 美国缉毒署博物馆

1976 年，在美国庆祝建国 200 周年之际，联邦政府鼓励所有机构开发相应的展品，突出宣传本机构的历史。于是缉毒署博物馆（Drug Enforcement Administration〔DEA〕Museum）应运而生。博物馆采用最先进的展览技术，展示了美国历史上关于毒品、吸毒和禁毒执法的情况，让人们了解合法和非法使用毒品的状况，并结合互动站和外展教育计划，让更多的人参与，使之成为美国公众，特别是儿童和成人的教育基地。

与此同时，还让公众了解缉毒署作为联邦政府的毒品和禁毒的执法机构所发挥的重要作用和影响，了解世界禁毒的总体趋势。

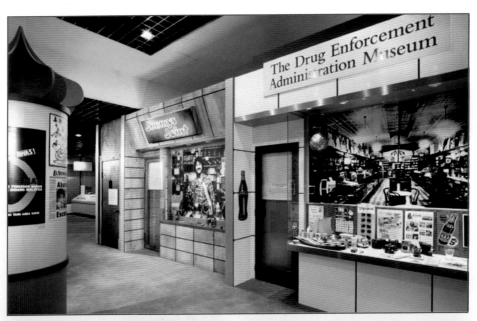

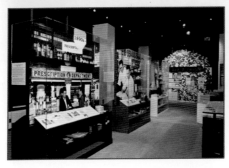
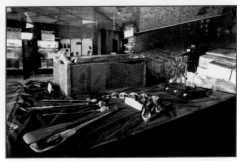

图 253　缉毒署博物馆（博物馆入口处和部分展品）

3

烟草博物馆

3.1 中国烟草博物馆

中国烟草博物馆（上海）

中国烟草博物馆位于上海市杨浦区，2004年7月15日正式开馆。博物馆的建筑外形以大型商船和玛雅神庙为设计理念，构成了长约80米、宽约25米、高约30米的外形结构。特别是外墙中部镶有长140米、高4.1米的巨型花岗岩浮雕；馆前矗立了五根图腾柱，上面雕刻着龙、凤、狮、鹤、马的吉祥图案，大气而不失艺术与细腻，视野中的博物馆尽显精美、庄重与典雅。

博物馆设有烟草发展历程、烟草农业、烟草工业、烟草外贸、烟草管理、烟草文化、吸烟与控烟等七个展馆和一个文献馆，共有文

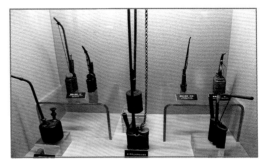

图 255　中国烟草博物馆资料（烟具）

物、文献16万件。馆藏物品系统地记载和反映了中国烟草业的发展历程及其辉煌成就，提供了关于烟草知识的生动介绍，从各个角度展示了中国从明清到现代、从宫廷贵族到普通百姓、从各地区到各民族的烟草文化[1]。

烟草文化的无穷魅力，在于使处在蒙昧状态下的人们对烟草"崇拜"的觉醒，在于规劝为谋取利益采用广告手段的烟草商家应该站在"吸烟有害健康"的立场上。从某种意义上说，这种人为的"文化魅力"比罂粟花的魅力更具杀伤力。

中国大理烟草博物馆

大理烟草博物馆坐落在风光秀丽的苍山脚下、洱海之滨，以浓郁的民族风情和悠久的烟草文化习俗深深地吸引着来自天

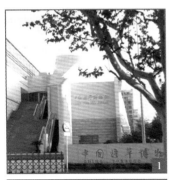

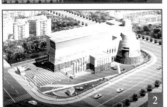

图 254　中国烟草博物馆外景
（1. 博物馆正门；2. 博物馆立体外观）

---

① 李雅芬. 漫游烟草历史长廊——感受烟草文化的无穷魅力. 2010-10-29.

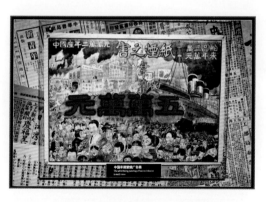

图256 中国早期禁烟广告画（中国烟草博物馆）

南海北的游客。

据博物馆资料记载，烟草的种植、使用在大理已有很长的历史。早在600年前，大理地区就对晾晒烟进行开发和利用，其中著名的有云龙天登烟、南润乐秋

烟、永川水泄帘子烟、滨川江边辫子烟等，在清代这些烟就通过"博南古道"销往中原和东南亚诸国。清朝康熙年间，白族人民就已将烟叶作为主要产品出售。20世纪30年代，随着烟草在云南的大面积推广，以及烟叶种植和复烤加工，特别是烟丝加工和卷烟生产的迅速兴起，大理地区逐渐成为中国的主要产烟区之一。

博物馆里除了大量烟俗文化的文字图片外，还陈列着琳琅满目的吸烟用具，它们长短不一，各具特色，有价值连城的袖珍水烟筒，也有民间常见的各式竹制、木制、铁制吸烟用具。馆内还陈列着清乾隆三十四年（1769）的烟斗。铁制的吸烟用具还可作为防身武器使用。

3.2 丹麦的烟草博物馆

丹麦烟草博物馆位于哥本哈根市中心，来自世界各地的鉴赏者可以在这里了解到自16世纪以来的关于烟草的历史。博物馆内陈列着各种各样的独一无二的古式烟草，罕见的绘画和古老的雕刻海泡石

制作的烟斗、鼻烟壶、烟草罐以及从世界各地收集来的烟斗。烟草博物馆设立在一个著名的拉森商店（W. O. Larsen Shop）里，人们可以在那里体会到为什么烟草是人们生活的一部分。

3.3 日本的烟草与盐博物馆

日本的烟草与盐博物馆（The Tobacco and Salt Museum）位于东京涩谷站北，是1978年启用的一个很有个性、很有趣味的博物馆。博物馆专门收集和研究有关烟草和盐的材料，并广泛地介绍他们的历史和对日本文化的影响。博物馆一楼展示烟草从南美洲向世界其他地区的传播。二楼集中展示日本烟草史。三楼专门展出盐

的知识，布置有从盐块到日本盐厂的模型。四楼是流动展览，为与盐及烟草有关的艺术展。

在日本，烟草和盐是垄断商品。烟草最早于1600年传入日本。博物馆内收集了许多宝贵的历史资料，展示了从玛雅人时期开始的人类吸烟史，以及珍贵的艺术品和工艺藏品，包括浮世绘版画、吸烟用

具、香烟盒、烟草托盘、精选的火柴盒、雪茄标签集和 20 世纪的烟草海报。对于人类来说，盐是一种不可缺少的物质。由于日本没有天然来源的盐，早期居民被迫依靠自己的智慧生产海盐，千百年来，形成了先进而独特的制盐技术。

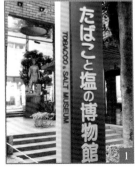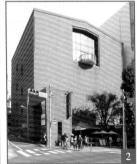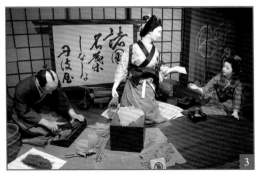

图 257 日本烟草与盐博物馆（1—2.烟草与盐博物馆外景；3.显示烟草文化的蜡像）

3.4 中国戈小兴中外烟标烟具博物馆

戈小兴中外烟标烟具博物馆是 1998 年 11 月 8 日由戈小兴[①]创办的中国第一家私人博物馆，开馆时发行了一套开馆纪念邮政首日封。2006 年 7 月在江苏省常州市成立新馆，2006 年 12 月该馆被国家旅游总局正式挂牌，为 AA 级旅游景区。

博物馆共有四层楼面，展出面积 920 平方米。馆内拥有不同画面的中外烟标 14 万种，世界各国烟具（包括鼻烟壶、水烟壶、旱烟杆、烟斗、卷烟具五大类）5000 余种。

一楼大厅展示了近百个国家的各种雪茄烟包装盒。让参观者了解雪茄烟的文化、起源、制造过程和吸食艺术及方法。

二楼展厅是百年烟标烟具的缩影，汇集了极具"东方特色"的中国烟标、最早输入中国的洋卷烟注册商标、百余家民国年间各类民族资本小作坊生产的各种卷烟包装，同时展出五大类烟具。其中鼻烟壶，源于明清年代的皇家御品，已成为财富、艺术和文化的象征。水烟壶，源于古代的波斯，16 世纪后期传入东欧，后经丝绸之路传入中国，自明末始，流行于清代、民国时期。旱烟杆在中国流传最广，它的制作材料有根雕、蛇形竹节、铜质、银质等，杆上的雕刻图案有景泰蓝、

---

① 戈小兴（1953—　），江苏常州人，国际博物馆协会中国国家委员会、中国博物馆学会、江苏省博物馆学会理事。收藏中外烟标烟具已有 40 年历史，并与世界上 118 个国家和地区的烟标收藏组织及收藏家建立了交流关系。他研究烟文化的发展和兴衰，撰写并发表了《烟文化》《烟标的使用价值》《烟标集趣》《烟标收藏指南》等多篇论文，主编《烟标藏奇》（当代世界出版社，2001）。1997 年在广东省博物馆展出的"中外烟标"获最佳精品奖。2002 年美国世界名人文化研究中心赠戈小兴院士勋章及"烟标烟具收藏世界之最"的证书和奖杯。他的事迹被收入"世界吉尼斯纪录大全"。

"福"字纹饰等，极具民族风情；精美的烟斗，和谐的斗身、斗柄，造型曲线流畅，融实用性与装饰效果于一体，令烟斗客赏心悦目，对收藏爱好者而言，更是件令人痴迷的艺术品。卷烟具的产生则将烟具的变化推向了一个崭新的阶段。百年来，包括各种材质、形态各异的烟灰缸、烟嘴、烟盒、烟筒以及组合烟具走进了千家万户。

三楼为国际展厅，有世界各国的烟标设计与制作，其主题新颖、图案含蓄，犹如斑斓的百花园，竞吐芬芳，它们既反映了设计者各自的气度，又符合本民族的审美观。比较突出的烟标系列有美国"万宝路"和"健牌"，R. J. 雷诺尔慈公司出品的"骆驼"牌系列香烟。烟具有稀罕的在阿拉伯中东地区已有400余年历史的传统实用性水烟壶，日本早期采用铅、锡、铁、铜混合制作的合金四方飞龙大烟缸和韩国航空开航、十二生肖等世界各国形态各异、材质不同的奇特烟灰缸。

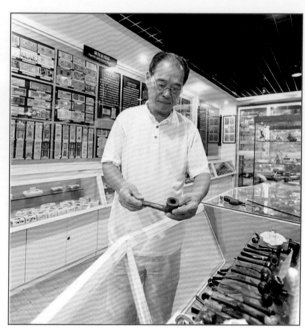

图 258　戈小兴和他的中外烟标烟具博物馆

博物馆于 2000 年 4 月创建烟标烟具博物馆网站（www.gexiaoxingmuseum.com）。通过中外烟标的展现，使社会各界人士了解世界烟草的发展史，了解不同烟标所体现的艺术、美学价值和所处不同时代的特征，了解烟标的商品经济本质。

4

酒文化博物馆

4.1 葡萄酒博物馆

在世界各地有不少有趣的葡萄酒博物馆。那些中世纪的地下密室、历史悠久的古堡、光怪陆离的创意建筑，以及其中丰富的藏品，都在展示世界葡萄酒产业发展的历史。

奥地利帕拉斯考博格旅馆酒窖

位于维也纳帕拉斯考博格旅馆的酒窖建于 1840 年，拥有多达 6 万瓶藏酒，其中最早的葡萄酒产于 1727 年。酒窖分为六个藏区——法国、旧世界、新世界、珍藏、甜酒以及香槟区，每个区都有独特的建筑风格，比如新世界区，就设计成驶向远方的船舱样式。

乌克兰马桑德拉酒窖

马桑德拉酒窖位于乌克兰马桑德拉镇（Massandra），是俄国沙皇尼古拉一世 1816 年下令建设完工的酒窖。酒窖收藏有世界各国屈指可数的名酒，有不少更是尼古拉皇帝的个人收藏。超过 100 万瓶的藏酒容纳于这个巨大的宫殿中，巨大的收藏使这里成为葡萄酒历史的教科书。

波兰的美酒博物馆

在波兰的别尔斯克比亚拉市有一座美酒博物馆，馆内除了 1000 多种世界名酒外，还有从世界各国收集的种种形状的用玻璃、水晶、瓷、木头和青铜等材料制成的大大小小的杯盏和远古时代所用的酒器。

巴黎葡萄酒博物馆

巴黎葡萄酒博物馆位于巴黎埃菲尔铁塔对岸的帕西区（Passy），馆里收藏着采收葡萄的工具、制造葡萄酒的设备、装运酒的容器、酒瓶、开瓶器、酒杯、酒窖的装饰等。

博物馆的三个拱顶地窖，在 16 和 17 世纪时是帕西修道院的修士们用来储藏葡萄酒的地方，现为博物馆附设的餐厅，提供顶级厨师用新鲜原料做成的法国传统菜、奶酪和葡萄酒。这个古老的酒窖在法国大革命期间被摧毁，于 1950 年重建之后，一度被用来作为埃菲尔铁塔餐厅的藏酒处，直到 1984 年成为葡萄酒博物馆，归法国斟酒协会①所有。

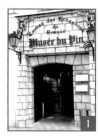 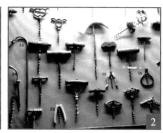

图 259 巴黎葡萄酒博物馆（1.博物馆正门；2.各式开瓶器）

---

① 法国斟酒协会（Conseil des Echansons de France），成立于 1954 年，目的是保护和宣扬最好的法国葡萄酒，并在博物馆以及法国和世界各地举办酒文化方面的各种活动。

法国桑赛尔葡萄酒博物馆

桑赛尔（Sancerre）是法国卢瓦尔河谷地区一个重要的生产葡萄酒的产区，拥有悠久的葡萄种植和葡萄酒酿造历史。博物馆是一栋中世纪建筑，350 平方米的展示区内，利用现代光电和多媒体设备简要介绍桑赛尔地区的土壤和生长在这片土壤上的葡萄树，以及酿酒人如何让土壤与植物完美结合，酿造出独一无二的桑赛尔葡萄酒。

法国勃艮第葡萄酒博物馆

勃艮第葡萄酒博物馆是现存历史最长的酒窖之一，位于巴黎圣母院教堂附近的最古老的饭馆 La Tour d´Argent 地下。酒窖修建于 1582 年，这里曾经被作为勃艮第大公[①]的住所使用。在木结构和石壁完美搭配的馆内，展示着以葡萄压榨机为首的各种酿造葡萄酒的器具以及瓶装酒的收藏。在 45 万瓶藏酒里，有不少著名的 19 世纪中期勃艮第红酒。由于从天花板到地面都堆满了酒，置身其中犹如一座迷宫。第二次世界大战期间，当时的店主修了一堵墙挡住了酒窖的入口，因而使它躲避了纳粹的破坏。

中国张裕酒文化博物馆

张裕酒文化博物馆是中国第一家世界级葡萄酒专业博物馆。它以张裕 120 多年的历史为主线，通过大量文物、实物、老照片、名家墨宝等，运用高科技的表现手法向人们讲述以张裕为代表的中国民族工业发展史和酒文化知识。

张裕酒文化博物馆建于 1992 年，坐落在山东省烟台市芝罘区六马路 56 号——张裕公司原址[②]。

博物馆内分上下两层，由综合大厅、历史厅、影视厅、现代厅、珍品厅，以及百年地下大酒窖和酒文化广场等部分组成。

综合大厅以三面浮雕展示了不同历史时期影响张裕发展的重大事件和重要人物。主题浮雕有孙中山先生 1912 年来访张裕时的亲笔题词——"品重醴泉"，不仅赞扬了张弼士先生的人品，也体现出孙先生对张裕酒品的欣赏。历史浮雕主要描写、刻画了创始人张弼士先生等早期张裕人的创业情景。现代浮雕记录了江泽民同志 1992 年 7 月 24 日来访张裕时的亲笔题词："沧浪欲有诗味，酝酿才能芬芳。"

历史厅以图片及实物的形式介绍了 1949 年之前张裕半个多世纪的发展历程。

现代厅展示了 1949 年以来，特别是改革开放以来张裕公司所

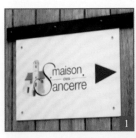
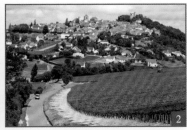

图 260 法国桑赛尔葡萄酒博物馆（1.葡萄酒博物馆的门牌；2.桑赛尔小镇）

---

① 在西欧，大公本来是一种封建诸侯等级，其地位略高于公爵。其后随着诸侯国独立，大公演变为独立君主的称号。由大公统治的政权称为大公国。

② 张裕葡萄酒公司是由南洋富商张弼士先生于 1892 年在烟台投资创办，1912 年孙中山先生为张裕公司亲笔题赠了"品重醴泉"，以资鼓励。

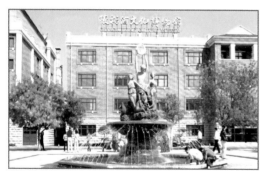

图 261　中国张裕酒文化博物馆

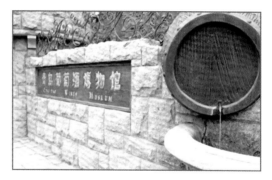

图 262　中国青岛葡萄酒博物馆

取得的可喜成绩。

珍品厅陈列有公司创建以来所获得的奖牌、奖章、奖杯、证书等物品以及国家领导人的题词，还有海内外厂商、友人馈赠的礼品。

字画厅珍藏着康有为、孙中山、张学良等历史名人为张裕所题的墨宝。

百年地下大酒窖建于 1894 年，保存有近千只橡木桶[①]，还有亚洲最古老的三只 15 吨级"桶王"[②]。这三只桶与地窖同龄，是百年地下大酒窖的见证，也是张裕酒文化的象征。

此外，酒文化广场是一个旅游区内的小景点，位于张裕酿酒公司的老厂址，拥有老门楼、清式照壁、早期地下金库、古泉以及象征张裕主人变迁的"中国银行界石"等景观。

中国青岛葡萄酒博物馆

青岛葡萄酒博物馆建立于 2009 年，是一个以葡萄酒历史与文化展示为主题的集科普教育、收藏展示、旅游休闲、文化交流等多种功能于一体的特色博物馆，也是中国第一座以葡萄酒为主题的地下博物馆。

博物馆外部景观采用了欧式古堡建筑特点，融合英国、法国、意大利、西班牙、南非等多国建筑风格。馆内以实物、图片、图像、雕塑、现场讲解、多媒体等多种方式对葡萄酒文化和历史进行了全方位展示，使之成为一处科普的园地，为提高人们对葡萄酒的认识创造了一处平台。

博物馆内分成了几个展区，酒神狄奥尼索斯的雕像栩栩如生，神泉馆里两条巨龙在欢快地吐水。葡萄酒器皿馆奢华高雅、葡萄酒历史馆庄重宁静、华东葡萄酒展馆古香古色。走进天然葡萄雨林馆就像走入梦幻般的庄园，国际馆展示了具有各国风情的葡萄酒产品及产区文化。

中国龙徽葡萄酒博物馆

龙徽葡萄酒博物馆是北京首家葡萄酒博物馆，位于北京市海淀区玉泉路 2 号。该馆是由北京百年葡萄酒老企业北京龙徽

---

①　窖内的酒桶用橡木制成，一是橡木质地坚硬，抗浸泡，耐腐蚀，通气性好，便于酒液的"呼吸"；二是橡木中含有鞣酸，鞣酸是白兰地呈琥珀色的来源；三是橡木属于草香型木质，可有效地增加白兰地的香气，使酒液芳香、醇厚、柔和。

②　1915 年，巴拿马太平洋万国博览会上获得金奖的白兰地、琼瑶浆、红葡萄亦曾在这三只"桶王"中贮藏。

酿酒有限公司①投资建设，坐落在龙徽公司拥有近百年历史的地下酒窖上，是北京市唯一的一家讲述北京葡萄酒百年文化及历史发展的博物馆。2006年6月26日对外试营业，经过重新装修，于2008年6月博物馆正式开馆。

该馆是一座古朴典雅的明清风格建筑，分为地上展厅、地下酒窖、红酒文化餐厅和国际酒廊四大部分。地上部分主要是起源厅、葡萄酒老工艺展示厅、企业发展厅、产品厅、影视厅、公共知识厅和个性化制作互动厅，在这里，可以充分感受到葡萄酒的文化，亲身体验葡萄酒的魅力。地下部分则是龙徽的地下酒窖、酒池和储酒长廊。

中国澳门葡萄酒博物馆

澳门葡萄酒博物馆是澳门一家专业性博物馆，位于新口岸旅游活动中心，1995年12月25日开馆。展区分为酿酒历史区、酒类收藏区和酒类陈列区三个部分。

馆内收集有多种葡萄酒酿制工具和器皿，介绍了1000多个品牌的葡萄酒，展出了近700种行销酒和300种珍藏酒，最早的一瓶是1815年的"马德拉"酒。此外，还设有酿酒厂的模型，展示了葡萄牙各葡萄酒学会会士的制服和一组描绘18世纪葡萄牙各主要酿酒区的火车站及市场风貌的瓷砖。参观者可透过图表及图片了解酿酒和葡萄种植历史。

中国王朝酒文化博物馆

2010年11月开馆的王朝酒文化博物馆是一座中国红酒博物馆，位于王朝御苑酒堡地下一层，是一座以展示红酒和王朝公司文化、历史为主题的博物馆。博物馆内布局呈长廊式，主通道两侧及墙壁上展示了关于葡萄酒酿造工艺和酿造历史、文化，以及王朝公司的发展历程，王朝产品、文化等内容。沿着主通道走下去，依次可以看到法国古老的葡萄酒酿造技术，葡萄在世界的迁徙路线，现代葡萄酒酿造工艺、酿造品种，酒吧间，名家留宝，以及王朝公司的发展历程和引以为荣的各种奖牌、公司历届领导人等。

古巴朗姆酒博物馆

朗姆酒博物馆（Rum Museum）位于哈瓦那波多黎各（El Puerto）大道，曾是一个始建于17世纪的古老的三层楼的殖民地住宅。由于具有历史文化价值，联合

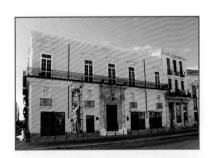

图263 古巴朗姆酒博物馆

---

① 北京地区的葡萄酒产业起源于宗教活动。100年前，法国天主教圣母文学院的修士们开始在颐和园北面黑山扈教堂周围种植酿酒葡萄。1910年，法国圣母天主教会修士沈蕴璞在北京阜外马尾沟创建教堂酒坊，生产法国风格的红、白葡萄酒，用于教会弥撒、祭祀和教徒饮用。1946年，教堂酒坊注册为"北京上义洋酒厂"。1959年更名为"北京葡萄酒厂"。1987年的全国酿酒工作会议提出"粮食酒向果类酒的转变"，为葡萄酒的发展创造了机遇。1988年，第一瓶由100%中国葡萄酿造的高品质葡萄酒诞生，因恰逢中国农历龙年，故取名"龙徽"。龙是中华民族的图腾，代表中国；徽是历史权威的象征，代表至高无上的品质。

国教科文组织于 1982 年宣布其为哈瓦那的文化遗产。

馆内展示了原古巴朗姆酒制造过程的所有步骤。专业导游以西班牙语、英语、法语、德语和意大利语向游客介绍从甘蔗田原料到最后朗姆酒烤的面包。2000 年 3 月31 日，博物馆的酒窖中陈列了用美国白橡木制成的容量为 180 升以上的酒桶。

4.2 中国白酒文化博物馆

贵州酒文化博物馆

贵州酒文化博物馆位于遵义市中华南路 178 号，成立于 1989 年 7 月24 日，1989 年 10 月正式挂牌并对外开放。

博物馆分为三个部分。第一部分为贵州酿酒史，系统地展示自然酒、人工榨酒、蒸馏酒产生与发展的历史，重点介绍贵州茅台酒"回沙工艺"、董酒"串香工艺"的形成时间、工艺特点和技术进步的历史；第二部分为贵州酒礼酒俗，展示贵州汉、苗、彝、水、布衣、仡佬等民族的酿酒饮酒习惯；第三部分为贵州名酒，集各种名酒 50 余种、系列产品 1000 余种，显示贵州酒在世界酒林中的重要地位。

博物馆的专题展览有"贵州酒文化现代书画展""贵州名酒获奖奖品展""贵州酒文化文献资料展"等。

汾酒博物馆

汾酒博物馆位于山西省汾阳市杏花村汾酒集团有限责任公司，始建于 1984 年，后经几次扩建逐步完善，于 2007 年 10 月 8 日开馆。截至 1993 年 7 月，汾酒集团共收

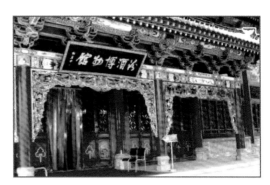

图 264　汾酒博物馆

集到汾州地区的民间酒器 900 余件。

新的汾酒博物馆分为 10 个展厅，以新颖的设计、独特的视角全面展示了汾酒 4000 多年的发展历程和历史变迁；以立体投影、栩栩如生的巴拿马获奖情景、别具一格的现场酿造、琳琅满目的酒器酒具及实物、模型、书画、电子动画等方式，充分展示了杏花村汾酒文化的悠久历史和辉煌成就。

中国酒文化博物馆

中国酒文化博物馆位于浙江省嘉兴市嘉善县西塘古镇①，该馆是在原有古镇西塘黄酒陈列馆的基础上，充实了酿酒世家刘西明先生几辈人收藏的数百件酒文化实

---

① 西塘，古称胥塘、斜塘，又名平川。春秋战国时代，西塘是吴越两国相争的交界地，故也有"吴根越角"之称。西塘保存着完好的明清建筑群落，处处绿波荡漾，家家临水映人。西塘除中国酒文化博物馆外，还有民间瓦当陈列馆、纽扣博物馆、根雕馆。

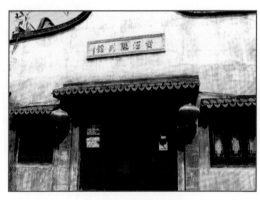

图 265　黄酒陈列馆

物而重建的，于 2006 年 8 月 28 日正式开馆。

西塘古镇在历史上就是一个与酒有不解之缘的酒镇。明代初年的大诗人高青丘曾在西塘寻问酒家，清代西塘镇上名酒梅花三白香飘百里，近代有柳亚子多次醉饮镇上，西塘的酒文化可以说与古镇同步，与古镇齐名。因此，酒文化馆的开张不仅有利于挖掘、弘扬中国水乡的酒文化，而且将推动西塘旅游事业的发展。

博物馆设立了青铜器馆、陶器馆、瓷器馆、珍宝馆、品酒区。在黄酒①陈列馆内充斥着黄酒的清香，更有各种黄酒的知识提供，让人在近处体味黄酒的醉人芳香。博物馆展示了中国酒文化的清晰背景及其深刻内涵，涉及民俗学、史学、经济学、文学、艺术、医学等多种社会科学和自然科学知识，具有鲜明的知识性、趣味性、学术性特点，从一个酒文化的侧面反映了中国的传统文化。

古井酒文化博物馆

古井酒文化博物馆位于中国安徽省亳

州市谯城区三曹大道，于 1994 年开建，1996 年 12 月落成。走近博物馆一楼展厅，首先看到一幅千年古井的照片，这口井是公元 532 年的遗迹，距今已有 1400 多年的历史，它是古井的商标，也是古井贡酒股份有限公司的象征。

该馆以"古井酒文化"为主线，展示了古井酒文化对中国酒文化的继承和发展，被誉为"华夏第一白酒博物馆"。博物馆分为楼上、楼下两个展厅和中国酒文化、古井酒文化、古井发展史、名酒荟萃、古井画廊等五个展区。

名酒展廊里不仅展示出了 1989 年最后一届全国评酒会评出的 17 大名酒，而且还展示了当时全国所有参赛的 368 种地方名酒，酒品共达 868 种之多。

此外，博物馆还荟萃了许多中外名酒及中国著名书画家的珍贵字画。

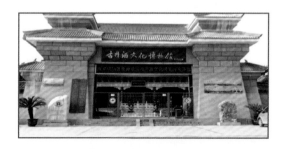

图 266　古井酒文化博物馆

老龙口酒博物馆

老龙口酒博物馆位于沈阳市大东区珠林路 1 号，于 2002 年 9 月落成。博物馆分酒文化展区和酿酒老作坊展区两大部分。酒文化展区又包括酒的源流、酒规酒俗、酒具酒器、酒诗酒画、老龙口发展史、

---

① 黄酒属于酿造酒，是一种以稻米为原料酿制成的粮食酒。不同于白酒，黄酒没有经过蒸馏，酒精含量低于 20%。不同种类的黄酒颜色亦呈现出不同的米色、黄褐色或红棕色。著名的浙江绍兴黄酒是麦曲稻米酒，山东即墨老酒和河南双黄酒是北方粟米黄酒，福建龙岩沉缸酒、福建老酒是红曲稻米黄酒的代表。

老产品陈列室六个部分。酿酒老作坊展区再现了中国传统酿酒的工艺流程，展示了古法酿酒的各式器具、酿酒所需的各种原料，在厂内挖掘出土的百年石磨群，20世纪50年代至20世纪80年代老龙口的部分老产品。

西域酒文化博物馆

西域酒文化博物馆位于伊犁新源县肖尔布拉克镇，于2006年10月落成。博物馆分为"西域自古出美酒""瀚海遗真话酒具""酒令酒诗弈酒海""塞外江南飘酒香"等17个部分，展出图片3000余幅、酒类古董60余种200多件。

桂林三花酒文化博物馆

桂林三花酒文化博物馆位于桂林象山区民主路，于2007年10月落成。博物馆中，近百幅老照片将20世纪桂林各年代的历史风貌呈现在了参观者眼前；而三花酒原始酿造的实景，一目了然地告诉人们桂林作为中国白酒发源地之一的传统酿酒工艺；酒具展示厅则让人们通过实物了解中华酒文化的历史沿革；窖酒展示厅展示了桂林三花股份公司55年中68种窖藏珍品，让人领略漓水精华的甘冽与清醇。

富裕老窖白酒博物馆

黑龙江省富裕老窖白酒博物馆于2009年1月落成。博物馆划分了历史区、文化区、鸿源涌烧锅、酒道馆和综合区五个区域。

九江双蒸博物馆

九江双蒸博物馆位于广东省南海区九江镇沙口工业区，于2009年9月落成。馆内有古代的酒铺、戏台、米坊、酒坊以及码头等历史场景，同时设有九江镇历史文化长廊，现代九江酒企业、九江双蒸酿造传统工艺等展示区。

齐鲁酒文化博物馆

齐鲁酒文化博物馆位于山东淄博，于2010年4月落成。博物馆介绍了齐鲁白酒的发展历史，尤其是国井——扳倒井的发展历史，展示了白酒的工艺流程。

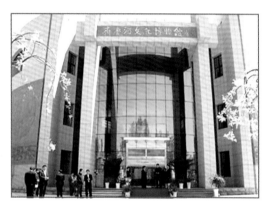

图267 齐鲁酒文化博物馆

红星二锅头博物馆

红星二锅头博物馆位于北京近郊怀柔区红星路1号，2010年5月落成。博物馆分为红星文化展示区和红星二锅头工艺展示区两部分，内设白酒起源和历史、京城酒文化、国家非物质文化遗产、饮酒与健康、实物鉴赏、现代白酒技术创新六个板块。文化展示区集中展示了自元代以来白酒酿造的文化和历史，通过复原北京老酒坊、老酒馆传统场景，让参观者体验浓厚京味的白酒文化；工艺展示区作为酿酒工艺的研发和展示中心，对白酒酿造工艺及发酵菌种进行了研究、展示和展卖，展示了红星二锅头发酵、储存、调配、灌装生产的全过程，参观者还可以直接参与酿制二锅头。

华蓥山酒文化博物馆

华蓥山酒文化博物馆位于四川省广安市华蓥山旅游区，于 2010 年 11 月落成。博物馆由上下两层组成，一楼展示了中国传统酿酒的酵池、酒肆、酒窖，再现了中国酒的起源、酿造工艺及发展历史的原貌；二楼由中国名酒、地方名酒、洋酒、香型酒、珍藏酒以及酒文化艺术墙、大中国酒幕墙等展厅组成。

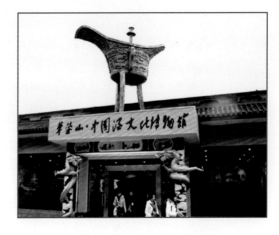

图 268 华蓥山酒文化博物馆

4.3 日本酒博物馆

东光酒藏日本酒博物馆

东光酒藏日本酒博物馆坐落于日本东北山形县米泽市大町。米泽盆地群山环抱，出产制酒所需的良质泉水和晶莹饱满的好米，冬季的严寒让酒在酿造过程中可以长时间低温发酵，美味不流失。东光酒藏日本酒博物馆再现了 400 年前的制酒场景和工艺。来博物馆访问者可以在参观酒厂的同时品尝多种清酒。

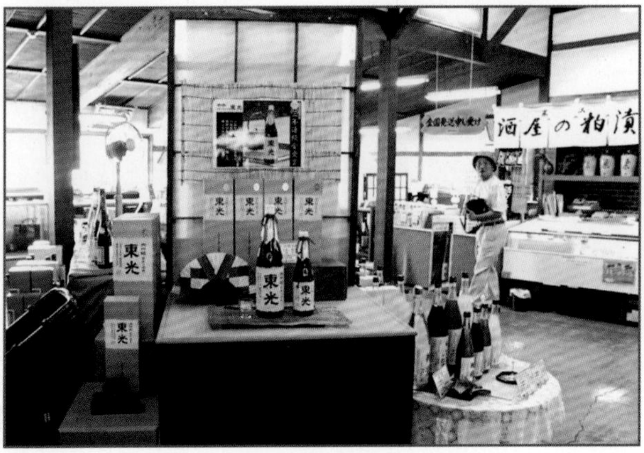

日本越后清酒博物馆

日本越后清酒博物馆坐落在新潟县南鱼沼郡汤泽町（Ponshukan）汤泽。

日本新潟古称"越后"，新潟的水是"软水"，是雪变成的水。堆积于越后山脉的雪渗透于大地，变成丰富的水。这里的自然环境造就了新潟的 100 多个酿酒厂，因清淡的味道受到人们的欢迎。

越后的酒博物馆藏有吉乃川、各贵泉等百余种地酒及用酒所做的点心和酒器等。这里的酒是完全用天然的积雪储藏的美酒，每年 12 月下旬至来年 2 月，这个地区的降雪厚达 2~3 米，将丰厚的积雪堆藏在室内，用以储藏葡萄酒，这不仅节约了能源、保护了环境，5.5℃的冷藏温度更有利于酒味的醇厚。此外，游客在这里不仅可以品尝到新潟的多种清酒，还能够享受放入酒的温泉浴。

图 269 东光酒藏日本酒博物馆

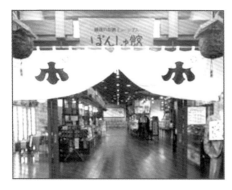
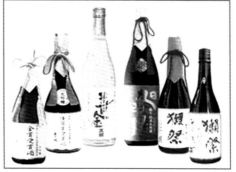

图 270 清酒博物馆 PONNSHU 馆

4.4 中外酒瓶文化博物馆

2002 年春节，坐落在山东省滕州市龙泉广场的中外酒瓶文化博物馆开馆。该馆为中西合璧风格的四层楼房，建筑面积为 2350 平方米。内设古代酒瓶展室、现代酒瓶展室、国外酒瓶展室、名企名酒展室、瓶书瓶画展室。

博物馆展出了滕州籍艺术酒瓶收藏家、世界吉尼斯纪录创造者、著名酒瓶文化学者李福民[1]收藏的 1 万余只各具特色的艺术酒瓶。

博物馆与中外酒文化协会、酒瓶文化研究所和酒文化书画院紧密合作，展示酒瓶文化研究成果，组织国际、国内酒瓶精品巡展，承揽酒包装的创意和设计，组织国内外酒瓶文化艺术的交流研讨活动。

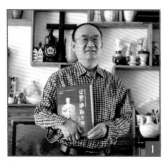
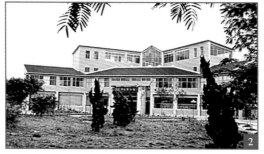

图 271 李福民（1）与中外酒瓶文化博物馆（2）

---

[1] 李福民（1955— ），山东省滕州市人。曾任滕州市商业职工中专校长，高级讲师，滕州市民族宗教局副局长。现任中外酒瓶文化博物馆馆长。著有《中国酒瓶精品大全》《酒和器》《世界酒瓶大典》等。

纪念馆、遗址

5.1　鸦片战争博物馆

鸦片战争博物馆坐落于中国广东省东莞市虎门镇解放路88号，兼有"鸦片战争博物馆""虎门林则徐纪念馆"和"海战博物馆"三个馆名，是收集、陈列、研究林则徐及鸦片战争文物史料的纪念性和遗址性相结合的专题博物馆。其中林则徐销烟池与虎门炮台旧址是鸦片

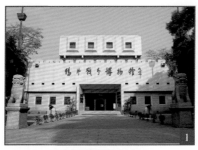
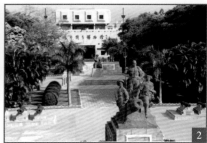
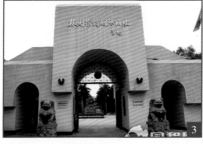
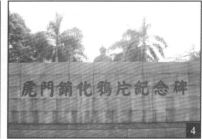

图 272　鸦片战争博物馆（1. 博物馆正门；2. 虎门人民抗英群像〔前〕、林则徐塑像〔中〕、展览陈列大楼〔后〕；3. 林则徐销烟池旧址；4. 虎门销毁鸦片纪念碑）

战争时期的历史见证，总面积约80万平方米。博物馆还于1990年创办了《鸦片战争博物馆馆刊》。

历史沿革

鸦片战争博物馆始建于1957年，建馆初期馆名为"林则徐纪念馆"；1972年更名为"鸦片战争虎门人民抗英纪念馆"；1985年重新定名为"虎门林则徐纪念馆"，为利于对鸦片战争遗址的管理，又增加一个馆名——"鸦片战争博物馆"。1987年7月和1988年1月先后成立沙角炮台管理所和威远炮台管理所，分别管理沙角和威远岛诸炮台遗址。1999年12月，

海战博物馆正式对外开放，成为全国爱国主义教育基地。

博物馆设置

博物馆庭院面积宽阔，树荫如盖，绿草如茵。中轴线上依次矗立着虎门人民抗英群像、林则徐塑像和展览陈列大楼等。陈列大楼是博物馆的主建筑，为仿古炮台的立面设计，再现了当年使侵略者丧胆的虎门海防炮台工事的建筑符号，具有鲜明的特色，雄伟庄严。

馆区分为本馆部、沙角炮台管理所和威远炮台管理所三个部分。虎门的历史遗迹有林则徐销烟池和虎门炮台旧址。

展馆部基本陈列

"林则徐禁烟与鸦片战争史实陈列"，生动形象地揭示了英国殖民者走私鸦片并进行武装侵略的罪行，详细介绍了鸦片战争的起因和经过，反映了林则徐等人的历史功勋，讴歌了中国人民抗击侵略的民族气节和爱国主义精神。

"鸦片战争中英海战陈列"，着力表现了鸦片战争时期中英双方军力对比、攻防策略及中国军队英勇抗击英国侵略者的史实。虎门海战半景画馆以背景油画、地面雕塑为主，将虎门海战的惨烈、悲壮表现得淋漓尽致。

"虎门故事展览"，陈列的"林则徐销烟"分鸦片战争前的形势、罪恶的鸦片输入和林则徐与广东禁烟等三个部分。展览生动再现了虎门的历史沿革、风土民情、人文掌故等，也是了解虎门历史与现实的重要窗口。

"全国禁毒教育基地展览"，由"毒品常识""中国政府禁毒史""青少年吸毒问题""当前毒品严峻形势"四大部分构成。

林则徐销烟池

销烟池在院内南侧，是当年林则徐销毁鸦片时所开挖的销烟池。馆藏销烟池木桩、木板、鸦片烟具、林则徐手迹等文物，还有大炮、火药缸、火药埕、大刀、长矛等抗击英军时用过的武器，以及缴获英军的洋枪、洋炮等，数量达3000多件（套）。

海战博物馆

海战博物馆位于虎门镇南面社区，由陈列大楼、宣誓广场、观海长堤等组成纪念群体。"海战博物馆"的馆名由江泽民同志题写。馆内陈列的"鸦片战争海战陈列""虎门海战半景画"，采用艺术与声、光相结合的现代展示手法，具有强烈的艺术表现力和感染力。

虎门林则徐纪念馆

虎门林则徐纪念馆位于虎门镇镇口社区，具有炮台神韵的门楼、陈列大楼、抗英群雕、林则徐铜像、虎门销毁鸦片纪念碑、抗英大炮等，共同营造了浓郁的历史氛围。

沙角炮台管理所

沙角炮台管理所管理的炮台旧址位于虎门镇沙角社区，保存完好并对外开放的有沙角门楼、濒海台、临高台、捕鱼台、节兵义坟、林公则徐纪念碑、功劳炮、克虏伯大炮等文物遗存。沙角炮台是扼守珠江口的要塞，依山傍海，景色秀丽。

威远炮台管理所

威远炮台管理所管理的炮台旧址位于虎门威远岛南面社区，包括威远、镇远、靖远、南山顶、蛇头湾、鹅夷等炮台，这些炮台构成立体的海防防御体系，被誉为"南方海上长城"。

不平等条约展厅

主要有1842年10月29日《南京条约》、1843年10月8日《虎门条约》、1844年7月3日《中美望厦条约》、1844年10月24日《黄埔条约》、1845年11月29日《上海租地章程》、1851年8月6日《中俄伊犁塔尔巴哈台通商章程》、1854年7月5日《上海英法美租界租地章程》、1858年5月28日《中俄瑷珲条约》、1858年6月13日《中美天津条约》、1858年6

月 18 日《中俄天津条约》、1858 年 6 月 27 日《中法天津条约》、1860 年 10 月 24 日《中英北京条约》、1860 年 10 月 25 日《中法北京条约》、1860 年 11 月 14 日《中俄北京条约》、1861 年 9 月 2 日《中德通商条约》和 1864 年 10 月 7 日《中俄勘分西北界约记》。

珍贵藏品

第一，嘉庆十四年（1809）、道光十

五年（1835）的铁炮，在抗击英国侵略者的战争中，发挥过重要作用。

第二，"桑榆共卫"匾，东莞民间抗敌御侮的历史文物。

第三，林则徐字画。有林则徐赠兰泉七言对联，纸本[①]，林则徐赠蓝田行书轴，绢本[②]，均为鸦片战争博物馆的珍贵藏品。

5.2 日本731部队罪证遗址

侵华日军 731 部队罪证遗址位于哈尔滨市平房区，占地面积 610 万平方米，是目前保存的第二次世界大战期间规模最大的进行细菌战研究和试验的遗址群。

第二次世界大战期间，侵华日军在这里建立了一支世界战争史上规模最大的细菌战部队，专门从事细菌武器生产和细菌研究，是当时世界上规模最大的细菌研究和生产细菌战剂的秘密军事机构。1945 年日本战败后，731 部队溃逃前自行炸毁了全部建筑，销毁了部分罪证。2000 年开始挖掘四方楼部分遗址和特设监狱遗址，经过一年的调查整理，完成了 6 号楼、7 号楼、8 号楼和中心走廊部分地下遗址的发掘清理工作，共发掘出包括细菌弹片、灭菌装置、注射器皿等在内的实物证据

1200 余件。

731 部队罪证遗址保存较为完好的遗址 23 处，展厅 15 个。展厅内陈列照片 470 余幅，陈列罪证实物 70 余件和大量见证人证言。

展出的物品显示，侵华日军 731 部队是一支专门从事细菌研究的部队。1935 年，他们在哈尔滨市平房区建立了细菌实

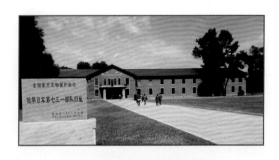

图 273　日本 731 部队罪证遗址

---

① 林则徐赠兰泉七言对联，纸本，书心纵长 123 厘米、横长 29 厘米。联文："云藏远岫茶烟起，桂染中秋月色香。"题"兰泉五兄雅属"，款"少穆林则徐"。钤朱文印"少穆"、白文印"林则徐印"。

② 林则徐赠蓝田行书轴，绢本，书心纵长 155 厘米、横长 72.5 厘米。内容为"夫其果行修洁，斯文彪蔚，鄂不照乎华华，龙骧骧乎云路，则公山足礼，策高足扵前，冲与太真，嗣家声扵后"。题"蓝田三世兄属临"，款"少穆林则徐"。钤朱文印"少穆"、白文印"林则徐印"。

验工厂，在被捕的抗日志士和平民百姓身上从事鼠疫、伤寒、冻伤、毒气等活体实验。据不完全统计，仅1939—1945年，直接死于细菌实验的人就达3000多人，这种惨无人道的法西斯行径，已成为日本帝国主义法西斯侵略东北，阴谋发动细菌战争屠杀中国人民的主要罪证。

731部队罪证遗址是日本法西斯侵略中国的历史见证，是揭露侵华日军战争罪行和进行爱国主义教育的历史教材。

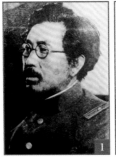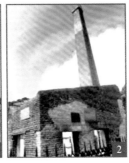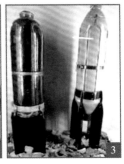

图274 731部队罪证遗址（1. 731部队的创办者石井四郎；2. 当年日本侵略者焚烧人和动物尸体的焚尸炉；3. 在活人身体上进行实验研制出的土陶制细菌弹）

5.3 广岛原子弹爆炸纪念公园

广岛是日本本州西部最大的城市和政治、经济、文化中心，第二次世界大战之前曾是日本第七大城市。1945年8月6日上午8点15分，美国B-29轰炸机向日本广岛投掷了一颗名为"小男孩"的原子弹，在广岛上空爆炸。据统计，当时广岛人口34.5万，当场死亡78150人，受伤51400人。由于核辐射，有10万多人后来不同程度地患上了白血病、败血病和其他疾病。

第二次世界大战结束以后，日本在广岛原子弹爆炸点设立了原子弹爆炸纪念公园，也就是现在的广岛和平纪念公园。

广岛和平纪念馆

广岛和平纪念馆是一个长形的建筑物，里面陈列了原子弹爆炸受害者留下的物品和相关参考资料，并提供英语、汉语等多个国家的语言介绍，人们可以头戴耳机在纪念馆内部边走、边看、边听介绍。这段惨痛的历史留下的无数资料向参观者诉说着和平的重要性。

走进和平纪念馆，首先映入眼帘的是一块纪念碑，上面刻着"广岛原子弹爆炸死难者和平纪念馆"，记载着原子弹爆炸的时间等内容。其后面有一个钟形石碑，钟的表针凝固在8点15分，寓意提醒人们永远记住这一时刻。全馆分为西馆和东馆，西馆是1955年为纪念广岛遭受原子弹轰炸10周年而建立的，展示烧焦了的饭盒、白色墙壁上黑雨的痕迹、被热线烧得残破不堪的死难者遗物。东馆是1995年正式对外开放的，增建东馆意在"被害与加害"两个方面审视那场战争，即日本不仅是战争的受害者，更是加害者，日本发动的侵略战争给亚洲人民带来了深重的灾难。馆内以模型、影像、相片等为游客讲解被炸前后的广岛，还展有市民笔下原子弹爆炸题材的绘画。

广岛和平纪念碑

广岛和平纪念碑（原子弹爆炸圆顶屋）位于广岛市街中心、元安川和本川汇合点的中岛町，是为纪念在第二次世界大战末期的昭和二十年（1945）8月6日广岛遭原子弹轰炸而专门建立的纪念场所。在美军投下原子弹之前，这里是旧广岛县产业促进馆（也译为物产陈列馆），由欧洲著名的建筑师设计，建于大正四年（1915）。"圆顶"附近的房屋建筑全部被原子弹炸毁了，唯有这座建筑物虽然也坍塌了一半成为废墟，但竟奇迹般地保留了下来。圆顶上被烧弯了的钢筋扭曲地裸露在外面，建筑物的一半和外墙已塌落，向人们诉说着当时核爆炸的情形。这是全世界唯一的一座保留着当时遭受原子弹炸毁时惨状的建筑，该建筑1996年12月份被指定为世界文化遗产。

此外，在原子弹爆炸圆顶屋遗迹不远处是千羽鹤纪念碑。与千羽鹤纪念碑相对应的不远处是"和平之火"。"和平之火"后面是"和平之池"，它的尽头便是"原爆慰灵碑"。

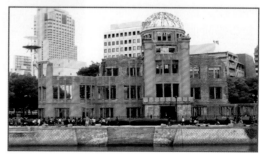

图275 广岛原子弹爆炸之后保存下来的唯一遗址

5.4 长崎原子弹爆炸纪念馆

第二次世界大战期间的1945年8月9日11时2分，代号"胖子"①的美国原子弹在长崎爆炸，从爆心地半径2千米以内完全被毁，当日死亡6万多人，总伤亡8.6万人，爆炸促使日本投降。爆心地松山市人民为了永远纪念这次事件建立了"原子弹爆炸中心地之标"，长崎市松山町建有平和公园、原子弹爆炸资料馆、市立博物馆、平和会馆。

长崎原子弹爆炸纪念馆是一个国家纪念厅，坐落于长崎平和公园内，是为纪念第二次世界大战期间所有在长崎原子弹爆炸中的死难者，祝愿世界永久和平和推动各国的交流与沟通而建立。馆内展示了美国用原子弹轰炸长崎的相关史料，其中包括爆炸时停在11时2分的时钟、融化的玻璃瓶、市内教堂的残壁等，还有见证人的照片。

长崎原子弹爆炸资料馆是平成八年，即1996年4月1日新开的资料馆。第一部分介绍1930年后日本发动侵略战争的历史，展示日本在20世纪30年代到第二次世界大战结束时的军国主义扩张侵略史，其中提到关于中国的几个关键词有"满洲事变"（九一八事变），"华北事变"（卢沟桥事变），以及"南京大虐杀"（南京大屠杀）②。第二部分介绍原子弹爆

---

① 代号"胖子"的原子弹，长3米多，宽1米多，相当于2吨多的三硝基甲苯烈性炸药。

② 据许多外国参观者反映，在此之前，关于日本发动侵略战争的历史仅在展览厅的最后部分展示，是用一排类似折叠屏风的标牌，加以图片和简短标题。资料馆展示的内容中将日本在第二次世界大战中受害的一面充分地渲染和放大，而对日本是第二次世界大战中主要的加害国这个事实淡化和缩小。已故加籍华人女士张纯如（Iris Chang）曾著一书，2010年被拍成了一部电影纪录片《南京暴行》（The Rape of Nanking）。她投入数年的时间，潜心收集整理史料写成了这部作品，目的在于提醒人们，日本军国主义在第二次世界大战时期所犯下的罪行已经有被逐渐淡化和淡忘的危险。

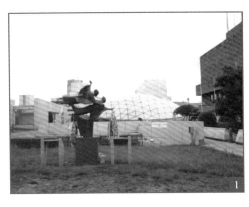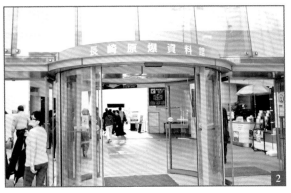

图 276 长崎原子弹爆炸纪念馆 （1. 纪念馆外景；2. 资料馆正门）

炸后的惨状，展示了战争和核武器给和平带来的危害的物证和"被炸者的诉说"。资料馆还设置有原子弹爆炸的图书室、被爆体验演讲、平和学习室、放映原子弹爆炸实况的会堂。

表示原子弹爆炸的危害；左手水平伸出，意味着祈祷、祝愿地球上永远和平；微闭的眼睛，意为为那些死难者祈福。创造者是北村西望氏。

平和公园的和平祈祷像

在爆心地的北侧丘上有祈祷和平的平和公园。公园里建有高 9.7 米，重 30 吨的青铜像，是为原爆 30 周年以"平和从长崎开始"的标语在昭和三十年，即 1955 年 8 月完成的。铜像右手指天空，

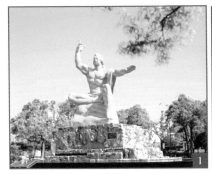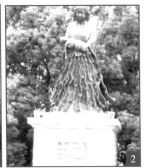

图 277 长崎平和公园的纪念碑 （1.和平祈祷像；2.长崎原爆点上的母亲雕像）

5.5 切尔诺贝利博物馆

从基辅地标独立广场出发，先往东沿克列沙蒂克街走 5 分钟，然后折向北边的弗拉基米尔斯基街继续走 10 分钟，拐入一条小巷，就看到切尔诺贝利博物馆。

切尔诺贝利博物馆的前身是座教堂，始建于 18 世纪 60 年代。1896 年，一场大火烧毁了教堂，人们在废墟上又重新建起了它。1992 年 4 月 25 日，切尔诺贝利事

故六周年纪念期间，人们将教堂的一部分改建成博物馆，正式对外开放。

博物馆共有两层。当参观者进入二楼的大厅，可以看到在楼梯的天花板上悬挂着一些牌子，上面用乌克兰语写着地名，一共 74 块。最后一块上面用黑色字迹写着"切尔诺贝利"。大厅的主题是生与死。厅内可以看见白色和黑色的翅膀，白色代

世界毒物全史 ｜ WORLD HISTORY OF POISON ｜ 毒物文化史（81—90 卷）

315
page

表善良，黑色代表邪恶。四组照片墙象征着切尔诺贝利的四个核反应堆，上面密密麻麻地布满遭受核辐射影响的核二代儿童的照片。二号展厅有个书桌大小的展台，模拟切尔诺贝利4号机组从爆炸到封堆的全过程：先是完整的4号机组，随着夜幕降临，机组亮起灯光。忽然，一声巨响，机组的一角被炸毁，并燃起熊熊烈火。时间定格在1986年4月26日1时23分。之后，直升机飞来灭火，4号机组随后被封上一层厚厚的"石棺"。二号展厅的尽头挂着几张乐谱，那是一首乌克兰名曲《两种颜色：红色是爱，黑色是悲伤》。

2006年4月14日，在切尔诺贝利灾难发生20周年的时候，国家切尔诺贝利博物馆（НАЦИОНАЛЬНЫЙМУЗЕЙ "ЧЕРНОБЫЛЬ"，Chernobyl Museum）在乌克兰基辅落成开馆，作为20周年纪念庆典活动的一部分。核安全研究所、南区区议会、城市教育和医疗的代表机构、事故清理的济布科夫协会、市社会服务中心和媒体及一些旅客参加了开幕式。

博物馆制作了切尔诺贝利核电站模型，通过视觉媒体如实反映了灾害过程、经济损失、对生活方式和文化的影响，同时收集和展示了与切尔诺贝利灾难有关的文物、照片、小册子、光盘、海报、书籍、文章、报纸和杂志等，供公众参观。

博物馆作为切尔诺贝利地区公共组织"切尔诺贝利儿童基金"的一个项目，

得到瑞士发展与合作署和济布科夫市当地公众的广泛支持。俄罗斯科学院核安全研究所提供了大部分科学资料。

博物馆项目的组织者认为，切尔诺贝利核事故造成数百万人的记忆永远风雨同舟，不应该被人遗忘，应该让我们和我们的后代永远记住这个教训。建立切尔诺贝利博物馆的目标是：积累和保存与切尔诺贝利信息有关的资料，反映切尔诺贝利核事故对全球和当地居民的影响，通报和交流组织参观的经验。博物馆的活动主要是：为学生提供特别的宣传活动；提请俄罗斯和国际公众关注切尔诺贝利核事故影响的地区，特别是受污染的城市和村庄居民；增强人们的环保意识。

博物馆的展品提醒人们，如果核电站管理不善，后果将是可怕的。在切尔诺贝利核电站灾难中有13.5万人撤离，237人死亡，经济损失达120亿美元。

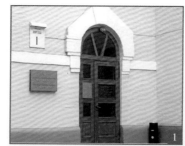
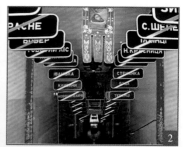
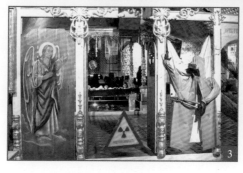
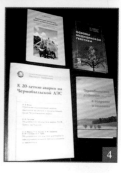

图 278 切尔诺贝利博物馆（1.博物馆入口处；2.博物馆走廊内可看到许多切尔诺贝利附近村镇的道路标识，这些村镇已经不存在了，用粉红色斜杠划掉；3.大厅的主题是生与死，门口展示着东正教圣像和防核服（当时使用的铅防护雨衣）；4.馆内陈列的有关资料；）

6

毒物资料馆与专题展

6.1 日本大久野毒气资料馆

在日本广岛县竹原市忠海港的濑户内海的海面上，有一座风景秀丽的大久野岛，它曾被人恐怖地称为"毒气岛"。1927年，日本陆军在这里建起了毒气工厂。自从1929年到1945年第二次世界大战结束，该岛共生产芥子气、毒瓦斯等毒气共2.3万吨。在制造毒气的过程中，岛上植物枯死，日本人民也深受其害，当时被征用的儿童、中学生、女青年共达6000余人。据广岛大学医学院调查，其中因肺癌和各种癌症以及呼吸道疾病死亡的有1300多人，幸存的4000多人现在仍备尝毒气后遗症之苦。为了不忘历史，由毒气受害者与和平反战团体共同出资修建，于1988年在这里建立了大久野毒气资料馆，每年接待参观者4万多人次。

大久野毒气资料馆位于大久野岛码头约200米的地方，是一栋两座房子连在一起的建筑，面积约200平方米。左边一栋是实物和图片陈列室，主要陈列着各种制造毒气的器皿，如冷却器、液体输送管道、溶解槽、毒气容器、生产机器等。四周的橱窗里，有各种防毒面具、橡胶作业服、各种毒气弹残骸及图片和历史资料。右边一栋是可容纳百余人的录像室。

毒气资料馆里陈列的文件资料清楚地记载着日军发动毒气战的事实。其中《在中国使用武器战例教科书》，是日本军校使用的教材，里面记载着防毒、放毒和辨认毒性的方法，同时列举了日军在中国河北、山西等地发动的几场毒气战。还有一份美国公开的1939年日军总参谋长的指令，命令日军在山西等地使用装入迫击炮的"赤筒、赤弹"（刺激性毒气），要求做到"严格秘匿，不留痕迹"。据统计，第二次世界大战期间日本一共发动过2000多次毒气战，直接造成10万多人死亡。

展览展出了一些日军当年在中国从事毒气战的照片，有一张是头戴防毒面具的日军端着刺刀行进在上海街头，一张是日军头戴防毒面具在山西作战。馆内还收集有中日战争时的化学战记录和中国方面对日军化学战提出抗议的资料等。还有一张中国受害者的照片，介绍的是1982年一个中国人在挖排水沟的时候接触到毒气弹而受害的情形。此外，岛上仍能看到毒气生产的遗迹，例如炮台、当年储藏毒气的仓库、毒气工厂的发电所等。

据馆内资料介绍，当时军部选定这里作为毒气制造基地的原因，一是大久野岛在濑户内海中是一个不起眼的小岛，四周临海，不仅可以保密，而且容易躲避空中侦察和袭击；二是它离"军都"广岛水陆约3小时的路程，便于指挥，同时它距中

国战场近，紧急时可以直接快速补充毒气到侵略战场；三是毒气泄漏和污染不会对

邻近的居民产生危害，加之岛屿远离东京，即使发生事故，也能确保东京的安全。

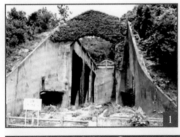
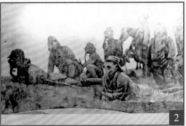
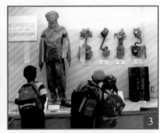
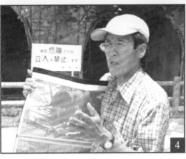
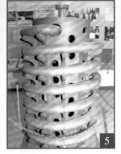
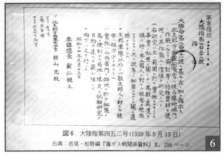

图 279 日本大久野毒气资料馆 (1. 大久野岛北部最大的毒气储存库遗址，曹鹏程摄；2. 馆内陈列的侵华日军在中国山西发动毒气战的资料照片；3. 日本小学生参观岛上的毒气资料馆，孙东民摄；4. 毒气岛研究专家山内正之向记者介绍这里的毒气储藏设施；5. 当年用于制造芥子气和糜烂性毒瓦斯等化武液化气的冷却装置，王健摄；6. 1938 年日军参谋总长载仁发给侵华日军在华北地区的领导责任司令官杉山元的密件，载仁指令杉山元在山西等地发动毒气战，并严加保密)

6.2 日本的毒气展

毒气展的历史背景

20 世纪 70 年代以后，保存在美国的包括东京审判的资料在内的美国占领日本时期的档案开禁，给研究这一问题的学者提供了条件。在那之后的 20 世纪 80 年代初，日本社会曾经就东京审判的评价产生了争论，出现了截然不同的肯定论和否定论。而在这一争论中，把日本的生物战和化学战的问题也同时突显了出来。经过一些学者对档案资料的搜集整理，关于生物战和化学战的部分内幕情况逐渐被人们所了解。导致对生化战问题，特别是 731 细

菌部队问题研究深化的一个契机是 1989 年的 "人骨问题"。当时，在日本东京原陆军军医学校的旧址施工时，工人们偶然挖掘出了一批奇特的人体骨骼，科学检验后证明上面留有被子弹击穿或手术锯切割的痕迹。由于陆军军医学校在战争期间具有日本各细菌部队的研究中心的地位，因此这些骨骼是否与细菌实验有关，不能不引起人们的注意。这样就促成了日本市民和平运动对 731 细菌部队战争犯罪的关注，由此开始了市民团体在日本举办 "731 部队展" 和 "毒气展" 的长达 10 年的活动。

曾在相模海军工厂服役过的奥山辰夫参观展览后提出了关于工厂情况的证言。根据他的证言，矢口仁也先生特地于 10 月 8 日调查了工厂的遗址，之后发表了文章，其中谈到：相模海军工厂位于神奈川县高座郡寒川町一之宫。原来这里是生产军服的工厂——昭和产业（现在在横滨市的鹤见），1942 年 7 月海军将其买下，把平冢市的海军技术研究所化学研究部移到这里，于 1943 年 5 月升格为相模海军工厂。工厂分为三部分，第一车间生产芥子气，第二车间把芥子气装到罐中，第三车间把第二车间出来的罐装芥子气装到炸弹里。到日本投降前的两年里，这里是日本海军唯一的研究和制造各种化学兵器的地方。工厂占地 70.4 万平方米，有工人约 3000 人。在这里主要是制造以芥子气为主的毒气兵器，另外还有三式普通弹、各种燃烧弹、发烟筒、防空气球、防空风筝、防毒面具、防毒衣等，其中问题最大的当然是毒气兵器。毒气兵器和三式弹并没有存放在寒川，生产出来后就运到横须贺镇守府管辖的池子和濑谷的火药库去。后来因为美军空袭加剧，又分散到其他各地贮藏。[1]

一位长期在日本从事和平运动、同时担任日本毒气展览会实行委员会事务局长的梅靖三先生也指出："日本战后是不重视近现代史教育的，没有教授准确无误的历史。直到不久以前，日本的文部省还通过对教科书的审定否认'南京大屠杀'和'731 部队''慰安妇'等问题。在历史课上，一般只讲到第二次世界大战以前。这就是日本的历史教育的实际情况。"表达了他对日本青年不了解日本近现代史的忧虑。

通过举办"731 部队展"和"毒气展"，日本社会对日本生化战的战争犯罪的认识有了比较大的变化。据斋藤一晴[2]对东京的中学生进行的社会调查，到 1995 年，知道有 731 细菌部队存在的比例达到 60%，知道日本军队在中国使用毒气武器的比例为 42%。尽管学生们的所谓"知道"的涵义不过是有朦胧的印象而已，但同以前相比还是有很大的变化。而且这一调查也证明：只有三分之一的学生从学校得到有关问题的知识，而三分之二的学生是从社会上得到的，说明了市民运动的影响力。

此外，据荣维木[3]报道，日本的和平运动及其团体从战争被害角度出发，为了防止日本重被卷入战争、反对日美安保条约，开展了现代有益的活动。例如："ABC 企画"是以追究、揭露和批判日本的侵略战争责任的团体。1992 年起，在日本举办揭露 731 部队细菌战罪行的"731部队展"，支持中国战争受害者诉讼律师团、中国战争受害者诉讼市民团体、大久野岛毒气岛历史研究所等团体对战争责任的追究，对中国、韩国等邻国战争受害个人赔偿诉讼方面给予了许多帮助。

岐阜市的"五十年展"

1995 年，岐阜市举行了名为"昨天、今天、明天——五十年展"的活动。活动

---

① 步平，等.日本侵华战争时期的化学战.北京：社会科学文献出版社，2004.

② 斋藤一晴（1976—　），日本法政大学附属高中历史讲师、日本明治大学史学在读博士，研究领域为日本近现代史、战争责任论、历史教育论、日中韩历史对话。1997—1999 年曾在黑龙江大学进修汉语，参与了中、日、韩三国学者《东亚三国的近现代史》的编译工作。

③ 荣维木（1952—　），北京人，中国抗日战争史学会秘书长、中国口述史研究会副秘书长、中国社会科学院近代史研究所《抗日战争研究》执行主编。

的组织者是一批十分活跃、热心的日本和平运动的志愿者①。他们在这次展览活动中以揭露日本军队在中国的毒气战、细菌战和强抓劳工三项罪行为中心，批判侵略战争，宣传和平。原来表示支持态度的岐阜县教育委员会突然在种种压力下撤回了支援，右翼的宣传车也在展览场地的周围游行、喊口号，更加引起了人们的关注。

栃木县"毒气展"

栃木县宇都宫市在1995年年初就组成了"战后50年"问题栃木县联络会②。联络会计划制作揭露日本军队在战争中使用毒气及遗弃毒气武器的展览。从2月起，他们相继组织了几次访问团到中国搜集证据和资料，并发行了三册《访中国报告》。在完成调研后，联络会举办了"毒气展"。③

联络会特别关注遗弃在中国的毒气弹问题。因为宇都宫市与中国齐齐哈尔市互为姊妹友好城市，齐齐哈尔市又是"516部队"毒气研究、教育部队的所在地。因此，希望通过展览，"把毒气战的实际情况记录下来、介绍出来"，呼吁人们关注新问题，号召大家进行新的行动。

毒气展实行委员会的行动

1995年，由于日本和平进步人士以极大的政治热情和对历史负责的精神追究日本的战争责任以及战后的责任，关于日本违背国际公约进行毒气战的罪行已经引起了社会的相当广泛的注意。为了将问题进一步追查清楚，并以此为契机引导日本人民关注战后未解决的历史问题，在一部分进步人士的号召和努力下，以揭露日本毒气战罪行为目的的毒气展实行委员会于1996年1月28日成立，其骨干成员都是矢志不渝追究日本毒气战罪行的和平进步人士。

毒气展实行委员会通过的关于其目的与活动的章程的第二条（目的）中规定："本会以调查、研究战后遗留的问题之一——毒气武器问题的历史为目标，在明确日本政府的责任的同时，努力促成对遗弃毒气武器的处理和对被害人的治疗与补偿，促成日中两国人民的友好与化学武器的废除。"在第三条（活动）中规定："为达到上述目的，本会拟进行：A.举办'毒气展'；B.召开关于毒气战及被害问题的研讨会、讲演会；C.协助对毒气受害者的治疗；D.向政府要求对遗弃毒气武器进行处理、对受害人进行治疗和补偿；E.调查与研究毒气武器问题；F.发行有关毒气武器的图书、资料；G.发行会报；H.其他为达到本会目的的活动。"④

东京"毒气展览会"

1996年9月，在日本东京的新宿区由和平人士举办了揭露日本进行化学战罪行的"毒气展"。

展览分四个部分，分别讲述了世界化

---

① 岐阜"五十年展"活动的组织者松井英介是岐阜大学医学部的教授，一位极有正义感的社会活动家。

② "战后50年"问题联络会，是1994年9月在栃木县成立的，由原栃木县"731部队展"实行委员会发展而来。在战后50周年时，联络会组织了一系列活动。为了向在中国哈尔滨市建设731部队罪证陈列新馆及保存遗址提供支持，调查在中国遗弃的毒气弹问题，联络会曾派出访华团，先于3—4月份派出2名先遣队员，之后于7—8月份有20名成员到中国访问。

③ 步平，等.日本侵华战争时期的化学战.北京：社会科学文献出版社，2004，630-631.

④ 步平，等.日本侵华战争时期的化学战.北京：社会科学文献出版社，2004，632-633.

学武器产生和发展的历史、日军侵华战争中使用化学武器的情况、遗留在中国的化学武器问题和历史教训。

展览的最后一部分向人们提示了面对日本在第二次世界大战中制造、使用化武，同时又在中国遗留了大批化武的现实，日本人应该作何思考？他们要求日本政府调查公布大久野岛化武工厂的实情；要求日本承认在第二次世界大战中使用化武，反省这种公然违反国际公约的行为，向中国等被害国谢罪；要求安全、迅速地处理遗留在中国的化武，并对受害者道歉和补偿。

展览会的主办人迟塚令二先生[1]说："1995 年东京发生的地铁毒气事件曾使日本人感到震惊。但是，很多日本人却不知道，50 年前日本作为国家行为，曾大规模地制造和使用毒气。1995 年在中国进行实地调查和收集了大量有关资料后，于 1996 年 1 月，我们决定举办这个展览会。我们除了在东京展出之外，还要到全国各地巡回展出。当日本侵略军的罪恶事实一件一件地为日本人民所知后，为过去那场战争翻案的言论就站不住脚了。这样做是为了尊重历史，也是为了日本的未来。"[2]

毒气展览在新宿展出之后，即开始向广岛转移并逐步拉开了在日本巡回展出的序幕。1996 年 11 月，毒气展览实行委员会委托五名代表前往日本总理府，总理府的吉泽弘佑、诹访重光事务官接待了来访的毒气展实行委员会梅靖三和边悠喜子副代表，栗原君子参议院议员也出席接待了来访者。毒气展实行委员会的代表递交了一份呼吁书，要求加速处理遗弃的化学武器，向中国的受害人谢罪和进行个人补偿。

6.3 日本"水俣病"相关展馆

"水俣病"与"水俣病"博物馆

日本"水俣病"是由于食用了被工厂排放的水银所污染的海产品，而患的一种殃及人体神经系统的中毒疾病。"水俣病"患者会产生慢性疲劳，头痛，视觉、听觉、言语和运动障碍等症状，甚至导致死亡。

"水俣病"最早的病理发现是 20 世纪 50 年代，几位水俣当地的居民得了一种神秘的疾病。20 世纪 50 年代末期研究人员才发现，这种疾病的病原是水俣湾的日本智索（Chisso）公司[3]所排放的废水。然而，直到 1968 年，智索公司才停止向水俣湾排放含有水银的废水，并向政府承认其行为是造成疾病的原因。随之，智索公司和政府遭到多次起诉。约有 3000 人被确认为受害者，有 1 万余人已获得补偿。20 世纪80 年代，政府决定在水俣湾最严重的污染区以及水银污染海域进行填

---

① 迟塚令二先生，是毒气展实行委员会代表、千叶西医院的院长，因医术高超并有正义感，在社会上颇有名望。

② 张国成. 把历史真相告诉国人——记东京"毒气展览会". 人民日报，1996-10-15.

③ 智索（Chisso）公司，指日本氮肥公司。

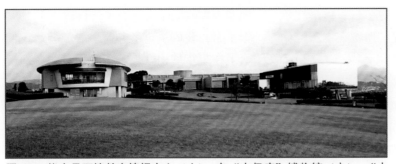

图280 熊本县环境教育情报中心（左），市"水俣病"博物馆（中），"水俣病"信息中心（右）

海处理，后来在其周边区域建成了水俣生态公园、绿地、各种纪念碑以及"水俣病"相关博物馆。

生态公园最重要的部分之一是市立"水俣病"博物馆，馆内文字记录部分均设双语展示板、照片和容易理解的疾病史视频演示。博物馆还组织10多位"水俣病"受害者作为讲说员，他们对事实的倾诉和对未来的呼唤，给众多的来馆者带来了莫大的感动。

市立"水俣病"博物馆的旁边是熊本县环境教育情报中心，以展览和互动游戏的方式使孩子们了解环境。与"水俣病"博物馆相邻的还有"水俣病"资料馆、国立"水俣病"信息中心和水俣历史考证馆。水俣市已成为著名的环境教育基地。

"水俣病"资料馆

为了防止悲剧重演，为下一代敲响警钟，并把"水俣病"的教训传播给全人类，日本政府在水俣湾建成"水俣病"资料馆，于1993年1月4日开馆。

水俣市立"水俣病"

资料馆位于水俣市明神町53番地。资料馆收集保存了大量珍贵的资料，使其不致流失，从而帮助人们正确认识"水俣病"的历史与现状。资料馆内陈列着各种照片、壁版与影像，以介绍"水俣病"的历史沿革。馆里存有图书资料4000多册，报纸报道50000多次，DVD450张，以供对"水俣病"的研究，帮助年轻人学习公害、环保知识。资料馆以生动的影像、翔实的资料展示给参观者，启示人们永远不要忘记因追求丰富的物质生活而破坏了人与自然的和谐所酿成的悲剧，永远不能因为一时急功近利的发展而辜负了我们赖以生存的大自然的恩惠。没有自然的安全，就没有人类的安康！

"水俣病"资料馆举办演讲会，是由"水俣病"患者向参观者讲述自身的体验，或是让参观者直接与患者对谈，以介绍

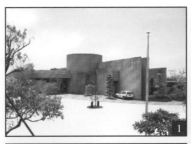

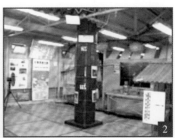

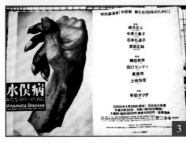

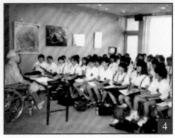

图281 "水俣病"资料馆（1. "水俣病"资料馆外景；2. 室内展示；3. 举办演讲会的通知；4. 演讲会）

"水俣病"患者们的病痛以及他们所遭受的歧视和不公给他们带来的痛苦经历。2007年，"水俣病"患者滨原二德已经71岁，罹患"水俣病"已有52年。当年以捕鱼为生的一家人，父母均因身患"水俣病"过早去世，他也坐了长达31年的轮椅，并饱受病症折磨。滨原二德说："患'水俣病'不仅要承受身体痛苦，还要遭受社会的歧视和冷漠。而实际上，这种状况完全是工厂排出的污水造成的。当年的经济发展很快，但伤及了人们的生命，发展再快又有什么意义呢？"从1994年开始，滨原二德就开始在"水俣病"资料馆担任讲授员，希望通过自身及其他受害者的惨痛经历教育世人，引发人们对环境问题的重视。

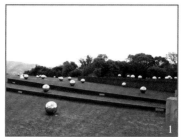
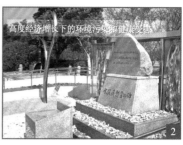

图 282 "水俣病"相关景点（1. 水俣纪念；2. "水俣病"纪念碑）

国立"水俣病"信息中心

"水俣病"信息中心除了收集、保管与整理和"水俣病"相关的资料与信息外，还进行与"水俣病"及水银污染相关的研究，通过馆内的陈列展示，提供给研究者与市民相关资讯。此外，亦具备举行学术研究会议的功能。

水俣历史考证馆

水俣历史考证馆设立于1988年，以"水俣病"的经验作为思考社会应有面貌的出发点，希望由日本氮肥公司所引起的"水俣病"事件能永远留在人们的记忆之中。馆内记录与展示着"水俣病"的受害者与患者的奋斗过程，以及不知火海和其沿岸居民所失去的一切，以及日本智索公司和行政机关所做的一些加害行为等。

此外，"水俣病"相关景点有水俣纪念地、水俣纪念碑、新建纪念馆、亲水绿地、亲水护岸、竹园和相思社①等。水俣纪念碑建于1996年，位于生态公园的亲水绿地。竹园里种植有来自世界各地的100多种竹子。

---

① 全称为"水俣病"相思社，是一个非营利性组织，是为协助患者以及对公众提供"水俣病"相关教育而设立，作为另外一个疾病博物馆，坐落在水俣市中心的一个舒适的住宅区内。相思社还管理着众多的档案，并且保存着为猫（研究"水俣病"做实验时牺牲的）而设的纪念碑。

6.4 有毒生物专题展

英国独特的致命毒物展

2006 年夏天，英国中部赫特福德郡（Hertfoldshire）特林镇（Tring）的沃尔特·罗思柴尔德动物学博物馆①展出了世界上毒性最强烈的动植物和矿物。这个主题为 "探讨大自然中最能置人于死地的毒物" 的展览，种类繁多，有来自澳大利亚的箱型水母（Australian Box Jellyfish，拉丁文学名：*Chironex Fleckeri*）、鸭嘴兽（Platypus）、石鱼、蝎子等有毒动物，有千里光和毒胡萝卜等有毒植物，以及有毒矿物。

负责这次展览的馆长艾丽斯·道斯韦尔（Alice Dowswell）指出，这次历来罕见的展览是非常有趣味的，在一个地方集合这么多的有毒动植物，看起来也颇令人感到害怕。不过，这次展览并不单是为了让参观者感到害怕、毛骨悚然，展览的重要目的一方面是使人们了解动植物为何发展 "用毒" 的能力，另一方面是展示有毒物品的利用价值。例如，澳大利亚箱型水母没有追逐猎物的能力，也没有坚固的躯体，因此，它们需要使用剧毒来尽快制服猎物。这种海洋生物的剧毒可以在 3 分钟之内置人于死地。

中国华南植物园有毒植物展

自然界有很多植物带有毒性，但其常常亦具有药用价值。为了让市民进一步加深对有毒植物及药用植物的认识，华南植物园于 2011 年元旦迎新年之际举办了为期一个月的 "有毒植物展"。展览共展出南方常见的有毒植物 150 种，包括有毒观赏植物、有毒中草药、有毒食用植物、有毒野生植物。

中国昆明有毒动物展览

中国昆明动物博物馆自 2006 年 10 月开馆以来，充分展示了云南 "动物王国" 的特色资源和丰富的物种多样性，于 2010 年 5 月 22 日举办了一场 "有毒动物展"。这一天正是一年一度的 "中国科学院博物馆日"。展览囊括有毒脊椎动物（两栖类和爬行类）26 种，包括眼镜王蛇、蝮蛇等 "毒中之王"；有毒菌类 26 种，包括鹅膏菌、毛头乳菇等食用后可能致死的真菌。此外，还有有毒植物 50 余种，有毒昆虫 10 余种。

2010 年 10 月 24 日，昆明动物博物馆又与中科院昆明动物研究所、中国疾病预

---

① 沃尔特·罗思柴尔德动物博物馆（Walter Rothschild Zoological Museum），创办于 19 世纪末年，当时的目的是为了展示第二任罗思柴尔德男爵莱昂内尔·沃尔特（Lionel Walter）的收藏品。莱昂内尔的收藏品中包括了不少 19 世纪时候制作的精美标本。博物馆及其藏品在 1938 年正式赠予国家。2007 年 4 月更名为自然历史博物馆，成为了英国伦敦著名的自然历史博物馆的一部分。

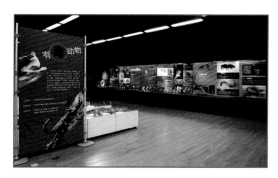

图283 昆明动物博物馆"有毒动物展"

防控制中心职业卫生与中毒控制所联合举办了为期三个月的"有毒动物展"。展出的有毒动物近80种，其中两栖类15种，爬行类31种，无脊椎动物31种。展出的三角头的眼镜蛇、全身翠绿的竹叶青蛇、毒蜘蛛、毒蟾蜍等剧毒动物让观众大饱眼福。展出的有毒动物是由动物博物馆的工作人员在云南境内野外采收、摄影、整理、制作而成，并以图文并茂的方式对有毒动物的毒性知识进行了介绍。参观者可以了解并掌握一些相关的知识，以防范危险的有毒动物。

这次展览旨在普及常见的有毒动物的知识，提高大众对有毒动物的识别能力，加强对有毒动物的防范意识。

中国广东海洋有毒动物专题展

广东海洋大学水生生物博物馆建立了专题海洋生物图文展室，于2008年开展了

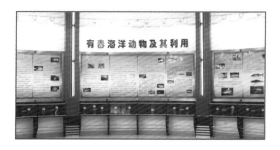

图284 广东海洋大学水生生物博物馆"海洋有毒生物及其应用"专题展

第一期专题展：海洋有毒生物及其应用。

全世界每年约有两万人由于食用了有毒鱼类和贝类而死亡，被水母蜇伤、毒鱼刺伤和被海蛇咬伤咬死的人不计其数。为了让大众了解一些在餐桌上能吃到、在海滨游玩时能看到或游泳时能接触到的各种有毒海洋生物，避免因误食误摸这些有毒动物而受伤或致命，"海洋有毒生物及其应用"展览介绍了常见的有毒海洋动物及其毒素的应用。虽然这些有毒生物会危害人类的健康，但善加利用也会造福于人类，它们所含的毒素与药物是"孪生兄弟"，过量为"毒"，适量为"药"，这些高活性的化学物质对探索生命运动过程和发展新药均有重要价值。展览图文并茂，生动有趣，不仅起到了宣传科普知识的作用，而且利用博物馆进行了辅助教学。

中国台湾有毒生物特展

2010年11月，中国台湾海洋生物博物馆举办了"有毒生物特展"。博物馆结合水族馆及全数字影像化的方式，展示了"古代海洋""海藻森林""深海水域""极地水域"等四大主题。通过海洋教育、研究、展示，使来访者在虚拟和实体结合的情景营造中达到寓教于乐的参观体验。其中以活体展示的"海洋美丽杀手"——

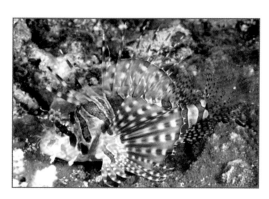

图285 斑马纹多臂蓑（鲉）

斑马纹多臂鲉①最为引人注目。

美国热带雨林的箭毒蛙展

鉴于青蛙和蟾蜍在世界各地逐步消失，因此，皮博迪的科学家发起了一个受威胁物种的圈养繁殖计划。耶鲁大学皮博迪博物馆（Yale Peabody Museum）的发现室展出了四种毒刺蛙属（Poison Dart Frogs）的箭毒蛙，其中蓝色箭毒蛙（Den-drobates Azureus）是一个罕见的代表种，金色箭毒蛙（Phyllobates Terribilis）是在圭亚那、苏里南、法属圭亚那和巴西发现的，呈现黄金色的一种毒蛙。

皮博迪博物馆的科学家一方面观察在实验室条件下箭毒蛙捕食果蝇和蟋蟀之后是不是有毒；另一方面，从毒蛙的皮肤中提取研发新的止痛药。

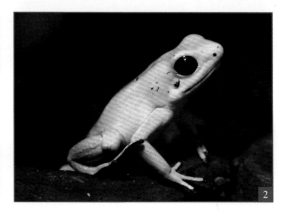

图 286　箭毒蛙（1.蓝色箭毒蛙；2.金色箭毒蛙）

---

① 斑马纹多臂鲉（鲉），是狮子鱼的一种，鲜艳美丽，但有剧毒。

第**89**卷

纪念日、节日

本卷主编 史峰

卷首语

　　纪念日是每年对一些特殊的事件进行庆祝或者哀悼的日子，国际上的纪念日通常称为国际日。国际日是根据联合国的专门机构及其他国际组织的建议，由联合国大会讨论确定的，或由联合国的专门机构（包括联合国教科文组织、世界卫生组织等）及其他国际组织根据自己的任务而确定的，在国际范围内开展的单项活动日。据2010年统计，世界上共有150多个国际日，其中有一些专门为禁毒、控烟、预防毒物危害为主题的国际日，其目的是为了推动各国政府和社会各界进一步重视一些社会问题，并通过开展别具生面的活动，切实有效地解决某些社会实际问题。

　　节日是世界人民为适应生产和生活的需要而共同创造的一种民俗文化，是世界民俗文化的重要组成部分。特别是传统节日形式多样，内容丰富，是各国民族悠久历史文化的一个组成部分。其形成过程，是一个民族或国家的历史文化长期积淀凝聚的过程。这些传统节日无一不是从远古发展过来的，从这些流传至今的节日风俗里，还可以清晰地看到古代人民社会生活的精彩画面。

　　本卷记述了以预防毒物危害为主题的世界无烟日、世界环境日、国际禁毒日、世界地球日、世界安全生产与健康日，还包括一些有特别意义的节日，主要是与防控毒性灾害有关的国际减轻自然灾害日，与有毒有害生物入侵有关的国际博物馆日、国际生物多样性日，与人类健康有关的世界卫生日、世界预防自杀日、世界急救日、世界清洁地球日和世界保健日，反对毒物战争主题的世界红十字日、国际大屠杀纪念日、化学战受害者纪念日、越南"橙剂"纪念日、比基尼日。在纪念节日方面记述了中国禁烟节、缅甸佤邦的禁毒节、中国端午节、中国福建樟湖崇蛇节、印度蛇节、意大利蛇节和古巴国际雪茄节。

　　纪念日与节日不仅是传播毒物史和毒理科学发展史的重要载体和有效方式，而且也成为科学与艺术、科学与人文完美结合的典范。特别是一些重要的国际日或传统节日，每年都能吸引来自世界各国的游客，推动了当地旅游业的发展。

预防毒物危害主题的国际日

1.1 国际大屠杀纪念日

国际大屠杀纪念日的由来

在奥斯威辛集中营解放 60 周年的 2005 年 11 月 1 日，第 60 届联合国大会全体会议一致通过了由 104 个国家共同提交的一项决议草案，即第 60/7 号决议，决定将每年的 1 月 27 日定为"国际大屠杀纪念日"。这项决议反对任何否定纳粹大屠杀历史事实的做法，要求所有国家教育并帮助下一代了解有关种族屠杀的罪行，妥善保存包括纳粹集中营在内的大屠杀遗址。决议通过后，联合国秘书长安南发表声明说，联合国大会的这一决定有助于国际社会牢记种族大屠杀惨剧并吸取教训，提醒国际社会防止种族屠杀的悲剧重演。这特殊的一天是"提醒世人牢记大屠杀的普遍教训的重要日子，对这一独特的罪恶，不能简单地让它成为历史并遗忘"。从此，1 月 27 日为一年一度缅怀大屠杀遇难者的国际纪念日。

历史背景

1945 年 1 月 27 日，前苏联红军解放了奥斯威辛集中营的 2 号集中营比克瑙（在波兰境内），这一天是奥斯威辛集中营被解放的纪念日。

第二次世界大战期间，纳粹德国为镇压异己和推行种族主义，在国内和被占领国共修建了 1000 多座集中营，残忍地杀害了数百万人，记录了人类历史上最黑暗的一页。奥斯威辛集中营是纳粹德国在第二次世界大战期间修建的最大的集中营，位于波兰南部奥斯威辛市附近。德国纳粹在这里监禁过数百万人，并屠杀了其中的 110 多万人，受害者绝大部分是犹太人。奥斯维辛集中营由 1、2、3 号集中营组成。1 号集中营主要关押着政治犯、战俘、犹太人、吉卜赛平民以及前苏联战俘；2 号集中营建于 1941 年 10 月，称为比克瑙（Birkenau），是德国法西斯利用毒气大规模屠杀被关押人员的场所；3 号集中营是纳粹德国负责建筑和生产人造橡胶、汽油的大型企业，同时还负责在几座较小的集中营从事挖煤和生产水泥。德国法西斯在集中营内设立了用活人进行"医学实验"的专门"病房"和实验室，还建有四个大规模杀人的毒气"浴室"及储尸窖和焚尸炉。1944 年，这里每天要焚烧约 6000 具尸体。因此，奥斯威辛集中营被称为"死亡工厂"。

第二次世界大战的恐怖经历促使各国成立了联合国。联合国《宪章》最基本的任务之一就是确保人人享有人权，不管其种族、性别、语言或宗教如何。2005 年 3 月，在亚德瓦谢姆（以色列）的大屠杀历史博物馆落成典礼上，时任联合国秘书长的科菲·安南①回忆说："全世界对种族灭绝——对有计划有步骤地谋杀600万犹太人和数百万其他人民——的深恶痛绝也是推动通过《世界人权宣言》的重要力量"，"联合国担负着打击仇恨和不容忍的神圣职责。如果联合国不能站在同反犹太主义和其他形式的种族主义斗争的最前沿，联合国就否认了自身的历史并破坏了自己的未来"。

为铭记奥斯威辛集中营的惨痛教训，防止种族主义和纳粹分子死灰复燃，德国、英国和意大利等许多国家都将1月27日定为纪念纳粹大屠杀遇害者的日子。

纪念活动

2007年1月26日，美国首都华盛顿开展国际大屠杀纪念日活动，并举办大屠杀图片展。

2007年1月27日，德国、波兰、比利时等欧洲国家当天纷纷向纳粹大屠杀的死难者献上哀思，并重申牢记历史，采取强硬措施打击新纳粹主义，防止悲剧重

演。德国总理安格拉·默克尔在德波边境的奥得河畔出席地区党派会议时，发表纪念日致辞说："我们要对那些想把我们带回纳粹时期的势力采取零容忍。"在奥斯威辛集中营遗址外，一些大屠杀幸存者和当地民众聆听来自波兰总统莱赫·卡钦斯基的一封信，缅怀那些第二次世界大战期间生活在纳粹集中营附近、冒着生命危险营救集中营囚犯的人们。在比利时布鲁塞尔，欧洲议会议长汉斯·格特·珀特林也为国际大屠杀纪念日发表讲话。他呼吁欧洲人"永远不要忘记这片大陆令人可憎、可怕的一段悲痛历史"，让子孙后代记住"纳粹犯下的罪行"，以确保大屠杀永远不会重演。

2009年1月27日，联合国在纽约总部通过举办纪念仪式、研讨会和展览等活动，纪念一年一度的"国际大屠杀纪念日"。联合国常务副秘书长米吉罗、第63届联合国大会主席德斯科托·布罗克曼和联合国负责新闻与传播事务的副秘书长赤坂清隆等联合国官员出席了在托管理事会大厅内举行的纪念仪式。

米吉罗代表正在欧洲访问的联合国秘书长潘基文宣读了一份致辞。潘基文在致辞中强调必须继续探寻世界未能防止大屠杀发生的原因，以便更好地打击反犹太主义及其他形式的不容忍行为。潘基文还强调必须继续

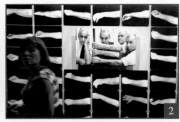

图287 2007年美国首都华盛顿开展国际大屠杀纪念日活动（1.几名市民点燃蜡烛悼念大屠杀受害者；2.一名参观者在观看大屠杀图片展览）

---

① 科菲·安南，1938年4月8日生于加纳的库马西，曾就读于库马西科技大学，1961年在美国明尼苏达州麦卡利斯特学院完成经济学本科课程。1961—1962年，他在日内瓦国际高级研究学院攻读经济学研究生课程。1971—1972年，他是麻省理工学院斯隆研究员，获得管理学硕士学位。他能说流利的英语、法语和几种非洲语言。他于1997年1月1日就任联合国第七任秘书长，也是出身联合国工作人员行列而当选的第一位秘书长。2001年6月29日，根据联合国安全理事会的建议，联合国大会正式任命安南先生连任下一届秘书长。2001年，他被授予"诺贝尔和平奖"。

让后代了解历史教训，以帮助他们在未来建立一个和平共处的世界。德斯科托·布罗克曼在仪式上发表讲话，呼吁向年轻一代传授相互尊重与和平共处的价值观，以防止类似的大屠杀和种族灭绝行为再次发生。在联合国秘书处大楼内还举办了大屠杀题材的图片和绘画展。联合国新闻部当天发起了名为"希望的脚印"的活动，希望通过与世界各地的学校合作开展各种活动，帮助年轻一代进一步了解大屠杀历史并吸取教训。

1.2 化学战受害者纪念日

化学战受害者纪念日的由来

近百年来，化学武器在战争中被用作大规模杀伤性武器，这种残酷的大面积的战争夺去了数百万人的生命，即便是幸存者，也造成永久失能和终生残疾。为谴责和预防化学武器的使用、悼念化学战受害者、增强国际社会对化学武器危害的认识，禁止化学武器组织决定从 2006 年开始，将每年的 4 月 29 日定为"化学战受害者纪念日"（The Day of Remembrance for All Victims of Chemical Warfare）。这一天，也正是全球性的《关于禁止发展、生产、储存和使用化学武器及销毁此种武器的公约》（简称《禁止化学武器公约》）[1]生效的日子。值此纪念日，让人们保证使这些可怕的武器成为历史，并谨以此向化学战的受害者致意。

历史背景

1915 年，伊普尔战役中首次使用现代化学武器。自此以后，化学武器继续发展，用来对付士兵和平民，冷战时期化学武器库达最高点。经过长期艰苦谈判，直到 1997 年 4 月 29 日《禁止化学武器公约》才生效。

《禁止化学武器公约》的核心内容是在全球范围内尽早彻底销毁化学武器及其相关设施。纪念所有化学战争的受害者，为的是永远不能忘却化学武器给人们带来的痛苦和磨难！一个有效的全球性的《禁止化学武器公约》将作为受害者们最合适的纪念碑，当全球所有国家都加入《禁止化学武器公约》和履行义务时，意味着全球所有国家将永远拒绝化学武器，这个纪念碑才能高高地竖起。

纪念活动

2006 年 4 月 29 日的第一个化学战受害者纪念日，联合国秘书长安南发表了讲话。呼吁还没有加入《禁止化学武器公约》的国家毫不拖延地批准和加入，已加入的国家须加倍努力以求充分执行该公约，并确保化学武器不流入非政府团体和个人手里。

化学战受害者纪念日活动发挥了重要

---

① 《禁止化学武器公约》，于 1997 年 4 月 29 日生效，其核心内容是在全球范围内尽早彻底销毁化学武器及其相关设施。全世界目前仅剩安哥拉、朝鲜、埃及、索马里和叙利亚仍未就加入《公约》采取任何行动。以色列和缅甸已经签署《公约》，但尚未批准该公约。

作用。2006 年，化学战受害者纪念日的前一天，日本外务省于 4 月 28 日宣布，有关日军遗留在中国的化学武器处理问题，由于无法在《禁止化学武器公约》中规定的 2007 年 4 月这一期限前完成处理工作，日本已向禁止化学武器组织提出申请，要求将期限延后五年。延长后的新期限为 2012 年 4 月。①

联合国秘书长安南为化学战受害者纪念日发表的言辞：

自第一次世界大战 1915 年伊珀尔战役中首次使用现代化学武器以来，已有 90 多年。英国诗人威尔弗雷德·欧文描述了目睹一名战友"消逝、窒息、淹溺"，犹如身处氯气"绿色海洋"的可怕景象。自此以后，化学武器继续发展，用来对付士兵和平民，冷战时期化学武器库达最高点，经过长期艰苦谈判，直到 1997 年 4 月 29 日《禁止化学武器公约》才生效。

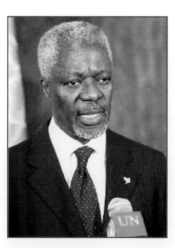

图 288 科菲·安南

《禁止化学武器公约》禁止这些武器，宣告开始销毁累积的存量。今天我们纪念这一里程碑，我们向化学战的受害者表示哀悼——对于他们来说，实现普遍执行这项《禁止化学武器公约》的日子来到时已为时过晚。

2006 年 4 月 29 日

2007 年 3 月 13 日，在化学战受害者纪念日前夕，侵华日军遗留化学武器受害者家属及支持者在日本东京高等法院门口举行抗议活动，要求日本政府承认侵华日军遗留的化学武器给中国人民造成的伤害，并对此进行谢罪和赔偿。

2010 年 4 月 29 日，在化学战受害者纪念日之际，联合国秘书长潘基文发表致辞，呼吁加强落实《禁止化学武器公约》，以此来缅怀受害者，早日使全世界摆脱化学武器的威胁。

潘基文指出，截止到 3 月 31 日，经禁止化学武器组织核查，全世界已经宣布的化学武器存量中有 58% 被销毁，所有化学武器生产设施中有 89% 被销毁或改作和平用途，有三个国家清除了其化学武器库存。他强调指出，当前在全面落实《禁止化学武器公约》以及实现世界各国普遍加入《禁止化学武器公约》方面仍存在艰巨的挑战。新科技的发展使制造化学武器变得更加容易，而非缔约国有可能获取这些武器。他敦促所有尚未加入《禁止化学武器公约》的国家尽快采取行动。

① 根据《禁止化学武器公约》规定，延长期限须在到期前的一年内提出申请。自 2000 年起，日本政府处理了遗弃在中国境内的约 4 万枚化学武器。但是埋在吉林省敦化市哈尔巴岭地区的化学武器估计仍有 30 万至 40 万枚尚未处理，因此日本政府判断很难在余下的一年内完成处理工作。

1.3 世界地球日

世界地球日的由来

世界地球日是一项世界性的环境保护活动。这项活动最初由美国参议员盖洛德·纳尔逊和美国哈佛大学法学院的学生丹尼斯·海斯于1970年在美国发起，随后影响越来越大。

1969年，美国威斯康星州参议员盖洛德·纳尔逊提议，在美国各大学校园内举办环保问题的讲演会。不久，美国哈佛大学法学院的学生丹尼斯·海斯将纳尔逊的提议扩展为在全美举办大规模的社区环保活动，并选定1970年4月22日为第一个"地球日"。当天，美国有2000多万人，包括国会议员、各阶层人士，参加了这次规模盛大的环保活动。在全国各地，人们高呼着保护环境的口号，在街头和校园，游行、集会、演讲和宣传。随后影响日渐扩大并超出美国国界，得到了世界许多国家的积极响应，最终形成世界性的环境保护运动。4月22日也日渐成为全球性的地球日。每年的这一天，世界各地都要开展形式多样的群众环保活动。

2009年，第63届联合国大会决议将每年的4月22日定为"世界地球日"（World Earth Day）。活动旨在唤起人类爱护地球、保护家园的意识，促进资源开发与环境保护的协调发展，进而改善地球的整体环境。

历史背景

地球是人类的共同家园，然而，随着科学技术的发展和经济规模的扩大，全球环境状况出现持续恶化的情形。有资料表明：自1860年有气象仪器观测记录以来，全球年平均温度升高了0.6℃，最暖的13个年份均出现在1983年以后。20世纪80年代，全球每年受灾害影响的人数平均为1.47亿，而到了20世纪90年代，这一数字上升到2.11亿。目前世界上约有40%的人口严重缺水，如果这一趋势得不到遏制，在30年内，全球55%以上的人口将面临水荒。自然环境的恶化也严重威胁着地球上的野生物种。如今全球12%的鸟类和1/4的哺乳动物濒临灭绝，而过度捕捞已导致1/3的鱼类资源枯竭。

面对日益恶化的地球生态环境，每个人都有义务行动起来，用自己的行动来保护人们生存的家园。每年的4月22日这一天，世界各地都要开展形式多样的群众环保活动。

历年主题

1974年 只有一个地球

1975年 人类居住

1976年 水：生命的重要源泉

1977年 关注臭氧层破坏、水土流失、土壤退化和滥伐森林

1978年 没有破坏的发展

1979年 为了儿童和未来：没有破坏的发展

1980年 新的10年，新的挑战：没有破坏的发展

1981年 保护地下水和人类食物链；

防治有毒化学品污染

1982 年 纪念斯德哥尔摩人类环境会议 10 周年：提高环境意识

1983 年 管理和处置有害废弃物；防治酸雨破坏和提高能源利用率

1984 年 沙漠化

1985 年 青年、人口、环境

1986 年 环境与和平

1987 年 环境与居住

1988 年 保护环境、持续发展、公众参与

1989 年 警惕，全球变暖！

1990 年 儿童与环境

1991 年 气候变化：需要全球合作

1992 年 只有一个地球：一齐关心，共同分享

1993 年 贫穷与环境——摆脱恶性循环

1994 年 一个地球，一个家庭

1995 年 各国人民联合起来，创造更加美好的世界

1996 年 我们的地球、居住地、家园

1997 年 为了地球上的生命

1998 年 为了地球上的生命——拯救我们的海洋

1999 年 拯救地球，就是拯救未来

2000 年 2000 环境千年，行动起来吧

2001 年 世间万物，生命之网

2002 年 让地球充满生机

2003 年 善待地球，保护环境

2004 年 善待地球，科学发展

2005 年 善待地球——科学发展，构建和谐

2006 年 善待地球——珍惜资源、持续发展

2007 年 善待地球——从节约资源做起

2008 年 善待地球——从身边的小事做起

2009 年 绿色世纪

2010 年 气候变化——环境和社会问题之源头

2011 年 倡导绿色消费，支持绿色生产，共建绿色家园

2012 年 珍惜地球资源，转变发展方式

2013 年 多样的物种，唯一的地球，共同的未来

2014 年 应对雾霾·联合行动·共擎蓝天

2015 年 清洁土壤环境，守护绿色家园

纪念活动及其影响

"地球日"诞生后的几十年来，世界范围内的环境保护工作取得了很大的进展。在许多重大的国际会议上，环境保护也成为重要议题之一。1972 年 6 月，联合国召开了具有划时代意义的人类环境会议，接着于 1973 年成立了联合国环境规划署，许多国家都相继成立了环境保护管理机构和科研机构，环境保护被提上了许多国家政府的重要议事日程，环境问题受到了公众的普遍关注。1989 年召开的 44 届联合国大会、不结盟国家首脑会议、英联邦国家首脑会议、西方七国首脑会议等都讨论了环境问题，并通过了关于环境保护的决议或宣言。越来越多的政治家、科学家、有识之士都强烈地认识到，环境污染和生态恶化会使社会的文明进程受到巨大阻碍。

由于环境保护成为国际政治和国际关系的"热点"，地球日活动组织者们决定致函中国、美国、英国三国领导人和联合国秘书长，呼吁以 1990 年 4 月 22 日为目标日期，举行高级环境会晤，为缔结多边条约奠定基础；呼吁各国采取积极步骤，达成协议，以阻止和扭转全球环境恶化趋势的发展；同时呼吁全世界愿意致力保护

环境、进行国际合作的政府，在本国举办"地球日"20周年庆祝活动。这一呼吁，立即得到了五大洲各国和各种团体的热烈响应和积极支持。美国总统布什宣布，把4月22日作为美国法定的

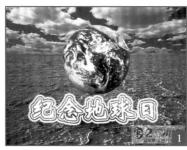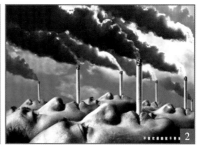

图289　世界地球日宣传画（1.只有一个地球——纪念地球日；2.2008年第39个世界地球日宣传画：我为地球日所做的小事——戒烟）

地球日，并呼吁公民积极投身到改善环境的行动中去。"1990年地球日"协调委员会主席丹尼斯·海斯事先拜访了伦敦、巴黎、罗马、波恩、布鲁塞尔等地的活动小组，并得到明确的答复，同意将1990年的地球日作为国际地球日进行纪念。亚洲、非洲、美洲的许多国家和地区也都积极响应，组织纪念活动。众多的国际组织，如国际学生联合会、青年发展与合作协会等，也都表示大力支持和积极参与"地球日"20周年纪念活动。1990年4月22日这一天，有全球141个国家、2亿人参与，成千上万的各项活动在全球各地展开。参与团体举办座谈会、游行、文化表演、清洁环境等活动来倡导"地球日"精神，并进一步向政府建议，期盼引发更多关注与政策的制定。从那时起，"地球日"才具有国际性，成为"世界地球日"。

公众对环保活动的积极参与导致全球一大批环保非政府组织（Non - Governmental Organization，NGO）的诞生，并形成了民间绿色运动的浪潮。

在纪念世界地球日的时候，人们越来越认识到"受到严重污染的不是环境，而是我们自己"；人们看到地球日活动唤起了人类爱护地球、保护家园的意识，促进资源开发与环境保护的协调发展；人们也期待从事环境化学的科学家"从一开始就以将危害降至最低的方式来构造化学物质"，希望"今后有一天，所有的化学物质都将是环保的"！

1.4　世界无烟日

世界无烟日的由来

1977年，美国癌肿协会首先提出了控制吸烟的一种宣传教育方式——无烟日。美国把每年11月第三周的星期四定为本国的"无烟日"。在无烟日，美国全国范围内进行"吸烟危害健康"的宣传，劝阻吸烟者在当天不吸烟，商店停售烟草制品一天。之后，英国、马来西亚等国家和中国香港地区也相继制定了无烟日。

1987年11月8日，世界卫生组织总干事马勒博士在东京举行的第六届吸烟与健康的国际会议上提出倡议：把1988年4月7日，即世界卫生组织成立40周年纪

念日作为第一个"世界无烟日"，呼吁全世界吸烟者为了全社会的健康，在这一天停止吸烟，以此作为减少吸烟量以至戒烟的第一步；呼吁出售香烟者在这一天拒绝做烟草广告；而且要把这一天的行为和精神延续成一周、一个月以至永不间断。

在1987年召开的第39届世界卫生大会上，世界卫生组织做出一项决议：决定1988年4月7日为"世界无烟日"（World No-Tobacco Day），要求世界各国对群众进行戒烟宣传，群众在这天不吸烟，商店不售烟，此决议受到广大会员国的支持。但因4月7日是世界卫生组织成立的纪念日，每年的这一天，世界卫生组织都要提出一项卫生保健要求的主题。为了不干扰其卫生保健主题的提出，世界卫生组织决定从1989年起将每年的5月31日定为"世界无烟日"。

历史背景

香烟中含有1400多种成分。吸烟时产生的烟雾里有40多种致癌物质，还有10多种会促进癌变的物质，其中对人体危害最大的是尼古丁、一氧化碳和多种其他金属化合物。一支烟所含的尼古丁就足以杀死一只小白鼠。香烟烟雾中大量的一氧化碳同血红蛋白的结合能力比氧大240至300倍，严重地削弱了红细胞的携氧能力，因此，吸烟使血液凝结加快，容易引起心肌梗死、中风、心肌缺氧等心血管疾病，以及慢性阻塞性肺病等多种疾病。更为严重的是，吸烟者还严重妨碍他人健康，吸烟者吸烟时对旁人的危害比对他自己还大。

有关医学研究表明，吸烟是心脑血管疾病、癌症、慢性阻塞性肺病等多种疾病的行为危害因素，吸烟已成为继高血压之后的第二号全球杀手。

据统计，全球每年有500万人死于与吸烟有关的疾病，如果不加控制，这一数字到2020年时将达到1000万。有资料表明，长期吸烟者的肺癌发病率比不吸烟者高10至20倍，喉癌发病率高6至10倍，冠心病发病率高2至3倍，循环系统发病率高3倍，气管类疾病发病率高2至8倍。被动吸烟的危害更大，每天平均1小时的被动吸烟就足以破坏动脉血管。一些与吸烟者共同生活的女性，患肺癌的几率比常人多出6倍。目前全球有13亿烟民，其中9亿人在发展中国家。吸烟者的人数，特别是青少年烟民的数量越来越多。

烟草在全球已盛行了200多年，但直到20世纪，人类才开始认识到烟草对自身的危害。人们越来越认识到烟草业带来的就业及税收对世界经济有很大贡献，但根据世界卫生组织提供的数据，烟草业对经济的贡献远远不够抵消它对家庭开支、公共健康、环境及国民经济等造成的损失。因此，建立无烟社会是大势所趋。

控制烟草危害是一个具有长期性、艰巨性和复杂性的公共卫生问题，也是一项政策性强的社会与经济问题。因此，世界卫生组织不仅告诫人们"烟草吞噬生命"，还要求各国政府对烟草生产行业制定严格的章程，并帮助人们了解吸烟危害健康的准确信息。

历年主题

1988年 要烟草还是要健康，请您选择

1989年 妇女与烟草

1990年 青少年不要吸烟

1991年 在公共场所和公共交通工具上不吸烟

1992年 工作场所不吸烟

1993年 卫生部门和卫生工作者反对

吸烟

1994 年　大众传播媒介宣传反对吸烟

1995 年　烟草与经济

1996 年　无烟的文体活动

1997 年　联合国和有关机构反对吸烟

1998 年　在无烟草环境中成长

1999 年　戒烟

2000 年　不要利用文体活动促销烟草

2001 年　清洁空气，拒吸二手烟

2002 年　无烟体育——清洁的比赛

2003 年　无烟电影，无烟时尚行

2004 年　控制吸烟，减少贫困

2005 年　卫生工作者与控烟

2006 年　烟草吞噬生命

2007 年　创建无烟环境

2008 年　无烟青少年

2009 年　烟草健康警示

2010 年　两性与烟草：关注针对女性的促销行为

2011 年　世界卫生组织《烟草控制框架公约》

2012 年　烟草行业干扰控烟

2013 年　禁止烟草广告、促销和赞助

2014 年　提高烟草税

2015 年　禁止烟草制品非法贸易

纪念活动及其影响

在世界无烟日期间，世界各国紧紧围绕主题开展了丰富多彩的纪念活动，发行纪念邮票、印发宣传画册，使世界无烟日活动更加深入，更加持久。

世界各地开展丰富多彩的纪念活动

2003 年世界无烟日的主题是无烟电影，无烟时尚行。研究表明，电影中的吸烟镜头是怂恿青少年吸烟的最大因素之一。为了减少青少年吸烟，禁止影视作品中的吸烟镜头是当前唯一可行的方法，这样可以避免通过电影剥夺人们享有更长、更健康生命的权利。于是，国际电影禁烟行动组织曾在奥斯卡奖颁奖前，号召设立了"国际电影禁烟日"。2003 年，该组织将此活动进一步推广，在奥斯卡奖颁奖前，设立"国际电影禁烟周"，主题是："禁止有毒电影……那是有史以来威胁下一代的最致命商品。"

2004 年，在世界无烟日大会暨国际戒烟竞赛颁奖活动上，专家们呼吁：控制吸烟应从青少年做起，勇敢向烟草"毒品"说"不"。

2005 年，瑞士日内瓦市政府在 5 月 30 日决定，从 9 月 1 日起，所有的行政办公楼内禁止吸烟[1]，在办公楼内和公务车内继续违反规定吸烟的官员或职工将受到处罚。为了鼓励烟民戒烟，政府愿负担烟民 50% 的戒烟治疗费用。瑞士预防烟草中毒协会发起了一项比赛，鼓励吸烟者在 6 月 5 日至 7 月 5 日一个月内中止吸烟，胜者将可赢得 5000 瑞士法郎的奖金。该协会还要求父母通过不吸烟而为子女树立好榜样。

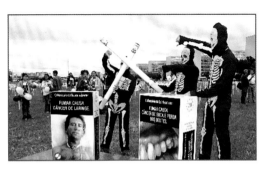

图 290　世界卫生组织和巴西卫生部的官员在巴西利亚手持香烟模型，向人们宣传吸烟对人类的危害（2005 年 5 月 31 日）

---

[1] 据统计，仅有 700 多万人口的瑞士，每年约有 8000 人死于因吸烟引起的疾病。

5月30日，巴基斯坦南部城市卡拉奇举行了纪念世界无烟日活动。尼泊尔在5月31日，学生抬着一个巨大的香烟模型在首都加德满都的街头游行。香烟模型上的字为"我是一个杀手"。瑞典从6月1日起，在全国所有的酒吧和饭馆里禁止吸烟。在巴西，世界卫生组织和巴西卫生部的官员在巴西利亚手持香烟模型，向人们宣传吸烟对人类的危害。

2008年5月31日，英国政府正式对外公布《未来烟草管理》草案，征求公众意见。草案要求烟草公司剥除自家香烟的"豪华外衣"，一律平装销售，不得印上公司的标志性图标。草案还要求，禁售20支装以下的盒装香烟（这样一来，不少只买得起10支装香烟的青少年将难以再买到烟），并限制香烟自动贩售机的数量，规定商店中香烟的摆放位置和禁止纸媒香烟广告等。

加拿大魁北克省"魁北克肺协会"于5月29日发起"还儿童干净空气"活动，要求省政府禁止人们在搭载儿童的汽车内吸烟。车内禁烟倡议已于2008年4月1日首先在新斯科舍省正式生效。沙特阿拉伯的吉达国家医院决定给予成功戒烟者物质奖励。该医院常务董事穆罕默德·阿里在5月31日的医学研讨会上宣布，前200名成功戒烟的沙特人可以领到5000沙特阿拉伯里亚尔（约合1335美元）现金奖励。南太平洋岛国纽埃前总理维维安宣布，政府向每名烟民发放1543美元的戒烟费，鼓励烟民戒烟。墨西哥城法律规定，所有封闭的公共场所都应百分之百禁烟，违法吸烟的个人将被处以50至150美元不等

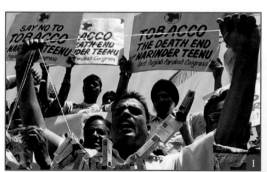
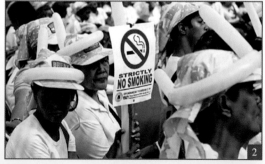
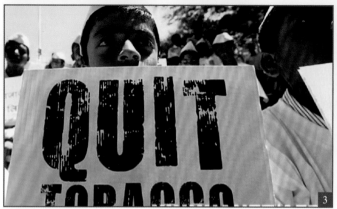
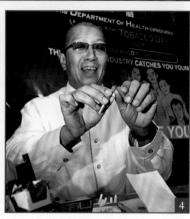

图291 2008年世界无烟日（1.印度阿姆利则的活动参与者打出禁烟标语，呼喊禁烟口号；2.菲律宾马尼拉一位参与者打出"严禁吸烟"的标语牌；3.印度孟买学生手持"戒烟"的标语牌；4.菲律宾首都马尼拉，世界卫生组织驻菲律宾的代表在记者招待会上折断一根香烟）

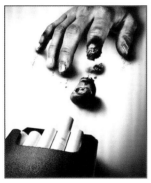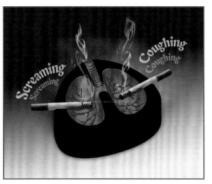

图 292 2009 年世界无烟日设计的经典灯箱的戒烟广告

200 欧元。

2010 年 4 月 28 日，新西兰议会通过一项议案，将在两年内分三步大幅增收香烟特许权税。第一次上调是在 4 月 29 日凌晨，第二次是在 2011 年 1 月，第三次在 2012 年，每次上调 10%。对散烟叶的税收提高 24%，在随后的两年内同样以每年 10% 增长。[2]

中国的纪念活动

1996 年，中国将 5 月 31 日作为中国的"无烟日"。首都北京于 5 月 15 日正式开始实行在公共场合禁止吸烟的规定，这是中国首次以立法的手段控制吸烟。

2001 年，中国在世界无烟日公益性网站上开展大型宣传活动。5 月 31 日下午，著名专家和专业医师在搜狐网站与网民在网上探讨烟草的危害以及指导科学有效的戒烟方法。

2002 年，中国卫生部、全国爱卫会、国家体育总局和北京市爱卫会在北京体育大学联合举办世界无烟日主题大会，向 2002 年国际戒烟竞赛中国赛区参赛城市颁发了组织奖。北京体育大学响应"无烟体育——清洁的比赛"号召，为大会表演了精彩的体育节目。

2004 年 5 月 30 日，中国举办国际戒烟竞赛，竞赛结束后抽取四位烟民参加国际大赛。

2007 年，中国卫生部在"世界无烟

的罚款，惯犯将被监禁 36 小时。

2009 年 5 月 31 日，为了宣传戒烟，世界上很多地方都设计出精美而新颖的灯箱戒烟广告。阿联酋迪拜从 2009 年 6 月 1 日起至 2010 年 5 月 31 日止，发起为期一年的大规模反烟草行动。第一阶段（三个月）培训戒烟治疗的临床医生和禁烟活动志愿者。第二阶段（三个月）通过讲座以及各种宣传活动，在青少年人群中普及烟草危害等知识。第三阶段（六个月）在学校、大型商场、各类社会活动团体、俱乐部等地方开展禁烟宣传。

2010 年，法国香烟警察[1]分地区进行日常巡逻，政府要求从这一年无烟日开始，香烟警察要用洪亮的声音对吸烟的女性说："女士，请你灭掉香烟！"让周围人都能听到。不仅如此，还要处以最高额度的重罚。如果在商场、咖啡馆等公共场所有人叼着香烟被香烟警察撞见，他先会毫不留情地让你掐掉香烟，然后再撕下一张"违规吸烟"的罚款单给你，最低 30 欧元（1 欧元约合 8.53 元人民币），最高

---

① 法国香烟警察部队，是为了帮烟民戒烟于 2007 年 3 月成立的一支全球独一无二的警队。这些警察是从全法国的民警、交警及特警中特别任命的，由 17.5 万人组成，他们负责在全国落实各项禁烟令。

② 香烟零售价随之上调，从 2010 年 4 月 29 日开始，一包 25 支装的香烟由原来的 13.30 新西兰元（1 新西兰元约合 4.59 元人民币）上调至 14.40 新西兰元。到 2012 年，同样的一包香烟零售价达到 17.00 新西兰元。

日"到来前夕，发布《2007年中国控制吸烟报告》，向公众详细阐释吸烟与被动吸烟的危害及应对措施。这是中国发布的首份控烟报告，宣示了中国保护公民健康的郑重承诺及履行《烟草控制框架公约》的坚定决心。

2008年，中国各地开展"世界无烟日，停止吸烟一小时"的活动。昆明市民积极参与"无烟青少年"签名和"中国戒烟大赛"活动。香港于5月30日推出新的电视宣传片，呼吁烟民戒烟，鼓励市民支持身边人戒烟，齐心合力共建无烟家庭。

2010年，中国在世界无烟日发布了《2010年中国控制吸烟报告》，提出保护女性免受烟草危害。中国疾病预防控制中心

副主任、控烟办公室主任杨功焕呼吁，女性吸烟危害尤甚，抵制烟草公司的市场营销，对吸烟大声说"不"。

发行的纪念邮票

在世界无烟日期间，为了配合无烟日活动，印度尼西亚、阿尔及利亚、孟加拉国、巴西和墨西哥等国家发行了纪念邮票，向世人宣传吸烟的危害和戒烟的重要性，为无烟日活动增添了新的内容，为人类的健康做出新的贡献。

印发宣传画册

除了纪念活动之外，许多国家还根据世界无烟日主题设计印发了大量的宣传画册、标语和灯箱戒烟广告，扩大宣传效果。

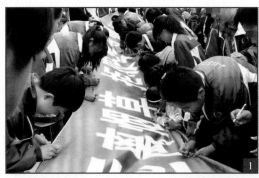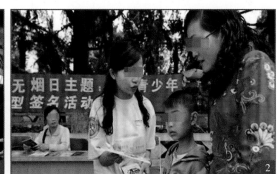

图293 中国的无烟日活动（1.昆明市民参与"无烟青少年"签名活动，2008；2.一个实验学校的学生参加在校园操场举行的"世界无烟日"签名活动，2010-05-30）

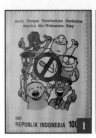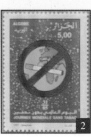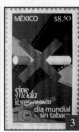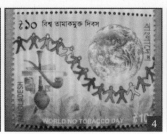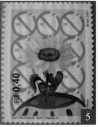

图294 世界无烟日发行的纪念邮票（1.世界无烟日——反对吸烟印度尼西亚，1997；2.世界无烟日，阿尔及利亚，1997；3.世界无烟日，墨西哥，2003；4.世界无烟日——烟斗/地球，孟加拉国，2001；5.世界无烟日——禁烟/向日葵，巴西，2001）

1.5　世界环境日

世界环境日的由来

20 世纪六七十年代，一些跨越国界的环境问题频繁出现，成为重大社会问题。随着各国环境保护运动的深入，环境问题和环境保护逐步进入国际社会生活。1972 年 6 月 5 日—16 日，联合国在瑞典首都斯德哥尔摩召开了"联合国人类环境会议"，来自 113 个国家的政府和民间人士的 1300 名代表参加了会议，会议研讨了世界当代环境问题以及保护全球环境战略问题，提出了响彻世界的环境保护口号：只有一个地球！会议最后通过了《联合国人类环境会议宣言》（简称《人类环境宣言》）和包括 109 条建议的保护全球环境的"行动计划"，提出了 7 个共同观点和 26 项共同原则，以鼓舞和指导世界各国人民保持和改善人类环境。同时，决定每年的 6 月 5 日为"世界环境日"（World Environment Day）。同年 10 月，第 27 届联合国大会通过决议接受了该建议。世界环境日的确立，反映了世界各国人民对环境问题的认识和态度，表达了人类对美好环境的向往和追求。

世界环境日也是联合国提高全球环境意识，敦促各国政府和地区①对环境问题采取行动的主要媒介之一。

历年主题

从 1974 年起，联合国环境规划署根据当年的世界主要环境问题及环境热点，有针对性地制定每年世界环境日的主题，并开展相关宣传活动，以提高人们的环保意识。

1974 年　只有一个地球

1975 年　人类居住

1976 年　水：生命的重要源泉

1977 年　关注臭氧层破坏、水土流失、土壤退化和滥伐森林

1978 年　没有破坏的发展

1979 年　为了儿童的未来：没有破坏的发展

1980 年　新的 10 年，新的挑战：没有破坏的发展

1981 年　保护地下水和人类食物链，防治有毒化学品污染

1982 年　纪念斯德哥尔摩人类环境会议 10 周年——提高环境意识

1983 年　管理和处置有害废弃物、防治酸雨破坏和提高能源利用率

1984 年　防治沙漠化

1985 年　青年、人口、环境

1986 年　环境与和平

1987 年　环境与居住

---

① 1984 年 4 月，48 个非洲国家在赞比亚首都卢萨卡举行了非洲地区环境保护会议，会议通过了卢萨卡宣言和非洲环境保护步履计划，并确定每年的 4 月 10 日为"非洲环境保护日"，呼吁非洲各国对非洲荒漠化、水资源污染以及森林毁坏现象予以高度重视。

1988 年 保护环境、持续发展、公众参与

1989 年 警惕，全球变暖！

1990 年 儿童与环境

1991 年 气候变化——需要全球合作

1992 年 只有一个地球——一齐关心与共同分享

1993 年 贫穷与环境——摆脱恶性循环

1994 年 同一个地球，同一个家庭

1995 年 各国人民联合起来，创造更加美好的世界

1996 年 我们的地球、居住地、家园

1997 年 为了地球上的生命

1998 年 为了地球上的生命，拯救我们的海洋

1999 年 拯救地球就是拯救未来

2000 年 环境千年，行动起来

2001 年 世间万物，生命之网

2002 年 让地球充满生机

2003 年 水：20 亿生命之所系！

2004 年 海洋存亡，匹夫有责

2005 年 营造绿色城市，呵护地球家园

2006 年 莫使旱地变为沙漠

2007 年 冰川消融，后果堪忧

2008 年 改变传统观念，推行低碳经济

2009 年 你的星球需要你：团结起来应对气候变化

2010 年 多样的物种，唯一的地球，共同的未来

2011 年 森林：大自然为您效劳

2012 年 绿色经济：你参与了吗?

2013 年 思前，食后，厉行节约

2014 年 提高你的呼声，而不是海平面

2015 年 可持续消费和生产

宣传活动

联合国系统和各国政府每年都在 6 月 5 日这一天开展各项活动来宣传与强调保护和改善人类环境的重要性。与此同时，联合国环境规划署每年 6 月 5 日选择一个成员国①举行世界环境日纪念活动，发表《环境现状的年度报告书》及表彰"全球 500 佳"。

1993 年 6 月 5 日，中国举行世界环境日 20 周年纪念庆典活动，联合国副秘书长、环境计划署执行主任伊丽莎白·道德斯威尔女士等近百名外宾参加。

2001 年，肯尼亚首都内罗毕成为联合国指定的全世界四个纪念世界环境日活动主办城市。6 月 2 日，群众自发走上街头、公园和集贸市场等公共场所打扫路面，清除垃圾，拉开了纪念"世界环境日"活动的序幕。从 6 月 2 日至 9 日，全市各界群众自愿参与各种环保活动，其中 6 月 4 日举行的名模时装表演，模特们身着用回收塑料和橡胶等制作的时装登台亮相，告诉

---

① 历年举行城市为：1987 年内罗毕（肯尼亚），1988 年曼谷（泰国），1989 年布鲁塞尔（比利时），1990 年墨西哥城（墨西哥），1991 年斯德哥尔摩（瑞典），1992 年里约热内卢（巴西），1993 年北京（中国），1994 年伦敦（英国），1995 年比勒陀利亚（南非），1996 年伊斯坦布尔（土耳其），1997 年首尔（韩国），1998 年莫斯科（俄罗斯），1999 年东京（日本），2000 年阿德莱德（澳大利亚），2001 年都灵（意大利）以及哈瓦那（古巴），2002 年深圳（中国），2003 年贝鲁特（黎巴嫩），2004 年巴塞罗那（西班牙），2005 年旧金山（美国），2006 年阿尔及尔（阿尔及利亚），2007 年特罗瑟姆（挪威），2008 年惠灵顿（新西兰），2009 年墨西哥城（墨西哥），2010 年基加利（卢旺达），2011 年新德里和孟买（印度），2012 年里约热内卢（巴西）。

人们回收垃圾不仅能保护环境，还能带来经济效益。与此同时，肯尼亚全国有 13 个城镇举办了与保护环境有关的活动。

2002 年 6 月 5 日，中国深圳是世界环境日主办城市。这一天，深圳市诚邀个人和团体上网介绍世界环境日活动计划，交流世界各地的个人和团体正在为纪念世界环境日开展的活动。在内罗毕，联合国驻肯尼亚机构停止使用无铅汽油活动正式启动，东部非洲国家淘汰含铅汽油研讨会也同时开幕。各国驻联合国环境规划署和联合国人类住区规划署的代表、肯尼亚官员、联合国职员和肯尼亚群众还举行了盛大的纪念集会，并开展了体育比赛、环境知识竞赛。

2004 年，中国环境保护总局推出"世界环境日中国标识"，展示中国政府在保护海洋方面的决心和行动，唤起全社会海洋环境保护的意识。

2005 年，巴西里约热内卢的巨型耶稣雕像前，世界自然保护基金会成员竖起一个巨型水龙头模型，以纪念第 34 个世界环境日。英国伦敦以"营造绿色城市、呵护地球家园"为主题，举办新能源展。一些倡导绿色生活的组织和个人在伦敦市格林尼治公园摆出太阳能电池等绿色生活的元素，引导人们认识新能源并呼吁共创绿色家园。

2006 年，肯尼亚举办世界环境日主题

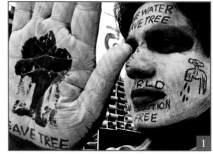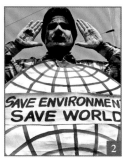

图 295　2006 年世界环境日印度环保主义者在博帕尔开展宣传活动（1.一名环保主义者展示手上"保护树木"的图案；2.一名环保主义者展示环保标语与图案，他胸前横幅上写着"拯救环境，拯救世界"）

活动暨中国摄影家罗红以"地球，我们的家园"为主题的摄影展。印度博帕尔[①]的环保主义者在 6 月 4 日开展宣传活动，呼吁人们牢记历史教训，保护树木，拯救环境，拯救世界。在比利时首都布鲁塞尔，为迎接 6 月 5 日世界环境日的到来，布鲁塞尔市政府在五十年宫公园内举行大型科普游园活动，利用制作鸟巢、观察动植物生长、感受太阳能和风能等各种活动，鼓励孩子们感受自然、增长科普知识、增强环保意识。

2007 年，中国以"污染减排与环境友好型社会"为主题，开展宣传活动。墨西哥首都墨西哥城市长马塞洛·埃夫拉德带头骑自行车上班，减少导致温室效应的气体，迎接世界环境日的到来。菲律宾举行了绿色婚礼。2 月 14 日，在菲律宾的普林塞萨港参加集体婚礼的新人们在沙滩上种植了红树。在土耳其，为了迎接即将到来的世界环境日，志愿者于 5 月 30 日打造了新"诺亚方舟"伫立在土耳其亚拉腊山

---

①　印度博帕尔是深受环境污染之害的城市。1984 年 12 月 3 日的午夜时分，位于印度博帕尔市的美国联合碳化物公司印度有限公司的博帕尔农药厂，一个储有 45 吨剧毒液体异氰酸甲酯的地下储气罐发生泄漏。事故发生后的第一个星期里，2500 人死亡，20 多万人受伤需要治疗，50 多万人受到伤害，数千头牲畜被毒死。博帕尔灾难是世界上最严重的工业灾难，历史上称之为"博帕尔灾害"。

上。它引起人们的深思：如果我们继续破坏地球，当最终的灾难到来，还有谁能将人类拯救？阿尔巴尼亚环保主义者竟给阿尔巴尼亚民族英雄雕像戴上了口罩。

2008 年，中国以"绿色奥运与环境友好型社会"为主题开展活动。在印度，沙雕艺术家帕特奈克于 6 月 3 日在东部奥里萨邦的布里海滩对他的沙雕作品做了最后的修饰。沙雕以一只皮鞋踩在北极熊身上为造型，寓意皮革工业会破坏环境。

2009 年，在澳大利亚悉尼，人们手持充气的地球模型参加名为"穿戴蓝色"的活动，纪念第 38 个世界环境日。在墨西哥金塔纳罗奥州海滨城市坎昆，绿色和平组织环保主义者扮成北极熊的模样游行，呼吁国际社会采取措施应对全球气候变化。

YSL 所属的 PPR 集团特别为世界环境日投拍了一部名叫《家园》（*Home*）的纪录片，于 6 月 5 日首播。整部影片完全在空中拍摄，著名导演、航空摄影家扬·阿尔蒂斯·贝特朗（Yann Arthus-Bertrand）带领观众环绕地球，见识各式各样的美丽地形，沿着蜿蜒的水流和公路，将地球的存在以及演变的过程通过画面完美地呈现出来，观众能看见地球的全貌，并了解到这个星球上的居民是如何肆意对待自己的家园。

2010 年，卢旺达作为第 39 个世界环境日的主办国，于 6 月 3 日至 6 月 5 日在火山国家公园举行了为期三天的世界环境日主题活动，包括为"Kwita Izina"大猩猩命名的仪式。卢旺达总统保罗·卡加梅表示："对于卢旺达未来的展望，生物多样性的环境问题是发展现代化和可持续发展企业的重中之重。我们非常荣幸可以代表非洲和整个国际社会主办世界环境

日。"联合国副秘书长、环境署执行主任阿奇姆·施泰纳表示："世界环境日已经成为全球基层民众的呼声——人类渴望看到有意义的、积极的环境变化。卢旺达虽然是一个肩负挑战的非洲国家，但绝不会让任何绿色经济政策的机会流失。"

6 月 5 日这一天，联合国总部举行了有 150 名学生和老师参加的题为"国际生态旅游年"的会议。

从卢旺达到韩国，从塞尔维亚到智利，从基加利到圣保罗，从中国香港到阿比让，从好莱坞巨星到小学学童，世界人民共庆世界环境日，世界各地组织开展了数千个环保行动，包括清理沙滩、音乐会、展览、电影节、社区活动，不一而足。

中国以"低碳减排，绿色生活"为主题，在北京举行了"2010 高校环保艺术节"，人们应用环保材料和生活回收物品材料制作了许多艺术作品，构思巧妙，体现主题。艺术节征集到 100 余位艺术家和高校艺术院系大学生的 300 多件作品。

欧洲瑞士的日内瓦、阿塞拜疆的巴库和意大利的热那亚等地举行了一系列相关活动。法国巴黎放映了名为《视觉电报》的系列环保影片。意大利最大的都灵环保电影节展示了 30 多部关于环境问题的纪录片和短片。

北美地区的庆祝活动主办城市匹兹堡举行了 130 多场活动，包括水问题全国会议、环境艺术节以及节水大赛。在南美洲，6 月 8 日至 14 日，环境署亲善大使吉赛儿·邦臣在南美洲举行的圣保罗时装周上宣传环境日。

在海地举办的环境日庆祝活动中，发布了《海地全球环境展望》报告。

在非洲，从喀麦隆到莫桑比克，举行了植树、清理沙滩、诗歌大赛等活动。在

巴林，知名诗人和歌唱家聚集在一起，歌唱并讨论环境与生物多样性。

在加纳、德国、爱尔兰、法国和美国各大城市开展"10:10"活动，呼吁在一年时间内减少10%的碳排放。

2010年世界环境日的网站比以往任何一年都更具互动性，提供了每日环保贴士、生物多样性相关信息和数据，还提供了一个平台供世界各地的人们登记他们所采取的环保行动。

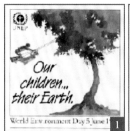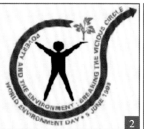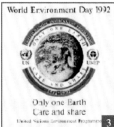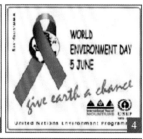
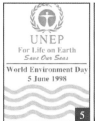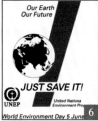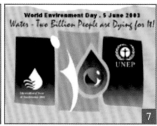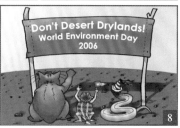

图 296　历年世界环境日宣传画（1.儿童与环境；2.气候变化：需要全球合作；3.只有一个地球：一齐关心，共同分享；4—5.为了地球上的生命：拯救我们的海洋；6.拯救地球就是拯救未来；7.水：20亿生命之所系；8.莫使旱地变荒漠）

1.6　国际禁毒日

国际禁毒日的由来

20 世纪 80 年代以来，世界范围内的毒品蔓延泛滥，危害着人类的健康和国际社会的安宁，已成为国际性最严重的公害之一，引起全世界的关注。根据联合国秘书长德奎利亚尔的建议，联合国于1987年6月12日至26日在奥地利首都维也纳召开了关于麻醉品滥用和非法贩运问题的部长级会议。会议有 138 个国家的 3000 多名代表参加，成为历史上一次重要的禁毒国际会议。会议专门讨论了毒品滥用和非法贩运问题，通过了禁毒的《综合性多学科纲要》，向各国政府和组织提出了禁毒要综合治理的建议。会议提出了"珍爱生命，远离毒品"（Yes to Life，No to Drugs）的口号。6 月 26 日大会结束时，与会代表一致通过决议，同意将每年 6 月26 日(即虎门销烟完成的翌日）定为"反麻醉品的滥用和非法贩运国际日"（International Day Against Drug Abuse and Illicit Trafficking），即"国际禁毒日"，以引起世界各国对毒品问题的重视，号召全世界人民行动起来，共同抵御毒品危害。

自 1987 年以后，世界各国在每年的 6 月 26 日前后都要集中开展大规模的禁毒活动。从 1992 年起，国际禁毒日确定了一个主题口号，以达到国际社会关注和共同参与的效果。

历史背景

根据联合国的调查显示，毒品不仅能摧残吸毒者的精神和肉体，而且对家庭、对社会造成了很大的危害，许多家庭成了毒品的牺牲品。在有些国家，毒品已成为消除贫困、降低犯罪率的最大障碍。毒品问题对社会、经济和政治都带来了严重的负面影响。

根据统计，全球约有 2.3 亿吸毒者，其中约有 2000 万人染上了海洛因和可卡因毒瘾。虽然世界各国在打击毒品走私方面采取了诸如枪决和遣送毒品走私犯等严厉措施，但仍未能有效制止毒品的生产和走私，而且在有些地区，毒品走私更加猖獗，吸毒人数每年呈上升趋势。在东欧、俄罗斯、中国和其他一些亚洲国家却出现了新的毒品市场，毒品走私和吸食者呈上升趋势。值得关注的是，静脉注射是吸毒者常用的一种方法，而这种方法是病毒传染的主要渠道之一，一些国家的艾滋病就是通过静脉注射传染的。

青年吸毒者已不局限于工业化国家了，许多国家都已出现了青年吸毒现象。年龄在 15 岁至 20 岁之间的青少年最经不住毒品的诱惑，而这一年龄段的青少年正处于思想和身体的发育阶段，一旦染上毒品，将会毁掉他们的整个人生。然而令人遗憾的是，上述年龄段的青少年吸毒人数每年都在增加，尤其那些位于毒品过境的国家遭受毒品的危害最为严重。

由于毒品走私是继武器走私之后盈利丰厚的贸易，因此，武器市场与毒品市场有着密切的联系，而毒品和武器走私与恐怖主义又有着千丝万缕的联系。毒品走私集团为从毒品走私中牟取暴利，往往利用最先进的武器和装备从事毒品走私活动。

根据联合国毒品和犯罪问题办公室研究结果表明，毒品非法贸易是国家经济发展的一大障碍，因为从毒品消费获取的利益中，农民只能得到 1% 的利益，而毒品走私犯却能获取 99% 的利益。

由上可见，联合国将每年的 6 月26 日定为"国际禁毒日"，充分显示了国际社会对毒品给人类带来的危害的充分认识和在打击毒品犯罪领域的坚定决心。

除此之外，1990 年 2 月，联合国在纽约召开的联合国禁毒特别会议上通过了《政治宣言》和《全球行动纲领》，宣布将 20 世纪最后 10 年（1991—2000）定为"国际禁毒 10 年"，要求各国立即开展有效而持续的禁毒斗争，以促进《全球行动纲领》的实施。1998 年 6 月，在纽约联合国总部举行的第 52 届联合国大会关于毒品问题的特别会议上又通过了《政治宣言》《减少毒品需求指导原则宣言》和《在处理毒品问题上加强国际合作的措施》等文件，规定了今后世界各国反毒、禁毒斗争的行动纲领、具体任务和要达到的目标。

历年主题

从 1992 年起，国际禁毒日每年都有一个活动主题，以达到国际社会关注和共同参与的效果。

1992 年　毒品，全球问题，需要全球解决

1993 年　实施教育，抵制毒品

1994 年　女性，吸毒，抵制毒品

1995年 国际合作禁毒，联合国90年代中禁毒回顾

1996年 滥用毒品与非法贩运带来的社会和经济后果

1997年 让大众远离毒品

1998年 无毒世界我们能做到

1999年 亲近音乐，远离毒品

2000年 面对现实：拒绝堕落和暴力

2001年 体育拒绝毒品

2002年 吸毒与艾滋病

2003年 让我们讨论毒品问题

2004年 抵制毒品，参与禁毒

2005年 珍惜自我，健康选择

2006年 毒品不是儿戏

2007年 抵制毒品，参与禁毒

2008年 依法禁毒，构建和谐

2009年 毒品控制了你的生活吗？你的生活，你的社区，拒绝毒品

2010年 参与禁毒斗争，构建和谐社会

2011年 青少年与合成毒品

2012年 全球行动，共建无毒品安全社区

2013年 让健康而不是毒品成为你生命中"新的快感"

2014年 抵制毒品，参与禁毒

2015年 珍惜美好青春，远离合成毒品；拒绝毒品，健康人生

宣传活动及其影响

2001年，联合国禁毒署地区中心组织了一系列活动。其中引人注目的是组织了一次途经泰国、缅甸、老挝、柬埔寨四国的自行车游行，广泛宣传禁毒日的目的和意义。

巴西里约热内卢州警察局公开销毁3吨缴获的各种毒品。缅甸仰光禁毒博物馆落成开馆，介绍毒品对人类的危害以及让国际社会了解缅甸历届政府为禁毒所做的努力，使人们珍惜生命，远离毒品。

2002年，全球禁毒宣传空前壮大，然而与之背道而驰的是，这一年，全球毒品消费额越来越高，吸毒者的范围越来越广，吸毒导致的艾滋病患者数量也越来越多。铲除最后一朵大烟花——罂粟这一万毒之源，已经成为在下一年国际禁毒日需要讨论和思索的最严峻的问题之一。

2003年国际禁毒日的主题是："让我们讨论毒品问题"。世界舆论认为：自从联合国把每年的6月26日确定为国际禁毒日以来，国际社会开展的禁毒斗争已经走过了16个年头。虽然在某种程度上全球禁毒工作取得了相应的进展，但时至今日，禁毒形势并不乐观。

2004年6月26日，美国林则徐基金会在纽约华府林则徐铜像前举行了纪念国

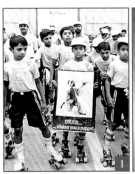
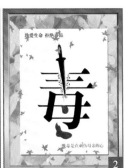
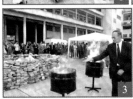
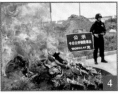

图297 1995—2003年国际禁毒日活动（1.印度儿童在新德里街头进行禁毒宣传，宣传画上写着"毒品使你变成玩偶"，1995；2.国际禁毒日宣传画，中国，1996；3.巴西里约热内卢州警察局公开销毁缴获的毒品，2001-06-26；4.世界禁毒日中国昆明公开销毁毒品，2003）

际禁毒日活动，表达唐人街拒绝毒品的决心。阿富汗政府在喀布尔市郊举行了历史上规模最大的一次毒品焚毁活动。巴基斯坦在南部城市卡拉奇公开焚毁了约19吨毒品。缅甸官方在仰光举行了类似仪式，焚毁了约2吨各类毒品。印度尼西亚首都雅加达举办了国际禁毒日活动。乌兹别克斯坦、墨西哥、哥伦比亚、多哥等国家也纷纷采取禁毒行动，对毒品走私活动予以沉重打击。

2005年，中国以"参与禁毒斗争，构建和谐社会"为主题开展纪念活动。日本在国际禁毒日来临前夕，在电视上让吸毒者现身说法，谈吸毒的危害，很有教育意义。缅甸佤邦地区是金三角重要毒源区之一，该地区早在1990年就决定用10年至15年的时间全面禁种罂粟。2005年6月24日国际禁毒日前夕，该地区政府正式宣布不准种罂粟，再种严惩，争取在2005年将这一地区宣布为"无毒源区"。

2007年6月25日，印度社会公正和权利部以及联合国毒品和犯罪问题办公室南亚办事处在首都新德里举办"庆祝新生"晚会，邀请戒毒人员分享他们的戒毒经验，迎接国际禁毒日。

2008年，泰国大城府警方将收缴的甲基苯丙胺（一种中枢兴奋药）进行公开销毁。印尼首都雅加达举行了国际禁毒日游行活动。

2009年国际禁毒日，设在维也纳的联合国毒品与犯罪问题办公室于24日发表的《世界毒品形势报告》指出，全球的传统毒品市场已经出现停滞或萎缩，但新型毒品的生产与消费正呈现上升趋势，当前世界毒品及涉毒犯罪形势仍然十分严峻。报告说，2008年世界主要毒品产区毒品产量都有不同程度下降，其中阿富汗的鸦片产量下降了19%，在占据世界一半可卡因产量的哥伦比亚的可卡因产量减少了28%，而全球可卡因产量降到了五年来的最低水平。在毒品消费方面，大麻、可卡因、鸦片等传统毒品的消费市场在世界各地基本上都呈现出增长停滞甚至萎缩的态势。然而，苯丙胺、冰毒、摇头丸等人工合成类毒品的消费却在

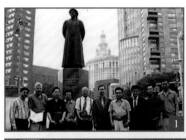
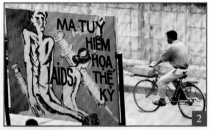
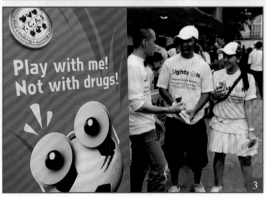
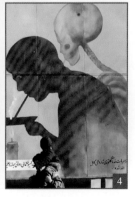

图298 2004年国际禁毒日活动（1.美国林则徐基金会在林则徐铜像前举行纪念国际禁毒日活动；2.在越南首都河内街头，一名男子骑车经过一幅禁毒宣传画，2004-04-27；3.印度尼西亚首都雅加达街头宣传画上写着"请和我一起玩，而不是和毒品"；4.阿富汗喀布尔街头的一幅禁毒宣传画。据新华网）

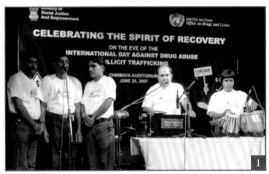
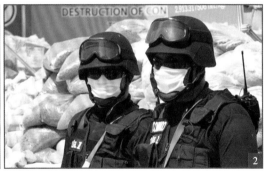

图299　2007—2008年世界禁毒日活动（1.2007年印度戒毒人员在迎接国际禁毒日的晚会上演唱，新华社韩传号摄；2.2008年泰国大城府警方公开销毁收缴的甲基苯丙胺）

增长。报告认为，国际社会应采取行动，进一步加强对毒品和涉毒犯罪的打击，同时也应在治疗成瘾者和消除贫困等方面增加投入。

联合国毒品和犯罪问题办公室在世界禁毒日举行大型活动——"毒品控制了你的生活吗？你的生活，你的社区，拒绝毒品"，旨在鼓励和动员人们对控制毒品给予支持。

2010年6月25日，泰国各地纷纷展开反毒品游行活动，希望人们能够进一步了解毒品的巨大危害，并积极投入反毒品的行动中来。泰国卫生部在中部的大城府销毁了约2.5吨收缴的毒品。泰国公共卫生部部长朱林·拉沙那威西主持了毒品销毁仪式。这些收缴来的毒品包括214千克海洛因，约2000万片苯丙胺及鸦片、大麻、可卡因等，涉及3211宗案件。据泰国食品和药物管理局统计，泰国当局破获的涉毒案件尚有16.5万宗未结案，涉及毒品数量超过18吨。

2

相关主题的国际日

2.1 世界安全生产与健康日

世界安全生产与健康日的由来

确立世界安全生产与健康日的想法起源于工人纪念日（Workers Memorial Day）。纪念日于 1989 年首次由美国和加拿大工人发起，以便在每年的 4 月 28 日纪念死亡和受伤的工人。国际自由工会联合会（The International Confederation of Free Trade Unions）和全球工会联盟（Global Union Federations）将它发展成一种全球性活动，并将其范围扩展到每一个工作场所。国际死亡和伤残工人纪念日已在世界上 100 多个国家获得承认。2001 年 4 月 24 日，国际劳工组织（International Labour Organization, ILO）宣布，批准将 4 月 28 日定为"世界安全生产与健康日"。国际劳工组织还响应国际自由劳工联盟的号召，将 4 月 28 日作为联合国官方纪念日。

历史背景

根据国际劳工组织统计，在建筑行业中，每年全世界建筑工地上至少发生 6 万起死亡事故。也就是说，该行业每 10 分钟就发生一起致命事故。在所有的工作致命事故中，大约有 17%（每 6 起就有 1 起）发生在建筑工地上。在工业化国家，16% 的建筑工人有一半的工作时间暴露在有毒有害化学品环境之下。暴露在石棉环境下是建筑行业的一种特殊危险，尽管它在一些国家已被禁用，但是许多建筑物中仍然含有石棉，建筑工人在修整或拆迁工作中还有暴露在石棉粉尘中的危险。在全世界的建筑工人中，硅肺病和尘肺病非常普遍，因此对它们的预防应当引起特别关注。

各国政府及行业组织早已认识到建筑业的事故和疾病问题，但是许多项目只注重安全生产问题，而减少与工作相关的疾病（职业病）则是一个长期过程，需要投入更多力量和资金。

历年主题

2001 年和 2002 年 纪念死亡和伤残工人

2003 年 让安全和健康文化全球化

2004 年 创建并持续推行安全文化

2005 年 关注建筑安全

2006 年 体面的工作，安全的工作

2007 年 安全健康的工作场所——体面的工作变为现实

2008 年 我的生活、我的工作、我的工作安全——管理工作环境中的风险

2009 年 工作中健康与生活

2010 年 把握未来：工作环境中新风险的预防方法

2011 年 职业安全健康管理体系——持续改进的手段

2012 年 绿色工作：促进绿色经济中的安全与健康

2013 年 预防职业病

2014 年 工作中使用化学品的安全与健康

2015 年 携手共建安全领域的防御性文化

纪念活动及其影响

世界安全生产与健康日活动，以"安全发展"理念为指针，围绕安全工作的必然性、安全管理经验与教训、企业主体责任和政府监管职责、企业工伤保险与事故预防、企业职工安全培训和劳动保护、事故应急救援能力建设、事故预防与处理经验和企业安全文化创建活动等主题，开展了丰富多彩的讲演。

2005 年，国际劳工组织鼓励政府、工人组织以及雇主组织针对"事故和疾病预防"这一主题，在他们力所能及的范围内采取行动，增加共识。同时，鼓励每一位从事劳动的工人认真总结他们的工作实践，确定预防行为是否能够避免伤害和疾病，不仅在 4 月 28 日这一天，每天都应当重视这项任务。

2006 年，中国的活动主题为："体面的工作，安全的工作——推进石油和化学工业安全发展"。石化企业生产线长、涉及面广，装置高温高压，许多原料和产品易燃易爆、毒性很强，一旦发生事故容易造成大面积的恶性事件。所以，要坚决落实安全生产责任制，完善安全生产管理的体制机制，严格执行安全生产的各项规章制度。

2007 年 4 月 27 日，中国举行世界安全生产与健康日活动主题报告会。

2009 年 4 月 27 日，中国在山东省菏泽市举行报告会。美国杜邦公司安全管理咨询业务发展经理罗秀军、首都经贸大学教授毛海峰等分别做了报告。

2010 年，中国的纪念活动采用主题报告视频会议的形式进行。国际劳工组织中国蒙古局局长霍百安女士在报告会上致辞，清华大学文化研究学者做安全文化专题演讲。1500 多人参加了主题报告会。会议呼唤全社会更加关心、支持安全生产工作，共同创造安全和谐的环境。

2.2 世界红十字日

世界红十字日的由来

第一次世界大战后，前捷克斯洛伐克红十字会首先倡议每年举行为期三天的"红十字休战日"活动。这个倡议和做法普遍受到了国际红十字界的赞赏和支持。1921 年在瑞士日内瓦召开的第十届国际红十字大会通过了一项决议，向各国红十字会推荐前捷克斯洛伐克的做法。1948 年国际红十字会第二十届理事会召开的一次执行委员会议，正式确定以亨利·杜南①的生日——5月8日作为"世界红十字日"（World Red-Cross Day）。

历年红十字日与防毒救治相关的主题

高举人道的旗帜（1963），防患于未然的红十字会（1969），从战争中保护人类：实施、传播和发展人道主义法（1970），红十字会：危急时刻的救生素（1975），急救：该做什么（1983），保护战争受害者（1991），结合备灾救灾人道救助（1996），自救互救———红十字在行动（2005）和赞美您生命的礼物（2010）。

纪念活动及其影响

每年的5月8日，国际红十字会及其

在各国的分会都以各种形式纪念这一日子，以表示红十字运动的国际性以及红十字人道工作不分种族、宗教及政治见解的特性。

为纪念2007年5月8日和世界红十字日，红十字国际委员会主席和红十字会与红新月会国际联合会（International Federation of Red Cross and Red Crescent Societies）主席发表联合声明。国际红十字和国际红新月联合会呼吁全世界以人道主义的名义通力合作，共同对抗自然灾害、疾病、贫困和歧视。比如和一些人道主义协会和一些团体的合作，与捐赠者的合作，以及连同红会所属的9400万志愿者合作，每年使2.77亿有困难的人获益。

2.3 国际博物馆日

国际博物馆日的由来

1946年11月，国际博物馆协会在法国巴黎成立。1974年6月，国际博物馆协会于丹麦的哥本哈根召开第11届会议，将博物馆定义为"是一个不追求利益，为社会和社会发展服务的公开的永久机构"。它把收集、保存、研究有关人类及其环境

见证物当作自己的基本责任，以便展出，公之于众，提供学习、教育和欣赏的机会。1977年，国际博物馆协会为促进全球博物馆事业的健康发展，吸引全社会公众对博物馆事业的了解、参与和关注，决定从1977年开始，将每年的5月18日定为"国际博物馆日"。

---

① 亨利·杜南（Henry Dunant，1828—1910），红十字会创始人，1828年5月8日出生于瑞士日内瓦。1859年6月，他作为年青的银行家偶经意大利北方的索弗利诺镇，恰逢拿破仑三世指挥的法兰西——撒丁岛联军与奥地利军队战斗的最后阶段，他亲眼目睹尸横遍野的战场上无数的伤员在不停地呻吟、叫喊。由于缺少医护人员，大部分伤兵得不到应有的护理。富有同情心的杜南为这种惨象所震惊。他立即到镇上动员和组织居民救护这些伤兵。1862年11月，杜南把这次亲身经历写成《索弗利诺的回忆》一书，在日内瓦发表。他在书中强烈呼吁人类不要战争，在战时有必要不分你我，向敌对双方派出救护团体。1863年2月，由他发起在瑞士日内瓦成立了一个伤兵救护国际委员会，即红十字国际委员会。同年10月，欧洲16国的代表在日内瓦举行国际会议，决定在各国成立红十字组织。为表示对杜南和他的祖国的敬意，会议决定以瑞士国旗图案红底白十字相反的颜色与图案——白底红十字作为红十字会的通用标识。

纪念活动及其影响

国际博物馆日是展现博物馆的独特魅力的一天，世界各地的博物馆举行了与毒物有关的丰富多彩的活动，有的在这一天免费开放。在众多的国际性的博物馆和专业性的博物馆里，人们可以了解到毒物与人类的久远的利害关系。在烟草、酒类、邮票、钱币博物馆以及许多民间艺术博物馆，人们可以获得许多关于毒物文化的知识，同时共享记忆。知识与乐趣，尊重并传承这些记忆，这不仅能让我们了解历史发展的脉络，感悟智慧与创造的伟大，而且有助于人们更深刻地认识毒物对人类生存与健康的危害，更真切地体会生活之美、艺术之美。

2.4 国际生物多样性日

国际生物多样性日的由来

生物多样性是指地球上的生物所有形式、层次和联合体中生命的多样化[1]，是地球上生命经过几十亿年发展进化的结果，是人类赖以生存的物质基础。但是，随着环境的污染与破坏，大面积森林采伐、火烧和农垦，草地过度放牧和垦殖，生物资源的过度利用，工业化和城市化的发展，滥捕乱猎，外来物种的大量引进或入侵[2]，无控制的旅游，污染，全球变暖，以及各种干扰的累加效应，使生物多样性受到严重威胁。目前世界上的生物物种正在以每小时一种的速度消失。而物种一旦消失，就不会再生。消失的物种不仅会使人类失去一种自然资源，还会通过生物链引起连锁反应，影响其他物种的生存。35亿年前，从地球上有生物出现时起，就不断地有新的物种产生与灭绝，迄今为止，地球上存在的生物有 300 万~1000 万种，有案可查的有 150 万种，而人类研究和利用的生物只是其中一小部分。特别是历史上发生的紫茎泽兰、豚草、毒麦、斑菊、海蟾蜍、火蚁等有毒生物入侵，曾经造成重大经济损失和政治影响。

为了保护全球的生物多样性，1992 年在巴西里约热内卢召开的联合国环境与发展大会上，153 个国家签署了《保护生物多样性公约》。1994 年 12 月，联合国大会通过决议，将每年的 12 月 29 日定为"国际生物多样性日"（International Biodiversity Day），以提高人们对保护生物多样性重要性的认识。2001 年 5 月 17 日，根据第 55 届联合国大会第 201 号决议，国际生物多样性日改为每年 5 月 22 日。

历年纪念活动及其影响

历年与有毒有害生物入侵相关的主题有：生物多样性与外来入侵物种管理（2001）、生物多样性与农业（2008）和外

---

① 生物多样性也可以解释为：生物和它们组成的系统的总体多样性和变异性。生物多样性包括三个层次：基因多样性、物种多样性和生态系统多样性。

② 生物入侵，是指外地生物进入另一地区，因为在此地区没有天敌，会较快繁殖而形成种群，打破本地生态系统的平衡，对本地物种的生存造成威胁。生物入侵是对生物多样性的破坏。

来入侵物种（2009）。

在国际生物多样性日这一天，作为生物多样性公约缔约方的 187 个国家政府和欧盟都尽了自己的一份力量，保护生物多样性，以可持续的方式利用生物多样性，并公平地分享利用生物多样性所获得的惠益。

为纪念 2005 年 5 月 22 日的国际生物多样性日，《保护生物多样性公约》秘书处发出呼吁：《保护生物多样性公约》的目标是按照公约有关条款从事保护生物多样性、持续利用其组成部分以及公平合理分享由利用遗传资源而产生的惠益。实施手段包括遗传资源的适当取得及有关技术的适当转让，但需顾及对这些资源和技术的一切权利，以及提供适当资金。

2.5 世界卫生日

世界卫生日的由来

1946 年 7 月 22 日，联合国经社理事会在纽约举行了一次国际卫生大会，60 多个国家的代表共同签署了《世界卫生组织宪章》，并于 1948 年 4 月 7 日生效。为纪念宪章通过日，1948 年 6 月，在日内瓦举行的联合国第一届世界卫生大会上正式成立世界卫生组织①，并决定将每年的 7 月 22 日定为"世界卫生日"（World Health Day），倡议各国举行各种纪念活动。次年，第二届世界卫生大会考虑到每年 7 月份大部分国家的学校已放暑假，无法参加这一庆祝活动，便规定从 1950 年起将 4 月 7 日作为全球性的"世界卫生日"。

历年与防毒、除毒、戒烟相关的主题

1952 年 在清洁的环境里健康地生活
1957 年 食物和健康
1970 年 为抢救生命，及时发现癌症
1974 年 清洁的食物，更好的身体

1980 年 要吸烟还是要健康，任君选择
1988 年 第一个世界无烟日
1990 年 环境与健康
1991 年 居安思危·有备无患·防备意外
2009 年 拯救生命：加强医院抵御紧急情况的能力
2010 年 城市化与健康
2011 年 抗生素耐药性：今天不采取行动，明天就无药可用

纪念活动及其影响

世界卫生日是一次全球性的机会，希望引起世界各国对卫生问题的重视，注重于关心和改善当前的卫生状况，提高人类健康水平。每年的 4 月 7 日世界卫生日期间，世界各地的人们都要举行各种纪念活动，来强调健康对于劳动创造和幸福生活的重要性。

1976 年，为纪念世界卫生日，前捷

---

① 世界卫生组织的宗旨是：提高世界人民健康水平，承担国际卫生工作的指导与协调责任；协助各国政府加强卫生业务，发展与会各国之间的技术合作，并在紧急情况下给予必要的医疗卫生救济；促进流行病、地方病及其他疾病的防治工作；促进营养、环境卫生及食品、生物制品与药物等的国际标准化。

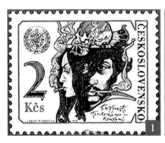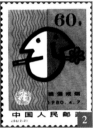

图 300 世界卫生日纪念邮票（1.前捷克斯洛伐克纪念世界卫生日发行的一枚《与吸烟做斗争》的邮票，1976；2.中国为纪念世界卫生日发行的一枚戒烟邮票，1980）

克斯洛伐克发行了一枚名为《与吸烟做斗争》的邮票，邮票的画面上是一对吸烟的男女。这是世界上第一枚戒烟专题邮票。

1980 年，世界卫生日的主题是"要吸烟还是要健康，任君选择"。中国等 20 多个国家发行了戒烟专题邮票。

2007 年，为纪念世界卫生日，4 月 2 日在新加坡举行了由世卫组织总干事以及政治和舆论领导人参加的一次高级别全球讨论会，以提升国际健康保障的形象。会议讨论了健康保障挑战以及为伙伴们如何能够合作寻找解决方案，以便对严重的健康威胁做好准备和做出应对。

2008 年，世卫组织总干事陈冯富珍女士在一份声明中说，气候变化将会更频繁地对公共卫生施加压力，这就需要把改善公共卫生放在气候变化议程的核心位置。人民的健康和福祉必须成为有效应对气候变化影响所做努力的决定性因素。

2.6 世界预防自杀日

世界预防自杀日的由来

从全球范围来看，自杀在众多死因排序中高居第 13 位。据世界卫生组织的统计数字，2000 年全球约 100 万人自杀死亡，自杀未遂者则为此数字的 10 至 20 倍。这意味着平均每 40 秒就有一人自杀身亡、每 3 秒就有一人企图自杀。自杀，已从个人行为演变成威胁人类发展的一大隐患。按照世界卫生组织制定的国际标准①，男性自杀率最高的国家有：立陶宛、俄罗斯、拉脱维亚和爱沙尼亚等（标准：年自杀率>60/10 万）；女性自杀率最高的国家为：斯里兰卡、中国、匈牙利和爱沙尼亚等（标准：年自杀率>14/10 万）；部分非洲和拉丁美洲国家自杀率却非常低：年自杀率<1/10 万，如秘鲁、埃及等。

根据专家对中国自杀者进行的心理解剖分析，发现中国自杀者有以下特点：农村自杀率明显高于城市，女性多于男性；58%的自杀者为服用农药或鼠药；75%的死者家中存放有上述毒药；62%的自杀者曾寻求医疗帮助；27%的自杀死亡者曾有自杀未遂史，其亲朋好友中 47%曾出现过自杀行为；63%的自杀死亡者曾患有各种精神疾病，但接受过精神科医生诊治的不到 10%。

为了让公众对自杀引起关注，世界卫

---

① 按照世界卫生组织制定的国际标准，每年自杀发生率每 10 万人中少于 10 人的，为低自杀率国家；每 10 万人中高于 20 人的，为高自杀率国家。

生组织将 2003 年 9 月 10 日定为首个"世界预防自杀日"（World Suicide Prevention Day）。世界卫生组织和国际自杀预防协会[①]呼吁各国政府、预防自杀协会和机构、当地社区、医务工作者以及志愿者们加入到当天的各项地方性行动中，共同提高公众对自杀问题重要性以及降低自杀率的意识。

宣传活动及其影响

在世界预防自杀日的活动中，各国成立心理危机研究与干预中心，以多种方式向人们普及预防自杀和识别抑郁症等精神心理问题的知识。一方面要防止产生绝望的土壤，特别是防止恋爱、婚姻失败，经营破产，上当受骗的人选择自杀道路；另一方面要建立危机干预、绝望心理防范机制，设立个人心理危机咨询电话、建立自杀行为快速干预和抢救系统（包括中毒急救与解毒药品储备）。

在政府层面，加强剧毒药品和农药的管理，作为一个国家和地区精神文明与社会发展的重要标志之一，积极倡导社会和谐，减少自杀行为。

2.7 世界急救日

世界急救日的由来

红十字会与红新月国际联合会将每年 9 月的第二个周六定为"世界急救日"，希望通过纪念日活动，呼吁世界各国重视急救知识的普及，让更多的人士掌握急救技能技巧，在事发现场挽救生命和降低伤害程度。

急救日活动及其影响

在急救日，相关部门和应急医疗机构组织了现场急救演练和科普宣传活动。现代救护理念是立足于"第一时间"（4 分钟以内）的紧急抢救，紧急抢救就是要突出一个"早"字。具备了急救技能的"现场第一目击人"，通过对受害者实施初步急救措施，完全有可能减轻受害者的伤残和痛苦，甚至挽救生命。如果辅以现代化专业急救救援系统的继续救治，大量的受害者就完全可以抢得生还机会。

例如，由于工人下井没有采取预防措施而导致发生硫化氢中毒。首先，抢救者必须戴上供氧式面具和腰系安全带，保证抢救者自身的安全；其次，将中毒者迅速移到空气新鲜处，松开中毒者衣扣、腰带，清理口腔，保持呼吸道畅通，必要时可以进行人工呼吸。如果呼吸和心跳都已经停止，迅速在 4 分钟内实施紧急心肺复苏。

---

① 国际预防自杀协会是由奥地利心理学家林格（Ringel）于 1960 年在奥地利维也纳创立的，1996 年后总部改为轮流制，现总部在法国。

2.8 世界清洁地球日

每年的 9 月 14 日是世界清洁地球日（Clean Up the World Weekend，CUW Weekend）。地球是我们共同生活的家园。随着工业化的发展、工业废料和生活垃圾的日渐增多，地球有限的自净能力已难以承受日渐沉重的压力。人们日常使用的汽油、柴油等燃料，是污染地球环境的元凶之一。常用的泡沫快餐饭盒，由于不能自行分解，对于地球来说，它就是一种永远无法消除的"白色污染"。生活废弃物在自然界停留的时间：烟头，1~5 年；尼龙织物，30~40 年；易拉罐，80~100 年；塑料，100~200 年；玻璃，1000 年。

为了保持地球家园的清新宜人，要从我做起，不乱扔杂物，减少能源污染，维护地球的清洁，这就是世界清洁地球日宣传的价值和期待。

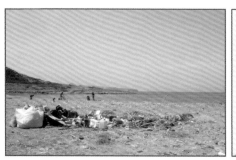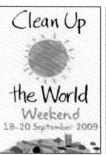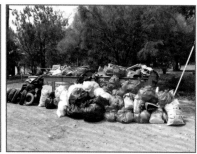

图 301　世界清洁地球日宣传画和清洁活动

2.9 国际减轻自然灾害日

国际减轻自然灾害日的由来

美国科学院院长弗兰克·普雷斯博士于 1984 年 7 月在第八届世界地震工程会议上提出"国际减灾十年"的倡议。此后这一计划得到了联合国和国际社会的广泛关注。联合国分别在 1987 年 12 月 11 日通过的第 42 届联合国大会 169 号决议、1988 年 12 月 20 日通过的第 43 届联合国大会 203 号决议，以及经济及社会理事会

1989 年的 99 号决议中，都对开展"国际减灾十年"的活动做了具体安排。1989 年 12 月，第 44 届联合国大会通过了经社理事会关于国际减轻自然灾害十年的报告，决定从 1990 年至 1999 年开展"国际减轻自然灾害十年"活动，规定每年 10 月的第二个星期三为"国际减轻自然灾害日"（International Day for Natural Disaster Reduction）。

"减轻自然灾害"是指减轻由潜在的

自然灾害可能造成对社会及环境影响的程度，即最大限度地减少人员伤亡和财产损失，使公众的社会和经济结构在灾害中受到的破坏得以减轻到最低程度。

纪念活动及其影响

1990年10月10日是第一个国际减轻自然灾害日，联合国大会确认了"国际减轻自然灾害十年"的国际行动纲领。

1994年，中国毒理学会毒理学史专业委员会筹备组、陕西省减灾协会等单位在西安市召开了中国第一届毒理学史与毒性灾害研讨会，会议首次提出"毒性灾害"新命题，确定了毒性灾害的研究对象、研究内容和研究方法，填补了减灾理论和管理毒理学的一个空白。会后编辑出版了《毒性灾害论文集》（陕西科技出版社出版，1996）。

2001年，联合国大会决定继续在每年10月的第二个星期三纪念国际减轻自然灾害日，并借此在全球倡导减少自然灾害的文化，包括灾害防治、减轻和备战。

2.10 世界保健日

世界保健日的由来

1946年2月，联合国经社理事会决定召开卫生方面的国际会议，同年6月至7月召开第一届世界卫生大会，世界卫生组织正式成立，总部设在日内瓦，并于7月22日正式批准了由61个国家签署的世界卫生组织《世界卫生组织法》。

为了纪念《世界卫生组织法》批准日，第一届世界卫生大会决定，每年10月13日为"世界保健日"，倡议各国举行各种纪念活动。第二届世界卫生大会决定自1950年起，依《世界卫生组织法》正式确定每年的10月13日为"世界保健日"。每年世界保健日都要选择一个与公共卫生领域相关的主题，旨在提高全世界公众对这一保健领域的认识，借此激发起一项长期宣传活动，促使该领域工作的开展。

纪念活动及其影响

每年10月13日的世界保健日提醒人们：关注食品安全，保障健康生活。让人们都有一个健康的体魄，充实七彩生活，更好地去享受美丽的人生。

在保健日的科普宣传活动中经常会讲解常见的保健误区。例如：吃饱喝足有利健康（饱食终日而又缺乏运动，则会造成能量过剩，容易引发心脑血管疾病），一日两餐能减肥（一日两餐的人更容量发胖，日本的相扑运动员就是一日只吃两餐的人），喝牛奶会使胆固醇增高（牛奶中所含的胆固醇并不高。医学研究证实，喝牛奶还有助于减少冠心病和治疗高血压），偏食腌制食物（腌制食物中含有较多的亚硝胺和多环芳香烃化合物，这是两种致癌物质。所以，腌制食物少吃为佳），豆浆不用煮熟（豆浆必须煮熟了再喝，因生豆浆中含有胰蛋白酶抑制物，如果喝了未煮熟的生豆浆会引起恶心、呕吐和腹泻等中毒症状）。

2.11　世界传统医药日

世界传统医药日的由来

随着化学药品的毒副作用不断出现、药源性疾病[①]日益增加，以及生化药品研制成本昂贵等问题的存在，人们开始呼唤回归大自然，希望用天然药物和绿色植物来治疗疾病和保健。1991 年 10 月，中国国家中医药管理局和世界卫生组织联合在北京召开国际传统医药大会，42 个国家和地区的代表参加。会议一致通过了以"人类健康需要传统医药"为主题的《北京宣言》，并建议每年的 10 月 22 日为"世界传统医药日"（World Traditional Medicine Day）。

纪念活动及其影响

"人类健康需要传统医药"，顾名思义，传统医药与现代医药相对应，通常指运用历史上遗传下来的医药经验和技术，或指现代医药以前的各个历史发展阶段的医药经验和诊疗技术。世界各国的传统医药是国际医药界不可多得的宝贵财富。

从北美、西欧等国家草药市场的兴起到世界传统医药日的确定，都表明一个有利于传统医药发扬光大的社会氛围正逐步形成。中国的中药是世界传统医药的主要代表之一。已经有数千年历史的中药，目前已在东南亚、日本、韩国等国家得到广泛应用，美、欧等西方发达国家也逐渐开始重视中医中药。中医药及其他传统医药为保障世界人民健康做出了巨大贡献，具有独特的优势。充分挖掘和发展中医药和其他传统医药，对于人类战胜疾病、保障健康具有重要意义。

2.12　世界兽医日

世界兽医日的由来

2000 年，世界兽医协会（World Veterinary Association，WVA）提出将每年 4 月最后一个周六作为"世界兽医日"（World Veterinary Day），其目的是强调兽医是一个值得高度尊重和富有同情心的职业，展示世界各地兽医人员在维护公众健康、食品安全和环境安全等领域所做的工作，以及兽医对动物和人类健康、动物福

---

① 药源性疾病，是指在药物使用过程中，如预防、诊断或治疗中，通过各种途径进入人体后诱发的生理生化过程紊乱、结构变化等异常反应或疾病，是药物不良反应的后果。药源性疾病可分为两大类。第一类是由于药物毒副作用、剂量过大导致的药理作用和毒性反应，或由于药物相互作用引发的疾病。这一类疾病是可以预防的，其危险性较低。第二类为过敏反应、变态反应或特异反应。这类疾病较难预防，其发生率较低，但危害性很大，常可导致患者死亡。

利、食品安全和食品保障做出的卓越贡献和成就。

世界兽医协会要求每个成员国通过组织和参与自己的领域的活动进行庆祝。并于2008年与世界动物卫生组织（OIE）共同设立了"世界兽医日奖"（World Veterinary Day Award），鼓励各种社会力量以多种形式参与世界兽医日的庆祝活动。

庆祝活动及其影响

2005年世界兽医日的主题是"兽医面临社会需要"，强调兽医是一个值得尊重的职业。兽医行业在公共健康、食品安全、环境安全等领域发挥着最基本的也是最重要的社会作用，并面对着全球性的生物安全挑战。

2006年世界兽医日的主题是"庆祝我们的多样性"。可以通过多种方式来庆祝，每一个兽医、兽医诊所、兽医组织或机构应该充分展示兽医职业的贡献，同时媒体、立法者、政府官员和一般公众必须充分了解兽医在食品安全、人畜共患病以及动物健康和福利方面的关键作用。

2009年世界兽医日的主题是"兽医及畜禽饲养者：一种成功的伙伴关系"。各国兽医在保证人和动物健康方面发挥着关键作用。为了充分发挥世界上约6亿畜禽饲养者在动物保护链中的作用，必须考虑在兽医的支持下加强对他们的动物卫生培训和技术交流。

2010年世界兽医日的主题是"同一个世界，同一个健康：兽医人医更紧密合作"。揭示有效控制人畜共患病取决于兽医和人类公共卫生服务之间的积极参与和合作，并把双方的这种合作贯通于从研究、筹资、规划、监测、意识形态及具体实施的每个环节。

2011年4月30日是第11个世界兽医日，主题是"狂犬病"。据报道，全世界"每10分钟就有一人死于狂犬病"，"每一年，全世界有55000人感染狂犬病，其中大多数都是儿童"，"99%的人感染狂犬病病例是因为被染病狗只咬伤"。庆祝活动提示：扑杀潜在的染病动物不应该成为控制和消灭狂犬病的唯一方法。加强动物狂犬病防控，实施疫苗免疫接种，可以有效降低狂犬病感染人的几率。中国兽医协会在北京召开专题研讨会，编写了《图说狂犬病》科普读本，并联合中国动物疫病预防控制中心，通过各地动物疫控中心进行了广泛发放，宣传狂犬病相关知识。尼泊尔兽医协会（Nepal Veterinary Association，NVA）在博克拉市开展了一系列以"狂犬病"为主题的活动，包括：免费注射狂犬病疫苗，在学校开展狂犬病科普教育、以狂犬病为主题的论文写作、犬展览会等。西共体联盟（即西非国家经济共同体联盟）于5月9日在尼日利亚首都阿布贾举行世界兽医日的庆祝活动，主题是"西共体联盟地区所面临的狂犬病防控问

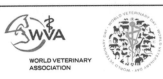
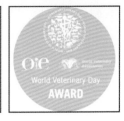

图302 世界兽医日标识与世界兽医日奖章

题"。西共体联盟委员会与尼日利亚兽医协会合作，举行了一系列活动，共同分享在人畜共患病防控方面的经验，进而对该地区的人畜共患病防控提出可行性意见及建议。

2012年4月28日是第12个世界兽医日，主题是"抗生素耐药性"。在全球贸易高速发展的今天，"超级细菌"的出现警示人们：安全的动物产品如牛奶、鸡蛋、肉类的需求变得极为迫切，在动物上使用抗生素类药物需要更加慎重。WVA和OIE一直致力于建立良好的兽医服务管理体制，以使私人执业兽医和官方兽医更好地控制抗生素药物的注册、进口、销售及临床应用。

3

各国节日与纪念日

3.1 中国禁烟节

1929年5月27日，中国卫生部全国禁烟委员会向国民政府提出，以每年的6月3日，即林则徐虎门销烟日为禁烟纪念日。随后，国民政府发出《六三禁烟纪念日告全国同胞书》。

《六三禁烟纪念日告全国同胞书》指出：1839年6月3日是林则徐在广东虎门开始焚烧收缴鸦片的第一天，这一天被定为中国的"禁烟节"。"特因今日为我先贤率先禁毒之六三纪念，揭举纲要，昭告全国，及我努力禁烟工作诸同志、同胞共勉之。""六三"纪念日当天，各地举行各种纪念活动以宣传禁烟禁毒。主要活动包括：宣读林则徐禁烟誓言和孙中山禁毒遗训，宣告禁烟禁毒形势、查缉烟案毒犯情况，劝导民众戒烟拒毒，并当场销毁一

批烟土、烟具，宣判甚至处决一批人犯。到场参加活动的一般有政界首脑、警察公安司法机关、各界群众团体、禁烟协会和美英等国特派监督官员。上海外滩公园曾焚烧大量烟具和毒品。

1942年6月3日，《新华日报》发表了《禁烟节感言》的短评，称赞"陕甘宁边区与华北敌后根据地，对禁烟雷厉风行，至今为止，禁种已完全做到。虽在敌人恶势力毒化政策包围下，禁吸禁售，成绩昭著，事实俱在，不愧称为禁烟模范区……"特别是陕甘宁边区雷厉风行的禁毒斗争，有效地遏制了边区境内的各种毒品犯罪活动，基本上消除了过去风行一时的吸毒现象。

3.2 缅甸佤邦的禁毒节

缅甸东北部掸邦第二特区的鸦片博物馆有一个罂粟花观赏区。观赏区位于距离佤邦政府所在地邦康城约23千米的登俄白塔，在那里有一块罂粟种植保留地，是殖民主义时期遗留下来的罂粟种植保留地现场，每年春季的鸦片收获季节会在那里举办一次禁毒节。节后，佤邦政府会把罂

粟种植保留地收获的鸦片全部交给联合国禁毒署在佤邦地区执行配合发展替代项目和监控的官员，当众销毁。每年举行的禁毒节用以纪念禁毒成功，同时让世人看到保留的鲜活的罂粟——鸦片的历史，以此来吸引广大的游客，让人们不要忘记过去。

3.3 中国端午节①

中国农历五月初五的端午节是中国人民和海外华人的共同传统节日。这一天必不可少的活动逐渐演变为：吃粽子，赛龙舟，挂菖蒲、艾叶，薰苍术、白芷，喝雄黄酒。目前，端午节已成为中国国家法定的节假日。2006年5月20日，端午节被列入国务院批准的第一批国家级非物质文化遗产名录。

在中国古代，端午节是一个消毒避疫的日子。根据文献记载，端午节在屈原出世以前的春秋时代就有了。先秦时代认为五月是个"毒月"，五日是"恶日"，五月初五是九毒之首，所以这一天便流传了许多驱邪、消毒和避疫的特殊习俗，如插菖蒲、艾叶，喝雄黄酒，祭五瘟使者等。而端午节纪念屈原是汉代以后的事，表达人们对忧国忧民者的一片怀念崇敬的心情。这仅仅是端午节的一个内容，而主要内容仍然是环境卫生方面。

从端午节的习俗可以看出，插菖蒲、艾叶，焚烧苍术、白芷，捣大蒜，洒雄黄水等，都同环境共联，与夏季的环境威胁人们的健康有关。从时令上看，端午时分正是春去暑来、天气渐热的节令，病菌容易蔓延，各种毒虫也开始活动，危害人们的健康。为此，中国人的祖先很早就知道采用菖蒲、艾叶、苍术等消毒药来保护环境卫生。夏季天气燥热，人易生病，瘟疫也易流行，加上蛇虫繁殖，易咬伤人，所以要十分小心，这才形成此习惯。端午是大蒜成熟的季节，服用大蒜防治瘟疫是符合科学的。特别是雄黄"解百毒、辟百邪、杀百虫"，用雄黄水遍洒室内外，对环境消毒有一定作用。因此，端午节可以说是中国古代的"环境日"②，也有人认为端午可算是中国自古以来传承下来的传统的医药卫生节，是人民群众与疾病、毒虫做斗争的节日。

3.4 日本广岛原子弹爆炸纪念日

日本广岛原子弹爆炸纪念日的由来

1945年5月8日，第二次世界大战的罪魁祸首德国法西斯宣布无条件投降。7月26日，美国、英国和中国三国发表《波茨坦宣言》，敦促日本迅速无条件投降，但日本政府置之不理。为迫使日本迅速投降，1945年8月6日8时15分，美国在日

---

① 端午节起源于中国，为每年农历五月初五，又称端阳节、午日节、五月节。最初是中国人民祛病防疫的节日，吴越之地春秋之前有在农历五月初五以龙舟竞渡形式举行部落图腾祭祀的习俗；后因诗人屈原在这一天死去，便成了中国汉族人民纪念屈原的传统节日。

② 池清. 中国古代环境日——端午节. 西安晚报，1993-06-20.

本广岛[①]上空投下一枚代号为"小男孩"的 1.5 万吨当量的原子弹，在距地面 580 米的空中爆炸，巨大的冲击波使整座城市顷刻化为废墟。当时广岛人口为 34 万人，靠近爆炸中心的人大部分死亡，当场死亡 78150 人，负伤和失踪的为 5.1 万余人；全市 7.6 万幢建筑物全被毁坏的有 4.8 万幢，严重毁坏的有 2.2 万幢。从此这一天成为广岛原子弹爆炸纪念日。

为了纪念广岛原子弹轰炸事件，广岛市在市街中心、元安川和本川汇合点的中岛町建立了广岛和平纪念公园。公园里有当年原子弹爆炸存下的建筑物。在和平纪念馆内展出了当时的文件、遗物、图片及一些模型，处处在说明当时原爆给人们带来的巨大灾害。广岛和平纪念公园的原子弹爆炸遇难者纪念碑上刻着这样一句话："让这里所有的灵魂安息，为了我们不再重复错误。"[②]

广岛原子弹爆炸纪念日活动

1955 年 8 月 6 日，日本广岛举行了禁止原子弹和氢弹世界大会，会上出现了禁止核武器、反对战争、保卫和平的呼声。日本作为世界上唯一遭受原子武器攻击的国家，号召世界各国联合起来，为反对使用原子武器、实现世界和平而斗争。

1962 年 8 月 6 日，日本各界人士及 40 多个国家的驻日使节参加了在广岛举行的纪念活动。日本首相安倍晋三在和平纪念仪式上表示，广岛和长崎的悲剧不应当在世界上任何地方重演，日本将为废除核武、实现和平而努力。日本将遵守"不制造、不拥有、不运进核武器"的"无核三原则"[③]。

2005 年 8 月 6 日，在日本广岛遭受原子弹轰炸 60 周年之际，日本各界人士 5 万多人在广岛市和平纪念公园举行慰灵及和平祈祷仪式，追悼第二次世界大战期间遭受美国原子弹轰炸的死难者，同时呼吁实现世界的无核化。广岛市长秋叶忠利发表《和平宣言》，呼吁联合国第一委员会（裁军和国际安全委员会）设立关于废除核武器的特别委员会。连续五年参加纪念仪式的日本首相小泉纯一郎在致词中表示："今后要遵守和平宪法，同时坚持'无核三原则'。"

2010 年，在距离广岛原子弹爆炸纪念日仅有三天的时候，美国驻日大使鲁斯和联合国秘书长潘基文突然宣布前往出席纪念仪式，使得 2010 年的纪念日有了某种特殊的含义。整个广岛市住满了从全日本乃至全世界前来参加纪念日的人，纪念日似乎成了一个和平主义者的大聚会。[④]

2011 年 8 月 6 日是日本广岛遭受原子弹轰炸的 66 周年纪念日。当天上午，人们在广岛市中心的和平公园举行仪式，追悼死难者，祈祷世界和平，呼吁实现"无核世界"。当天，日本国会众参两院议长、主要政党党首和原子弹轰炸受害者、死难

①广岛市，是日本本州西南部广岛县的首府，面积 740 平方千米，1589 年建城，1889 年建市，自 19 世纪中叶以后成为军事重镇。广岛是人类历史上第一个遭受原子弹轰炸的城市。

②这座纪念碑屡遭破坏，曾经被人泼过红漆，甚至有人试图凿去"错误"二字。虽然这样的极端分子在日本国内只占少数，但是影响力却很大。

③日本前首相佐藤荣作 1968 年 1 月在国会发表施政演说时提出"不制造、不拥有、不运进核武器"的"无核三原则"。这一原则 1971 年由日本众议院全体会议通过，是日本政府关于核武器的基本政策。

④广岛原子弹爆炸纪念日：和平主义者的大聚会. 文化中国-中国网，2010-08-13.

者遗族代表等日本各界人士，来自英国、法国、俄罗斯和美国等核大国在内的 60

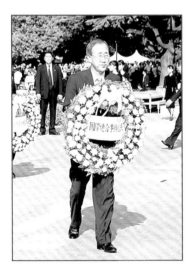

图 303　联合国秘书长潘基文向广岛原子弹爆炸遇难者敬献花圈（2010）

多个国家和地区的代表出席了仪式。日本首相菅直人在仪式上说，人类决不应忘记 66 年前核武器袭击广岛的悲剧，也不能让这样的悲剧重演。作为唯一遭到原子弹轰炸的国家的公民，他代表日本政府发誓，为了最终实现销毁核武器和世界永久和平，遵守日本国宪法，坚持"无核三原则"。

参观者普遍认为，如果没有当年日本军国主义悍然发动的侵略战争，也就不会有发生在广岛和长崎的悲剧。然而，日本历史教科书上关于原子弹爆炸的记述很少，需要加强。如果忘记战争带给人类的创伤，就不会珍惜今天来之不易的和平。在广岛、长崎原子弹爆炸 66 周年之际，仅有纪念是不够的，更应有反省和反思。只有这样，才能达到人类永远和平的目标。

3.5　长崎原子弹爆炸纪念日

长崎原子弹爆炸纪念日的由来

1945 年 8 月 6 日，美国在日本广岛投掷了原子弹。然而，广岛的悲剧并未使日本立即同意接受来自波茨坦的最后通牒，即无条件投降，他们竭力掩盖广岛的事实真相，并认为美军只有一颗原子弹（当时美国研发了共三颗原子弹，一颗用作实验），还把希望寄托在前苏联的调停上。但 8 月 8 日，日本从前苏联领导人那里得到的前苏联对三国的回答是：日本仍在继续进行战争，拒绝接受《波茨坦公告》[①]。因此，日本政府请求前苏联调停的建议已失去一切根据。前苏联政府遵守对联合国的义务，接受联合国的要求，宣布从 8 月 9 日起对日宣战。就在前苏联出兵这天的上午 11 时 30 分，美国在日本长崎投下第二颗原子弹。长崎全城 27 万人，当日便死去 6 万余人，长崎市约 60% 的建筑物被毁，总伤亡 8.6 万人。8 月 15 日，日本天皇发布投降诏书宣布投降。9 月 2 日，在东京湾"密苏里"号战列舰的甲板上，日

---

① 《波茨坦公告》（又称《波茨坦宣言》）又称《中美英三国促令日本投降之〈波茨坦公告〉》，是 1945 年 7 月 26 日在波茨坦会议上美国总统哈利·S. 杜鲁门、中华民国国民政府（公告英文原文为 The National Government of the Republic of China）主席蒋介石（未实际与会，只是签名以示发表）和英国首相温斯顿·丘吉尔联合发表的一份公告。前苏联领导人斯大林当时尚未对日本宣战，因此没有参加波茨坦会议。这篇公告的主要内容是声明三国在战胜纳粹德国后一起致力于战胜日本以及履行开罗宣言等对战后对日本的处理方式的决定。

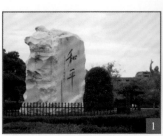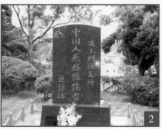

图304 长崎平和公园（1.长崎平和公园内的雕塑；2.中国遇难者纪念碑）

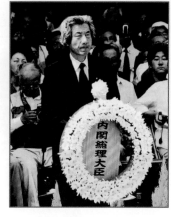

图305 日本首相小泉纯一郎向原子弹爆炸纪念碑献上花圈

本外相重光葵和参谋总长梅津美治郎在投降文件上签字，签字的时间是9点过4分。接着，西南太平洋战区总司令道格拉斯·麦克阿瑟签字。他代表美国、中国、英国和前苏联及与日本作战的其他国家接受了日本的投降。第二次世界大战至此结束，中国也结束了长达八年的抗日战争。

这就是长崎原子弹爆炸纪念日的由来。之后，每年8月9日，长崎市都在长崎平和公园举行"原子弹轰炸死难者慰灵及祈祷和平仪式"，悼念死难者，放飞象征和平的鸽子，在仪式上祈祷世界和平，呼吁实现"无核世界"。

2008年7月7日，长崎平和公园内建成中国遇难者纪念碑，纪念1945年在长崎监狱浦上分监狱因原子弹爆炸而遇难的33名遭强掳的中国人①②。

长崎市原子弹爆炸纪念日活动

2005年8月9日，日本长崎市在平和公园举行慰灵以及和平祈祷仪式，纪念长崎原子弹爆炸60周年。参加纪念活动的大约6000人中，除了数百名当年原子弹爆炸幸存者以及家属之外，还有日本首相小泉纯一郎等日本政要。在默哀仪式结束后，长崎市伊藤一长市长发表和平宣言，决心"为消除核武器而不懈努力"，呼吁"与世界人民携手，让和平之钟从长崎的天空响彻地球"。他同时对美国政府坚持维持庞大核武库、拒绝放弃核武威慑力的态度进行了严厉批评。日本首相小泉纯一郎向原子弹爆炸纪念碑献上花圈并深深鞠躬。他在讲话中表示："这是一个怀念死难者、祈祷世界和平的时刻。"

与此同时，数百名当地天主教徒在浦上天主教堂③举行特别弥撒，为60年前的死难者祈祷。

2007年8月9日是日本长崎市原子弹爆炸62周年纪念日。日本各界人士约5500人参加了在平和公园举行的和平祈祷仪式，以悼念死者并祈求世界和平。上午11点零2分钟声响起时，日本首相安倍晋三和爆炸受害者代表、家属及市民集体默哀，为死难者祈祷。长崎市长田上富久在纪念仪式上敦促日本政府牢记日本被原

---

① 日本长崎平和公园建成中国遇难者纪念碑. 中国新闻网，2008-07-06.

② 中国遇难者纪念碑是在长崎市前市长本岛等人的号召下由长崎市民捐款建成。本岛曾于1990年因发言称"昭和天皇负有战争责任"而遭右翼团体干部袭击。本岛说："希望除原爆受害外，能够促使人们思考日本在战争中的加害行为。"

③ 浦上教堂是当时东亚地区最大的天主教堂，拥有1.2万名教徒，其中8500人死于原子弹爆炸。

子弹伤害的历史，坚持"无核三原则"，并要求日本政府为推动全球无核化而做出真诚的努力。他说："日本不仅要将'无核三原则'作为基本政策，还要将它法制化！"

2010年8月9日是原子弹爆炸65周年纪念日，这天长崎的市民都去祈愿和平。原子弹爆炸遇难者慰灵和平祈愿仪式在长崎市平和公园内举行，日本首相菅直人向原子弹爆炸死难者敬献了花圈。

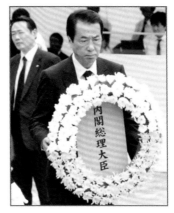

图306　日本首相菅直人向原子弹爆炸死难者敬献花圈（2010年8月9日）

3.6　比基尼日

比基尼日（Bikini Day）是反对核武器、反对战争的纪念日，也是马绍尔群岛的国哀日。

比基尼是马绍尔群岛最北端的一个珊瑚岛。1946年6月起，美国曾多次在这里进行原子弹、氢弹试验。1954年3月1日，美国又在这里进行氢弹试验，使航行在附近公海上的日本海船"福龙丸五号"上的23名船员全部得了"原子病"。同年9月，无线电报务员久保山爱吉不治身亡。

这次事件被称为"比基尼事件"，又叫"久保山事件""福龙丸事件"。之后，美国不但没有停止氢弹试验和赔偿日本人民的损失，反而又片面宣布扩大在公海上禁止渔业的危险区域。美国的种种行为激起了日本人民和全世界人民的极大愤慨。

后来，每年3月1日就成为反对核武器，要求停止核试验、销毁核武器，要求停止军备竞赛，反对战争的比基尼日。

3.7　越南"橙剂纪念日"

橙色灾难与"橙剂纪念日"的由来

20世纪60年代，美国军队在侵略越南的战争中喷洒橙色战剂①以破坏掩护越南军民抗战的天然屏障——茂密的热带丛林，结果造成严重污染，致使越南百姓患上各种怪病和癌症。"橙剂"还危及下一代，许多畸形儿和弱智、残疾儿童在之后

---

① 橙色战剂，指装在橘黄色的桶里的落叶型除草剂，简称"橙剂"。其主要成分为2,4,5-涕和2,4-滴，其含有的杂质四氯双苯环二噁英属于致癌物质。

出生。据调查统计，在越战期间，美军在战场上使用了总共 15 种除草剂，其中"橙剂"占 55%，其他除草剂分别是"粉红剂""蓝剂"和"紫剂"，其中"粉红剂"的毒性最大。目前，越南南方许多地区的土壤和水源中依然存在"橙剂"毒素，虽然许多当年遭到喷洒的地区现在树木茂密，但是毒素已经进入环境和食物链，从而给越南人民的生活和健康带来了长期的危害。"橙剂"后遗症在越战 10 年后逐渐显现，越南人和参战的美国老兵深受其害。据统计，不仅当年的越南受害者出现癌症和基因异常，他们的子孙也被殃及，总共涉及 480 万人。其中 300 万人是直接受害者，儿童15 万人，有 60 万人患上绝症。在越南南方山区，人们经常会发现一些缺胳膊少腿或浑身溃烂的畸形儿，还有很多白痴儿童，这些人就是"橙剂"的直接受害者。因此，人们把这场灾难称为"橙色灾难"。

"橙剂纪念日"活动

为了帮助在越南战争中患上"橙剂后遗症"的人们早日恢复健康，越南政府从 2004 年起，把每年的 8 月 10 日选定为越南"橙剂后遗症"患者的纪念日①。

在第一个越战"橙剂纪念日"活动中，河内友好团体联合会举行了纪念集会，呼吁国内外人士和组织进一步伸出援手，帮助480 万名因美军越战期间喷洒化学"橙剂"而受到危害的越南人，并在首都河内探望了受害儿童，向他们赠送了物资。

之后，每逢"橙剂纪念日"，越战"橙剂"受害者协会均会发起筹款活动，为"橙剂"受害者募集捐款。建设"橙剂"受害儿童半寄宿幼儿园、爱心屋，向"橙剂"受害者提供奖学金和工作岗位。

2009 年 8 月 10 日是越南的第六个"橙剂纪念日"，纪念日主题是：为越南"橙剂"受害者讨回公道尽一份力。这一天，越南国家电视台对外频道 24 小时不间断播出"橙剂"专题节目。活动组织部门也希望各地民众通过电视、广播、报纸、网络等媒体献爱心，积极响应的纪念日主题。越南"橙剂"受害者联合会副主席陈春秋说，"橙剂纪念日"期间，将开工建设 55 所"橙剂"受害儿童半寄宿幼儿园、550 座爱心屋，向"橙剂"受害者提供 1100 份奖学金和 1100 个工作岗位。②

---

① 选择 8 月 10 日作为越战"橙剂"纪念日（Agent Orange Day），是因为 1961 年的这一天美国空军使用这种落叶剂在越南进行了首轮喷洒。

② 刘刚. 沉重的"橙剂纪念日". 人民日报，2009-08-10.

第 **90** 卷

毒物与另类文化

本卷主编 史志诚

卷首语

历史的生动之处往往在于它的细节。另类文化虽然是一种偏离主流文化的亚文化，但它却是有关历史的补充，强调独特差异，具有鲜明的相对性。在现实生活中，另类文化主要表现在对传统古老文化的承接，它由社会转型时期的文化氛围和青年人的心理特点所决定，对此，社会应该保持一种宽容的心态，积极担当起引导的责任，让青年人做出明智的选择，投身于社会主流文化的建设。

本卷记述了与毒物密切相关的另类文化和那些被人们忽略的真实的故事，作为毒物文化的一种补充。主要是：某些古老的图腾文化与生肖、星座文化，中国古代的"服石"文化，将有毒动物作为宠物的文化，文身的人喜欢的有毒动物图腾，冒险与有毒动物接触并创造新的吉尼斯纪录，与毒物名称相关的奇山与奇湖。此外，还有与有毒动物有关的货币、藏书票、打火机和钟表的收藏文化。

大多数历史著作重视社会经济发展史，刀光剑影、征战挞伐的战争史，文明古国的文化史，以及孔孟之道和洛克、卢梭的思想史。然而，毒物与另类文化不仅可以带领你进入另类文化的海洋，让你在认真阅读《百科全书》和教科书停下来的地方找到另一个开端，找到一种未经认可的补充；而且可以帮助你开阔视野，更真实地认识我们的祖先，了解社会的多元文化，从而使你感到愉悦。正如理查德·扎克斯在《西方文明的另类历史》的序言中所说："常识一般都在不常见的事物前面。"

1

毒物与神秘文化

1.1 中国的"五毒"文化

端午节与防"五毒"的习俗

中国民间传说中的"五毒"泛指五种动物，即青蛇、蜈蚣、蝎子、壁虎和蟾蜍[①]，也有说"五毒"是蝎子、蛇、蜘蛛、蜈蚣、蟾蜍。

中国民间认为五月是"五毒"（蝎、蛇、蜈蚣、壁虎、蟾蜍）出没之时，民谣说："端午节，天气热，五毒醒，不安宁。"端午节驱"五毒"的用意是提醒人们要防害防病。每到端午节，民间要用各种方法以预防"五毒"之害，在这一天有饮雄黄酒、插艾叶、挂菖蒲、吃咸蛋的风俗。民间传说这能避邪杀"五毒"，预防瘟疫，保人安康。雄黄是"解百毒、辟百邪、杀百虫"的良药；艾的茎叶中含有芳香油，对各种蚊、蝇、虫以及细菌有杀灭和抑制作用。有的人在屋中贴五毒图，以红纸印画五种毒物，再用五根针刺于"五毒"之上，即认为毒物被刺死，再不能横行了。有的还在衣饰上绣制"五毒"，在饼上缀"五毒"图案，均含驱除之意。有的地方的人们用彩色纸把"五毒"剪成图像（即剪纸），或贴在门、窗、墙、炕上，或系在儿童的手臂上，以避诸毒。

"五毒"香包与"五毒"兜肚

人类发明了针，又发明了丝、线、布，于是就有了刺绣。中国古代把香囊、佩帏、容臭和香袋都称为"香包"。囊就是袋子，里边装上香料就成为香包。每年农历五月初五的端午节，大街小巷挂满了妇女们精心绣制的各式各样的荷包，五彩纷呈，琳琅满目，让人感到踏进了民间艺术博览会的殿堂。孩子们手捧香甜可口的糯米粽子，额头上点着雄黄痣，穿着"五毒"背心，系着"五毒"兜肚，胸前吊满了成串的"五毒"香包，神秘而有趣。空气里弥漫着艾蒿、菖蒲、粽叶、鲜花和荷包特有的芬芳。

中国甘肃省庆阳地区的香包是"五毒"香包中典型的一种。人们平时讨厌蝎

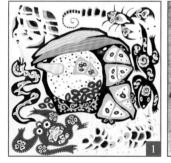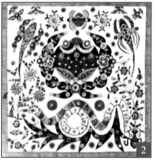

图 307 中国"五毒"画（1. 端午避"五毒"的民俗画；2. "五毒"剪纸，作者：中国陕西省库淑兰，1985）

---

① 把这五种动物合称为"五毒"是古人的一种误解，因为壁虎无毒却被认为是剧毒物。

子、蜈蚣、蛇、蜥蜴、蜘蛛，尤其惧怕这些动物会伤害小孩儿。但端午节这天，庆阳人却将其视为吉祥物，给孩子们拴上"五毒"荷包，驮在背上，或做成"五毒"兜肚、"五毒"坎夹穿在身上，意味着受到神灵的保护，保佑他们平安成长。这种特殊的心理，耐人寻味。庆阳传统习俗把青蛙、蛇、蜥蜴当作神物，不妄加伤害，大人总是教育孩子们，遇见它们就应恭恭敬敬送它们远去。庆阳民间把蜈蚣叫作"钱串子"，把蜘蛛叫作"喜蛛"，谚语说"梦长虫（蛇），主婚姻""梦蛇生贵子"。

中国传统的父母以为给自己的小孩儿穿戴"五毒"围兜，代表蛇、蝎子、蜈蚣、蟾蜍与壁虎（蜥蜴）这五种毒物彼此形成一组相生相剋的平衡系统，其他的毒物进入就都会被除掉。他们认为这样可以避免其他的毒物来侵害，孩子就不会生病

或是中毒了，可见当时的传统和父母对于下一代所投注的爱心。这样的服饰，在心灵层面更是有安定人心与趋吉避凶的效果。陕西西安关中地区民间按照"以毒攻毒，厌（古时厌字与压字形相近，意相通）而胜之"的原则，在小孩儿的兜肚、背心、鞋帽等衣服上绣制"五毒"图，对伤害孩童的邪毒之物加以制约。不仅如此，民间还将"五毒"绣于青蛙背上，因为蛙是中国远古神话中所说的"蟾宫"，蟾就是青蛙。

流行于中国西北地区的"五毒"文化含有某些巫术的意义。"五毒"动物都是带毒的，咬人之后能使人中毒，特别是小孩儿更容易受到这些动物的侵害。而每逢五月又是这些动物活跃的时期，所以在端午节时，民间用巫术的方法镇压"五毒"，表示人们的一种美好的愿望。在科学技术

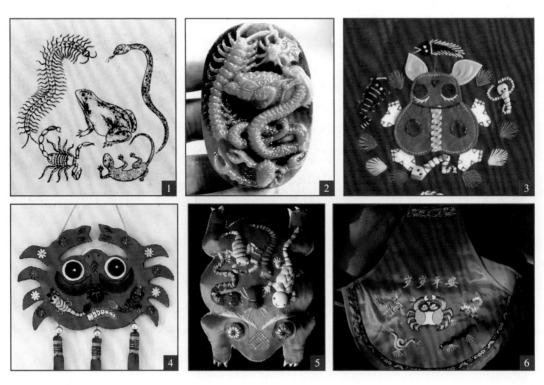

图308 中国的"五毒"文化（1."五毒"画；2.刻有"五毒"的玉石；3.中国陕西关中地区民间流传的"五毒"图案；4."五毒"螃蟹；5."五毒"青蛙；6.中国甘肃庆阳的"五毒"兜肚）

发展的今天，"五毒"已经不成为人们非常忌讳和畏惧的毒虫了，"五毒"文化虽然是一种辟邪巫术的遗俗，但对民间工艺产生了很大的影响并做出了贡献。人们采取雕刻、绘画等多种形式将"五毒"图广泛传播，很多民间手艺人制作"五毒枕头""五毒香囊""五毒玉器""五毒雕塑"等艺术作品。巧姑娘们还把"五毒"做成"五毒簸箕""虎踏五毒""五毒螃蟹""五毒娃娃鱼"等。有的将"五毒"图案精心绣制于马夹背心，受到旅游者青睐，成为独具地方特色的旅游纪念品。随着历史的变迁，图腾崇拜、祛邪除魔的观念逐渐淡化了，古人惧怕的"五毒"在今天已经变成了可爱的小虫艺术品，博得了很多人的喜爱。这些精湛的民间艺术品却通过代代传承保留了下来，成为人们对美好生活的热切期盼。

1.2 巫毒信仰与传播

巫毒：非洲信仰的传播

巫毒（Voodoo[1]，Vadium，Woodoo）是起源于西非的一种宗教信仰，现已传到整个西方世界。巫毒传播的主要路线之一就是从达荷美传至海地，再传至美国。在海地，巫毒信仰是两大官方信仰之一。另一个官方信仰则是天主教。大约80%的海地人信仰天主教，而100%的海地人追随巫毒信仰。典型的巫毒仪式包括两个部分，一是入会仪式。是一种以打鼓为主的巫毒仪式。二是献祭仪式。人们可以透过各种生命体而与神圣力量沟通，并且由此可得帮助与神谕。巫毒相信有一个全能的神（Bon Die）和死后生命，不过，亦同时认为所有的有情或无情众生皆为神圣。

"巫毒娃娃"[2]：施法的媒介

巫毒教施法时需要透过一种媒介，就是"巫毒娃娃"。巫毒教信徒可以在象征他们敌人的娃娃上插针，从而远程诅咒他们。原始的"巫毒娃娃"造型均是由兽骨或是稻草编制而成，被视为邪恶诅咒的代表。但后人认为巫毒术中关于守护、治疗、恋爱等正面的法术能给人带来幸福，于是手工编制的各系列主题"巫毒娃娃"成为被赋予了某种特殊使命的守护精灵，但不是玩具。

"巫毒娃娃"玩具的流行

由于现时对巫毒法术及"巫毒娃娃"有不同的看法，有些人认为巫毒术中有许多关于守护、治疗、恋爱等正面的法术，便有了运用精巧的手工展现出一系列名称各异的"巫毒娃娃"玩具。从玩具的起源来看，自古以来流传的各类人形玩具，都与古代人们的祈愿、诅咒、镇魔等功用相关联，只是随着历史的发展，这些带有迷信和宗教色彩的道具，其原始的功用慢慢被淡化，逐渐演化成今天以娱乐为主要诉

---

[1] Voodoo 一词，来自达荷美共和国（Dahomey）的语言 Vodu，意指众神（Gods）。

[2] "巫毒娃娃"，是 Voodoo Doll 的汉语音译名称，其真实名称叫"堕落天使路西法"（Bad Devil）。

求的玩具了。专家们认为："巫毒娃娃"玩具的出现既不是为巫文化的复活，也不是体现"反人类文明"的社会逆动力量的存在，而是一种"次文化"或"另类文化"现象，仅仅是人类生存状态的一种必然心性。"巫毒娃娃"与万圣节、狂欢节上使用的"整人玩具"道具一样，大可不必给予苛责。

现在，"巫毒娃娃"玩具在东南亚、日本、韩国以及中国香港和中国台湾地区流行，既少见民间争议，更无政府出面管制的事发生。这虽然不能说明这些国家和地区的人们天然具有一种对"巫毒娃娃"这种"另类时尚毒药"的解毒机制，但至少表明他们有一种对另类文化以及另类文化产品的宽容态度。玩具可以是游戏，也可以是宣泄。现在市面上出售的"巫毒娃娃"多由泰国设计生产进口而来，是以一条棉线或是麻线编织而成的手工吊饰，除了造型奇特之外，据说还可以防小人、招财运、守护爱情，看起来像是一个小型的木乃伊。

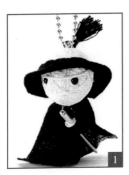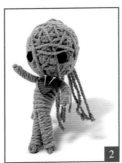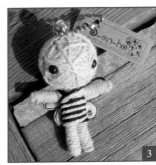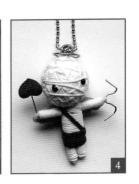

图309 畅销的"巫毒娃娃"（1.巫毒杀手；2.巫毒娃娃；3.宝贝蜂；4.爱天使丘比特）

1.3 奥尔布赖特的"胸针外交"

奥尔布赖特[①]不论在什么情势下，都会在左胸前别一个与众不同、花样多变的胸针。她不但能够比较完美地使用那些不同形状的胸针，而且能在穿戴上彰显出优雅和华贵，弥补了她身材矮小[②]、体型富态的不足，使喜欢穿红裙子、黑裙子或蓝裙子的她无时无刻不在积聚令人生畏的政治声望。所以人们把这位"铁娘子"称为"胸针国务卿"。于是胸针成为她出席不同场合、会见不同政要、交际不同人群的耀眼标识。

2011年，中国广西师范大学出版社出版了美国前驻联合国代表、前国务卿、著名外交家玛德琳·奥尔布赖特著的《读我

---

① 玛德琳·奥尔布赖特，是一位独具魅力的女政治活动家。1993年至1997年任美国驻联合国代表，1997年至2001年任美国国务卿，此后一直活跃在世界政治舞台。她还是一个成绩骄人的畅销书作家，著有三本荣登《纽约时报》畅销书榜的作品：《国务卿夫人阁下》《强大与万能：对美国、上帝及世界大事的反思》《写给总统的备忘录：我们该如何重振美国的声望与领导地位》。
② 奥尔布赖特的身高约为158厘米。

的胸针：一位外交官珠宝盒里的故事》一书①，道出了这位富有女性特色，蕴藏大量的政治信息以及她的"胸针外交"的神秘故事。

蛇形胸针：始于萨达姆

胸针作为外交工具始于萨达姆。1994年，在比尔·克林顿的第一任总统任期（1993—1997）内，奥尔布赖特是美国驻联合国代表。时值第一次海湾战争之后，以美国为首的联军击退了伊拉克对邻国科威特的入侵。作为战后协议的一部分，联合国要求伊拉克接受其核查，并提供关于核武器、化学武器、生物武器项目的所有内容。当萨达姆·侯赛因拒绝合作时，奥尔布赖特批评了他。于是由伊拉克政府控制的新闻界便发表了一首题为《致玛德琳·奥尔布赖特，没有问候》的诗。作者在诗歌中说："奥尔布赖特，奥尔布赖特，得了吧你，得了吧你，你是这个暗夜里最丑恶的东西。""奥尔布赖特，没有人能阻挡通往耶路撒冷的大路，哪怕是用驱逐舰、鬼魂或是大象。"你是"一个无与伦比的噪音制造者"，"一条绝无仅有的蛇"。

1994年10月，此诗发表后不久，奥尔布赖特会见伊拉克官员，她佩戴的是蛇形胸针。会见结束后，她遇见一位熟悉此诗的联合国记者团的成员，便问她为什么要选择戴那枚胸针。所有的电视摄像机聚

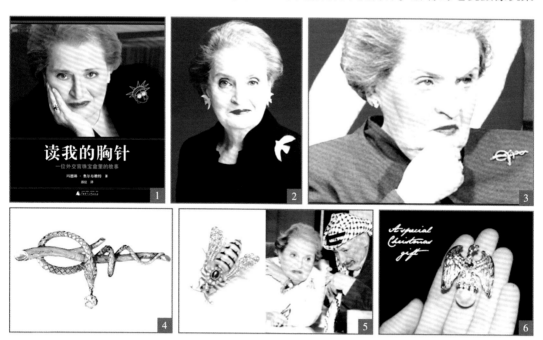

图310 奥尔布赖特的"胸针外交"（1.《读我的胸针：一位外交官珠宝盒里的故事》封面；2. 鸽子胸针：鸽派则是主和派，装扮成和平使者；3—4. 蛇形胸针：采取强硬外交政策的表征；5. 蜜蜂胸针：谈判可能遇到"钉子"；6. 雄鹰胸针：显示强权，以势压人）

① 玛德琳·奥尔布赖特著、邱仪译的《读我的胸针：一位外交官珠宝盒里的故事》（中译本，中国广西师范大学出版社，2011），书中特意讲述了蛇的故事和肢体语言，还有胸针索引，这部别开生面的作品，一半是穿插图片的回忆录，一半是社会史。

焦在她的胸针上，她笑了笑说："这不过是我传递信息的方式而已。"

以胸针作为外交工具的想法在美国国务院的工作手册或者任何记述美国外交政策的文字中都无迹可寻。事实是，如果没有萨达姆·侯赛因，也就不会有后面的胸针外交。

胸针外交：表达愿景和渴望

奥尔布赖特每别一枚胸针时，都花了心思。就任国务卿时，她别的是古董鹰胸针；和阿拉法特会面时，她别的是蜜蜂胸针；同曼德拉交谈时，她别的是斑马胸针；与金正日合影时，她别的是美国国旗胸针；在出访莫斯科会见俄罗斯总统弗拉基米尔·普京时，因为要谈及车臣地区的人权问题，她佩戴猴子胸针；出席美俄外长谈判时，她别的是拦截导弹胸针；在声讨其他势力危及美国利益时，她总是别上一枚天使胸针；在向卢旺达种族灭绝大屠杀中的遇难者致敬时，她别着一枚和平鸽胸针；和一群快乐少年欢聚时，她别的是一条自由自在的鱼胸针；她为庆祝美俄太空合作，别了一枚金制太空飞船胸针；她为促成中美经贸洽谈成功，选择了陶瓷碎片烧制成的一枚中国龙胸针。她通过胸针，向外界表示了自己的愿景和渴望。

奥尔布赖特曾说："胸针在一定程度上成就了我。"

2

生肖与星座文化中的有毒动物

2.1 生肖与黄道

中国人有十二生肖文化，西方人有黄道十二宫文化。由于中国人相信人出生在不同的年份会有不同的命运，而西方人则相信人出生在不同的月份会有不同的命运。因此，可以说中国的生肖文化是年生肖[1]，西方的十二宫文化是月生肖。

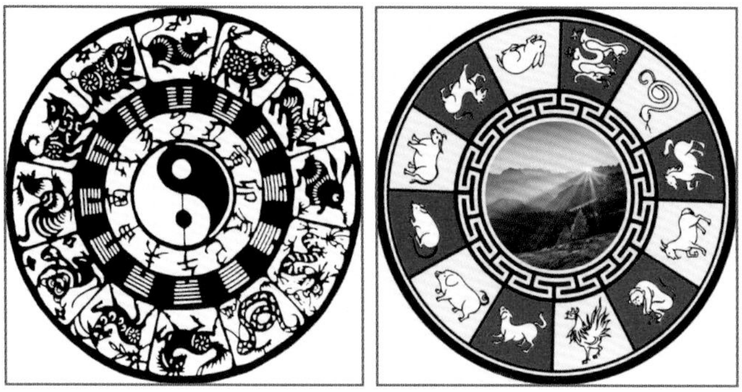

中国的十二生肖实际上是一套动物纪年历法，这十二种被选作纪年的动物依次是鼠、牛、虎、兔、龙、蛇、马、羊、猴、鸡、狗、猪。十二生肖又称十二肖、十二兽、十二禽、十二属，古人还把十二生肖动物与十二地支（十二辰）结合起来，联称为子鼠、丑牛、寅虎、卯兔、辰龙、巳蛇、午马、未羊、申猴、酉鸡、戌狗、亥猪。

西方的黄道十二宫实际上是一套月历，它描述的是地球环绕太阳的周年运动轨迹[2]。古希腊天文学家把 360 度的黄道平均分为十二段，每段 30 度，分别由一个星座来代表，每个星座就称为一宫，它们依次是白羊宫、金

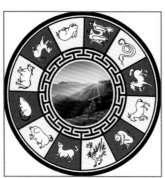

图 311 中国的十二生肖（剪纸）

黄道星座与黄道十二宫

天文学　|　黄道星座

| 白羊座 | 金牛座 | 双子座 | 巨蟹座 | 狮子座 | 室女座 | 天秤座 | 天蝎座 | 蛇夫座 | 人马座 | 摩羯座 | 宝瓶座 | 双鱼座 |

占星学　|　黄道十二宫

| 白羊宫 | 金牛宫 | 双子宫 | 巨蟹宫 | 狮子宫 | 室女宫 | 天秤宫 | 天蝎宫 | | 人马宫 | 摩羯宫 | 宝瓶宫 | 双鱼宫 |
| ♈ | ♉ | ♊ | ♋ | ♌ | ♍ | ♎ | ♏ | | ♐ | ♑ | ♒ | ♓ |

图 312 黄道星座与黄道十二宫的符号

---

[1] 中国古人的批八字，同时包括年生肖、月生肖、日生肖和时生肖。
[2] 从相对视运动来说，所谓黄道就是人直观看到的或推测出来的太阳在宇宙背景中的运动轨迹。

牛宫、双子宫、巨蟹宫、狮子宫、室女宫、天秤宫、天蝎宫、人马宫、摩羯宫、宝瓶宫、双鱼宫，一个宫占一个月的时间。在一年的时间里，白羊宫是春分的起点，巨蟹宫是夏至的起点，天秤宫是秋分的起点，摩羯宫是冬至的起点。

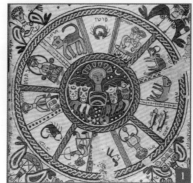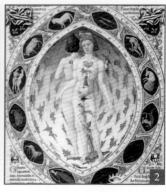

图 313　黄道十二宫（1.黄道带轮，在以色列贝特阿尔发教堂的 6 世纪马赛克铺石路面，结合了希腊拜占庭的元素；2.黄道带微缩图，巴黎孔蒂·克拉提利博物馆）

2.2　十二宫中的天蝎座与蛇夫座

十二宫中的天蝎座

天蝎座位于天秤座与人马座之间，为黄道十二宫第八星座，最佳观测时间为 7 月中旬至 9 月上旬。天蝎座是一个接近银河中心的星座，拥有不少亮星。其中心宿二（天蝎座 α）是全天第 15 亮星。天蝎座亮星的形状很像一只巨大的蝎子，其中 π、ρ、δ、β 诸星代表蝎子的头部，σ、α、τ 代表蝎子的胸部，ε、ζ、η、μ、θ、ι、κ 等代表蝎子的尾巴。

根据希腊神话，天蝎座代表希拉（即罗马神话中的女神朱诺）所派出去杀死猎

人奥瑞恩（猎户座）的那一只毒蝎子。虽然这两个星座出现在同一个故事里，但天蝎座跟猎户座在天球上的位置几乎是相反的，所以有人认为这是天神为避免这对仇敌再碰面而做的安排。关于天蝎的神话传说很多。其中之一，据说它是赫拉克勒斯在山涧中杀死的一只大毒蝎子。还有一个故事说是猎人奥赖温过于傲慢，夸口说天下没有一个动物是他的对手，天后赫拉就派毒蝎子咬伤了他的脚，使他中毒而死。所以它们到了天上以后也互相为敌，远居天空的两边，每当天蝎座从东方地平线上升起时，猎户奥赖温便从西方匆匆离去。如此等等。

十二宫中的蛇夫座

蛇夫座（Ophiuchi/The Serpnt Holoer）是黄道带星座之一，从地球看位于武仙座以南，天蝎座和人马座以北，银河的西侧。蛇夫座是星座中唯

图 314　天蝎座（1.黄道带十二宫图；2.天文学家约翰·赫维留笔下的天蝎座，17 世纪）

一的一个与另一星座巨蛇座交接在一起的星座，同时蛇夫座也是唯一的一个兼跨地球赤道、银道和黄道的星座。蛇夫座既大又宽，形状长方，天球赤道正好斜穿过这个长方形。尽管蛇夫座跨越的银河很短，但银河系中心方向就在离蛇夫座不远的人马座内。银河在这里有一块突出的部分，形成了银河最宽的一个区域。

每年约 11 月 29 日，太阳会从蛇夫座穿越，直至 12 月 17 日进入人马座为止，所以蛇夫座在天文学上，于 1928 年国际天文学联合会（International Astronomical Union，IAU）的国际天文学会议上，被认定为黄道上的十三个星座之一。即便如此，蛇夫座却仍不属于占星学里的十二个黄道星座之一。蛇夫座在此与天文学、与占星学的不同之处，一直以来都是占星学爱好者之间颇具争议的一个老话题。

古代，蛇夫座属于天蝎座，只是因为天蝎尾部亮星过于偏南，蛇夫的脚又无处可放，才将这一部分星空以及与天蝎体形无关的部分连同一段黄道带从天蝎座划为蛇夫座。

在蛇夫座的神话传说中，蛇夫星座被认为代表着古罗马传说中的医神阿斯克勒庇俄斯（Asclepius），据说是科斯岛（Cos）的伟大医师希波克拉底（Hippocrates）的祖先。通用的医学象征物——双蛇杖便属于他。

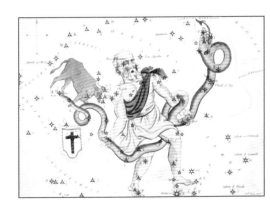

图 315 星座宝典：蛇夫座

2.3 黄道带中的天蝎宫

天蝎宫（拉丁文 *Scorpio*，缩写 Sco.），象征物是蝎子，是占星术黄道十二宫中的第九宫，指的是 10 月 23 日至 11 月 21 日。由于每年天蝎座的位置不同，亦可能是 10 月 24 日至 11 月 22 日。天文学对应的星座是天蝎座，在希腊传统中指蝎子。

天蝎宫的符号为♏，代表蝎子的脚及尾部毒针。天蝎宫的护星为代表死亡的冥王星，代表色为血红色，亦代表人的性器官及成年时期，特别与性有关。

在占星学中，依照亚里士多德时期的认识，天蝎宫与巨蟹宫及双鱼宫都属于构成宇宙的四元素说的四分类法中的水象星座，意象为地下水；按照占星学中三分类法，是本位、固定、变动中的固定星座；按照占星学中二分类法，则是阳、阴中的阴性星座。

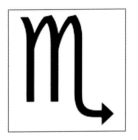

图 316 天蝎宫的天文星座符号：毒蝎之尾

3

奇山与奇湖

3.1 蝎子山

泰国的蝎子山

泰国北部的美赛市有一座蝎子寺，坐落在靠近缅甸边界的一个山头，与缅甸隔涧相望。寺内安奉着一只巨大的蝎子，故称为蝎子寺，游人则称此山为"蝎子山"。

蝎子寺恭奉的巨蝎有两米多高，威风凛凛、神气逼人，趴在恭奉台上，举着两支硕大的"钢钳"，尾巴高翘，眼盯前方，一副跃跃欲试的样子，当地人称这只灰褐色的巨蝎是"镇缅蝎"。根据历史记载，18世纪时，泰缅两国曾经有过一段不堪回首的战争①。因此，泰国人在这里塑造这只巨蝎，希望借它的威力来镇住缅甸，不要缅甸再像以前那样兴兵入侵。

现在，蝎子山被群山环抱，峰峦叠翠，山泉长歌，林鸟相呼，山脚下交错有序的民居，一边是泰国，一边是缅甸。象征友谊的泰缅友谊大桥横卧在山涧上，两国的国旗随风飘扬，两国的人民在桥面上川流不息，正常交往。

中国河南省的蝎子山

河南省有两座蝎子山。一座位于河南省鲁山县梁洼镇北店村与泉上村的交界处，蝎子山的南边有个鳌子山，西边有个黑锅山。鳌子山、黑锅山与蝎子山之间的山谷叫锅底山沟。当地人就蝎子山的名称传颂着一段"蝎子精"的故事②。

另一座位于河南省内乡县赤眉镇向西4千米处，蝎子山不高但峻峭，气势雄伟，

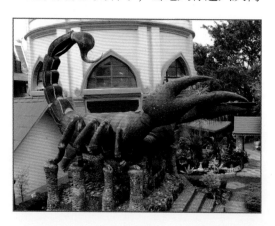

图 317 泰国蝎子寺安奉着一只巨大的蝎子

① 据历史记载，泰国有四个朝代，即素可泰王朝、大城王朝、吞武里王朝（也叫郑王朝）及拉玛节基王朝（也叫曼谷王朝），其中要以大城王朝的历史最为悠久（417年）。1766年，大城王朝曾被缅甸入侵并被攻陷，王朝灭亡，结束了由34位君主所统治的417年的辉煌历史，只留下了一大片古迹废墟供后人凭吊，一个辉煌的王朝就这样地在历史的长河中搁浅了。

② 相传，唐代有一个女子是个道行很深的蝎子精。蝎子精受妖人指点，如果能吃100个未婚男青年的心，就会得道成仙。这个蝎子精已经在别处吃了99个，还有最后一个没吃。于是，它就变作一个年轻貌美的女子，到附近的村子里寻找未婚男青年。这件事被神通广大、具有捉妖降魔本领的"元神仙"——元结破解。最后，元结施行咒语，使那个女子转变成人，与一位小伙子结下良缘。

山上长满了各种花草树木，山下是一个庞大的水库。蝎子山原来叫娘娘庙山，后来，山上办了一个养蝎场，人们慢慢地开始称此山为"蝎子山"。蝎子山的传说很多。有人说这山是龙的头，紧连山下边的一条岭是龙的身，能养育帝王将相。有人说这里是恐龙的聚集地，至今已经发掘出恐龙蛋化石、恐龙骨骼化石以及鱼化石、龟化石、老虎化石等 280 多种动物化石。现在，这里被定为恐龙蛋化石保护区，建有恐龙蛋科普陈列馆。

中国陕西省合阳的蝎子山

合阳的蝎子山位于陕西省合阳县东部洽川西塬畔的灵泉村，原名福山，自古为渭北胜迹，它东临大河，西依莘塬，地势险峻，风景优美。因其山势酷似蝎子，形如一只巨蝎翘尾东行，故得名"蝎子山"。

蝎子山倚天傍水，半隐半现，是著名的洽川风景区名胜景观之一。山上翠柏密布，庙宇成群，曲径通幽，挺秀至极。现存的古建筑有大雄殿、送子殿、圣母殿、三义殿、药王殿、玉皇殿、文昌阁、三清殿、钟楼、鼓楼、转角楼、石牌坊等。游人顺着蝎尾蜿蜒而上，一路鸟语蛙声不绝于耳，步移景换，美不胜收。曾有"翘尾东行蝎子山，奇峰拱翠出洽川，黄河苍茫入醉眼，一片仙境在人间"的诗文赞赏。

更为有趣的是，洽川灵泉村的西北、东北、东南各有一座半岛状的土山，分别为福山、禄山、寿山，仅有一条小径与村庄相连，

福、禄、寿三星高照，寓意灵泉村人杰地灵。特别是山上既有佛殿，又有道阁和儒家书院，集儒、道、释三教为一体。这种三教和平共处的现象实属罕见，引起了专家学者的极大兴趣。

中国山东的蝎子山

山东省临沂市蒙山县的蒙山[①]有一座蝎子山，山顶有一亭，称为峻然亭。立于亭中，顿觉天开地阔，清风拂面，惬意异常。传说，过去蝎子山上蝎子泛滥成灾，成千上万的蝎子窜到附近村庄，蜇死了许多人畜。人们想尽各种方法，都未能除去这些蝎子。现在，尽管蝎子山上没有蝎子，可蒙山地区却盛产蝎子，称为"蒙山全蝎"，药用价值极高。早在 1100 多年前的医学典籍《蜀本草》中，就有"蒙山全蝎"的记载。

此外，山东省临沂市郯城县黄山镇内也有一座蝎子山。山脚下有一个蝎子村，始建于明末年间。该村现有居民 400 户，人口 1509 人。

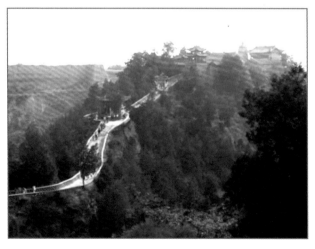

图 318 中国陕西合阳的蝎子山

---

① 蒙山，古称"东蒙""东山"，为泰沂山脉的一个分支，为山东省第二高峰，它与泰山遥遥相望，被誉为"岱宗之亚"。中国共产党的领导人刘少奇、徐向前、罗荣桓、陈毅、粟裕都曾在这里战斗生活过。

3.2 毒气湖与毒气泉

俄罗斯的毒气湖

俄罗斯的兴顿山里有一个湖泊，叫苏博尔霍湖。苏博尔霍湖是一个位于西伯利亚叶拉夫宁斯基区的面积不大的湖泊，远看平静如水。从中世纪起，这个湖就被认为是个杀人湖，因为常常有人在此失踪，却找不到尸体。因此人们给它起名叫"杀人湖"。

俄罗斯专家考察队对其进行探访后发现，湖水里含有大量水银，蒸发出大量汞气，人和动物接触久了就会中毒死亡。游人离它四五百米时，就会感到恶心、头晕、呼吸困难，如不及时离开就会窒息而死。

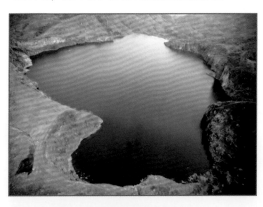

图 319 苏博尔霍湖（俄罗斯）

喀麦隆的毒气湖

非洲喀麦隆共和国有一条火山带与尼日利亚相连，火山带有一个能杀死人的火山湖，叫尼奥斯（Nyos）湖。

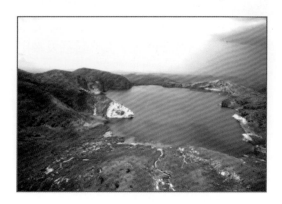

图 320 尼奥斯湖（喀麦隆）

尼奥斯湖地处喀麦隆西北省，距离尼日利亚首都拉各斯约 320 千米，是一个休眠火山形成的碗形湖泊，海拔 1091 米，长 2500 米，宽 1500 米，平均水深 200 米。尽管尼奥斯湖阳光灿烂，百鸟歌唱，周围是典型的山区地形，风景十分优美，但它是一个臭名昭著的"杀人湖"，曾造成湖岸附近村庄成百上千的人突然死亡[①]。科学家经过不懈努力，终于找到了罪魁祸首——埋藏于湖底的二氧化碳。正是尼奥斯湖突然释放出的大量二氧化碳，造成附近村落大批人畜窒息而死。

中国云南的毒气泉

在云南腾冲县有两处毒气泉。一处在距腾冲县城 45 千米处，泉井无水，却可见到硫黄结晶等物质，并经常发出二氧化硫等气体的气味。据专家调查，腾冲县境内保留着最年轻的火山群——第四纪火

---

① 1986 年 8 月 21 日夜间，尼奥斯湖突然喷出超量的二氧化碳气体，掀起了 80 多米高的巨大水浪，导致沿湖三个村庄的 1746 个村民在睡梦中窒息死亡，6000 多头牲畜也因无法呼吸而死。

山，县内发现有 60 多个火山口，因此形成了许多汽泉、温泉和地热泉。人们利用这些汽泉和温泉治疗某些疾病。另一处为在腾冲县县城东北曲石附近的一处被人们称为"扯雀塘"的毒气泉。泉内喷出的是一氧化碳和硫化氢，喷气孔附近常见被毒死的老鼠和雀鸟。1976 年，科学工作者曾把一只壮鹅放在扯雀塘的毒气孔上，结果五分钟内就窒息而死。

据测试，这两处毒气泉所逸出的气体中的主要成分是硫化氢、二氧化碳、一氧化碳，此外还有少量的二氧化硫、烃和汞蒸气等。

腾冲县的毒气泉是晚期火山活动的产物，是中国十大趣泉之一，在华夏八大泉趣中排名第五。据历史考察，诸葛亮七擒七放孟获①后，孟获与其弟孟优逃到西洱河畔的秃龙洞。通往秃龙洞的路上有四个毒泉：一名哑泉，其水颇甜，人若饮之，则不能言，不过旬日必死；二名灭泉，此水与汤无异，人若沐浴，则皮肉皆烂，见骨必死；三名黑泉，其水微清，人若溅之在身，则手足皆黑而死；四名柔泉，其水如冰，人若饮之，咽喉无暖气，身躯软弱如绵而死。

据科学家们推测，所谓"哑泉"很可能就是一种含铜盐较高的泉。云南境内有许多大小铜矿，是中国著名的产铜省。云南东北部的东川铜矿就是著名的大铜矿，

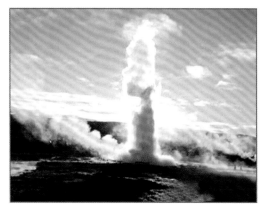

图 321　毒气泉（中国云南）

早在东汉时代就开采了。当年诸葛亮南征时的地点离此地很近，很可能"哑泉"中的铜盐就来自这些铜矿。并且云南的铜矿多是铜的硫化物矿物（如黄铜矿），这类矿石中的铜能溶于水形成硫酸铜，主要是氧化硫杆菌、氧化铁硫杆菌、氧化铁杆菌等微生物的功劳，这在科学上叫作微生物沥滤反应。硫酸铜的水溶液颜色为青绿色，有点儿像胆汁，所以古时人们就称它为胆水。人如果误饮胆水后就会中毒，其症状是：呕吐、恶心、腹泻、语言中枢麻痹，说话从含糊不清到说不出来，严重的会导致虚脱痉挛而死。至于"灭泉"，就是现在的高温地热泉。这类地热泉在高黎贡山西迤的腾冲地区就有多处。"黑泉"是含有高浓度的有毒重金属的泉水。"柔泉"则类似于如今的毒气泉。

---

① 诸葛亮七擒孟获，是小说《三国演义》中的故事。孟获是中国三国时期南中一带少数民族的首领，曾经起兵反叛蜀汉，后来被诸葛亮七擒七纵并降服。《三国志》本传中未记载孟获其人，他的相关事迹仅在《汉晋春秋》和《襄阳记》等史籍中有记载。

中国古代的"服石"文化

4.1 为了追求长生不老

古代中国的皇帝为了追求长生不老到处觅求仙丹妙药。秦始皇统一六国之后曾派人到海上求仙人不死之药。汉武帝热衷于求神拜仙，以此得到长生不死之药。

东汉时期的医药学家张仲景①发明的五石散原本是给患伤寒的人吃的，因为这个散剂性子燥热，对患伤寒的人有一些补益。但由于五石散尚具有壮阳、强体力、治阳痿之功效，对湿疮、溃疡也有少许的治疗作用，并可以在服用后让人性情亢奋，浑身燥热，身体肌肤的触觉变得高度敏感，因此，通过推尊操作，成为中国皇宫贵族上流社会中为长生不老而服用之"良药"。

与此同时，东汉时期中国的炼丹术得到发展，出现了著名的炼丹术家魏伯阳，著书《周易参同契》以阐明长生不死之说。之后，晋代炼丹家陶弘景著《真诰》。到了唐代，炼丹术与道教结合进入全盛时期，这个时期的代表就是炼丹术家和医药学家孙思邈，他在反对服用五石散的同时关注养生，形成了他的代表作《丹房诀要》。

五石散始于秦始皇，形成于汉武帝时期，风行于魏晋时期。由于五石散中含有对人体有害的毒物，导致帝王和一批名人中毒死亡，因此，从唐代开始，风行300多年的"服石"风潮便逐渐衰落了。

4.2 金石之药：五石散

金石之药

中国古代的丹药②和五石散都是以矿物药品为主的金石之药。然而，由矿物或用矿物炼成的化学制剂都是有毒的，它和中国的冶金史和化学史以及中国炼丹术有密切关系，成为中国古代最有特色的制剂之一。

---

① 张仲景（150—219），东汉的医药学家。最早称"寒食"的"紫石寒食散"首见于张仲景《金匮要略方论》中的《伤寒杂病论》一篇，主要用于治疗伤寒（这个伤寒指的是感冒伤风一类的病，也就是古人说的风邪入侵，而不是指现代的伤寒症）。

② 丹药，是以朱砂（主要成分是硫化汞）炼制的汞制剂，流行于宫廷，最奢侈；五石散为砷制剂，流行于士林，是次一等；雄黄酒也是砷制剂，流行于民间，是又次一等。另外，还有女人擦脸的铅粉也有一定毒性。其"成瘾性"和"依赖性"不明显，应与通常说的"毒品"加以区别，只是对毒药的另一种追求。

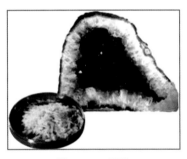

图 322　五石散

中国古代的文人士大夫们认为金石之药是一种"人体冶金术"。古人把它们从工厂搬到实验室，再搬到人体，有着自己的一套逻辑。丹药和五石散中以"五毒"为材，铅、汞、砷为核心，以模仿冶金，"炼人身体"。这些矿物药物结实"耐用"，可以抵御风寒，进而长寿。方中的朱砂、水银都是防腐剂，人活着可以"防腐"，死了也可以"防腐"。所以古人服丹求寿，便是来自这种逻辑推理。更为重要的是，古人以为金石之药可以"以毒攻毒"，故可追求长生不老。服毒之后飘飘然的感觉，"通于神明"，有致幻作用。于是魏晋时期道家养生学和炼丹术的兴起，对魏晋时期"服石"之风的盛行起到了推波助澜的作用。

五石散

五石散是一种中药散剂，亦称寒食散，由紫石英、白石英、赤石脂、石钟乳、石硫黄等五味石药和一些辅料配合而成，故被称为"五石散"。而之所以又被称为"寒食散"，是因为服用此药后，必须以食冷食来散热而得名。

据记载，服用五石散之后需要将药物中的毒性和热力散发掉。如果散发得当，体内疾病会随着毒热一起发出。如果散发不当，则五毒攻心，后果不堪设想。散发的程序是在服药后多吃冷饭，用冷水浴。除此之外，还要出外行走运动，称为"散动"或"行散"。还要多喝热酒，并使自己处于微醉状态。如果喝冷酒，就会送命。

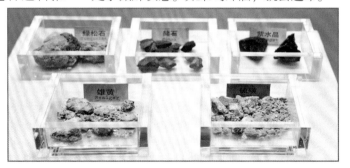

图 323　越王墓出土的五石散成分（雄黄、绿松石、硫黄、赭石、紫水晶）

4.3　"服石"风潮及其后果

魏晋时期的"服石"风潮

中国魏晋时期（220—420）是一个动乱的年代，也是一个思想活跃的时代。从东汉政权瓦解、三国到两晋时期的 200 多年间，政权频繁更迭，战祸屠杀，几无宁岁。当时的氏族们在遭遇生命危险和心灵的苦闷下，在精神层面为了寻找慰藉和解脱的方式，以逍遥、养生、纵欲三种不同的生活态度，在上流名士中形成了率直任诞、清俊通脱的行为风格，饮酒、服药、清谈和纵情山水成为名士所普遍崇尚的生活方式。后来人们把服食五石散的"服石"风潮称为"魏晋风度"。

魏晋风度在魏晋时期一直是文人士大夫们所津津乐道的话题和追崇的典范，即所谓真正的"士自风流"。当时的何晏①、王弼②等大力倡导服用五石散，至此，"服石"之风开始流行起来。从魏晋至唐代，名士们趋之若鹜，且颇有发展，仅在《隋书·经籍志》中就著录了 20 家"五石散"的解散方。

"服石"的代价

魏晋时期的"服石"，其最终的结果却是付出了巨大的代价，许多人因"服石"而发狂、暴热，甚至不堪痛苦地走上绝路。有些人虽未因此而致死，但也只能在痛苦中求生，不得不采取各种治疗措施。

西晋中国科学制图学之父——裴秀③就是服药后喝了冷酒而致命，年仅 48 岁。唐代名士、肃宗李亨④的布衣之交李泌⑤因"服铒过当，暴成狂躁之疾，以至弃代"。皇甫谧⑥由于服食不当，在服食五石散七年

以后，还要在冬天袒身吃冰来压制。

五石散换来的是一时的快乐和繁华。它的推崇者——魏武帝的女婿何晏，亦没有逃脱名士横死的命运。曾不知有多少沉沦于五石散并随之消亡的人，一直时隐时现地出现在历史记载之中。由此可见，五石散是那个时代的无奈和时尚，更多的是一种痛苦。

"服石"的帝王导致慢性中毒而死

雄才大略的汉武帝刘彻因为迷信神仙而长期服食丹药，最后导致慢性中毒而死⑦。

贞观二十一年（647），唐太宗李世民得了中风，瘫痪在床上。经御医诊治，半年后病体稍愈，可以三天上一次朝了。此时的李世民却迷恋上了方士们炼制的金石丹药，希望自己长生不老。他先是服食了国内方士炼出的丹药，并不见效，以为国

---

① 何晏（？—249），字平叔，南阳宛（今河南南阳）人。三国时期魏国玄学家，大臣。其父早逝，曹操纳其母尹氏为妾，何晏被收养，为曹操所宠爱。服饰拟于魏太子曹丕，故为曹丕所憎，称其为"假子"。文帝时未授官职。明帝以其浮华，亦抑之，仅授冗官。正始年间（240—248），曹爽秉政，何晏党附曹爽，因而累官侍中、吏部尚书，典选举，爵列侯，仗势专政。因依附曹爽，为司马懿所杀，夷三族。

② 王弼（226—249），字辅嗣，三国时代曹魏山阳郡（今山东济宁、鱼台、金乡一带）人，经学家，魏晋玄学的主要代表人物之一。王弼曾任尚书郎。少年有文名，曾为《道德经》与《易经》撰写注解。与何晏等同倡玄学清谈，为人高傲。正始十年（249）秋天以疠疾亡，年仅 24 岁。

③ 裴秀（224—271），字季彦，河东闻喜（今山西省闻喜县）人。魏晋时期大臣，著名地图学家。泰始七年（271）三月初七（4 月 3 日），裴秀因服食五石散后饮冷酒而逝世。著有文集三卷，《禹贡地域图》开创了中国古代地图绘制学。李约瑟称他为"中国科学制图学之父"，与古希腊著名地图学家托勒密齐名，是世界古代地图学史上东西辉映的两颗灿烂明星。

④ 唐肃宗李亨（711—762），本名李玙，唐玄宗李隆基之子，唐朝皇帝，756—762 年在位。天宝十四年（755）爆发安史之乱。次年，唐玄宗逃往四川，李亨即位于灵武。肃宗在位七年，在宫廷政变中惊忧而死，终年 51 岁。

⑤ 李泌（722—789），字长源，京兆（今陕西西安）人，唐朝大臣。天宝中，自嵩山上书论施政方略，深得玄宗赏识，令其待诏翰林，为东宫属言。为杨国忠所忌，归隐名山。安禄山叛乱，肃宗即位灵武，召他参谋军事，又为幸臣李辅国等诬陷，复隐衡岳。代宗即位，召为翰林学士，又屡为权相元载、常衮排斥，出为外官。

⑥ 皇甫谧（215—282），幼名静，字士安，自号玄晏先生，安定朝那（今甘肃省平凉市灵台县）人。他一生以著述为业，其著作《针灸甲乙经》是中国第一部针灸学的专著，被誉为"针灸鼻祖"。他还编撰了《历代帝王世纪》《高士传》《逸士传》《列女传》《元晏先生集》等书。在医学史和文学史上都负有盛名。

⑦ 郁杰.漫话求仙服石的皇帝.体育文史，1994（4）.

内方士们的道术浅，于是派人四处访求国外高人。贞观二十二年（678），大臣王玄策在对外作战中俘获了一名印度和尚，名叫那罗迩娑婆。他吹嘘自己专门研究长生不老之术，煞有介事地开出一大串稀奇古怪的药名来。李世民号令天下按此方采集诸药异石。一年之后，药配制好了，李世民非常高兴，毫不迟疑地将药全吃了下去，结果七窍流血中毒暴亡，时年 52 岁，成为中国历史上被"长生药"毒死的第一个皇帝。[①]

毒物利用中的一大失误

到唐代，由于"服石"吃死了一大批帝王将相，因此该风潮开始有所收敛。医药学家孙思邈认为"五石"有毒，不可能有长生不老的奇效，并指出"宁食野葛，不服五石，明其大大猛毒，不可不慎也"，劝人不要"服石"。

近代和现代药理学与毒理学研究表明，五石散中含有无机砷化合物，如礜石、砒霜，长期小量服用会引起慢性砷中毒。

据专家考证分析"服石"的目的，以主次为序是补虚、长寿、增强性功能。但结果却是求快于一时，造成一系列特殊的病症。在引起了社会的警觉之后，服散之风在盛行约 300 年后终于渐渐衰落了。

五石散的最终消亡，在于人们终于认清了它的面目，服食它的"时尚"再也继续不下去了。有人认为"服石"是毒物利用中的一大失误。

① 兰克辉. 中国历史上被"长生药"毒死的第一个皇帝. 国际在线综合，2007-06-11.

另类宠物：有毒动物

5.1　"爬友"的宠物：蜘蛛和蛇

"爬友"喜爱的另类宠物

在世界上，除了那些从事专业表演的和民间的耍蛇人之外，还有一些对看似恐怖的爬行类动物非常喜欢的人。这些另类宠物的玩家大多数是当今时代被称为"80 后""90 后"的年轻人。他们会在家里营造一个小的"热带雨林"，里面潜伏着他们喜欢的稀有的爬行类动物，他们甚至对这些爬行类动物"爱"到了发烧的程度。人们将宠养另类宠物的人称为"爬友"。

另类宠物中除了毒蛇之外，还有蜘蛛、蜥蜴、变色龙、蜈蚣等。这些相貌奇异、毒性很大的野生小动物伤人的事件频繁发生，伤者中不少是饲养另类宠物的青少年。一名少年在给从市场买回的宠物蜘蛛喂食时不慎被咬伤，经蛇虫宠物伤救治中心鉴定，咬伤少年的蜘蛛是有剧毒的捕鸟蛛，幸亏救治及时，才没有造成严重后果。

对喜欢蜘蛛、蜈蚣、蝎子、蛇等另类宠物的玩家来说，他们宠养的最终目的是为了让它们能够温顺地待在没有任何保护措施的玩家手上，以此体现出玩家的胆量和驯服有毒动物的能力。

顺应时代的需求，另类宠物商店也发展起来，在商店的玻璃柜里，养着蜘蛛、蛇、蜥蜴等各个品种的爬行小动物，生意兴隆。

另类宠物：蜘蛛

20 世纪 80 年代，欧洲兴起了养毒蜘蛛的风气。智利人利用这种时尚输出大批毒蜘蛛，以谋取高额利润。据报道，1984 年 5 月，智利输出了 500 多只毒蜘蛛到法国和荷兰[1]。

蜘蛛是比较容易饲养的宠物，它的适应能力很强，不需要精心照顾。常见的宠物蜘蛛有红玫瑰[2]、巴西白膝头[3]、粉红脚[4]、墨西哥红膝头[5]、墨西哥火脚[6]、墨西哥红尾[7]。

---

[1] 欧洲兴起养毒蜘蛛风气. 参考消息，1984-06-24.

[2] 红玫瑰，产地智利，栖息地为沙漠灌木区等地带。性格温和，食量小。寿命约 12 年。主要食物是蟋蟀、蚂蚱、蟑螂等。它先是有个灰色的外壳，壳脱后变成红色，很漂亮。

[3] 巴西白膝头，产地巴西，栖息地为草原、森林区等地带。主要食物是蟋蟀、初生白老鼠。

[4] 粉红脚，产地南美洲，栖息地为雨林区。雄性寿命约 3 年，雌性约 12 年。主要食物是蟋蟀、初生白老鼠。

[5] 墨西哥红膝头，产地墨西哥。主要食物是蟋蟀。

[6] 墨西哥火脚，产地墨西哥，栖息地为沙漠灌木区。主要食物是蟋蟀、昆虫。

[7] 墨西哥红尾，产地贝里斯、危地马拉，栖息地为灌木林。雌性寿命约 12 年，雄性成熟后 1~2 年。主要食物是蟋蟀、白老鼠。

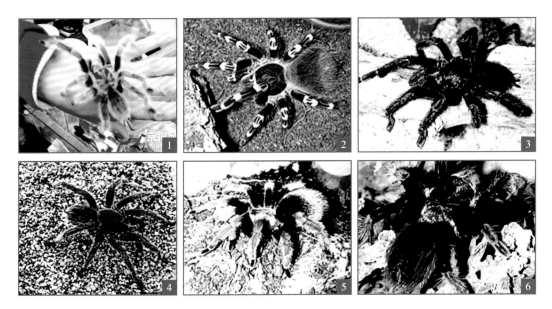

图 324 另类宠物：部分蜘蛛种类（1. "红玫瑰"蜘蛛；2.巴西白膝头；3.粉红脚；4.墨西哥红膝头；5.墨西哥火脚；6.墨西哥红尾）

日本的斗蜘蛛

日本的斗蜘蛛，过去只是少数地方的民间娱乐活动，参赛的"蜘蛛人"是该地的蜘蛛爱好者。而今，斗蜘蛛已成为一种民间传统文化，遍布全国。不少青年人把蜘蛛当宠物养，把几百年前的蜘蛛特殊竞赛推向新的高峰，成为蜘蛛文化的带头人和推动者。

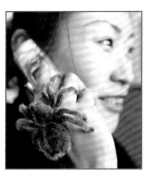

图 325 另类宠物：大蜘蛛

日本南部鹿儿岛加治木町每年都会举办一次斗蜘蛛比赛。比赛之前有一场别开生面的蜘蛛选美大赛，那些体格健壮、身材匀称、八肢修长、色泽鲜艳、爬姿美丽的美蜘蛛，可能被推选为美冠军。

斗蜘蛛是蜘蛛的一场格斗。参赛的蜘蛛与相扑的勇士一样，上场时先"举手跺脚"①。举手之后，两只蜘蛛像相扑

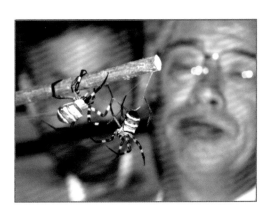

图 326 日本的蜘蛛决斗（在加治木町的斗蜘蛛比赛上，两只雌性蜘蛛在一根 60 厘米长的细棍上决斗。裁判聚精会神地盯着这场转瞬之间即可分出胜负的比赛。自 www.cydgn.org. 2002-06-16）

---

① 蜘蛛的"举手跺脚"很美丽，只见两只蜘蛛都举起了一只修长的肢手（脚）亮在空中，似乎让人看到了日本相扑士的勇士风度。

的勇士那样格斗，谁先把对方推落，谁就取胜。输的一方，往往在下落时快速地放出细细的小丝，身体随细丝挂在空中。而不落的一方，往往会赶过去把细丝咬断。①

一些商家从斗蜘蛛的民间娱乐活动中得到启示，开发出了许多"蜘蛛商品"，如蜘蛛衣服、蜘蛛图画、蜘蛛玩具、蜘蛛饲料和蜘蛛训练师。

合法饲养的黄金蟒蛇

黄金蟒（Patteraless, *Burmese Python*）成体长5~6米，是缅甸蟒蛇的白化突变种，属于十分稀少的变异品种，主要分布在印度、斯里兰卡、缅甸和泰国北部。在它的原产地，它通常被印度人作为"神灵"加以崇拜。

黄金蟒是1981年被美国人发现的。

1983年稳定繁殖。现在已遍及世界各地，欧美国家及中国港台地区早已将它作为宠物合法化饲养。黄金蟒不是野生动物，在野生条件下无法存活。因其本身就是种病态，体内缺少黑色素，免疫力低下，易患多种疾病，原有保护色功能的丧失无法躲避天敌，并且会因为吸收过多紫外线而死亡，因此黄金蟒的现存个体均为人工繁育。由此，不属于应该保护的范畴，也不适用于野生动物保护法。

小蛇的另类艺术

与职业耍蛇人不同，一些另类的高级玩蛇人会让蛇温顺地待在自己没有保护的手上，也有的让蛇待在自己的颈部或眼镜上，以体现自己的胆量和驯服有毒动物的能力。但"爬友"在手上玩蛇时，常常会被毒蛇咬伤了手指。

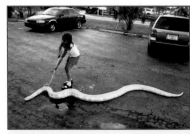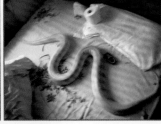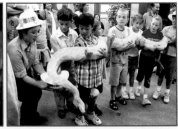

图327 另类宠物：黄金蟒蛇

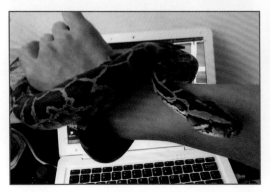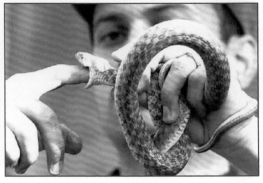

图328 另类宠物：缠绕在手上的蛇

① 王婷婷. 在日本九州观斗蜘蛛. 金羊网，2007-09-05.

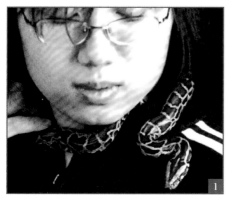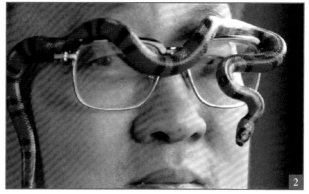

图 329 另类宠物：呆在颈部或眼镜上的蛇

5.2 接触有毒动物

接触毒蝎

在巴基斯坦拉瓦尔品第有一家爬行动物展览馆——"蛇之屋"，几百条蛇蝎在这里安家落户，人们可以免费进去参观。在这里，人们可以看到，年轻的穆罕默德·阿里与蝎亲密接触，几条蝎子伏在他的脸上，颇为"亲热"。

2001年7月2日，马来西亚24岁的马莱娜在一个密封的房间里与2000只蝎子相伴，有的蝎子还在她的脸上爬动。马莱娜与蝎子共处了一个月，希望成为"蝎子王后"。在此期间，她每天只能离开蝎子15分钟，以进行盥洗。①

接触蜈蚣

在泰国，汶他维是一名专业的蜈蚣表演者，他准备在一间玻璃房子里与1000只蜈蚣同居28天，并能与蝎子、蜈蚣友好相处，希望创造一项新的吉尼斯世界纪录。

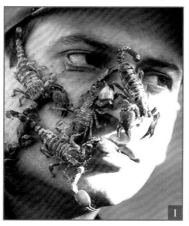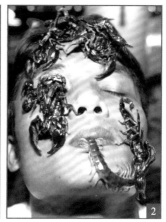

图 330 敢与蝎子亲密接触的人（1.穆罕默德·阿里与蝎亲密接触；2.汶他维与蝎子、蜈蚣友好相处）

---

① 金永清. 蝎子王后. 燕赵都市报，2001-07-03.

6

冒险与有毒动物

6.1 冒死体验蛇疗

世界上最为刺激的健身按摩疗法是以色列的蛇疗。这种技艺像死海①旅游那样，因其新奇而吸引顾客。

在以色列北部的一个橘林里，有一家世界上独一无二的按摩健身馆——蛇疗馆。该馆的主人首先让顾客赤裸上身俯卧在按摩床上，然后放出六条蛇，任其在顾客的背上缓缓爬行，达到按摩的效果。人们把这种颇显狂野的按摩方法称为"蛇式按摩"。

按摩使用的蛇主要是加利福尼亚王蛇、佛罗里达王蛇、玉米蛇和乳蛇等活泼好动的无毒蛇。主人认为，一旦人们能克服刚开始的疑虑，就会发现与蛇亲密接触会有一种安静心灵的作用。让六条蛇

在赤裸的背部、头部缓缓爬行，是放松疲劳疼痛的肌肉和关节的最佳方法。对于那些光临位于以色列北部的阿达巴拉克疗养地的游客来说，一些人对蛇有一种本能的恐惧，见了蛇就会吓得灵魂出窍，这种人不适合蛇疗，以免引发不测；而另一些人对蛇不仅没有恐惧感，甚至有种亲切感，只有这类人才会愿意，也才能真正体会到蛇疗的妙处。曾接受过蛇疗的顾客感到蛇疗确能缓解偏头痛，减轻肌肉酸痛。他们证实主人所言不假。

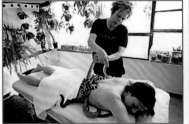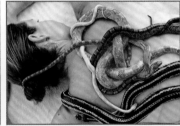

图 331 以色列的蛇疗 (以色列北部某疗养院)

6.2 另类的疗法

在中国、埃及和巴勒斯坦等国家，有时会使用一些特别的疗法来治疗某些难以

治愈的顽疾（第 393 页图 332）。

---

① 死海，是以色列和约旦之间的内陆盐湖，是地球上最低的水域，水面平均低于海平面约 400 米。死海的水及海岸均富含盐分，在这样的水中，鱼儿和其他水生物都难以生存，水中只有细菌和绿藻却没有其他生物，岸边及周围地区也没有花草生长，故人们称之为"死海"。死海的水不但含盐量高，而且富含矿物质，常在死海水中浸泡，可以治疗关节炎等慢性疾病。因此，每年都有数十万游客来此休假疗养。

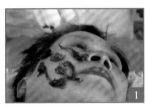 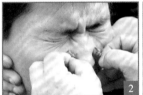 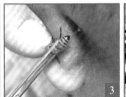 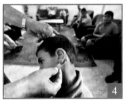

图 332 有毒动物的另类疗法（1.蝎子疗法，中国；2.蜂毒疗法治疗过敏性鼻炎，中国；3.蜂蜇疗法治疗听力障碍，埃及；4.蜂毒疗法治疗听力障碍，巴勒斯坦）

6.3 吞蛇作秀

眼镜王蛇是世界上最可怕的毒蛇之一，其体型特征是颈部扩展时较窄而长，但无眼镜蛇的特有斑纹。其释放的毒液可麻痹受害生物的神经系统，甚至可以在 15 分钟内杀死一个人。

泰国一家俱乐部为招揽客人，竟然上演吞食剧毒眼镜王蛇秀①。

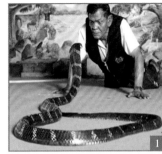 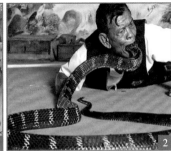

图 333 吞食眼镜王蛇秀（1.表演者与眼镜王蛇怒目相对；2.表演者与眼镜王蛇相斗，并吞食它，以此吸引顾客）

6.4 出租看门的毒蛇

20 世纪 80 年代，南非有一个叫马希布的农夫经营着一种令盗贼胆寒的副业——出租毒蛇，替人家看家守户，生意颇好。马希布业余饲养有 70 多条毒蛇，每条毒蛇租金 10 美元。租户按数付钱后，他就将毒蛇放进全家已外出的顾客住宅内，然后再在窗口贴上告示："屋内有毒蛇巡逻"。让那些妄图入屋行窃的盗贼望而生畏。马希布饲养的毒蛇是南非土产的鼓服毒蛇，是最佳的"看门蛇"，盗贼被它咬伤后很快就会死亡。因此，盗贼十分惧怕②。

---

① 英国《太阳报》2009 年 12 月 18 日报道。
② 毒蛇出租. 西安晚报，1985–08–03.

7

文身与有毒动物图腾

7.1 文身习俗的历史

文身，又叫刺青，即指刺破皮肤在创口敷用颜料而使身上带有永久性花纹。

早在原始人类时期，古人就会用白泥或燃料在身上、脸上画出纹路，以美化自己，吓唬敌人。那时的文身既是原始社会崇敬的图腾，又是装饰艺术的反映。非洲尼日利亚人喜在面部文刺所属部族的标识，有的额头上刻着剑簇，有的双额划有横向的刀痕，有的脸腮上刺镂着蝎子，有的文着公鸡。苏丹南部罗图佳族最初以"青龙""白虎""雄师""兀鹰"等动物图案作为各部族的图腾标记，文在面部、手臂和身上。后来虽然对图腾的崇拜逐渐消失，但文面文身仍被作为美的装饰。

在约葬于西元前 2000 年的埃及木乃伊身上就曾发现文身。有关色雷斯人、希腊人、高卢人、古日耳曼人和古不列颠人的记载中也都提到了文身。中国先秦时代以来，黥刑①就是在犯人脸上刺字作警示。古埃及更利用文身来划分社会地位。古罗马罪犯和奴隶要文身。19 世纪美国罪犯获释时要文身，英国逃兵要文身。后来西伯利亚的监狱和纳粹集中营的在押人员身上也刺上标记。

在文身机还未出现之前，文身的前身是刺青，是用针蘸墨水在身上一针一针把图案刺上去的，图案多以社会风气较重的兵将、龙虎为主，很多人是在监狱里面做的。因为刺青只有黑色，不是专门的文身颜料，时间长了颜色会发蓝发青，所以称为刺青。

文身在全世界大多数地区均有流行，肤色较深的民族没有这种习惯，中国近几百年间也比较少见。有的民族认为文身可以防病祛灾。也有的民族用文身标明地位、身份或某一集团的成员资格，用带有颜色的针刺入皮肤底层而在皮肤上制造一些图案或字眼。但最普遍的动机可能是为了美观。英国维多利亚时代的妇女流行在唇部文上红色，类似现代的文唇、文眉等永久性彩妆的美容方式。于是刺青开始慢慢脱离由部分的刑罚让人对刺青产生负面的印象，演变成个人装饰的一种新的习俗。

基督教兴起后，欧洲各地禁止文身，但在中东和其他地方仍保留此风。欧洲人在探险时代与美洲的印第安人及玻利尼西亚人接触时，再次在这些民族中间发现文身。受玻利尼西亚人和日本人的影响，为欧美海员身上刺花的文身馆出现在全世界许多口岸城市。

---

① 黥刑（音 qíng xíng），又叫墨刑，中国古代在罪犯面部或额上刺刻后并涂以墨的刑罚，即在犯罪人的脸上刺字，然后涂上墨炭，表示犯罪，以后再也擦洗不掉。

电动文身机面世之后，有了专用的色料，颜色丰富，图案也比较多。随着社会的发展，文身已经成为一个多学科的综合艺术形式。当第一台电动文身机于1891年在美国取得专利权之时，美国成了文身新图案的产地。随着美国文身图纸的传播，表现航海生活、军事内容、爱国思想、浪漫情调和宗教热情主题的文身图案在全世界逐渐趋于标准化。与此同时，20世纪早期那些具有民族特色风格的文身图案开始渐趋消失。

现在世界各地仍然有各种文身的风俗。澳大利亚蒂维族人不穿衣裤，仅用布带或纱网遮盖下身，他们喜欢在赤裸部分绘上各种彩色花纹。缅甸巴库图族男子在腹部刺各种色彩的花纹，以作装饰。新西兰毛利人文身时用弯针将皮肤挑起，以刀片削去挑起的皮肤顶端成为点儿；全部纹好后进行涂色，伤痕脱落，花纹即可定型。南美亚马孙河域克波族人喜爱裸体文身，并在嘴唇和耳朵上穿孔，挂上珠子，装饰成嘴环。中国古代江南吴越一带有文身的习俗，雕镂皮肤作为文身。

第一次世界大战后，文身者大都是女人，原因是为了纪念在战争中失去的爱人，她们一般文上小鸟、蝴蝶、红玫瑰或是爱人的名字。

在中国现代，现实生活中的文身使人多半想到的是黑道人群。其实未必如此，随着社会日渐开放，民众大量接受欧美、日本等国的文身文化，已不再把文身当作禁忌。在文身人员中，有些是夫妻、情侣，为表达爱意将对方的相貌留在身上。日本是由于现代人对文身的理解极具个性化，每个人的理解又不尽相同，因此，这种文身的身体语言往往具有纪念性、激励性和解脱性，例如那些"文身一族"的兴起，正是融合了"时尚"和"流行"。

文身贴纸代替文身

鉴于文身存在一些负面影响，如文身破坏了皮肤，影响了健康；有的工作单位对有文身的人不予录取；文身用的颜料含有化学物质，会引起皮炎、过敏和局部疼痛。因此，许多人采取文身贴纸代替文身。文身贴纸印刷精美，款式多样，色彩鲜艳，粘贴性好，防水性佳，又没有文身针刺之苦和颜料的不良刺激，颇受一些好奇青年的青睐。

7.2 文身的风格与图腾

文身风格

文身风格在不同的国家和地区有着不同的表现。如：受部落文化影响的部落风格；20世纪60年代兴起的摩托车族的文身多为浮士绘风格；在美国讲西班牙语的拉美人后裔中形成的奇卡诺风格，其文身常代表对组织、家庭、女人和上帝的忠诚；最早多文刺在脸部的日本传统风格。

文身图案

世界文身艺术在100多年间得到了飞速发展，可文绘的复杂图案也大量增加，使得文身艺术形成了各种流派和风格。主要有：

第一，部落宗教文身图案，在现代文身中占有重要地位。

第二，肖像文身在文身人群中的年龄范围最广。因为人物头像的文身对被文身者有很重要的意义，有的是自己的亲人，有的是自己的偶像，有的是为了纪念自己的朋友，有的是以自己所敬仰的人的肖像来勉励自己。作肖像人物文身的文身师必须具有很深厚的绘画功底。

第三，彩色图案包括所有的彩色的典型和非典型的文身图案。大多数现代人比较喜爱这类文身图案，这种类型的文身具有时尚性和耐看性，有很强的活力。

第四，日式文身具有传统的日本文化特征，给人以很强的视觉冲击。

第五，保罗类型的文身是美国著名文身大师保罗创造的，没有线条，而且不参与任何颜色，是考验纹绣师傅的技术和经验的一种图案。

第六，全身文身，即全身 95% 的皮肤都文了身，这种花纹极具艺术价值。

有蛇文身图案的美女给人个性、神秘、冷艳的感觉，冲击着人们的视觉，给人带来美的享受。美女蜘蛛文身图案更有魅力，因有人认为蜘蛛是女人的保护神，也有人认为蜘蛛是背叛、毒辣的象征。因此，蜘蛛文身图片造型独特，张扬个性，受到不少年轻女孩儿的喜爱。此外，蝎子文身也是很多时尚人士都喜欢的。

7.3　文身的有毒动物图腾

在各国文身图案的动物图腾中有蛇、蝎子、蜘蛛、蜂、蜈蚣等有毒动物图案，其设计多种多样，颜色鲜美华丽，文身者可以任意选择。

除了直接在皮肤上文身外，还有防水的文身贴纸，对男性来说，更具性感、威武之感。

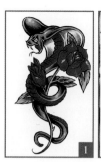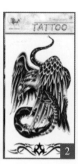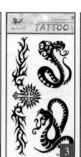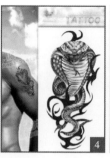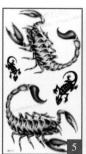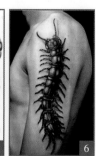

图 334 文身贴纸（1—2.蛇、大鹰图腾，防水，性感威武，男臂；3.蛇图腾，防水，性感有型，臂，黑色文身；4.大蛇，防水，性感诱人，男臂；5.蝎子，男臂，文身腰；6.美体文身贴纸，蜈蚣）

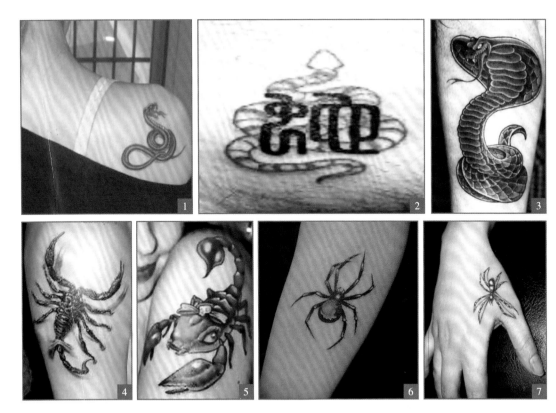

图 335　文身中的有毒动物图腾（1—3. 蛇；4—5. 蝎子；6—7. 蜘蛛）

另类收藏文化中的有毒动物

美国作家理查德·扎克斯（Richard Zacks）是一个自学成功的人。他学过阿拉伯语、希腊语、拉丁语、法语、意大利语和希伯来语，还获得密歇根大学授予的菲利浦古希腊语奖。他在《西方文明的另类历史》[①]的序言中说："常识一般都在不常见的事物前面。"《纽约时报》评论说："扎克斯在粗俗和反常方面有所专长。"作为毒物文化史的研究，不能没有另类文化方面的内容，为此，本节仅就另类收藏文化中的有毒动物作为主流历史细节的某些补充。

8.1 货币上的科学家与有毒动物

《各国货币上的动物故事》[②]一书中记载，在葡萄牙，面额 10000 埃斯库多（现在已经使用欧元）的纸币正面是神经解剖学家莫尼兹，背面是由三条蛇与盆景组成的图案。在瑞士，面额 1000 瑞士法郎的纸币正面是神经解剖学家福雷尔，背面印有蚂蚁。

安东尼奥·埃加斯·莫尼兹（Antonio Egas Moniz，1874—1955），葡萄牙神经科学者、政治家，1949 年诺贝尔生理学或医学奖得主。莫尼兹于 1874 年 11 月 29 日出生在葡萄牙雅万卡。1899 年毕业于科莫布拉大学医学院，并获医学博士学位，留校教书，兼任附属医院神经专科医生。1911 年从法国深造回国，被任命为里斯本大学神经科教授，主持神经学讲座达 35 年之久。1903 年起从政，多次当选为葡萄牙议会议员，1917 年被任命为外交部长，1918 年以葡萄牙首席全权代表的身份出席了战后巴黎和会。1919 年他退出外交界，把主要精力转到学术研究上，直到 1945 年退休。

从 1927 年开始，经过整整 10 年的探索，1937 年莫尼兹利用 X 线创制了脑血管造影术，使用比较安全的碘化钠。这一发明对于诊断人类颅脑内的多种病例如颅内肿瘤、血管畸形和动脉瘤等具有相当的价值。更让莫尼兹出名的是他的脑白质切断术。1935 年 11 月 12 日，莫尼兹和他的

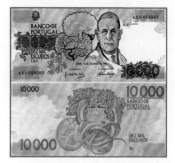

图 336 葡萄牙货币上的科学家莫尼兹与蛇

---

① 扎克斯. 西方文明的另类历史——被我们忽视的真实故事. 李斯，译. 海口：海南出版社，2002.
② 天乐，谷丰. 各国货币上的动物故事. 北京：长虹出版公司，2003.

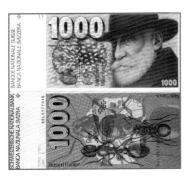

图 337 瑞士货币上科学家福雷尔与蚂蚁

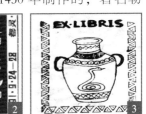

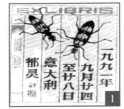

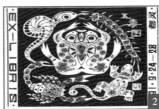

术应用》（1931）、《前额脑白质切断术治疗某些精神病》（1937）、《怎么进行脑白质切断术》（1948）、《额叶脑白质切断术》（1949）等。

奥古斯特·福雷尔（Auguste Forel, 1848—1931），瑞士精神病学家、昆虫学家。1848 年 9 月 1 日生于瑞士的莫尔日。1879 年在苏黎世大学医学院任精神病学教授。福雷尔从事多样化和混合职业。早期他作为神经解剖学家和心理医生，是神经元理论的创始人之一，还研究过性学。他发表了关于监狱改革和社会道德方面的论文。1900 年左右，他成为一个优生学家。1912 年他遭受了中风，右侧身体瘫痪，但他教自己用左手写字，继续他的学业。所以他命名他的家是蚂穴。1921 年，他开始研究矿物、植物、动物和人类世界，以及人的精神本质。1931 年 7 月 27 日逝世，享年 82 岁。

助理——外科医生阿尔柏达利马对一位收容的女性患者做了额叶切断手术，这是第一个应用脑部手术治疗心理障碍的案例。后来，13 例激动抑郁型手术大部分报道"明显好转"，10 例精神分裂症患者只有 2 例改善。1949 年，莫尼兹和瑞士瓦尔特·鲁道夫·赫斯（1881—1973）共获诺贝尔生理学或医学奖。莫尼兹于 1955 年 12 月 13 日在里斯本逝世，享年 91 岁。

莫尼兹著有《诊断脑血管病及脑照相

8.2 藏书票中的有毒动物

藏书票起源于 15 世纪的欧洲文艺复兴时期，它们是一种小小的标识，以艺术的方式标明藏书是谁的，也是书籍的美化装饰，属于小版画或微型版画，被文化界誉为"版画珍珠""纸上宝石""书上蝴蝶"和"微型艺术"。藏书票一般是边长 5~10 厘米见方的版画作品，票面以图案为主，并配有藏书者的姓名或别号、斋名等，有时还有一两句箴言、警句或藏书年份。国际上通行在票上用拉丁文写上

"EX—LIBRIS"的字样，表示"属于私人藏书"。藏书票一般贴在书的首页或扉页上。

藏书票的类型很多，大致分为人物、读书、文化、山水、寓言、抽象、动物、植物等方面。目前能见到的最早的一张藏书票是德国人于 1450 年制作的，署名勒

图 338 藏书票中的有毒动物作品（1.斑蝥；2.五毒图，作者：孙玉洁；3.瓶中蛇，作者：中国台湾圣心女中邓伟茹）

戈尔（Lgler），由一款画有刺猬衔着野花、脚踩落叶的木刻画构成。在动物类藏书票中还有一些有毒动物组图。中国的孙玉洁[1]藏书票作品参加都林国际展，其中有一个"五毒图"的藏书票。中国台湾圣心女中的美术课有藏书票的教学；1990 年以台湾原住民族排湾族崇拜的五步蛇图腾为主题创作了近百件藏书票作品在台北市社教馆展出，引起爱好者的极大兴趣。

8.3 打火机上的有毒动物

在一些名牌打火机上，人们可以看到工匠们将蛇、蜘蛛等有毒动物的图像镶贴或印制在打火机上成为一种品牌商标，这不仅是吸烟者的一个爱好，也是收藏家收藏的一个门类（图 339）。

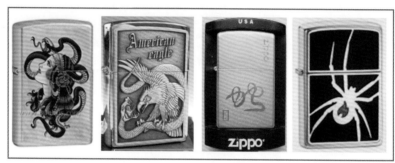

图 339 打火机上的有毒动物

8.4 钟表上镶嵌的有毒动物

在琳琅满目的钟表商品上，人们可以注意到有蛇、蝎等有毒动物的造型和图案镶嵌在钟表上，以达到吸引顾客的目的（图 340）。

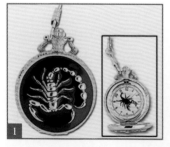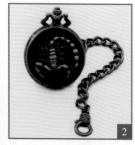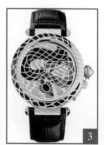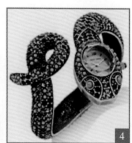

图 340 钟表上镶嵌的有毒动物图案（1—2.蝎子图案；3.蛇图案；4.蛇形表）

---

[1] 孙玉洁（1938— ），著名藏书票家，中国藏书票艺委会会员，擅长工笔画。

与毒物相关的吉尼斯世界纪录

《吉尼斯世界纪录大全》[1]收录了人类世界、生物世界、自然空间、科技世界、建筑世界、交通运输、商业世界、艺术欣赏、人类潜能、体育世界、社会政治等方面，最伟大、最好、最美以及最坏、最怪、最惨的事物，被称为大全，许多事物是光怪陆离、难以想象的纪录。

《2000年吉尼斯世界纪录大全》收录

了最毒的植物——蓖麻。蓖麻用来生产蓖麻油，但它含有最致命的植物毒素——蓖麻毒素。一粒重0.25克的蓖麻籽可毒死一个人。按每千克体重注入1毫克蓖麻毒素就可以使人死亡。还有一些与毒物相关的世界纪录也收录于《吉尼斯世界纪录大全》，真是无奇不有。

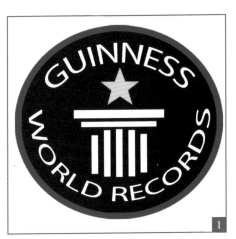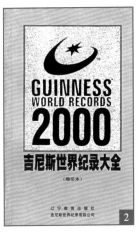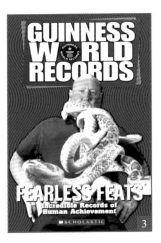

图341 吉尼斯世界纪录设计标识与出版物（1.吉尼斯世界纪录设计标识；2—3.《吉尼斯世界纪录大全》出版物）

---

① 1759年，一个名叫阿瑟·吉尼斯的人在爱尔兰都柏林市圣詹姆斯门大街建了个啤酒厂，生产一种泡沫丰富、口味醇厚、色暗如黑的吉尼斯黑啤酒。到20世纪30年代，其在英国已有两家酿酒厂，生产烈性黑啤酒。在城乡随处可见的被称为Pop的小酒吧里，只出售吉尼斯啤酒。每当夜色降临，人们便聚集在小酒吧，一杯"吉尼斯"在手，海阔天空地调侃，什么是世界最大的，什么是世界最快的……1951年，在一次狩猎聚会上，当时英国吉尼斯啤酒公司的执行董事休·比佛爵士与别人发生了争论：欧洲飞得最快的鸟是哪种？是松鸡还是金鸻？休·比佛爵士意识到，如果有一本书能为这类争论提供答案的话，它一定会大受欢迎。当时在伦敦经营一家资料收集站的孪生兄弟诺里斯·麦克沃特和罗斯·麦克沃特受命为《吉尼斯世界纪录大全》收集资料，休·比佛爵士的想法变成了现实。1955年8月27日，第一版《吉尼斯世界纪录大全》装订成书，当年圣诞节前即荣登英国畅销书榜首。

9.1 世界上最长的雪茄

古巴卷烟工人何塞·卡斯特拉尔从 2001 年开始先后制造出长度分别为 11.4 米、14.86 米、20.41 米的雪茄。2009 年，他制造的一支雪茄长度为 45.38 米。2011 年 5 月，在哈瓦那国际旅游节期间，他选用上好烟叶，花了八天时间，制造出长度达到 81.80 米的雪茄，被评定为世界最长的雪茄，第五次刷新最长雪茄吉尼斯纪录。2011 年 11 月 25 日，他在哈瓦那获得了吉尼斯纪录的官方认证。①

9.2 世界上最贵的香烟

世界上最贵的香烟是"好彩"（Lucky Strike）香烟的一款，由于烟盒包装是由白金镀成，上面镶嵌了一颗钻石和一颗红宝石，使这一盒香烟的价格一举上升到 10 万美元，于 2006 年入选《吉尼斯世界纪录大全》，成为世界上最贵的香烟。

"好彩"公司成立于 1871 年，是美国第一号烟草制作公司。它生产的香烟是第二次世界大战时期美国军队的特供烟，电视剧《兄弟连里面的美国大兵》全都抽这个。"好彩"之所以做出世界上最贵的香烟，主要目的是促进品牌推广。

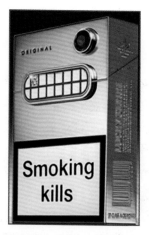

图 342　世界上最贵的香烟——"好彩"香烟的一款

9.3 世界上吃毒蝎最多的马吉德

据阿联酋迪拜的阿拉伯电视台 2009 年 2 月 23 日报道，现年 39 岁的沙特人马吉德一次可以吃 50 只毒蝎而不中毒。2009 年 1 月，他在沙特首都利雅得的一次表演中，20 秒内生吃了 22 只毒蝎，超过了此前由美国人保持的 21 只纪录，从而

---

① 埃菲社哈瓦那 11 月 25 日报道，最长雪茄. 参考消息，2011-11-28.

被列入《吉尼斯世界纪录大全》。

马吉德体重 70 千克，他最多一次可以生吃 50 只毒蝎，还能一次生吃 10 条蛇。另外，他还可以生吃小鳄鱼和蜥蜴。他从 22 岁开始吃毒蝎，从没有发生过中毒问题。他在吃前先把毒蝎的角剪掉一点，即便是蜇着，也不会蜇得很厉害。他对来访者说："如果被蝎子蜇了，不要害怕，越是害怕，半个小时后温度就会升高，从而导致死亡。人们被蝎子蜇后一定要保持镇静。""如果人的牙齿和胃没有溃疡，毒液不会威胁到人。而且蝎子的毒液还有特殊益处。""我把毒蝎子放入嘴里、咀嚼后将它吞下，就像吃任何食品一样。""我这样做不完全是为了进《吉尼斯世界纪录大全》，而是要打破美国人 2004 年创的纪录。"

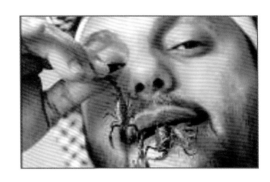

图 343　马吉德在吃毒蝎

9.4　同6000只蝎子共处的干乍娜

2002 年 9 月 21 日起，泰国小姐干乍娜与 3400 只蝎子同在一个玻璃房间里生活了 32 天，从而打破了马来西亚女子创造的与蝎子共同生活 30 天的纪录，创造了一项新的吉尼斯世界纪录，并获得"蝎子女王"的称号。

干乍娜在走出玻璃房子接受采访时说，与蝎子相伴的一个多月里，在睡觉时被蝎子蜇了不下 10 次，但是与被蜇咬比起来，这些爬虫的排泄物散发的气味更让人难以忍受。

干乍娜曾经在泰国南部的旅游胜地阁沙梅岛上工作了 6 年，她的工作就是在一座养蛇农场中表演"与蝎共舞"，所以体内产生了对毒素的免疫力。2002 年，30岁的泰国小姐干乍娜在首都曼谷以东 150 千米的旅游城市帕塔亚表演了当众亲吻一只大蝎子。

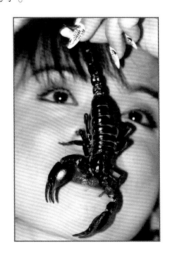

图 344　干乍娜亲吻一只大蝎子

9.5 鼻吞活蛇的马诺哈兰

印度钦迈郊区的马诺哈兰（C. Manoharan）是一名辍学的中学生，8岁的时候就会从鼻孔中插入粉笔和橡皮，然后从嘴里吐出来娱乐同学。18岁时，他就开始用鼻孔吸蛇，第一次他用的是一条死去的水蛇。之后，他用眼镜蛇、金环蛇、沙蛇和鼠蛇做过实验。他尤其偏爱小眼镜蛇，因为它凶猛而敏捷。[①]

2005年11月，马诺哈兰作为30秒钟吃虫子最多的人在《吉尼斯世界纪录大全》获得一席之位。当时，他吞掉了200条蠕动的蚯蚓，每条蚯蚓至少10厘米长。

据《每日邮报》2006年12月21日报道，25岁的印度人马诺哈兰表演从鼻孔吸入两条活生生的草蛇然后从嘴里吐出来的绝技创吉尼斯世界纪录。

马诺哈兰有一种奇特的本领来驯蛇。他给自己取名叫"蛇人"（Snake Mano）。

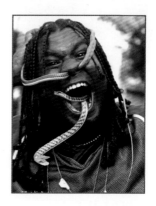

图 345 印度人马诺哈兰表演口鼻穿蛇绝技

---

① 杨孝文. 印度男子蛇穿鼻孔欲跻身吉尼斯纪录. 新浪科技，2006-12-22.